U0106842

中國本草圖錄

卷十一

蓋載之三境者也其三百六十五
百二十種爲君主養命以應天無
老延年之說中藥一百二十種爲
有遏病補虛益損之用下藥一百
可久服故有除寒熱邪氣破積聚
尹湯液之與本乎神農仲景傷寒

中國本草圖錄

卷十一

商務印書館（香港）有限公司
人民衛生出版社
合作出版

中國本草圖錄　卷十一

全書主編 —— 蕭培根
本卷主編 —— 李甯漢　孫祖基
編　　寫 ——《中國本草圖錄》編寫委員會
責任編輯 —— 孫祖基　陳　杰　李頴玠
編輯顧問 —— 李甯漢
裝幀設計 —— 吳雪雁
出　　版 —— 商務印書館（香港）有限公司
香港鰂魚涌芬尼街2號D僑英大廈
人民衛生出版社
北京天壇西里10號
製　　版 —— 奇峰分色製版有限公司
香港鰂魚涌華蘭路十六號萬邦工業大廈二十一樓A座
印　　刷 —— 中華商務彩色印刷有限公司
香港新界大埔汀麗路36號中華商務印刷大廈
版　　次 —— 1997年3月第1版第1次印刷

ISBN 962 07 3139 5

All inquiries should be directed to:
The Commercial Press (Hong Kong) Ltd.
Kiu Ying Building, 2D Finnie Street, Quarry Bay, Hong Kong.

《中國本草圖錄》卷十一編者名單

編寫單位：

香港中國醫學研究所、人民衛生出版社、四川省中藥研究所、中國科學院昆明植物研究所、四川省中藥學校、中國醫學科學院藥用植物研究所、扎蘭屯農牧學校、長春中醫學院、吉林省中醫中藥研究院中藥研究所、廣州市藥品檢驗所、廣西藥品檢驗所、第二軍醫大學、天津市醫藥科學研究所、華南植物研究所、四川大學生物系。

主　編

李甯漢　孫祖基

編　者

趙素雲　李延輝　鄔家林　連文琰
高士賢　李永江　嚴仲鎧　鄭漢臣
黃燮才　仇良棟　夏光成　劉玉琇
張漢明　黃寶康　李晶晶　李典忠
張大方　李淑紅　張景龍　劉向東
白雲鵬　孫美玉　李澤賢　何明友

圖片攝影

李甯漢　劉啟文　劉玉琇　劉怡濤
李延輝　鄔家林　吳光弟　李永江
鄭漢臣　張效杰　嚴仲鎧　仇良棟
高士賢　高文龍　劉向東　韋家福
傅密寧　尹立釗　楊承祿　劉子德

審閱者

蕭培根　吳征鎰　鄧明魯

輔助人員

李顯竚　郭守安

本書在編寫過程中，得到了下列單位及個人的支持和協助，謹此一併致謝。
中國科學院華南植物研究所羅獻瑞研究員、北京農業大學楊集昆教授、華西醫科大學藥學院、中國科學院動物研究院、新疆阿爾泰地區藥檢所、杭州植物園。

前言

中華民族在長期和疾病鬥爭的過程中，積累了極為豐富的經驗，形成了獨特的中國醫藥學，它是世界傳統醫學的重要組成部分，可說是舉世矚目的。

作為中國醫學防治疾病的主要武器的中草藥，資源十分豐富，藥用種類達七千種。《中國本草圖錄》廣攬博收，通過彩色照片和簡要描述，真實記錄並介紹了六千種中草藥，可說是目前世界上收載和記錄藥用植物、動物、礦物的一部最大型專業性巨著和工具書。

本書由中國醫學科學院藥用植物研究所、吉林省中醫中藥研究院、長春中醫學院、昆明植物研究所、四川省中藥研究所、廣西藥用植物園、廣西醫藥研究所、第二軍醫大學、廣州市藥品檢驗所、四川省中藥學校、人民衛生出版社等十一個單位的數十名高級專業人員和著名學者通力合作完成。

收錄的所有彩色照片均在實地拍攝，其中不少品種是專業人員冒着生命危險，歷盡艱苦，深入荒山老林才獲得的，照片真實、生動，如實地反映了這些中草藥的生長習性和生態環境，具有珍貴的科學價值。文字描述部分包括了這些中草藥的來源，形態，分佈，採製，成分，性能和應用等項目，簡明扼要，深入淺出，最後還附有最基本的文獻書目，幫助讀者進一步查閱更多的科學資料。所以，《中國本草圖錄》既是專業醫藥人員必備的參考書，也是廣大羣眾汲取中草藥知識的良師益友。

我們熱切希望本書日後能出版英文版，向全世界發行，這對於各國人民急切要求了解和熟悉中草藥的願望將能得到一定的滿足。

本書在編寫過程中，得到國際自然及自然資源保護組織（IUCN）、世界衛生組織（WHO）的熱情關懷，國家自然科學基金會從經費上給予支持，衛生部的領導給予指導及鼓勵，使得這部巨著能在較短的時間內和讀者見面。

本書的編寫與攝影工作，不僅得到了各地研究機構的熱情支持與協助，還得到了各學術界老前輩的指導和幫助，有的親自參加了有關內容的審定工作，如樓之岑教授、謝宗萬教授、朱有昌教授、鄧明魯教授、吳征鎰教授等。在此一併向大家致謝。

衷心希望廣大讀者在使用過程中對本書提出寶貴意見，不吝指正。

蕭培根

中國醫學科學院
藥用植物研究所所長，教授
世界衛生組織
傳統醫學合作中心主任

1988年5月1日

本卷主編的話

《中國本草圖錄》一書按照預訂計劃完成了十卷的編寫任務，編者們都鬆了一口氣，但似乎仍意猶未盡。1988年4月在廣西桂林召開的第九、十卷定稿會議上，大家熱烈地討論了這一點。面對祖國醫藥豐富的遺產，眾多的常用中草藥、民族民間用藥、不斷開發用於臨床的新藥，有如浩瀚的大海，豐富多彩，本書編者限於時間、條件、能力等等因素，很多珍貴和有價值的品種還收集不到。特別是台灣、香港、澳門等地區的一些地方藥都未能收入，是原書所不足之處。正好其時，得到了香港李甯漢先生和台灣甘偉松教授的支持，他們表示願意為本書錦上添花，提供港澳地區和台灣的中草藥資料。在得到人民衛生出版社和商務印書館（香港）有限公司兩家的同意，編委會決心增補資料，編寫卷11和卷12兩卷，以饗廣大讀者。經過兩年來的努力，卷11終於脱稿和大家見面了。

本卷收載的品種，首先突出增補香港地區的中草藥，同時對前10卷中未能收載的《中國藥典》列出的中藥品種和少數民族地區的一些民族藥，屬於珍稀名貴的品種等，都再次努力作了補充。例如，香港地區的常見中草藥有白花油麻藤、亮葉雞血藤、牛大力、金草、破骨風、通城虎、刺瓜、球蘭、藤商陸、白子菜、偏花黃芩、南蛇棒、香港黧豆等50餘種；《中國藥典》1990年版收列的品種如：粉防己、擬豪豬刺、天明精、丁公藤、細果野菱、東北杏、雷丸、蜣螂、豹骨等；藏藥如：小叢紅景天、美花筋骨草、假秦艽、毛赤芍、紫花鹿藥等；國家二級重點保護植物，中國特有品種如獨葉草，東亞特有種如大百合等。

本書以整理前人用藥經驗，弘揚和開發祖國寶貴醫藥遺產為宗旨，雖然書中收錄了一些瀕危珍稀的藥用動植物品種，編者無意鼓勵大家去採用它們入藥，只是作為尊重歷史文獻的態度，向讀者作介紹，以廣見聞。在開發新藥，造福人類時有所啟示，於願足矣。其繽紛多彩的圖片，適以供讀者觀賞，故不忍刪去，仍予以保留。敬希鑑諒。

本書係國家自然科學基金會資助項目。

孫祖基　李甯漢

編寫說明

1. 《中國本草圖錄》續編收載中草藥（包括植物、動物）共一千種，分列為卷11和卷12出版。續編內容主要增收香港、台灣地區常用中草藥和藥用植物資源品種，以及前10卷中尚未收入的《中國藥典》收載的中藥品種，各邊遠地區的民族、民間藥物，包括珍稀瀕危的品種。
2. 每種中草藥都有彩色照片，圖示中草藥的生態環境、生長狀態；並配合簡要的文字描述，使讀者對該中草藥有一個概括的認識。
3. 本書編排以植物（動物）科為順序；植物科以恩格勒系統為編排依據。科屬內的中草藥則按植物（動物）的拉丁學名的字母順序依次排列。
4. 書前的目錄備列中草藥所屬的植物（動物）的科及科內各中草藥。書後則分別附有中草藥及所屬植物（動物）的中名索引及拉丁學名索引。
5. 正名一般祇採用中草藥的常用名稱。若一種中草藥為多來源或來自同屬多種植物（或動物），如黃連、貝母、天南星、前胡等，正名參照基源動植物名取名為三角葉黃連（黃連）、白花前胡（前胡）等，括號內附常用的中草藥名稱。如此藥為民間藥，則應採用民間藥名稱。若無中草藥名稱，可採用此藥的植物名或動物名。
6. 本書文字描述包括：來源、形態、分佈、採製、成分、性能、應用、文獻及附註等項目。
7. 來源是記載中草藥所屬的植物（動物）科的中名，植物（動物）名稱及其拉丁學名，藥用部分。礦物藥則記述其礦物來源的名稱或學名。
8. 形態一項是概述中草藥的原植物（或原動物）的全貌的形態特徵（尤詳於藥用部分）。若為礦物藥，則祇描述藥材性狀。
9. 分佈是描述該植物（動物）在野生狀態下的生態環境或栽培狀況，或其棲息環境及習性等。分佈是指野生植物（動物）在中國境內的自然分佈。由於篇幅限制，若分佈的省區太多，可採用大區描述，如東北、華北、華東、中南、西北、西南等，也可寫長江以南等。
10. 採製是描述該中草藥的採集季節，加工方法（如曬乾、陰乾、鮮用、切片、切段等），或特殊的炮製加工等方法。
11. 成分祇記載該中草藥所含的主要成分或有活性成分，對一般次要的化學成分，可不予全部記載，而且也以該中草藥的藥用部位為主，非藥用部位的成分則或略而不述。
12. 性能是先描述該中草藥的性味（先寫味，後寫性），再述其功能。功能祇描述該中草藥的主要作用。對有些有毒的中草藥，按毒性的大小，寫明小毒、有毒、大毒等，以便引起注意。
13. 應用祇描述該中草藥沿用以治療的主要病症，也可能是與其他藥物配伍的效用。用法一般指內服或外用或其他用法。文中描述“用於”云云即指內服。用量是指成人每日的常用量。
14. 文獻一項是供進一步查閱該中草藥的詳細資料而編註的；如別名、成分、藥理等內容，可在文獻中查閱。為節省篇幅，常用文獻多採用簡稱。如《大辭典》上，865，即《中藥大辭典》上冊第865條。各卷所引用的文獻的書目資料，可於每卷後面所附的“參考書目”中找到。

目　　錄

5083 黃戴戴
5084 東北扁果草
5085 獨葉草
5086 美麗芍藥
5087 毛赤芍（赤芍）
5088 雲生毛茛
5089 白蓬草
5090 展枝唐松草

小檗科

5091 長柱小檗
5092 擬豪豬刺
5093 黃疸樹
5094 土黃連

防己科

5095 粉防己

木蘭科

5096 紅花八角
5097 藍鐵鑽
5098 海南木蓮
5099 紅花木蓮
5100 毛桃木蓮

番荔枝科

5101 暗羅

肉豆蔻科

5102 野廣子

樟科

5103 豺皮樟
5104 官桂
5105 錫蘭肉桂
5106 山胡椒

罌粟科

5107 台灣黃堇
5108 紫花魚燈草

白花菜科

5109 節蒴木
5110 膜葉槌果藤
5111 魚木

十字花科

5112 水田碎米薺

景天科

5113 珠芽八寶
5114 小叢紅景天

虎耳草科

5115 土常山
5116 肺心草
5117 青棉花藤

海桐科

5118 光葉海桐（山枝仁）

金縷梅科

5119 蕈樹

薔薇科

5120 地薔薇
5121 毛山楂
5122 棣棠花
5123 黑果
5124 苦櫻桃
5125 遼杏
5126 腺葉野櫻
5127 梨
5128 車輪梅
5129 毛萼梅
5130 太平莓
5131 腺地榆
5132 長葉地榆
5133 紅果樹

豆科

5134 小馬鞍葉
5135 薄葉羊蹄甲
5136 草雲實
5137 大紅袍
5138 狹葉錦雞兒
5139 對葉豆
5140 回回豆
5141 豬屎豆
5142 化金丹
5143 東北山馬蝗
5144 大葉拿身草
5145 藤甘草
5146 鸚哥花
5147 雞腎草
5148 洋蘇木
5149 野飯豆
5150 假藍靛
5151 矮山黧豆
5152 截葉鐵掃帚
5153 綠花雞血藤
5154 亮葉雞血藤
5155 牛大力
5156 白花油麻藤
5157 香港黧豆
5158 常春油麻藤
5159 櫚木
5160 赤小豆
5161 食用葛

酢漿草科

5162 山酢漿草
5163 山鋤板

芸香科

5164 木橘
5165 山小橘
5166 五葉山小橘
5167 千隻眼
5168 胡椒簕

苦木科

5169 牛筋果

橄欖科

5170 羽葉白頭樹

毒鼠子科

5171 海南毒鼠子

大戟科

5172 小楊柳
5173 大串連果
5174 雞骨香
5175 大樹跌打
5176 南大戟
5177 斑地錦
5178 舖地草
5179 子彈楓
5180 白楸
5181 越南葉下珠
5182 甜菜

黃楊科

5183 雀舌黃楊
5184 闊柱黃楊

漆樹科

5185 青麩楊（五倍子）
5186 漆樹
5187 扁果

冬青科

5188 豬肚木皮
5189 四季青
5190 亮葉冬青

衛矛科

5191 扶芳藤
5192 常春衛矛
5193 膠州衛矛
5194 侯氏美登木

無患子科

5195 異木患
5196 複羽葉欒樹
5197 麻薩

鼠李科

5198 南拐棗

葡萄科

5199 三葉烏蘞莓
5200 大葉火筒樹

椵樹科

5201 山麻樹

錦葵科

5202 黃花稔
5203 朧見愁

梧桐科

5204 刺果藤
5205 胖大海
5206 蛇婆子

五椏果科

5207 大花第倫桃

獼猴桃科

5208 葛棗

山茶科

5209 毛瓣金花茶
5210 大頭茶

藤黃科

5211 東北長柱金絲桃

堇菜科

5212 奇異堇菜

大風子科

5213 球花脚骨脆
5214 山桐子
5215 跌破簕

旌節花科

5216 雲南旌節花（小通草）

瑞香科

5217 細軸蕘花

胡頹子科

5218 佘山胡頹子
5219 雞柏紫藤

千屈菜科

5220 拘那花
5221 馬鞍樹

八角風科

5222 割舌羅

桃金娘科

5223 桉葉
5224 大葉桉
5225 赤楠
5226 野冬青果

野牡丹科

5227 桑勒草

菱科

5228 細果野菱

柳葉菜科

5229 高山露珠草
5230 牛瀧草
5231 過塘蛇
5232 黃花丁香蓼
5233 黃花月見草

五加科

5234 狹葉藤五加
5235 刺通草

傘形科

5236 拐芹
5237 錐葉柴胡
5238 窄葉飄帶草
5239 小葉黑柴胡
5240 天山柴胡
5241 破銅錢
5242 竹葉防風
5243 松葉防風

山柳科

5244 江南山柳

鹿蹄草科

5245 梅笠草
5246 腎葉鹿蹄草

杜鵑花科

5247 樹蘿蔔
5248 狗腳草根
5249 馬醉木
5250 紫花杜鵑
5251 團葉杜鵑
5252 羊角杜鵑

紫金牛科

5253 大羅傘樹
5254 落地金牛
5255 多脈酸藤子

報春花科

5256 破頭風
5257 水紅袍
5258 峨山雪蓮花

山礬科

5259 密花山礬
5260 粉葉山礬
5261 苦山礬

木犀科

5262 洋白蠟樹
5263 破骨風
5264 總梗女貞（苦丁茶）

馬錢科

5265 黑骨藤
5266 華馬錢

龍膽科

5267 龍膽草
5268 麻花秦艽（秦艽）

夾竹桃科

5269 阿利藤
5270 白長春花
5271 腰骨藤
5272 雲南蘿芙木

蘿藦科

5273 雙剪菜
5274 刺瓜
5275 纖冠藤
5276 天星藤
5277 球蘭
5278 婆婆針綫包
5279 石蘿藦

旋花科

5280 跌打豆
5281 銀灰旋花
5282 丁公藤
5283 藤商陸
5284 土瓜

紫草科

5285 野山螞蟥
4286 雲南厚殼樹
5287 藍梅（齒緣草）
5288 藍刺鶴虱

馬鞭草科

5289 老鴉糊葉
5290 杜虹花
5291 廣東紫珠
5292 長管假茉莉
5293 海通
5294 華石梓

5295 夜花

唇形科

5296 美花筋骨草
5297 火把花
5298 水箭草
5299 雞肝散
5300 山蘭
5301 細葉益母草
5302 香花菜
5303 涼粉草
5304 假秦艽
5305 不育紅
5306 川黃芩
5307 偏花黃芩
5308 水藿香

茄科

5309 青杞
5310 大苦溜溜

玄參科

5311 貓花
5312 鬼羽箭
5313 紅骨草
5314 四川溝酸漿
5315 川泡桐
5316 腹水草
5317 四川婆婆納
5318 仙桃草

紫葳科

5319 煙筒花

列當科

5320 枇杷芋

苦苣苔科

5321 石上蓮

爵床科

5322 盜偷草
5323 羊叉七
5324 地皮消
5325 孩兒草

苦檻藍科

5326 苦檻藍

茜草科

5327 風箱樹
5328 大粒咖啡（咖啡）
5329 香果樹
5330 黃梔子
5331 金草
5332 鶇哥舌
5333 紅花茜草
5334 光莖茜草
5335 小紅參

忍冬科

5336 毛花柱忍冬（金銀花）
5337 紅白忍冬（金銀花）
5338 合軸莢蒾
5339 煙管莢蒾
5340 楊櫨

葫蘆科

5341 金瓜
5342 三葉絞股藍
5343 麻錫嘎
5344 球果赤瓟
5345 瓜葉栝樓
5346 王瓜
5347 馬乾鈴栝樓

桔梗科

5348 狹葉沙參
5349 雞蛋參
5350 紫燕草
5351 破天菜
5352 白花桔梗

菊科

5353 山黃菊
5354 冷蒿
5355 蒙古蒿
5356 天名精
5357 野薊
5358 小紅菊
5359 菊花
5360 鹿角草
5361 箐跌打
5362 白子菜
5363 綿毛歐亞旋覆花
5364 蒙古山蒿菊
5365 臭靈丹
5366 小紫菀
5367 油頭草
5368 多枝鱔薊
5369 高山款冬
5370 毛大丁草
5371 金仙草
5372 座地菊
5373 霧靈蒲公英（蒲公英）
5374 柳葉斑鳩菊

香蒲科

5375 東方香蒲

禾本科

5376 醉馬草
5377 冰草
5378 看麥娘
5379 燕麥草
5380 龍爪茅
5381 簑草根
5382 野稻
5383 黑麥
5384 竹頭草
5385 棕葉蘆
5386 菰米

莎草科

5387 紅稗
5388 球穗莎草

天南星科

5389 短苞菖蒲
5390 金邊菖蒲
5391 香葉菖蒲
5392 雪里見
5393 南蛇棒
5394 滴水珠
5395 紅岩芋
5396 馬蹄犁頭尖

鴨跖草科

5397 竹葉菜
5398 水竹菜

百合科

5399 虎鬚草
5400 粉條兒草
5401 蘆薈
5402 棕葉草（青蛇蓮）
5403 大百合
5404 銀邊吊蘭
5405 寶鐸草
5406 康定貝母（川貝母）
5407 天目貝母
5408 峨嵋貝母
5409 峨嵋百合
5410 紫花鹿藥
5411 岩菖蒲
5412 開口箭

薯蕷科

5413 黑彈子

5414 薯莨
5415 蓑衣包

芭蕉科

5416 象腿蕉

薑科

5417 郭姑
5418 莴笋花
5419 溫鬱金
5420 黃薑花
5421 蘘荷
5422 珊瑚薑

蘭科

5423 蛇皮蘭
5424 棕葉七
5425 螺絲七
5426 山蜘蛛
5427 九連環
5428 鹿角草
5429 搜山虎
5430 劍葉石斛
5431 細莖石斛
5432 樹蔥
5433 麻葉青
5434 峨嵋手參
5435 雙腎子
5436 坡參
5437 紅人蘭
5438 獨葉一枝花
5439 見血清
5440 大羊角
5441 沼蘭
5442 冰球子
5443 白蝶花
5444 大一枝箭
5445 苞舌蘭

動物類

鮑科

5446 耳鮑
5447 白鮑

寶貝科

5448 山貓寶貝（紫貝齒）
5449 蛇首眼球貝（紫貝齒）

園蛛科

5450 花蜘蛛

蜚蠊科

5451 美洲蜚蠊

螳螂科

5452 薄翅螳螂

蟋蟀科

5453 蟋蟀

蟬科

5454 鳴蟬（蟬蛻）
5455 紅娘子

狂蠅科

5456 蜂蠅

步行蟲科

5457 行夜

龍虱科

5458 黃邊大龍虱

芫菁科

5459 中華豆芫菁
5460 大頭豆芫菁

麗金龜科

5461 銅綠麗金龜（蠐螬）

花金龜科

5462 白紋花金龜（蠐螬）

金龜子科

5463 紅腳綠金龜（蠐螬）
5464 蜣螂蟲

吉丁蟲科

5465 日本吉丁蟲

馬蜂科

5466 露蜂房

胡蜂科

5467 長腳黃蜂

蜜蜂科

5468 黃胸木蜂

刻肋海膽科

5469 哈氏刻肋海膽

鰍科

5470 花鰍

石首魚科

5471 黃姑魚
5472 大黃魚

鯧科

5473 銀鯧魚肉

鮃科

5474 牙鮃

豚科

5475 黃鰭東方豚

雨蛙科

5476 東北雨蛙

蛙科

5477 蛤蟆肉

石龍子科

5478 石龍子

蜥蜴科

5479 蜥蜴

遊蛇科

5480 棕黑錦蛇（蛇蛻）

鴨科

5481 針尾鴨
5482 花臉鴨

鷹科

5483 普通鵟骨

雉科

5484 斑翅山鶉肉

鳩鴿科

5485 火斑鳩肉

燕科

5486 家燕
5487 土燕肉

鴉科

5488 烏鴉肉

河烏科

5489 褐河烏肉

倉鼠科

5490 中華鼢鼠

鼬科

5491 鼬獾脂

貓科

5492 豹骨
5493 金貓
5494 雪豹（豹骨）

鹿科

5495 水鹿

牛科

5496 牦牛角
5497 鵝喉羚
5498 盤羊
5499 黃羊角

兔科

5500 望月砂

5001 海藻（海蒿子）

來源 馬尾藻科植物海蒿子 Sargassum pallidum (Turn.) C. Ag. 的全草。

形態 多年生海藻。高8~40cm，樹枝狀，暗棕色，乾時黑色。主軸基部有扁盤狀固着器，主軸自基部分枝，分枝再作1~2次二叉分枝，分枝上有葉狀凸起，凸起披針形至倒卵形，有中肋，散生毛窩狀斑點，凸起腋有氣囊，球形或橢圓形；生殖枝具細條狀凸起，腋部小枝生氣囊及生殖器托，托上生小孢子囊。

分佈 生於淺海岩石上。分佈於遼寧、山東等沿海各地。

採製 夏秋季採割，洗淨，曬乾。

成分 含褐藻酸、甘露醇、碘、β-谷甾醇等。

性能 鹹，寒。軟堅，散結，消痰。

應用 用於葉柄長約大，頸淋巴結結核，動脈硬化，睪丸腫痛等。

文獻 《匯編》上，650；《新華本草綱要》三，803。

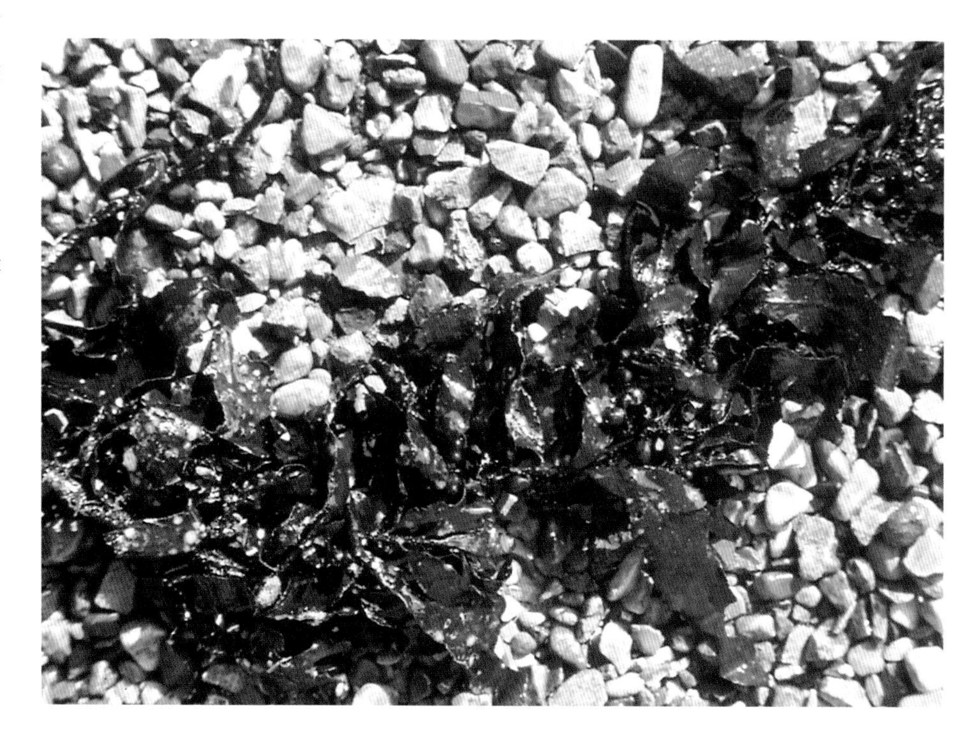

5002 海帶（昆布）

來源 海帶科植物海帶Laminaria japonica Aresch. 的葉狀體。

形態 藻體為大型長條扁平葉狀體。草質，綠褐色，長達6m，寬達50cm。藻體分為固着器、柄部和葉片三部分。固着器為數輪叉狀分枝的假根。柄部粗短，下端圓柱狀，上端稍扁。葉片狹長，全緣而具波狀皺折，葉片中央為中帶部，厚度3~4mm，兩側漸薄，沿中帶部兩側有1條縱溝，生長點在葉片基部靠柄處。

分佈 生於低潮綫下的岩石上或人工培植。分佈於遼寧、山東、浙江、福建、廣東。

採製 夏秋季採割，用淡水洗淨，曬乾。

成分 含褐藻酸 (alginic acid)、甘露醇 (mannitol)、藻氨酸 (laminine)、碘等。

性能 鹹，寒。消痰，軟堅，行水。

應用 用於缺碘性甲狀腺腫，頸淋巴結腫，氣管炎，哮喘，水腫，高血脂，高血壓。

文獻 《新華本草綱要》三，799。

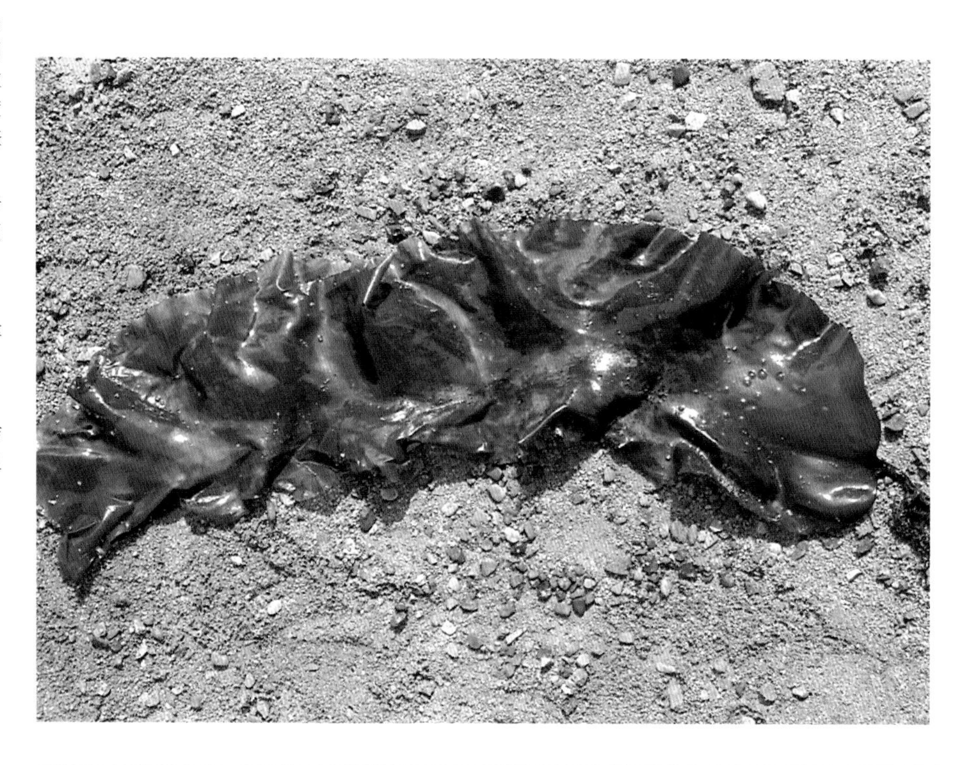

5003 鷓鴣菜

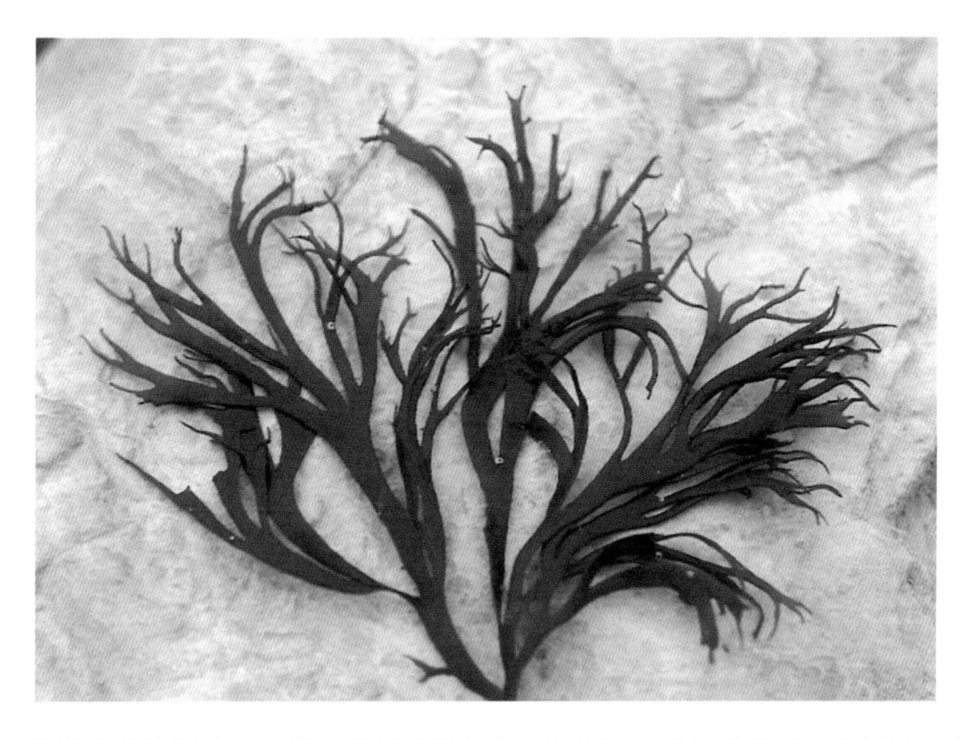

來源 紅葉藻科植物美舌藻 Caloglossa leprieurii (Mont.) J. Ag. 的藻體。

形態 藻體叢生，長1~4cm，紫色，葉狀，扁平而狹細，不規則的叉狀分歧，常在腹面的分歧點生出假根，借以附着在岩石上。節間為窄長橢圓形，節部縊縮。葉狀體中部有長軸細胞，延伸至頂端，形成明顯的中肋，中肋的分歧點常生出一些次生副枝，四分孢子囊集生於枝的上部，囊果球形，生於體上部腹面的中肋上，春夏間成熟。

分佈 生於溫暖河口附近的中、高潮帶的岩石上。分佈於東海和南海。

採製 夏秋季採收，除去雜質，洗淨曬乾或鮮用。

成分 含乳酸鹽、黏液質和無機鹽。尚含美舌藻甲素即海人草酸 (digenic acid $C_{10}H_{17}O_4N$)、甘露糖甘油酸鈉鹽即海人草素 (digeneaside $C_9H_{15}O_9NaH_2O$)，並含膽甾醇 (cholesterol)。

性能 鹹，平。驅蟲，化痰，消食。

應用 用於慢性氣管炎，消化不良和蛔蟲症。

文獻 《中國藥用海洋生物》，32。

5004 高粱黑粉菌

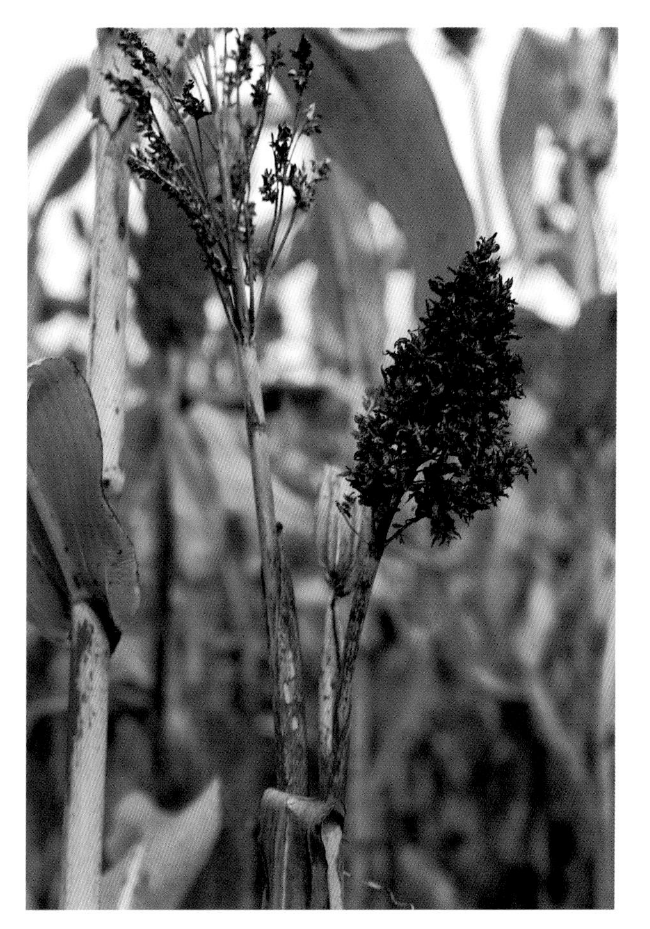

來源 黑粉菌科真菌高粱堅軸黑粉菌 Sphacelotheca sorghi (Link.) Clint. 的孢子堆。

形態 孢子堆生於高粱的子房內，橢圓柱形至圓錐形，長0.3~1.2mm，由灰色膜包圍。膜不易破碎，後期孢子成熟後，膜從頂端破裂，露出生於中軸四周的黑褐色孢子堆。膜細胞成羣分開，無色，近球形，直徑7~8μm。孢子球形至近球形，綠褐色至紅褐色，直徑4.5~9μm，光滑或有微細疣刺。

分佈 寄生於高粱的穗上。分佈於東北、西北、華北及河南、湖北、台灣、四川、雲南等地區。

採製 秋季採收病穗，曬乾。

成分 孢子熱；有11種氨基酸。

性能 甘，平。調經止血。

應用 用於治月經不調，血崩，便血。用量9~15g。

文獻 《中國藥用孢子植物》，265。

5005 榆耳

來源 革菌科真菌膠韌革菌 Gloeostereum incarnatum Ito. 的子實體。

形態 子實體膠質，富有彈性，初時平伏或呈球形，後呈明顯腎形、耳狀或扇形菌蓋，無柄，常疊生，徑可達15 (20) cm，厚達3cm，乾後硬而脆；邊緣內捲，有時波狀；菌蓋表面被覆一層濃密的茸毛，厚約1mm，污白色、乳白色、杏黃色至橘紅色，邊緣茸毛短而稀。菌肉厚，淺橘黃色，膠質，富有彈性。子實層面乳白色至淺橘紅色，有小疣，直徑1 × 1~3mm，呈放射狀排列。囊狀體圓柱狀或中部腹鼓狀，100~130 × 5~7 (10) μm。孢子橢圓形或臘腸形，光滑，無色，2.5~3 × 6~6.5μm。

分佈 生於榆屬植物的枯立木或伐樁上。分佈於東北。

採製 夏秋季採收，洗淨曬乾。

成分 發酵液中含有榆耳三醇 (gloeosteretriol)。

應用 民間用於治紅白痢疾。可適量煮食。

文獻 《中國食用菌》，1985；6：23~24。

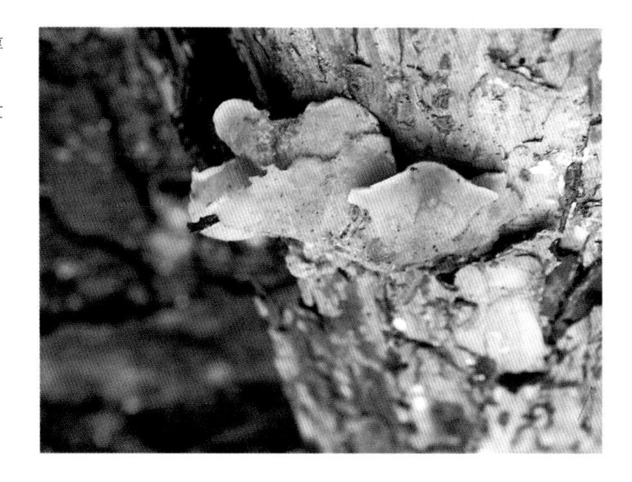

5006 繡球菌

來源 革菌科真菌繡球菌 Sparassis crispa (Wolf.) Fr. 的子實體。

形態 子實體肉質，白色、近白色至淡黃色。有短柄，自柄向上由很多具波狀緣的薄片聚集成繡球花狀或花椰菜狀，直徑15~30cm。每個薄片分枝如銀杏葉片狀，白色。子實層生於瓣片的背面，平滑。擔子棒狀，生有2~4個孢子。孢子近球形至卵形，6~7 × 4~5μm，無色，平滑；孢子印呈淡黃色。

分佈 生於針葉樹的根旁地上。分佈於黑龍江、吉林、河北、陝西、雲南。

採製 夏秋季採收，曬乾。

成分 含有 Sparassol。

性能 具有抗真菌作用。

文獻 《中國藥用真菌圖鑑》，73。

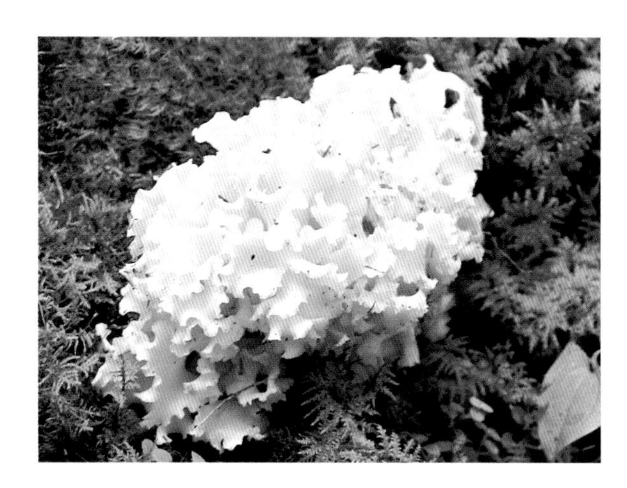

5007 蓮座革菌

來源 革菌科真菌蓮座革菌 Thelephora vialis Schw. 的子實體。

形態 子實體革質，漏斗狀，具短柄。柄偏生至中生。菌蓋呈半圓形或扇形，寬達10cm，中部層疊呈蓮座狀；蓋面黃色至淺褐色，有淺的同心環紋，往往有輻射狀皺紋。菌肉白色。子實層平滑或有疣狀凸起，淡粉灰色至暗灰色。孢子在顯微鏡下呈淡青色，有小疣，5~7 × 4.5~5μm。

分佈 生於闊葉林或針葉林中地上。分佈於安徽、江蘇、青海、浙江、江西、福建、廣東、四川、雲南。

採製 夏秋季採收，去雜質曬乾。

性能 甘，平。驅風除濕，舒筋活絡。

應用 用於風濕關節痛等。用量4.5g。

文獻 《中國藥用孢子植物》，247。

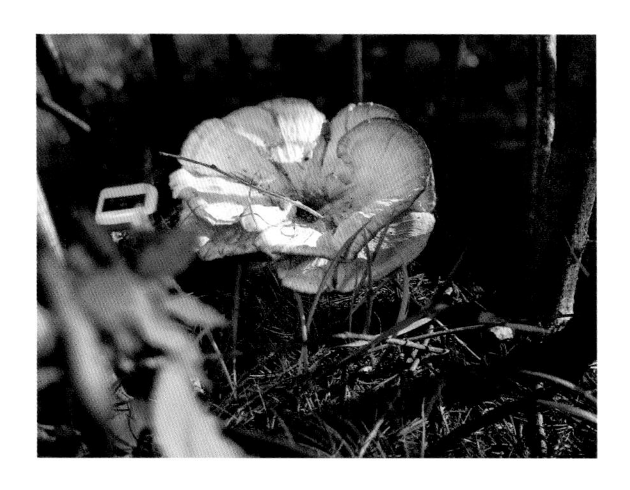

5008 粉迷孔菌

來源 多孔菌科真菌粉迷孔菌 Daedalea biennis (Bull.) Fr. 的子實體。

形態 子實體一年生，側生無柄。菌蓋半圓形或扇形，3~7×4~10cm，厚1~2cm；蓋面米黃色、淺肉色至淡褐色，有黃褐色絨毛，漸脫落，有粗糙感。菌肉材白色，厚3~7mm，雙層，上層鬆軟，海綿質呈纖維狀；下層木栓質至革質，堅韌。子實層體迷宮狀，與菌肉同色，後變為淺肉紅色至淡褐色，深2~5mm，寬0.5~1mm。孢子橢圓形至近球形，無色，光滑，4.5~6.5×3.5~4.5μm。

分佈 生於闊葉樹腐木上。分佈於全國大部分地區。

採製 夏秋季採收，曬乾。

性能 抗癌。動物實驗證明，本品提取液對小白鼠肉瘤 S-180 有抑制作用。

文獻 《中國藥用真菌圖鑑》，123。

5009 紫齒囊孔

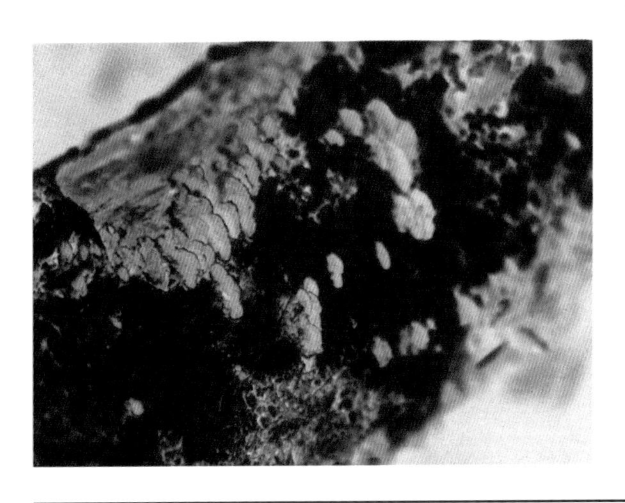

來源 多孔菌科真菌紫齒囊孔 Hischioporus fusco-violaceus (Schrad. ex Fr.) Donk. 的子實體。

形態 子實體側生、下延或半平伏。菌蓋貝殼狀、半圓形，5~8×2~4cm，厚3~6mm；蓋面淡紫色至淡褐色，有密生的短絨毛和淡紫色或淡褐色相間的同心環紋，有絹絲光澤；蓋緣薄而銳，波狀。菌肉淡紫色，鮮時柔軟，乾後成革質，厚1~2mm。菌管鮮紫色，長1~2mm，幼體和成熟體近邊緣處的管口為圓形或多角形；成熟體的菌管幾乎全部裂為齒狀，排列成同心環狀。囊狀體棒狀，頂端圓並有結晶體，稍帶紫色，50~60×5~7μm。孢子球形，平滑無色，直徑5~6μm。

分佈 生於闊葉樹立木及枯立木上。分佈於黑龍江、吉林、河北、浙江、陝西、雲南。

採製 夏秋季採摘，曬乾。

性能 抗癌。實驗證明，子實體水提液對小白鼠肉瘤 S-180有抑制作用，抑制率為45%。

文獻 《中國藥用真菌圖鑑》，164。

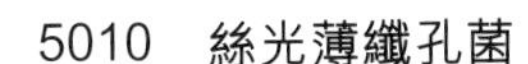

5010 絲光薄纖孔菌

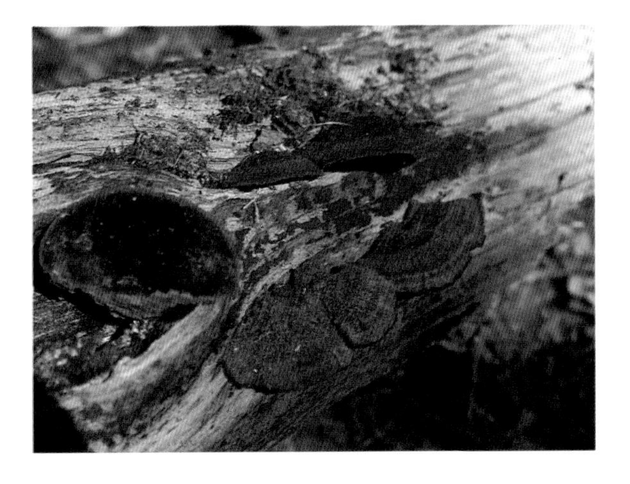

來源 多孔菌科真菌絲光薄纖孔菌 Inonotus tabacinus (Mont.) Karst. 的子實體。

形態 子實體革質，無柄、叢生，複瓦狀。菌蓋通常呈半圓形，很薄，2~4×2~5cm，厚1~2mm；蓋面鏽褐色，基部栗褐色至醬色，有狹窄的同心環紋，有細絨毛，有絹絲光澤。蓋緣薄而銳，稍下捲，波浪狀，下側淡褐色，無子實層。菌肉鏽褐色，厚約1mm。菌管比菌肉色深，長約1mm，管口與管同色，不規則形或多角形，每毫米間3~8個。剛毛多，長楔形，長25~30μm，銳尖。孢子卵形至橢圓形，光滑，無色，5~6×2.5~3μm。

分佈 生於闊葉樹腐木上。分佈於全國大部分地區。

採製 夏秋季採收，曬乾。

性能 抗癌。動物試驗證明，本種對小白鼠肉瘤 S-180 和艾氏癌的抑制率分別為100%和90%。

文獻 《中國藥用真菌圖鑑》，169。

5011 黃白臥孔菌

來源 多孔菌科真菌黃白臥孔菌 Poria subacida (Peck.) Sacc. 的子實體。

形態 子實體平伏貼生，寬約30cm。菌管分層，每層長約1~2.5mm；管口面白色至淡黃色；管口圓形，每毫米間7~8個。菌肉極薄，黃色。三型菌絲系統，有鎖狀聯合。孢子廣橢圓形至近球形，光滑，無色，中間含油滴，4~5×3~3.5μm。

分佈 生於針葉樹倒腐木的樹皮上。分佈於吉林、廣西、雲南。

採製 夏秋採收，曬乾。

性能 經動物實驗證明，本品對小白鼠白血病 L-1210 有明顯的抑制作用。

文獻 《中國藥用真菌圖鑑》，207。

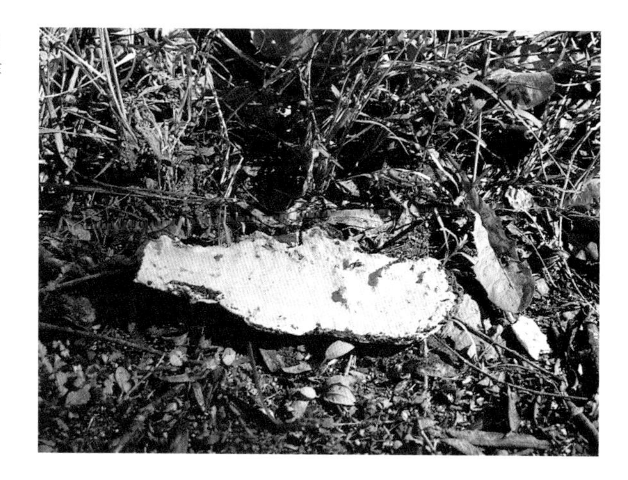

5012 褐空柄牛肝菌

來源 牛肝菌科真菌褐空柄牛肝菌 Gyroporus castaneus (Bull. ex Fr.) Quel. 的子實體。

形態 菌蓋寬2~6cm，扁半球形，後漸平展或下凹，乾，有細微絨毛，淡紅褐色到深咖啡色。菌肉白色，傷不變色。菌管離生或近離生，白色，後變淡黃色；管口每毫米間1~2個。菌柄近柱形，長2~8cm，粗0.5~2cm，與蓋同色，有微絨毛，中空。孢子印淡黃色。孢子近無色，橢圓形或廣橢圓形，平滑，7~13×5~6μm。囊狀體無色，棒形或近紡錘形，25~35×7~8μm。

分佈 生於闊葉林或針闊混交林中地上。分佈於吉林、浙江、雲南。

採製 夏秋季採收，曬乾。

性能 抗癌。動物實驗證明，本品對肉瘤 S-180和艾氏癌的抑制率分別為80%和70%。

文獻 《中國藥用真菌圖鑑》，387。

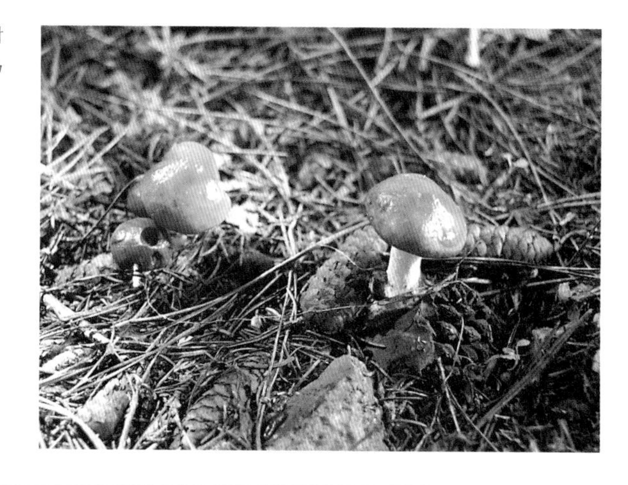

5013 松塔牛肝菌

來源 牛肝菌科真菌松塔牛肝菌 Strobilomyces floccopus Karst. 的子實體。

形態 菌蓋初期半球形，後漸平展，寬5~10cm，厚2~2.5cm；蓋面初期灰白色，後變淡褐色、黑褐色，覆有黑色粗糙氈毛狀鱗片，形似松球果。菌管初期白色至灰白色，被白色毛絨狀菌幕所覆蓋，菌蓋展開後，菌幕脫落。菌肉厚1~1.5cm，白色，絮狀，傷後變赤褐色，後變黑褐色。菌柄內實，圓柱形或近柱形，與蓋面同色，有菌環，菌環以下有黑色氈毛狀鱗片，易脫落。菌管長1~1.5cm，初期白色，後變暗色，傷後變赤褐色至黑褐色。囊狀體棒狀至梭形。孢子球形，深紫褐色，有網棱，直徑8~11μm。

分佈 夏秋季生於針闊混交林或針葉林中地上。分佈於吉林、江蘇、安徽、浙江、福建、河南、四川、廣東、廣西、雲南。

性能 抗癌。實驗證明，本種子實體的乙醇提取物對小白鼠艾氏癌、大白鼠吉田肉瘤均有抑制作用。

文獻 《中國藥用真菌圖鑑》，401。

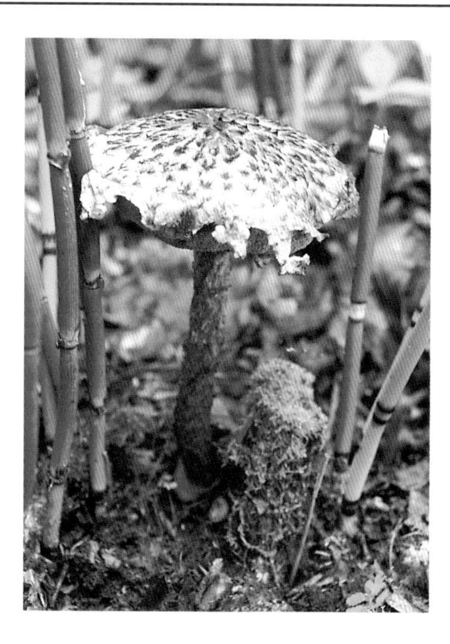

5014 灰環黏蓋牛肝菌

來源 牛肝菌科植物灰環黏蓋牛肝菌 *Suillus aereginascens* (Secr.) Snell. 的子實體。

形態 菌蓋寬3~10cm，半球形、扁半球形，後漸展開，污白色、乳酪色、黃褐色、淡褐色，蓋面黏，常有細皺。菌肉淡白色至淡黃色，傷變不明顯或變藍色。菌管污白色或藕色，管口大，角形或略呈輻射狀，複式，直生或近延生，傷微變藍色。菌柄長3~10cm，徑1~2cm，柱形或基部稍膨大，彎曲，與菌蓋同色或呈淡白色，粗糙，頂端有網紋，內菌幕薄，有菌環。孢子印淡灰褐色或近鏽褐色。孢子橢圓形、長橢圓形，平滑。囊狀體無色到淡色，棒狀。

分佈 生於落葉松林下。分佈黑龍江、雲南、內蒙古等地。

採製 夏秋季採摘，採後洗淨，曬乾。

性能 抗癌。經動物實驗證明，本品提取物對肉瘤S-180的抑制率為100%，對艾氏癌的抑制率為90%。

文獻 《中國藥用真菌圖鑑》，391。

5015 乳牛肝菌

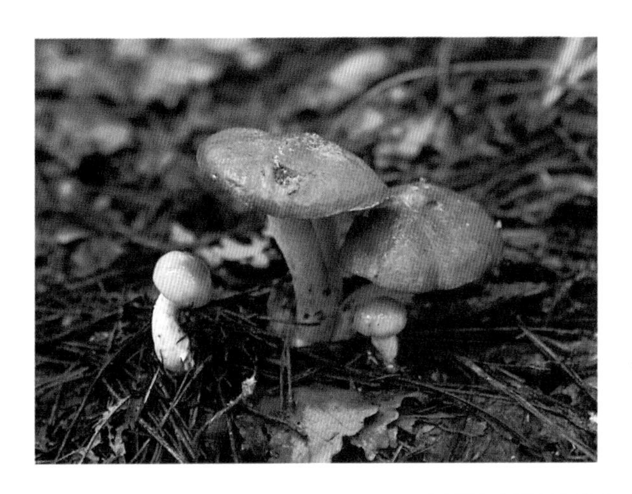

來源 牛肝菌科真菌乳牛肝菌 *Suillus bovinus* (L. ex Fr.) Kuntze 的子實體。

形態 菌蓋扁半球形，漸平展，後期凹陷，寬4~8cm。蓋面黏，平滑，黃褐色、褐色、鏽色至紅褐色；蓋緣薄而銳，初期內捲。菌肉淺黃色至褐色。菌柄圓柱形，內實，表面平滑，高3.5~7cm，粗0.5~1.5cm；淡黃色至淡褐色。菌管短，直生或稍下延，與菌肉難於剝離，黃色；管口面黃綠色，大，多角形，徑1~3mm，輻射排列，口緣有齒。囊狀體叢生，無色或淡黃色，35~50×6~7μm，柱狀至棒狀。孢子長方形至梭形，青黃色，光滑，8~11×3.5~4.5μm。

分佈 生於針葉林或針闊混交林地。分佈於吉林、安徽、浙江、江西、福建、台灣、湖南、廣東、雲南。

採製 夏秋季採收，曬乾。

性能 抗癌。實驗證明，本種對肉瘤S-180和艾氏癌的抑制率分別為90%和100%。

文獻 《中國藥用真菌圖鑑》，392。

5016 點柄乳牛肝菌

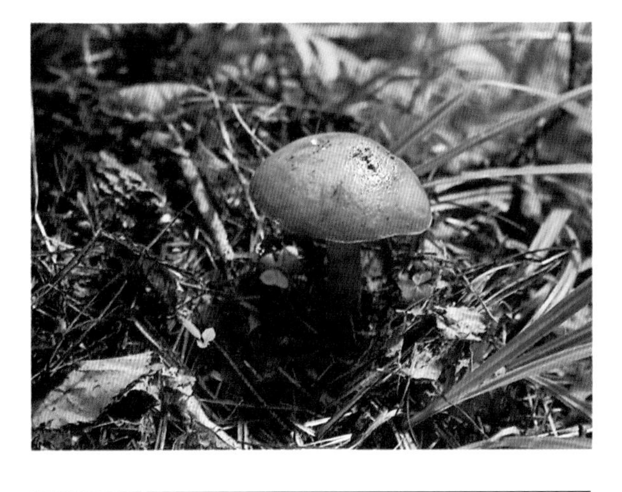

來源 牛肝菌科真菌點柄乳牛肝菌 *Suillus granulatus* (L. ex Fr.) Kuntze 的子實體。

形態 菌蓋半球形，漸平展，寬5~15cm，蓋緣幼時有纖維狀緣膜片；蓋面黏，呈草黃、淡褐、蜜黃、深肉桂及朽葉色等顏色。菌肉淡黃褐色。菌柄圓柱形，通常上下同粗，高3~8cm，粗0.5~2cm，中實，內部黃色；上部近黃色，有黃色至褐色的微細腺點，老時生褐色斑紋；中部黃色，腺點少。菌管直生，淡黃色；管口面淡黃色；管口多角形、近圓形或不規則形，淡黃色，每厘米間7~9個，鮮時流出乳黃色乳汁。囊狀體簇生於管口稜上，露出似小腺點，柱狀至棒狀，淡色。孢子長方形至橢圓形，平滑，無色，6~10×2.5~3cm。

分佈 生於針葉林及針闊混交林中。分佈於東北、華北及江蘇、浙江、河南、湖北、台灣、廣西、雲南。

採製 夏秋季採摘，洗淨，曬乾。

性能 甘，溫。

應用 民間用適量水煎服治療大骨節病。

文獻 《中國藥用真菌圖鑑》，145。

附註 此菌是治療大骨節病中草藥——松蘑酊的主要成分之一。

5017 捲邊網褶菌

來源 網褶菌科植物捲緣網褶菌 Paxillus involutus (Batsch) Fr. 的子實體。

形態 散生或羣生；菌蓋5~10cm，初期扁半球形，後漸平展，中部下凹，最後呈漏斗狀，濕潤時稍黏，乾後有光澤，初期被短絨毛，淺土黃色至青褐色，邊緣內捲，後漸平展；菌肉厚，淺黃色，受傷後變褐色；菌柄與菌蓋色相似，內實而光滑，中生或稍偏生，長4~8cm，直徑1~2cm，基部稍膨大，菌褶延生，寬，平，密，青黃色；孢子橢圓形，光滑，孢子印褐鏽色，囊狀體多，披針形。

分佈 生長在林中或林緣草地。分佈於東北、吉林、內蒙古、黑龍江，河北、山西、四川、西藏。

採製 夏秋季採收，去除泥沙，曬乾。

成分 含捲緣網褶菌素等成分。

性能 微鹹，溫。追風散寒，舒筋活絡。

應用 本品為成藥"舒筋散"的成分之一，治腰腿疼痛，手足麻木，筋骨不舒。

文獻 《中國藥用真菌圖鑑》，365。

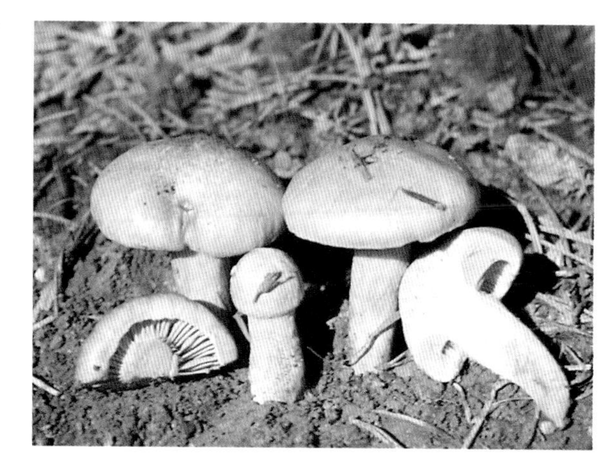

5018 花蓋菇

來源 紅菇科真菌花蓋菇 Russula cyanoxantha (Schaeff.) Fr. 的子實體。

形態 菌蓋半球形，後平展呈扁半球形，中央下凹，最後近漏斗形，寬5~15cm；蓋面顏色多變，呈灰紫色、紫褐色或紫丁香色，中色色濃，往往各色混雜，最後變為淡青褐色或灰綠色；邊緣內捲，有條紋。菌肉厚，致密，白色，皮下紫紅色。菌柄圓柱形，白色，基部帶褐色，上下同粗，內實。菌褶白色，直生，稍密，幅寬，往往分叉，褶間有橫脈。孢子印白色；孢子近球形，有小刺，無色，8~10×7~9μm。囊狀體棒形至梭形，鈍尖，60~90×7~9μm。

分佈 生於闊葉林地或林緣。分佈於中國大部分地區。

採製 夏秋季採收，曬乾。

性能 抗癌。實驗證明，本種對肉瘤S-180和艾氏癌的抑制率分別為70%和60%。

文獻 《中國藥用真菌圖鑑》，430。

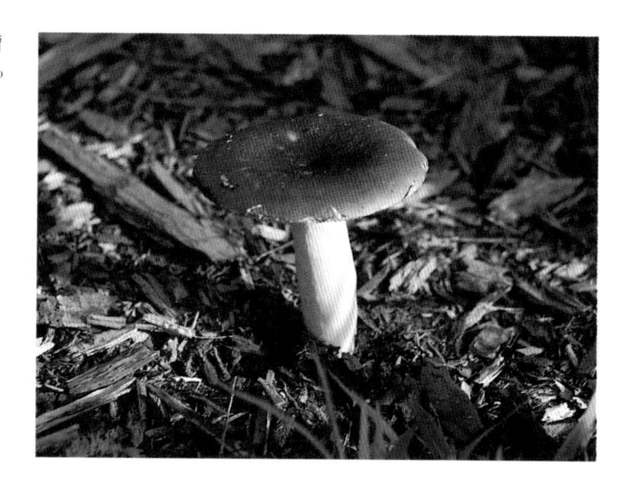

5019 紅菇

來源 紅菇科真菌紅菇 Russula lepida Fr. 的子實體。

形態 菌蓋幼時半球形，稍長則為扁半球形，徐徐平展，後期中央下凹，寬5~9cm；蓋面不黏，深莧紅色或朱紅色，後期中央褪為棠梨或淺土黃色，表皮開裂呈鱗片狀，露出平滑淡色的菌肉；蓋緣平滑，無條紋。菌肉厚，致密，白色，不變色，味溫和。菌柄圓柱形，4~6×1~2cm，上下同粗，白色，往往散佈紅色，內部充實，鬆軟。菌褶直生，乳白色，長短一致，稍有分叉，褶緣紅色。囊狀體長方形，先端尖，有時附有短毛，黃褐色，80~100×8~10μm。孢子橢圓形至近球形，有小刺，無色，加碘液後出現不完全網紋，6.5~8×8~12μm。

分佈 生於林中地上。分佈於吉林、遼寧、江蘇、福建、廣西、四川、雲南。

採製 夏秋季採收，曬乾。

性能 抗癌。動物實驗證明，本種對肉瘤 S-180和艾氏癌的抑制率分別為100%和90%。

文獻 《中國藥用真菌圖鑑》，445。

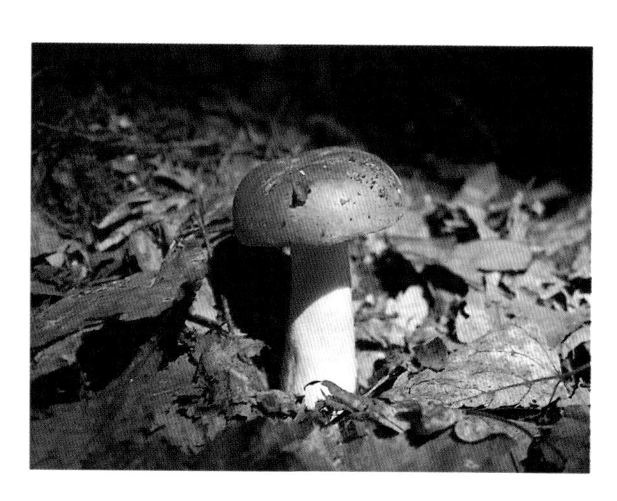

5020 假大白菇

來源 紅菇科真菌假大白菇 Russula pseudodelica Lange 的子實體。

形態 菌蓋寬8~13cm，初期半球形，後平展，中部下凹成漏斗形，白色，有時中部染有淡污黃色，光滑無毛，幼時稍黏。菌肉白色，較厚，味道柔和。菌褶密，延生，初白色，後變乳黃色至土黃色，近柄處有分叉，有短褶片不規則混生，菌柄長4~5cm，粗1.5~3cm，白色，向下略細，中部充塞。孢子印黃色。孢子近球形至球形，有分散小疣，疣間偶有聯綫，6.1~7.5×5.9~7μm。囊狀體甚多，梭形，頂端具小凸起，有內含物，45~100×5.5~10.5μm。

分佈 生於林中地上。分佈於福建等地。

採製 夏秋季採收，曬乾。

性能 抗癌。動物實驗證明，本種對小白鼠肉瘤S-180和艾氏癌抑制率均為80%。

文獻 《中國藥用真菌圖鑑》，451。

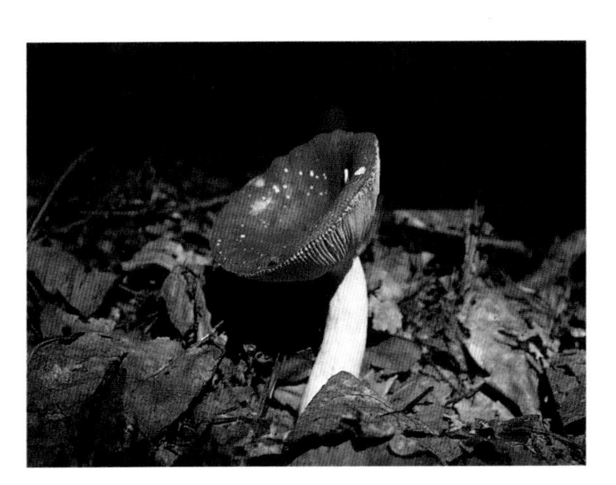

5021 血紅菇

來源 紅菇科真菌血紅菇 Russula sanguinea (Bull.) Fr. 的子實體。

形態 菌蓋寬3~10cm，扁半球形，平展至中部下凹，大紅色，乾後帶紫色，老後往往呈斑駁狀褪色。菌肉白色，不變色，味道辛辣。菌褶白色，老後變為乳黃色，稍密，等長，延生。菌柄長4~8cm，粗1~2cm，近圓柱形或近棒狀，通常為珊瑚紅色，罕全部為白色，內實。孢子印淡黃色。孢子無色，球形至近球形，有小疣，疣間有聯綫，但不形成網紋，7~8.5×6.1~7.3μm。囊狀體極多，大多呈梭形，54~107×8~18μm。

分佈 散生或羣生於松林地上。分佈於河南、浙江、福建、雲南。

採製 夏秋季採收，曬乾。

性能 抗癌。動物實驗證明，本種對小白鼠肉瘤 S-180及艾氏癌的抑制率均為90%。

文獻 《中國藥用真菌圖鑑》，455。

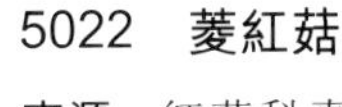

5022 菱紅菇

來源 紅菇科真菌菱紅菇 Russula vesca Fr. 的子實體。

形態 菌蓋寬4~8cm，扁半球形至平展，淡灰黃色、淺褐色、近菱色至帶紅褐色，表皮易撕離並常有細裂 。菌肉白色，傷後稍帶淡褐色，近柄處厚5~8mm。菌柄白色，傷變褐色，寬3~6mm，直生至彎生，褶緣平滑。菌柄中生，圓柱狀至粗筒形，白色，海綿質至肉質，中實。孢子印純白色。囊狀體狹長，80~100×6~9μm。孢子近球形，無色，具小疣或小疣刺，7~8.5×5~6.5μm。

分佈 生於闊葉樹或針闊混交林中地上。分佈於江蘇、福建、湖南、廣東、廣西、雲南、西藏。

採製 夏秋季採收，曬乾。

成分 含有多種氨基酸。

性能 助消化，增強體質。

應用 用於消化不良。

文獻 《中國藥用真菌圖鑑》，461。

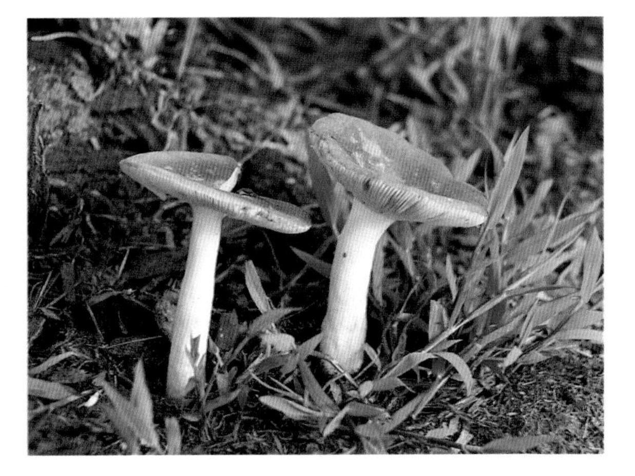

5023 香菇

來源 白蘑科真菌香菇 Lentinus edodes (Berk.) Sing. 的子實體。

形態 菌蓋寬3~8cm，初期半球形，漸平展；蓋面淺褐色至深褐色，不黏，上被鱗片；邊緣內捲。菌肉白色，韌肉質，厚約1cm。菌褶白色，密，寬4~5mm，不等長，彎生至直生，褶緣鋸齒狀。菌柄中生至偏生，長2.5~5cm，與蓋面同色，圓柱狀，中實，纖維質，被有鱗片。褶緣囊狀體25~30×10~7μm，棍棒狀。孢子橢圓形至卵形，光滑無色，5~7×2~3.5μm。

分佈 生於闊葉樹上。分佈於安徽、浙江、陝西、湖北、江西、福建、台灣、四川、貴州、廣東、廣西、雲南、海南。各地均有栽培。

採製 夏秋季採收，曬乾。

成分 含香菇多糖(Lentinan)、香菇素(Lentysin)等。

性能 甘，平。開胃健脾，益氣助食，抗癌。

應用 用於佝僂病，貧血，小便失禁，痘瘡、麻疹不透，高血壓，扁桃體炎，癌症。

文獻 《中國藥用孢子植物》，229。

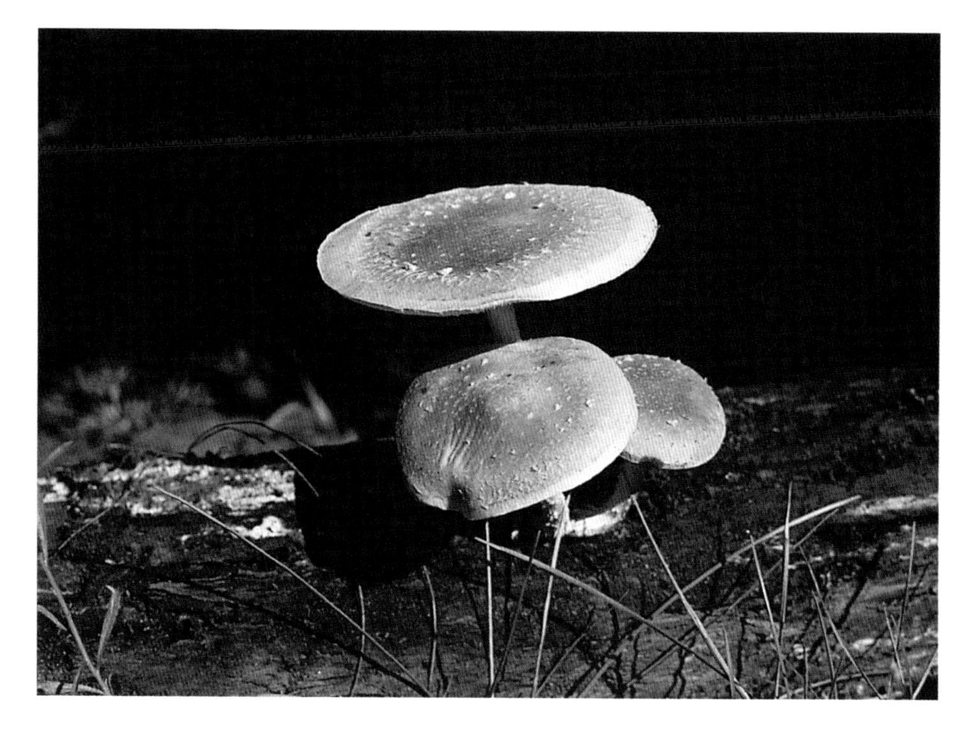

5024 雷丸

來源 白蘑科真菌雷丸 Omphalia lapidescens Schroet 的乾燥菌核。

形態 菌核呈不規則球形或塊狀，表面黑棕色，有細密的皺紋，內面為緊密交織的菌絲體，蠟白色，半透明，略帶黏性，具同色紋理。

分佈 多腐生於竹林下。分佈於甘肅、江蘇、浙江、福建、河南、湖北、湖南、廣西、廣東、四川、貴州、雲南等地。

採製 將鮮雷丸接種後2至3年，秋季可採挖，小的作種，大的洗淨，曬乾。

成分 主含一種蛋白分解酶(雷丸素)，並含鈣、鋁、鎂等。

藥理 有驅絛蟲、鉤蟲作用。能破壞腸內蟲體的節片而達到驅蟲效果，只宜研粉服，不可煎服。遇熱成分破壞，加熱60分鐘，全部失效。

性能 微苦，寒。有小毒。殺蟲消積。

應用 用於絛蟲、鉤蟲、蛔蟲病，蟲積腹痛，小兒疳積。不宜入煎劑，多研粉服用15~21g，每日2~3次，飯後開水調服，連服3天。

文獻 《匯編》上，867；《中國藥典》(1990)，一，319。

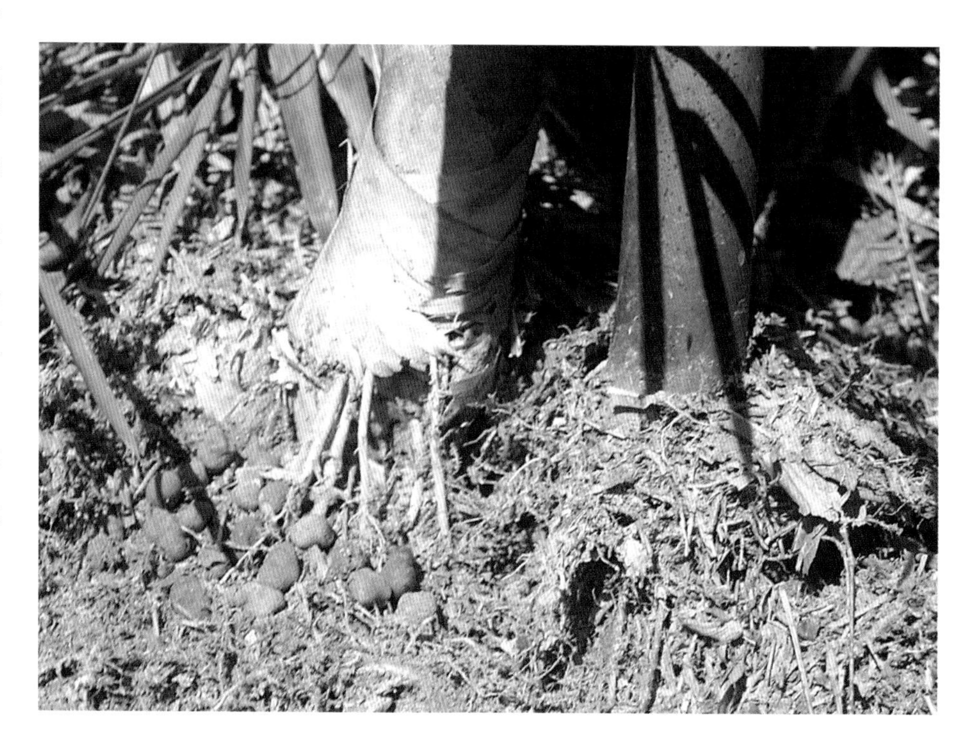

5025　長柄側耳

來源　白蘑科真菌長柄側耳 Pleurotus spodolencus Fr. 的子實體。

形態　菌蓋扁半球形，漸平展為扇形，寬3~10cm；蓋面光滑，白色，中央淡黃色，乾後黃褐色。菌肉厚，柔軟，白色。菌柄偏生至側生，近圓柱形，中實，白色，長4~12cm，粗0.5~1.5cm。菌褶白色，延生，稍稀。孢子印白色；孢子圓柱形，光滑，無色，8~10×3~4μm。

分佈　生於闊葉樹倒腐木上。分佈於吉林、雲南。

採製　夏秋採收，曬乾。

性能　抗癌。實驗證明，子實體水提液對小白鼠肉瘤抑制率為72%。

文獻　《中國藥用真菌圖鑑》，281。

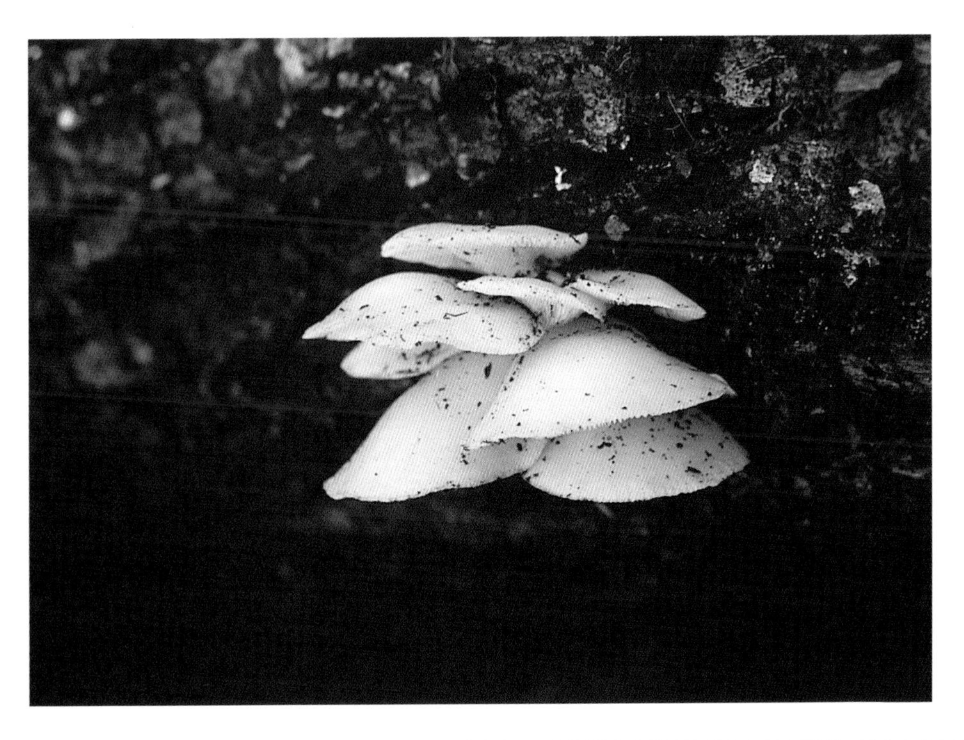

5026　毛頭鬼傘

來源　黑傘科真菌毛頭鬼傘 Coprinus comatus (Muoll. ex Fr.) Gray 的子實體。

形態　菌蓋初期圓柱形，頂端圓，高8~12cm，漸呈鐘形，最後展開成傘形，寬6~10cm；蓋面初期光滑，後期表皮裂開，形成平伏而反捲的羊毛狀鱗片，鱗片先端黃褐色，帶紅色，蓋面初期白色，中央淡鏽色，後期變為褐色，邊緣平坦，後期有條紋，最後反捲。菌肉白色，中央厚，四周薄。菌柄白色，圓柱形，基部稍膨大。菌環白色，膜質，狹，生於柄中部，可移動，易消失。菌褶密，離生，白色，漸變為黑色，孢子成熟時自邊緣向中央逐漸融化。孢子印黑色；孢子黑色，光滑，橢圓形，12~16×7.5~9μm。囊狀體袋狀，40~60×18~28μm。

分佈　生於林下、草地或田野上。分佈於東北及河北、山西、江蘇、甘肅、青海、雲南、西藏。

採製　夏秋季採收，在全體呈白色時採下後，洗去泥沙，立即放於水中煮沸3分鐘撈出，曬乾。

成分　含麥角硫因、腺嘌呤及多種氨基酸。

性能　甘，平。益胃，清神，消炎。

應用　治消化不良和痔瘡。用量30~60g。

文獻　《中國藥用孢子植物》，54。

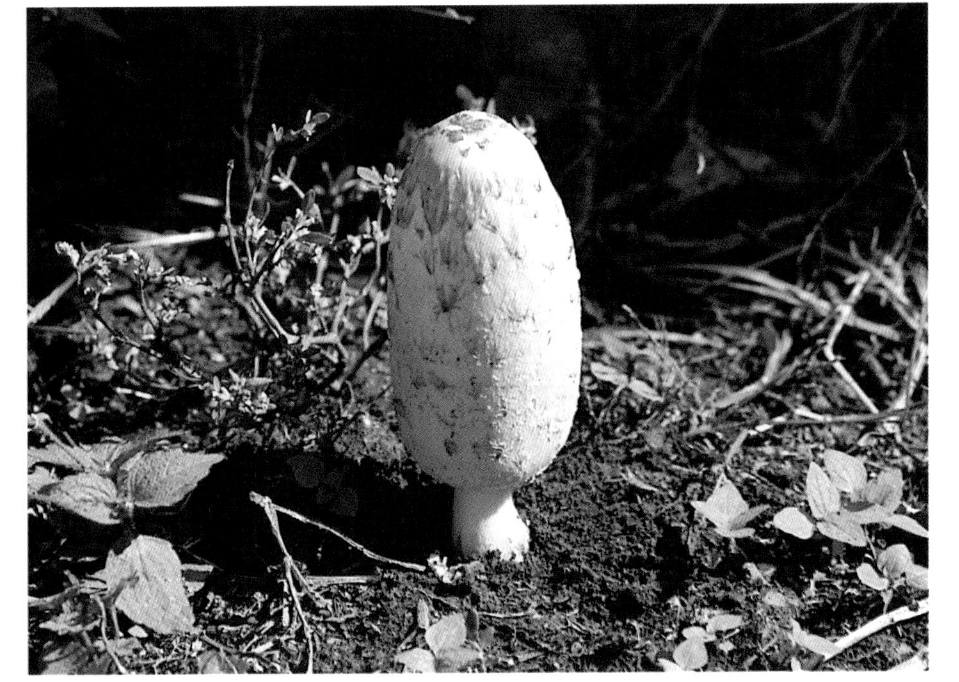

5027 褶紋鬼傘

來源 黑傘科真菌褶紋鬼傘 Coprinus plicatilis (Curt. ex Fr.) Fr. 的子實體。

形態 菌蓋寬1~3cm，近圓形，灰褐色，後褪為灰色，膜質，鐘形，上有絨毛，從邊緣至中央有放射狀條紋。菌肉極薄，與蓋面同色。菌褶成熟時灰黑色，離生，不等長。菌柄中生，長4~6cm，棒狀，中空，脆骨質。孢子光滑，黑褐色，橢圓形，7.5~11×5~9μm。側生囊狀體65×25μm；褶緣囊狀體未見；柄生囊狀體50~200×20~70μm。

分佈 生於地上。分佈於吉林、遼寧、山西、甘肅、四川、廣東、雲南。

採製 夏秋季採摘，置沸水中煮3分鐘，撈出曬乾。

性能 抗癌。動物實驗證明，本品對小白鼠肉瘤 S-180和艾氏癌的抑制率分別為100%和90%。

文獻 《中國藥用真菌圖鑑》，313。

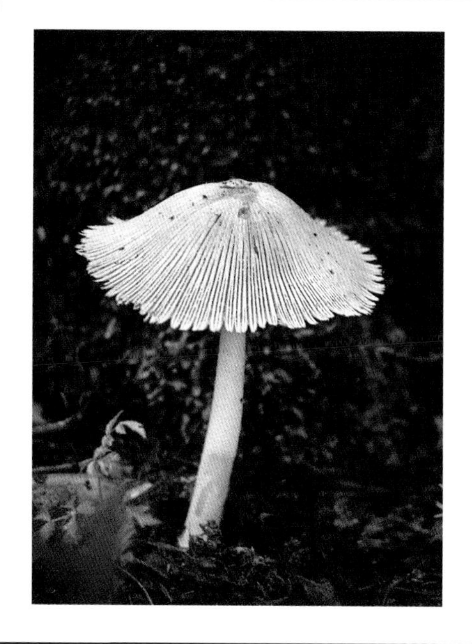

5028 短裙竹蓀

來源 鬼筆科真菌短裙竹蓀 Dictyophora duplicata (Bosc.) Fischer 的子實體。

形態 成熟的子實體高12~18cm。菌蓋鐘形，高寬各為3.5~5cm，頂端平，有穿孔，有明顯的網眼，上有綠褐色、臭而黏性的孢體。菌裙白色，從菌蓋下垂達3~5 (6) cm，具直徑0.1~0.4cm的圓形網眼。柄白色，中空，中部較粗，約為3cm，向兩端漸細，壁海綿狀。孢子橢圓形，光滑，3.8~4.5×1.5~2.8μm。

分佈 生於地上。分佈於黑龍江、吉林、河北、江蘇、浙江、四川、貴州。

採製 夏秋季採收，除去菌蓋和菌托，鮮用或曬乾。

性能 止瀉。

應用 用於治痢疾。為貴州民間用藥。適量煮食。

文獻 《中國藥用真菌圖鑑》，468。

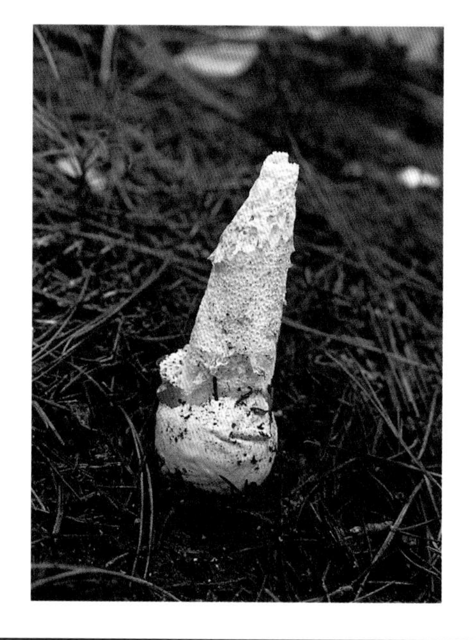

5029 白馬勃

來源 灰包科植物白馬勃 Calvatia candida (Rostk.) Hollós 的子實體。

形態 子實體近球形至扁圓形，寬2.5~ 7cm，白色、污白色，後呈蛋殼色至淺棕灰色。不孕基部不發達，由白色根狀菌絲索固定於地上。包被外層粉狀，常有斑紋。內包被較堅實而脆。孢體蜜黃色至淺茶褐色。孢子球形，直徑4~5.5μm，近光滑至有細小疣，具小柄。孢絲與孢子同色，分枝，有橫隔，粗4~7μm。

分佈 生於林中地上。分佈遼寧、河北、陝西、新疆、內蒙古。

採製 夏秋季採集，曬乾。

性能 利咽，解熱，止血。

應用 用於治喉痺咽痛，咳嗽失音，吐血，衄血和外傷出血。用量5~10g，煎服或入丸散。

文獻 《中國藥用真菌圖鑑》，507。

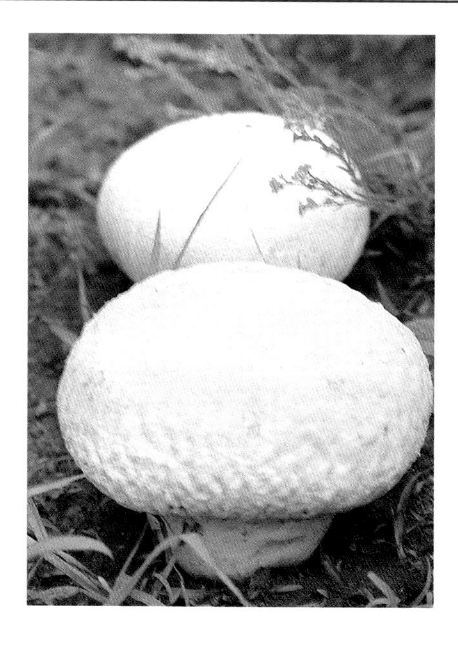

5030　小喇叭

來源　石蕊科植物小喇叭 Cladonia verticillata Hoffm. 的子實體。

形態　植物體密集羣生，平鋪於岩石上，鱗片狀，灰綠色。孢子器柄高1cm左右，表面粗糙，灰白色，先端盃狀，邊緣呈鋸齒狀，盃內面粉顆粒狀，濕韌燥脆，孢子褐色，着生於盃狀邊緣上。

分佈　生長在山坡陰濕岩石上。分佈於四川、貴州、東北、華北。

採製　全草入藥，夏季採收，採後洗淨，曬乾。

成分　含地錢酸 (Evernic acid)、牛皮葉酸和丁烯二酸原冰島衣酸酯等。

性能　鹹、微澀，平。清熱止血。

應用　用於咳血，刀傷，燙火傷。用量8~15g，刀傷適量搗敷患處，燙火傷可烘乾研末，調菜油敷患處。

文獻　《中國藥用孢子植物》，25。

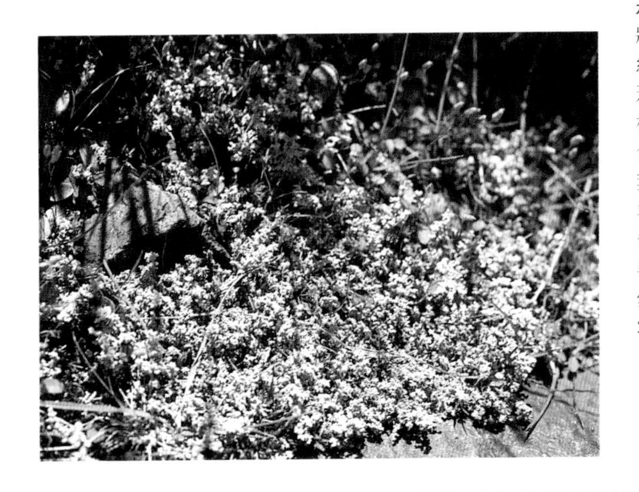

5031　石寄生

來源　石蕊科植物東方珊瑚枝 Stereocaulon paschale Hoffm. 的全草。

形態　初生地衣體未見。假果柄圓柱狀或稍扁平，質堅硬，高4~8cm，粗約1.5mm；分枝下部主軸明顯，中部形成密集叢狀枝；假果柄表面光裸，枝頂端或局部生有絨毛，呈淡黃褐色，帶玫瑰紅色色彩，分枝上密生有葉狀枝，為掌狀或顆粒狀，污白色。衣癭密生葉狀枝之間，小球狀，黑灰色。子囊盤頂生或側生於假果柄上，半球形，徑約0.5~1mm，黑褐色；子囊內含8孢；孢子無色，長針狀，3~9胞，25~40 × 3~4μm。

分佈　生於岩石上。分佈於黑龍江、吉林、遼寧、湖北、陝西、雲南。

採製　春夏秋均可採挖，曬乾。

成分　含黑茶漬素和腓衣酸，尚含多糖類。

性能　澀、苦，微寒。涼血，止血。

應用　用於治吐血，衄血及高血壓病。用量5~10g。

文獻　《中國地衣植物圖鑑》，113；《大辭典》，上，1257。

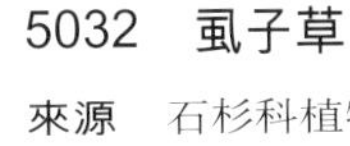

5032　虱子草

來源　石杉科植物峨嵋石杉 Huperzia omeiensis (Ching et H. S. Kung) Ching et H. S. Kung 的全草。

形態　地生多年生直立草本，高6~12cm，2至多回2叉分枝，枝上部常有芽苞，葉螺旋狀排列，平伸，綫狀披針形，長5~8mm，寬約0.8mm，基部近截形，先端漸尖，全緣，有時近頂處為波狀，中脈不明顯，紙質。孢子囊生於枝上部的葉腋，腎形，黃色。

分佈　生於山坡草地或林緣。分佈於四川及湖北西部、雲南東北部。

採製　四季可採，曬乾。

性能　微苦，寒。清熱解毒，止血，滅虱。

應用　用於肝炎，痔瘡，損傷出血。用量5~10g。外用適量滅虱。

文獻　《新華本草綱要》三，619；《四川植物誌》六，29。

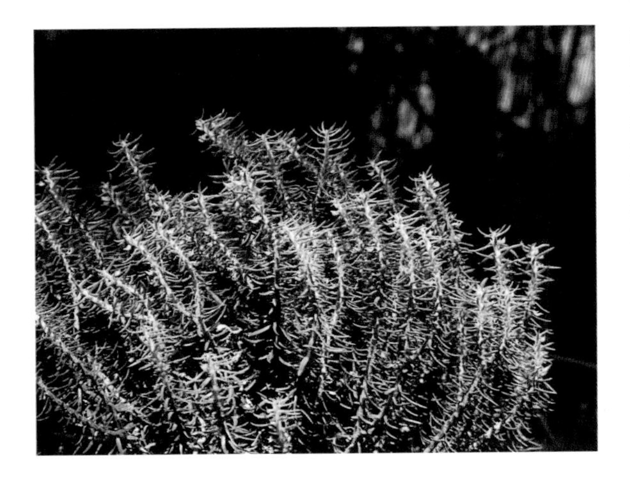

5033 地刷子

來源 石松科植物地刷子石松 Lycopodium complanatum L. 的全草。

形態 多年生草本。匍匐莖蔓生，直立莖高30~40cm，下部圓形，疏生鑽狀葉，上部扁狀，密生披針形葉芽，第二年繼續發育向上長出新側枝，側生末回小枝上的葉4列，背腹2列的葉較小，披針形，側生的葉較大，貼生枝上，近菱形，有內彎的尖頭。孢子枝高出側生營養枝，頂端2回分叉；末回分枝頂端各生孢子囊穗1個；孢子葉闊卵形，頂部急狹漸尖，邊緣有不規則細齒，基部有柄，孢子囊圓腎形。孢子同形。

分佈 生於山坡陽坡疏林下。分佈於遼寧、吉林、湖北、湖南、四川、貴州、雲南、台灣、廣東、廣西等地區。

採製 夏秋季採收，晾乾。

成分 含地刷子碱 (Complanatine)，石松碱等。

性能 辛，溫。祛風，活絡。

應用 用於風濕性關節炎。用量10~15g。

文獻 《長白山植物藥誌》，101。

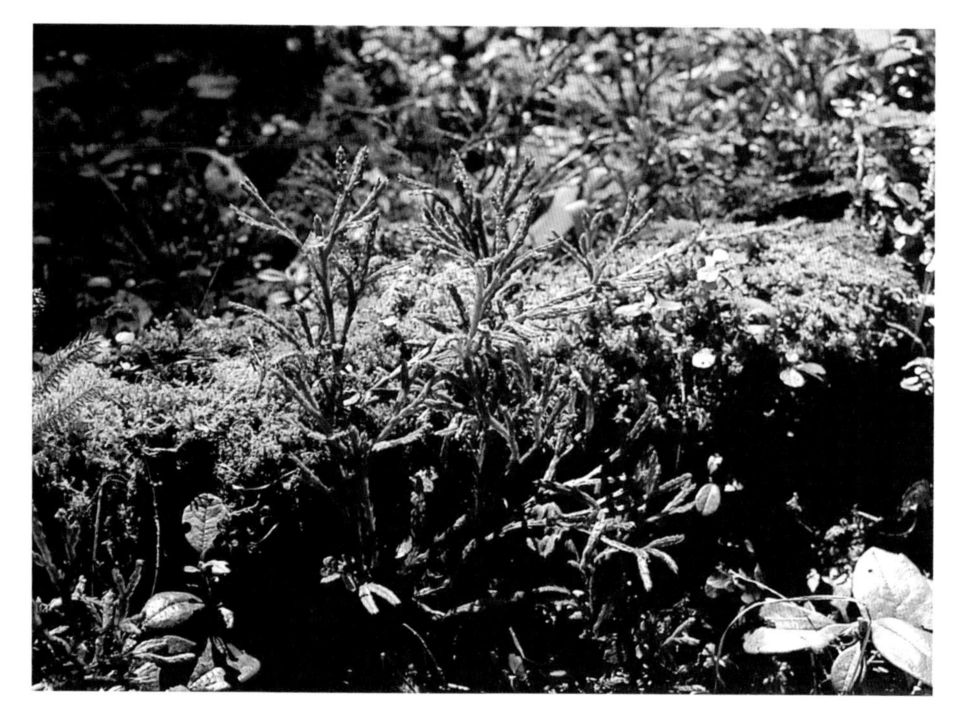

5034 小杉蘭

來源 石松科植物小杉 Lycopodium selago L. 的全草。

形態 多年生草本，高10~15cm。匍匐枝短，有少數2歧式分枝細根。莖直立或斜上，枝常單軸，或為少數2歧分枝。葉質厚硬，綫狀披針形，螺旋狀着生枝上，先端尖，基部稍狹，邊緣有疏微鋸齒，或全緣。孢子囊腎形，比孢子葉寬或等寬，着生於全株上部3/4葉腋內，孢子四面體，同型。

分佈 生於高山針葉林或針闊葉林下。分佈於東北地區。

採製 夏秋季採挖，曬乾，或搓取孢子用。

成分 全草含石松碱、尖葉石松碱 (Acrifoline)、杉曼碱 (Annotine)、異石松碱 (Isolycopodine) 等多種生物碱。

性能 微苦，平。止血，續筋。

應用 用於跌打損傷。外用治外傷出血。用量3~6g。

文獻 《長白山植物藥誌》，105。

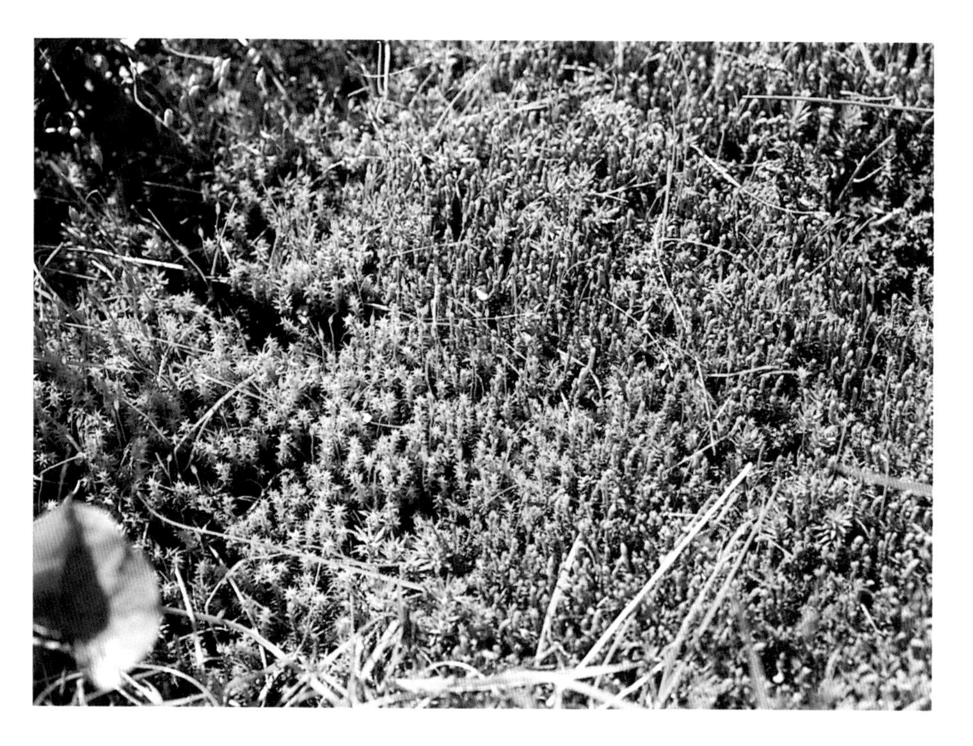

5035 千層塔

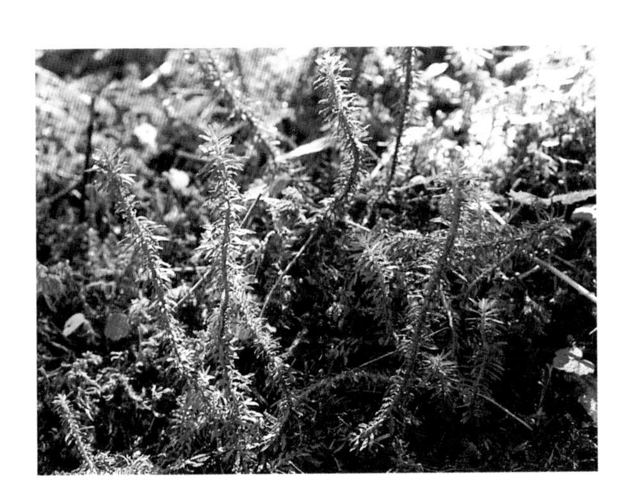

來源 石松科植物蛇足石松 Lycopodium serratum Thunb. 的全草。

形態 多年生草本，高10~25cm。全株暗綠色，根鬚狀。枝直立或下部平臥，單一或少數叉狀分枝，頂端常有生殖芽，落地成新苗。葉紙質，有短柄，大小不等，狹披針形，先端漸尖，基部狹窄，邊緣有不規則尖鋸齒，有主脈1條，葉片水平開展或稍向上傾斜。孢子葉與普通葉同形。孢子囊腎形，橫生於葉腋，兩端超出葉緣；孢子呈四面體，同型。

分佈 生於密林和溝谷的岩石上。分佈於東北、長江流域、福建、廣東、廣西、雲南等地。

採製 夏秋季採挖，曬乾。

成分 含石松鹼、絲他寧鹼（Serratanine）、石松蘇鹼鹼（Lycothunine）、石松多林鹼等10多種生物鹼。

性能 辛，平。有小毒。行瘀止血，清熱解毒。

應用 用於跌打損傷，瘀血作痛，痔瘡便血，肺膿腫；外用治癰癤腫毒。用量3~5g。

文獻 《長白山植物藥誌》，107。

5036 中華卷柏

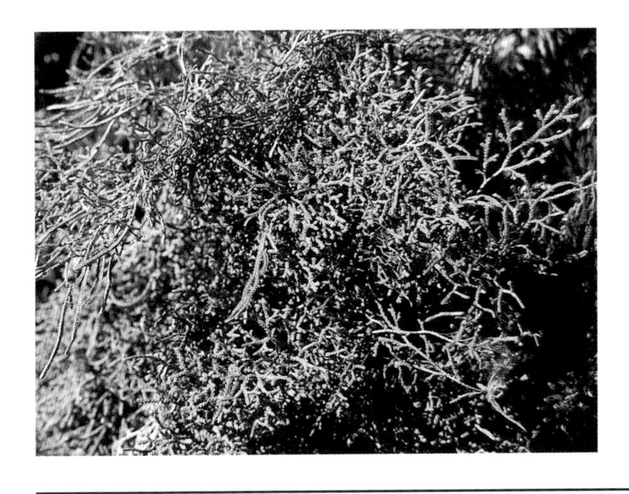

來源 卷柏科植物中華卷柏 Selaginella sinensis (Desv.) Spr. 的全草。

形態 植株平鋪地面。莖堅硬，圓柱形，2杈分枝，禾稈色。主莖和分枝下部的葉疏鬆，螺旋狀排列，鱗片狀，橢圓形，黃綠色，貼伏莖上，邊緣具厚膜質白邊，一側有長纖毛，先端鈍尖。分枝上部葉4行排列，側葉2列，矩圓形，長約1.5mm，寬約1mm，先端鈍圓，邊緣具厚膜質白邊，內側邊緣後下方具長纖毛；腹葉2列，矩圓狀卵形。孢子囊穗四稜形，無柄，單生於枝頂，長3~7mm；孢子葉卵狀三角形，具厚膜質白邊，有纖毛狀鋸齒，背部龍骨狀凸起。孢子囊單生於葉腋，大孢子囊少數。常生於穗下部。

分佈 中旱生植物，生於石質山坡。分佈於東北、華北、西北，華東等地。

採製 夏秋採集，除去雜質，曬乾。

性能 辛，平。活血通經，炒炭止血。

應用 治療婦人痛經，經閉，跌打損傷，咯血，吐血，淋病。用量5~15g。

文獻 《大興安嶺藥用植物》，47。

5037 旱生卷柏

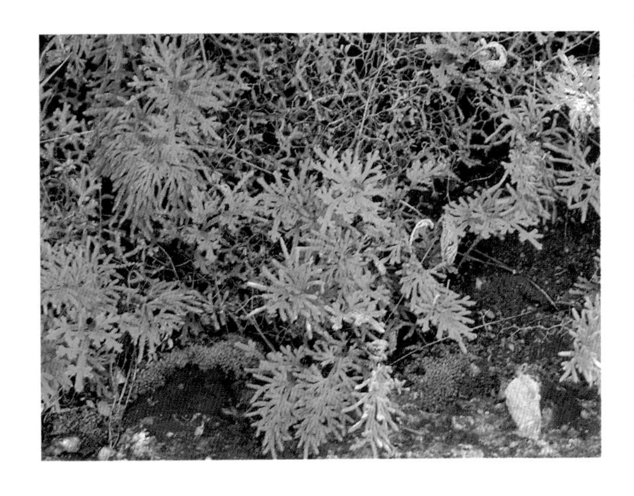

來源 卷柏科植物旱生卷柏 Selaginella stauntoniana Spr. 的全草。

形態 多年生草本。根狀莖橫走，匍匐生根，密被棕黃色、先端銳尖的乾鱗片。地上莖直立，下部紫紅色，無分枝，上部棕黃色，分枝緊密，2~3回羽狀。葉密生，側葉斜卵形，開展，先端具刺尖。孢子囊穗生於小枝頂端，四稜形；孢子葉緊密貼生，三角狀卵形，先端具刺尖；大小孢子囊各2排縱行並列。

分佈 生於乾旱山坡岩石上。分佈於華北、西北及山東等地。

採製 夏秋季採，除淨泥土，曬乾。

性能 淡、微苦，涼。活血散瘀，涼血止血。

應用 用於便血，血尿，子宮出血，跌打損傷，瘀血疼痛。

文獻 《新華本草綱要》三，629。

5038 水木賊

來源 木賊科植物水木賊 Equisetum heleocharis Ehrh. 的全草。

形態 根狀莖棕紅色。地上主莖高40~60cm，粗3~6mm，中央腔徑2.5~5mm，莖上部無槽溝，具平滑的淺肋稜14~16條。槽內氣孔多行；葉殼筒長7~10mm，貼生莖上，鞘齒14~16，黑褐色，狹三角狀披針形，漸尖，具狹的膜質白邊；中部以上的節生出輪生側枝，每輪1至多數，葉鞘齒狹三角形，4~8枚，先端漸尖。孢子葉球無柄，長橢圓形，長1~1.2cm，徑6~7mm，先端鈍圓。

分佈 濕生植物，生於沼澤、水溝、水甸、濕草地、淺水中。分佈於東北、內蒙古、雲南。

採製 夏季割取，陰乾。

性能 苦，涼。清熱涼血，止血，止咳，利尿。

應用 治療吐血，便血，咳嗽，熱淋。用量3~9g。

文獻 《大興安嶺藥用植物》，50。

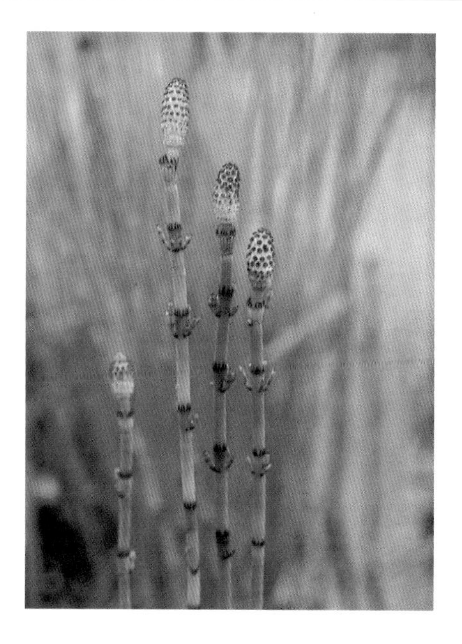

5039 草問荊

來源 木賊科植物草問荊 Equisetum pratense Ehrh. 的乾燥全草。

形態 多年生草本，高15~50cm。根莖匍匐，黑褐色。春季孢子囊莖稍呈肉質，淡褐色。葉鞘長約1.5cm，葉鞘齒分離，長三角形，長尖，中部棕褐色，邊緣白色膜質。孢子囊穗鈍頭；孢子成熟時莖先端枯萎，產生分枝，漸變綠色。莖常單一，有鋭稜及刺狀凸起，分枝細長，常水平或成直角開展，分枝葉鞘齒三角形。

分佈 生於林內、山溝林緣、灌叢雜草地。分佈於東北、華北及西北各地。

採製 盛夏和初秋採挖，鮮用或晾乾。

成分 地上部分含微量生物碱。

應用 用於動脈硬化的治療，並可用於利尿，驅腸寄生蟲。用量3~9g。鮮用加倍。

文獻 《長白山植物藥誌》，121~122。

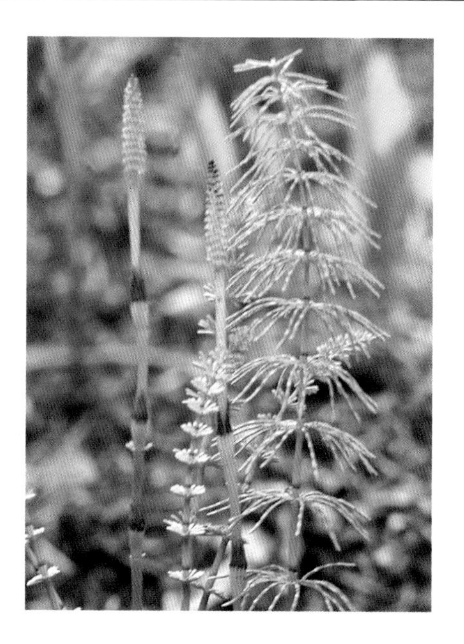

5040 扇羽陰地蕨

來源 陰地蕨科植物扇羽陰地蕨 Botrychium lunaria (L.) Sw. 的全草。

形態 多年生草本，高10~25cm。總柄長6~20cm；營養葉從總柄中部或中部以上部位生出，披針形，長3~8cm，寬1.5~2.5cm，通常具5~10mm的短柄，1回羽狀分裂，羽片扇形或半圓形，下部羽片稍大，長寬各約1~2cm，外緣多少淺裂。孢子葉自總柄頂部生出，2~3回羽狀，狹圓錐形，長3~6cm。孢子囊圓球形，黃綠色。

分佈 生於草甸或灌叢中。分佈於東北、華北、西北、西南和台灣高山地區。

採製 夏秋季採收，陰乾。

成分 含海藻糖等。

性能 辛，涼。清熱解毒，止痢，止血，止咳平喘。

應用 用於乳腺炎，痢疾，咳喘，毒蛇咬傷，及外傷出血。用量5~10g。

文獻 《新華本草綱要》三，637。

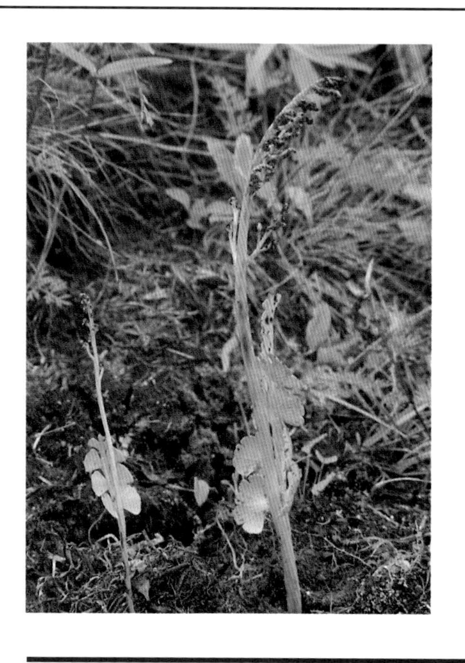

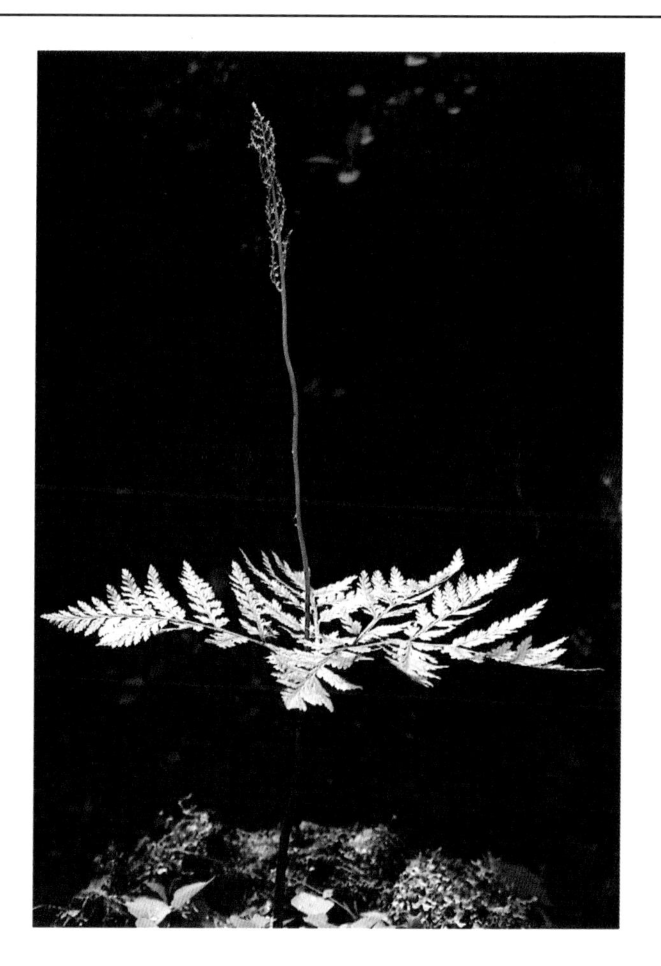

5041 抓地虎

來源 陰地蕨科植物勁直陰地蕨 Botrychium strictum Underw. 的全草。

形態 多年生草本，高30~40cm。根莖粗短，根肉質，有分枝。總梗長20~30cm，疏生白毛，基部有鞘狀苞片；營養葉寬三角形，長20~25cm，3回羽狀分裂，2回羽裂片中部的較大，長5~7cm，寬1.5~2cm，基部下延於羽軸成狹翅，先端長漸夾，羽狀分裂，邊緣疏生尖齒，葉軸及羽柄有少數捲毛；葉脈兩面微凸出。孢子葉從第一對羽片着生處生出，柄長5~6cm，穗長5~10cm，2~3回羽狀，分枝緊縮呈棒狀。孢子囊圓球形，黃綠色。

分佈 生於林緣草叢中或灌叢下。分佈於吉林、陝西、甘肅、河南、湖北、四川等地。

採製 夏秋季採收，去淨泥沙，曬乾。

性能 甘，寒。清熱解毒。

應用 用於毒蛇咬傷。外用適量。

文獻 《匯編》下，680；《新華本草綱要》三，638。

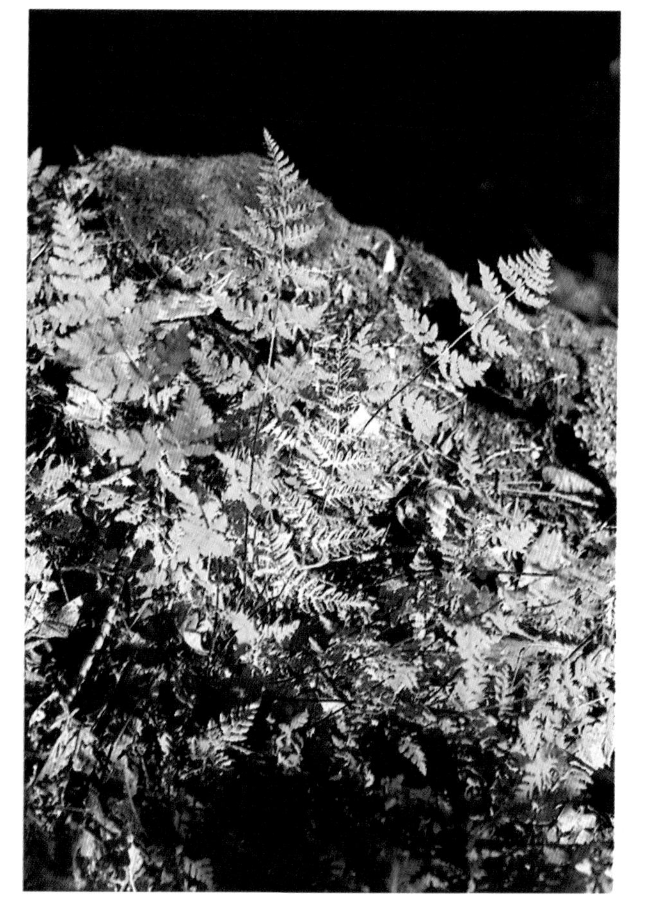

5042 白粉蕨

來源 中國蕨科植物華北粉背蕨 Aleuritopteris kuhnii (Milde) Ching 的根狀莖、葉。

形態 多年生草本，高20~30cm。根狀莖直立，頂部有紅棕色鱗片，披針形。葉簇生，草質，下部有灰白色粉粒；葉柄栗紅色，質脆，下部生鱗片；葉片矩圓狀披針形，3回羽狀深裂；小羽片多少有狹翅相連；裂片圓鈍頭，全緣。孢子囊羣生小脈頂端；囊羣蓋草質，沿葉裂片邊緣着生，邊緣波狀。

分佈 生於疏林下岩石上。分佈於東北、內蒙古、河北、山東、山西、陝西、河南、甘肅、四川、雲南等地。

採製 夏秋季採挖，曬乾。

性能 苦，寒。潤肺止咳，清熱涼血。

應用 用於治咳血，刀傷。用量15~20g；外用適量研末敷患處。

文獻 《匯編》，下，724。

5043 中華蹄蓋蕨

來源 蹄蓋蕨科植物中華蹄蓋蕨 Athyrium sinense Rupr. 的根莖。

形態 多年生草本，高50~70cm；根莖短而斜生，先端被棕褐色寬披針形或卵狀披針形的全緣大鱗片；葉簇生，草質，葉軸均被有腺毛；柄禾稈色，基部黑色，被鱗片；葉片輪廓圓狀披針形，長達40cm，寬達18cm，2回羽狀複葉，羽片18~20對，羽片披針形，斜展；小羽片對生，矩圓形，邊緣有粗齒至小裂片狀。孢子囊羣矩圓形，生於裂片上側的小脈下部，每裂1枚，囊羣蓋同形，膜質，淡棕色。

分佈 生於林下濕地。分佈於中國東北、河北、山東、陝西、朝鮮、日本。

採製 春秋季採挖根莖，除去鬚根，洗淨，曬乾。

性能 根莖、葉柄具有清熱解毒，止血，殺蟲的功能。

應用 防治流感、流行性腦炎，治療子宮出血，蛔蟲病，蟯蟲病。

文獻 《大興安嶺藥用植物》，52。

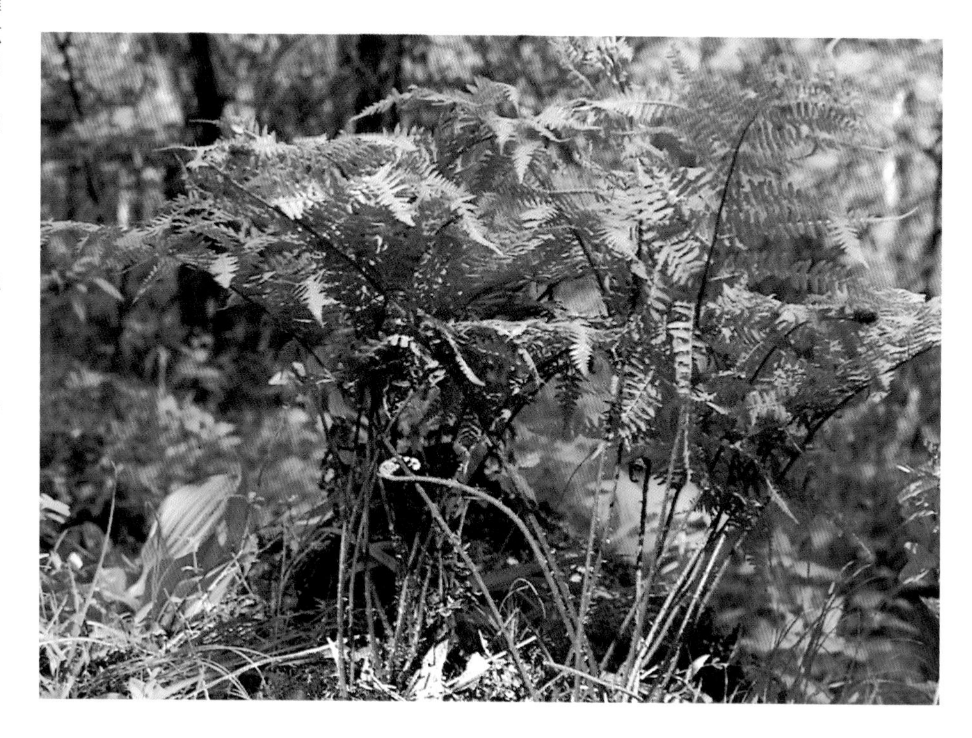

5044 鐮羽貫眾

來源 鱗毛蕨科植物鐮羽貫眾 Phanerophlebia vittata Copel. 的根莖。

形態 草本，高30~70cm。根狀莖傾斜或直立，連同葉柄基部密生披針形小鱗片，鱗片寬披針形，棕色。葉簇生；葉片披針形，紙質，長20~50cm，1回羽狀，先端尾尖，羽狀半裂，中部以下的羽片鐮狀披針形，長4.5~6cm，基部不對稱，上側呈尖三角形耳狀，邊緣中部以上具不整齊鋸齒；脈網狀，主脈兩側各有網眼兩行；葉柄長15~30cm，禾稈色。孢子囊羣生於內藏小脈中部或上部；囊羣蓋圓盾形，全緣。

分佈 生於山谷溪邊或林下。分佈於安徽、浙江、江西、福建、湖南、廣東、廣西、貴州、香港。

採製 四季可採，洗淨，曬乾。

性能 苦，寒。清熱解毒，驅蟲。

應用 用於流行性感冒，腸寄生蟲。用量9~15g。孕婦慎服。

文獻 《新華本草綱要》三，690。

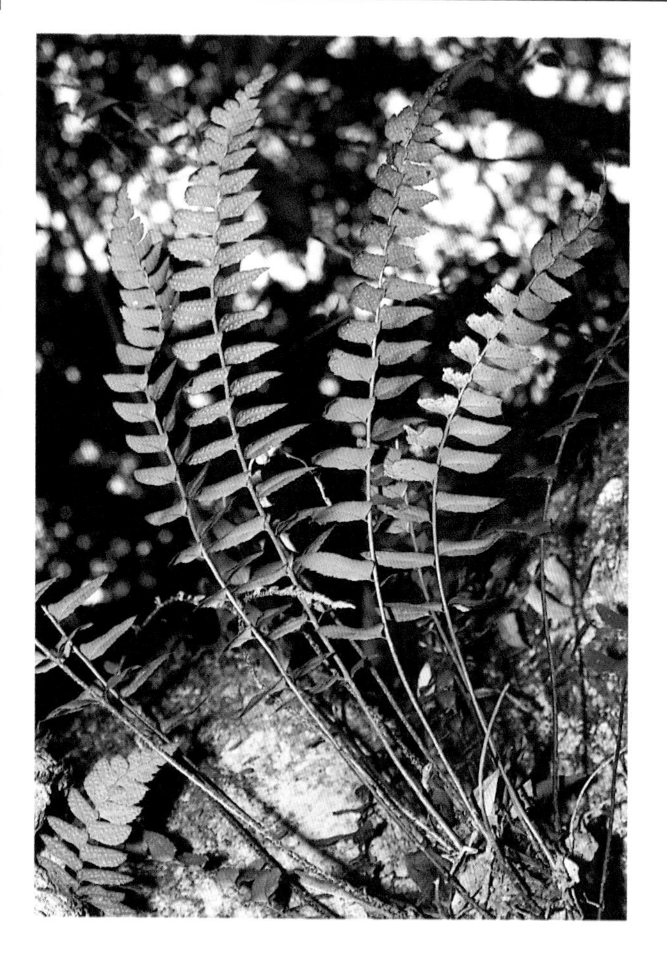

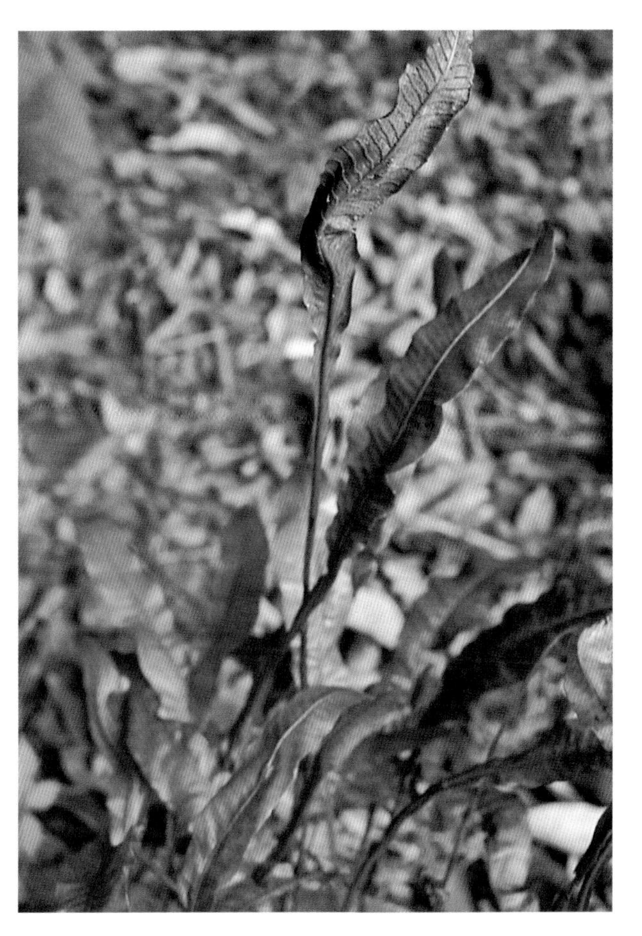

5045 斷綫蕨

來源 水龍骨科植物斷綫蕨 Colysis hemionititea (Wall.) Presl 的葉。

形態 植株高達60cm。根狀莖橫走，疏生鱗片，深褐色鱗片卵狀披針形，邊緣有疏細鋸齒。葉1型，遠生，草質，以關節着生於根狀莖；葉片闊披針形，基部漸狹，全緣；葉脈兩面明顯，在側脈間形成2~3行網脈，內有小脈單一或分叉。孢子囊羣矩圓形，短條形或圓形，生於側脈間網脈的交叉點，無蓋。

分佈 生於混交林下或溪邊岩石上。分佈於福建、台灣、廣東、廣西、貴州、雲南、西藏。

採製 夏秋季採，曬乾。

成分 地上部含尿嘧啶與尿核甙。

性能 淡、澀，涼。清熱利尿，解毒。

應用 用於尿道炎，小便短赤，走馬風，斑痧，毒蛇咬傷。

文獻 《新華本草綱要》 720。

5046 螺厴草

來源 水龍骨科植物伏石蕨 Lemmaphyllum microphyllum Presl 的全草。

形態 附生草本。根狀莖細長，橫走，鱗片疏生，黃褐色，卵狀披針形，全緣，基部兩側有分叉。葉疏生，2型，乾後革質，脈網狀，不到葉邊，內藏單一小脈，不育葉卵圓形或近圓形，長1.5~2.5cm，近無柄或有短柄，能育葉舌形或披針形，長2.5~5cm，寬2~6mm，葉柄長約1cm。孢子囊羣連合成條形，略近中脈，幼時有盾狀隔絲覆蓋；孢子近腎形，透明，平滑。

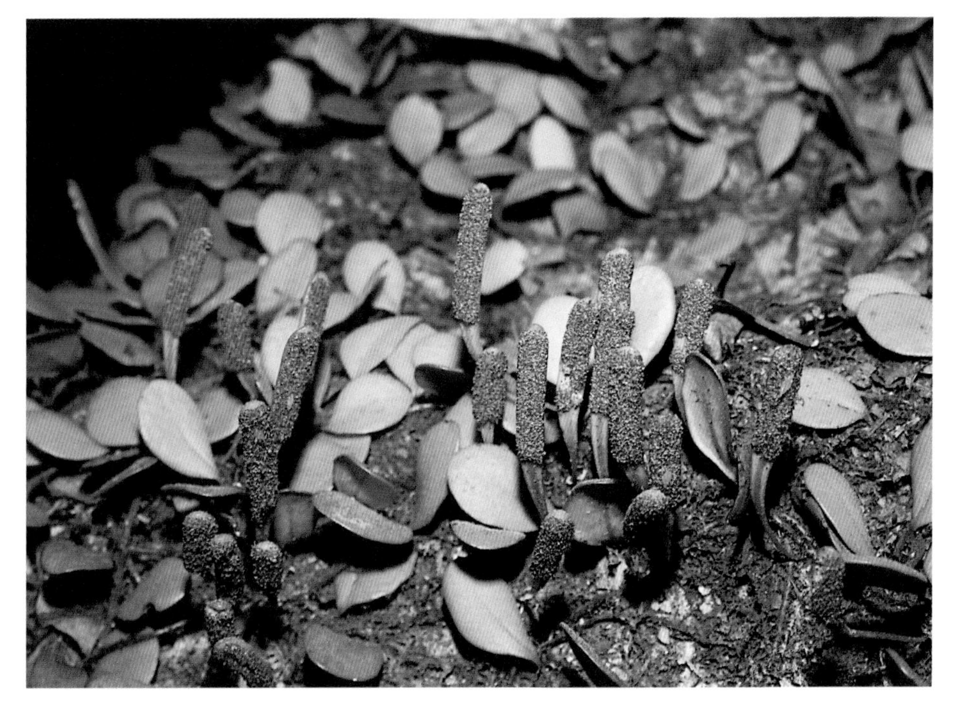

分佈 生於樹幹或濕潤岩石上。分佈於雲南、貴州、湖南、湖北、江西、廣東、廣西、福建、台灣、香港。

採製 夏秋採收，曬乾。

成分 含蕨甾醇、蜕皮松、蜕皮甾酮、伏石蕨甾酮等。

性能 辛，涼。清肺止咳，涼血解毒，散瘀消腫。

應用 用於肺癰，咳血，吐血，衄血，尿血，癰腫，疥癩，跌打損傷，風火牙痛，肝脾腫大，中耳炎，風濕痛。用量9~18g，或鮮品60~120g。搗汁服；外用搗敷患處或研末調敷。

文獻 《大辭典》下，5623；《廣東藥用植物手冊》，37。

5047 半把傘

來源 水龍骨科植物扇蕨 Neocheiropteris palmatopedata (Bak.) Christ 的全草。

形態 植株高40~65cm，根莖粗而橫生，密生鱗片，鱗片卵狀披針形，先端長漸尖，邊緣有細齒，覆瓦狀排列。葉遠生，近紙質，葉背面疏生棕色小鱗片；葉柄長30~45cm，基部關節不明顯；葉片長25~30cm，寬與之相等或略超過，扇形，鳥趾狀深裂，中央裂片披針形，長17~20cm，寬2.5~3cm，兩側裂片向外漸短；葉脈網狀，網眼密而有分枝的內藏小脈。孢子囊羣生於裂片背面的下部，圓形或矩圓形，緊靠主脈。

分佈 生於密林下 或溪邊岩石隙中。分佈於四川、雲南、貴州。

採製 四季可採，曬乾。

性能 辛、酸、澀，涼。能破瘀，利尿，消積。

應用 用於胃腹脹滿，風濕腳氣，卵巢囊腫，便秘，咽喉炎，疳積。用量10~15g。

文獻 《大辭典》下，4026；《新華本草綱要》三，712。

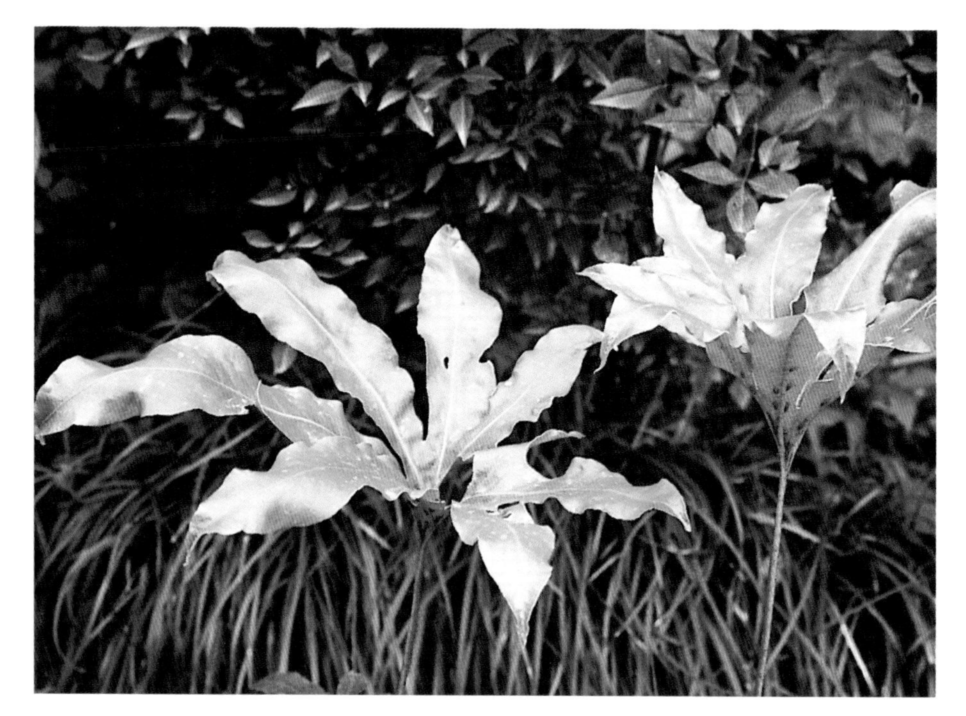

5048 金錢標

來源 車前蕨科植物長柄車前蕨 Antrophyum obovatum Bak. 的全草。

形態 株高15~30cm，根莖短而直立，有披針形鱗片，向頂部的鱗片呈鑽形。葉肉質，簇生，無毛；葉柄長5~12cm，壓扁，基部有鱗片，向上漸尖滑；葉片倒卵形或闊橢圓形，長8~15cm，上部寬4~8cm，先端漸尖，略呈尾狀，中部以下漸狹，全緣，葉脈網狀，無主脈，網眼狹長，無內藏小脈。孢子囊羣條形，沿葉背下陷的網脈着生，葉片邊緣和兩端通常無孢子囊羣着生；孢子囊無蓋，有頭狀夾絲。

分佈 附生於樹幹或石上。分佈於廣東、廣西、四川、雲南、貴州、台灣。

採製 四季可採，曬乾。

性能 苦，涼。清熱解毒，活血祛瘀，利關節。

應用 用於扁桃體炎，乳腺炎，關節痛。用量5~10g。

文獻 《新華本草綱要》三，671。

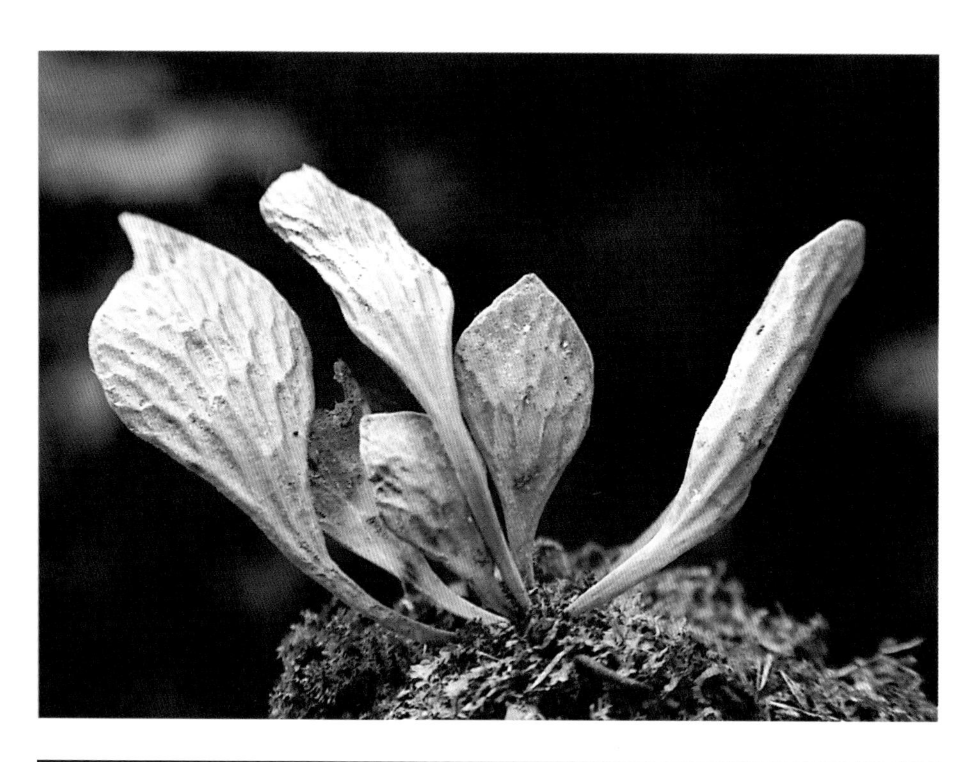

5049 臭冷杉

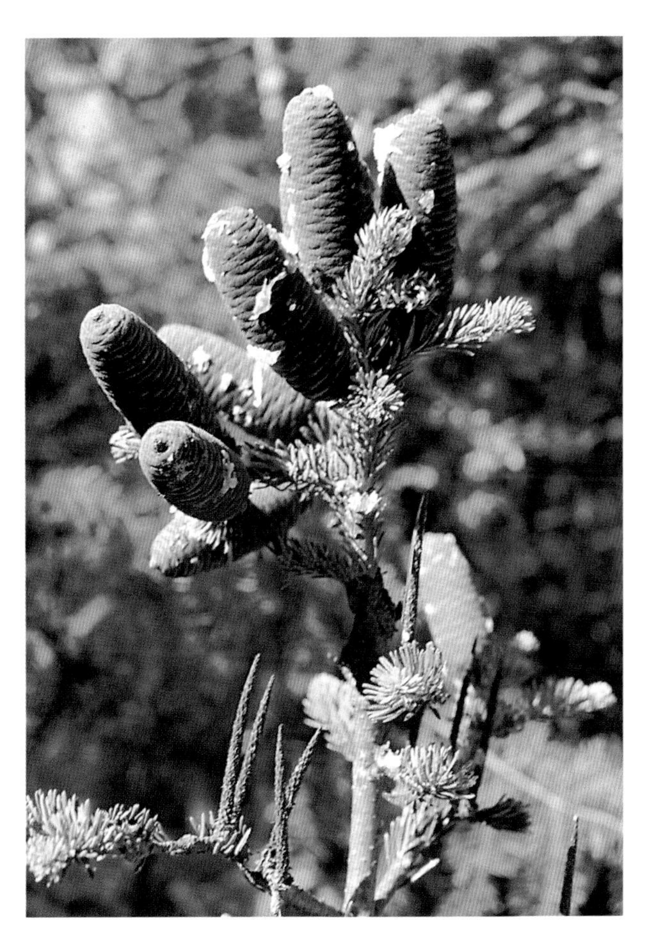

來源 松科植物臭冷杉 Abies nephrolepis (Trautv.) Maxim. 的葉、樹皮。

形態 常綠喬木，高約30m。樹皮灰色，淺裂或近平滑；大枝稍斜上，中部以下平展或下披針形條鐘，扁平，先端凹成2叉狀，下面有兩條白色氣孔帶。花雌雄同株。球果圓筒形或長卵形，直立，單生葉腋，無柄，熟時綠褐色或紫褐色；種鱗腎形或扇狀腎形，長較寬短；苞鱗倒卵形，中部狹窄，長達種鱗3/5~4/5，稀等長。種子三角狀，褐色。

分佈 生於高山陰濕緩山坡的平濕地處。分佈於東北、華北等地區。

採製 春夏秋三季均可採收。晾乾。

成分 皮含揮發油，落葉松脂素阿魏酸酯 (Lariciresinol ferulate)、落葉松脂素香豆酸酯。葉、枝含黃酮及其甙類化合物等。

性能 活血通經。

應用 民間用適量樹皮和枝煎水沖洗治腰疼。

文獻 《長白山植物藥誌》，171。

5050 榧子

來源 紫杉科（紅豆杉科）植物榧 Torreya grandis Fort.ex Lindl. 的種子。

形態 常綠喬木。小枝近對生或輪生。葉在枝上扭轉成兩列，長1.2~2.5cm，寬2~4mm，頂端有刺狀短尖頭，下面有兩條黃白色氣孔帶。雌雄異株，雌球花對生。種子呈堅果狀，長2~4cm，全部包於假種皮中，胚乳黃白色。

分佈 生於較陰濕涼爽的山坡、谷地、宅旁或栽培。分佈於浙江、江蘇、福建、江西、湖南。

採製 採集成熟種子，堆集發酵，擦去假種皮，洗淨曬乾或烘乾。

成分 含脂肪油42%，另含甾醇、草酸、揮發油、鞣質等。

性能 甘、澀，平。驅蟲，消積，潤燥。

應用 用於蟲積腹痛，小兒疳積，燥咳，便秘，痔瘡等。用量15~30g。

文獻 《浙藥誌》上，127；《新華本草綱要》一，27。

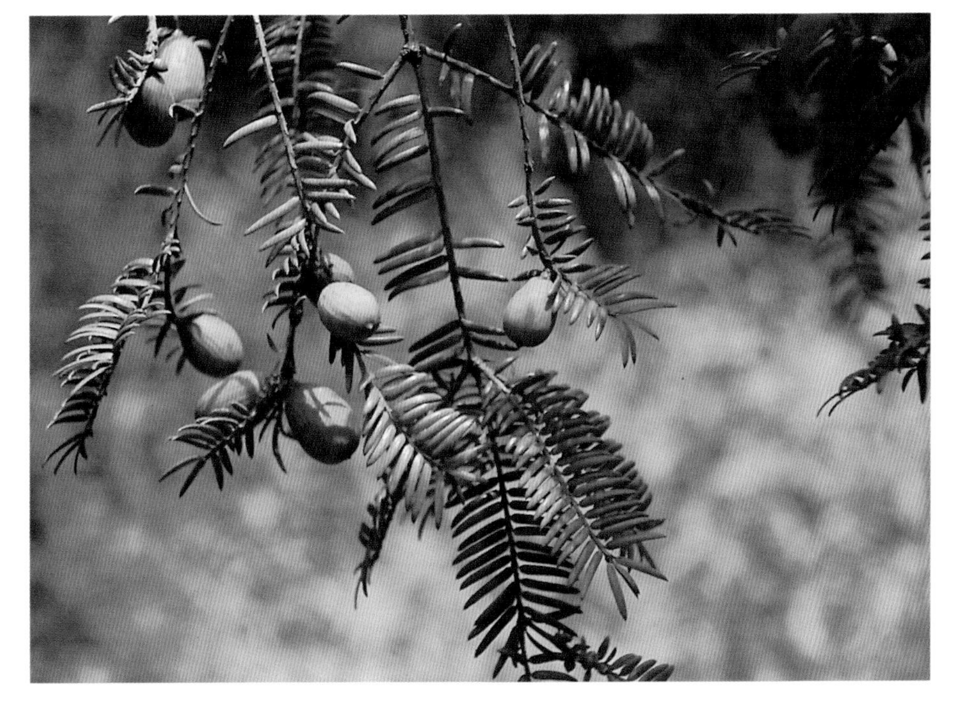

5051 順河柳

來源 楊柳科植物鑽天柳 Chosenia arbutifolia (Pall.) A. Skv. 的葉。

形態 喬木，高10~30m。樹皮棕灰色，縱裂。小枝黃色或紅色，有白粉。單葉，互生，葉片寬卵形或三角狀圓形，先端漸尖，基部楔形，邊緣有不明顯的鋸齒或近全緣，有白粉。花雌雄異株；柔荑花序，花軸無毛；雄花序下垂，總梗短，基部有4~5葉狀苞片，雄蕊5；雌花調，跌有損傷枝上，長1~2cm，花柱2，離牛，柞頭2裂。蒴果長3.5~4mm，2瓣裂開。

分佈 生於山區河岸邊。分佈於黑龍江、吉林、遼寧、內蒙古等地區。

採製 夏秋季採收。鮮用或曬乾。

成分 葉含黃酮類。

性能 鎮靜，強心。

應用 民間用葉沖茶飲用治神經衰弱等。

文獻 《長白山植物藥誌》，194。

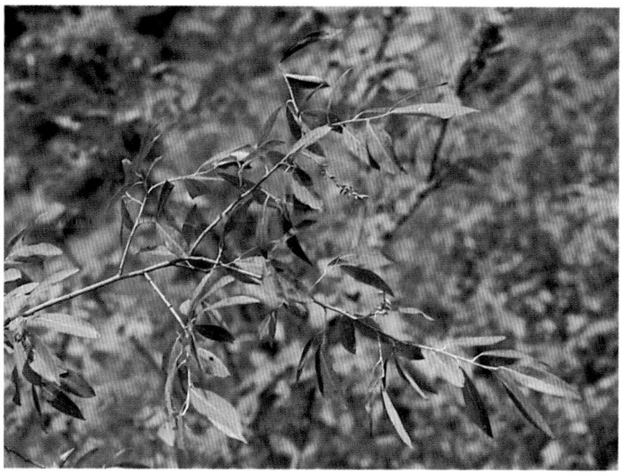

5052 山楊

來源 楊柳科植物山楊 Populus davidiana Dode 的樹皮、葉。

形態 落葉喬木，高達25m。樹皮淡綠色，光滑，老皮略粗糙。冬芽卵形。單葉，互生；葉柄長2.5~6cm；葉片三角狀圓形或寬卵形，邊緣有波狀鈍齒，幼時有柔毛，先端驟尖，基部寬楔形。花雌雄異株；雄柔荑花序長5~9cm，苞片深裂，有毛，雄蕊6~11；雌花序長4~7cm，柱頭2，先端2深裂，帶紅色。蒴果橢圓狀紡錘形，熟後開裂，果梗長達12cm。

分佈 生於向陽山坡、路旁及溝旁。分佈於東北、華北、西北、華中等地區。

採製 夏秋季採收，葉鮮用，樹皮曬乾。

成分 葉、皮含水楊甙 (Salicin)、白楊甙 (Populin)，等多種甙類。尚含揮發油、果膠、鞣質等。

性能 苦，寒。清熱解毒，行瘀，利水，消痰。

應用 感冒發燒，風濕熱，咳嗽，跌撲損瘀血。用量5~15g。

文獻 《長白山植物藥誌》，195。

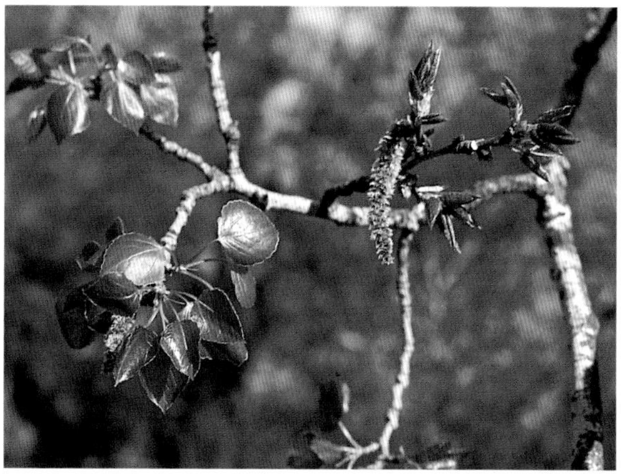

5053 青楊梅

來源 楊梅科植物青楊梅 Myrica adenophora Hance 的果實。

形態 灌木，嫩枝和葉柄密被柔毛，並混生金黃色腺點。葉片倒卵形，長3~5cm，頂端急尖，基部漸狹，邊緣的上半部有淺鋸齒，兩面具腺點。雌雄異株，雄花序長7~10mm；雄花苞片2，外面密被腺點，具緣毛；雄蕊6；雌花序長5~6mm；雌花苞片卵狀三角形，具緣毛；子房具瘤狀凸起，並混生黃褐色柔毛；柱頭扁平。核果球形，直徑約1cm，成熟時通常紫紅色。

分佈 生於山坡及河谷旁。分佈於廣東、廣西及海南。

採製 春末夏初採收，鮮用或曬乾。

性能 祛痰，解酒，止吐。

文獻 《廣東藥用植物手冊》，332。

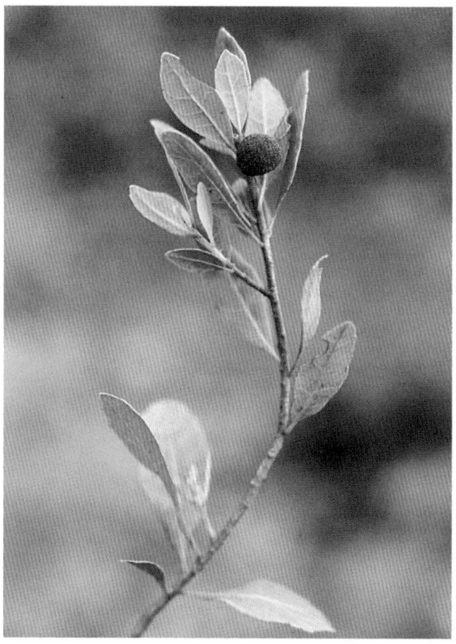

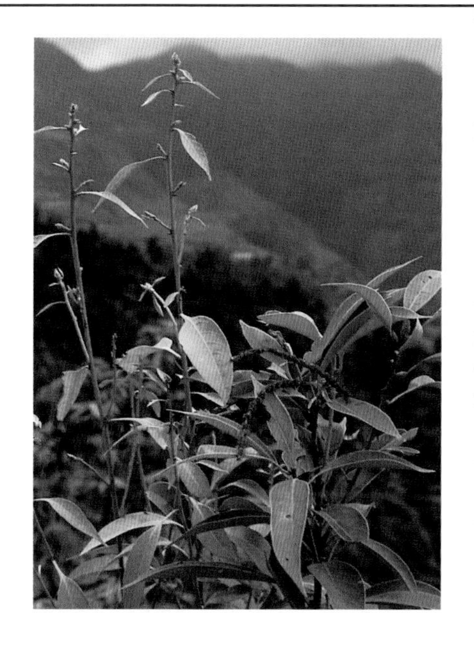

5054 百色甜茶

來源 殼斗科植物多穗石櫟 Lithocarpus polystachyus (Wall.) Rehd. 的嫩葉。

形態 常綠喬木，嫩枝紫褐色，無毛。單葉互生，革質，長橢圓形或倒卵狀長橢圓形，長9～12cm，寬3~8cm，邊全緣，兩面無毛，下面被灰白色鱗秕，稍帶紫色，側脈10~12對；葉柄長1.5~2cm，無毛。花單性，雄花序細長穗狀，單生或2~4枝簇生；雄花2～5朵集生；雄蕊10～12；雌花序常2～3個聚生於枝頂；雌花3朵簇生。堅果卵形，直徑7~13mm，高2~4mm，殼斗包圍堅果基部。

分佈 生於低山叢林中。分佈於長江流域以南地區。

採製 春夏季採摘，曬乾。

性能 甘，平。清熱化痰，生津止渴，解暑。

應用 用於肺熱咳嗽，高血壓病，糖尿病。用量10~15g。

文獻 《廣西藥用植物名錄》，261；《大辭典》上，1893；Journ. Ethnobiology (1992：2)。

附註 本種的嫩葉甜，老葉不甜。老葉用於濕熱痢疾。根用於虛損病。

5055 短柄枹櫟

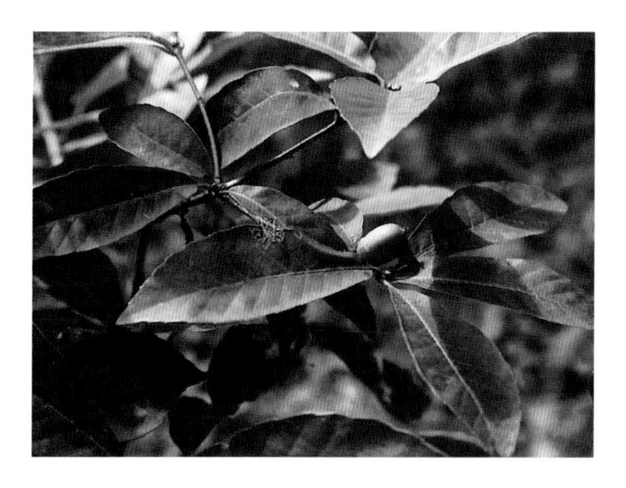

來源 殼斗科植物短柄枹櫟 Quercus glandulifera Bl.var. brevipetilata Nakai 的果實。

形態 落葉喬木，高達10m，小枝無毛。葉倒卵形至倒披針形，長5~10cm，寬2~4cm，先端急尖，基部楔形，邊緣有粗鋸齒，齒端腺體狀，側脈8～12對，直達頂端。殼斗盃形，包圍堅果1/3~1/2，直徑1~1.2cm；苞片三角形；堅果卵形，長1.2~1.8cm，果臍隆起。

分佈 生於山地雜木林中。分佈於中國長江以南各地。

採製 秋季採摘，曬乾。

性能 甘，平。健脾，養胃。

應用 用於脾虛食少。用量10~15g。

文獻 《四川中藥資源普查名錄》，27。

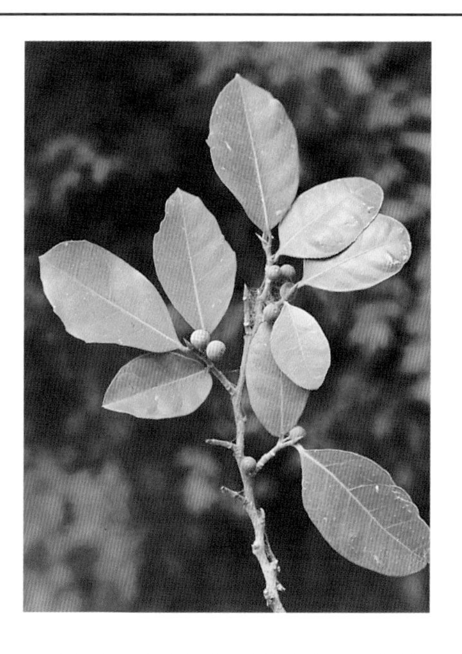

5056 斜葉榕

來源 桑科植物斜葉榕 Ficus gibbosa Bl. 的根、皮、葉。

形態 喬木，高5~20m，有乳汁。葉互生，斜菱狀橢圓形，矩圓形或倒卵狀橢圓形，長4~17cm，先端急尖或短漸尖，基部楔形，不對稱，全緣或中部以上具疏齒；葉柄長6~15mm。花序托具柄，單生、成對或成傘狀腋生球形，長達10mm，成熟時橙紅色，基部有2苞片；假兩性花和癭花同生在一花序托內；雌花生於另一花序托內；假兩性花較少，位於花序托口部；花被片4~5，雄蕊1，不孕雌蕊1；癭花與雌花類似。

分佈 生於山谷濕潤森林中。分佈於雲南、貴州、廣西、廣東、福建及台灣。

採製 四季可採，洗淨，曬乾。

性能 澀、微苦，平。祛風通絡，接骨，化痰鎮咳。

應用 用於傷寒，腹痛，支氣管炎，風濕關節炎，跌打損傷，骨折。用量9~15g。

文獻 《廣東藥用植物手冊》，346。

5057 蒙桑（桑白皮、桑枝、桑葉、桑椹）

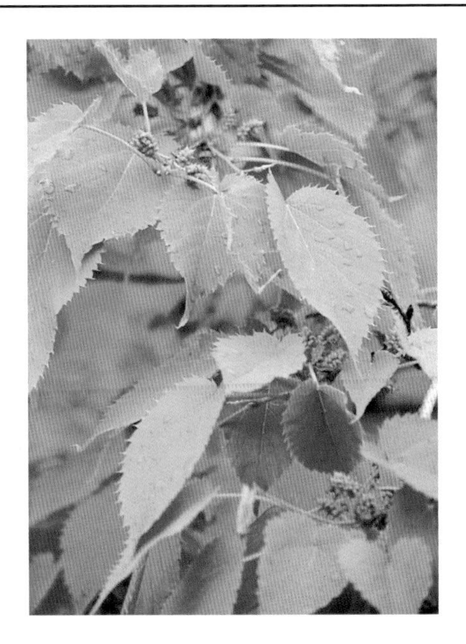

來源 桑科植物蒙桑 Morus mongolica (Bur.) Schneid 的根皮、嫩枝、葉和果實。

形態 落葉小喬木或灌木。葉卵形或橢圓狀卵形，不裂或3~5裂，葉緣具粗鋸齒，齒端刺芒狀。花單性，雌雄異株；雄花被片4，暗黃色；雄蕊4；雌花被片4，雌蕊心皮2，柱頭2裂。聚花果圓柱狀，紅色或紫黑色。

分佈 生於向陽山坡或平原。分佈於東北、華北、中南及西南。

採製 根皮冬季採挖，剝皮。嫩枝春夏採，切段。桑葉秋季採。桑椹5~6月採。均曬乾。

性能 根皮甘，平。瀉肺，利尿。桑枝苦，平。祛風濕，利關節。桑葉苦、甘，寒。散風熱，清肝明目。桑椹甘、酸，寒。補血滋陰，生津潤燥。

應用 根皮用於肺熱咳嗽，面目浮腫，尿少。桑枝用於肩臂、關節酸痛，麻木。桑葉用於風熱感冒，咳嗽，頭暈頭痛，目赤。桑椹用於頭暈目眩，耳鳴心悸，頭髮早白，血虛便秘。

文獻 《新華本草綱要》二，25。

5058 水蘇麻

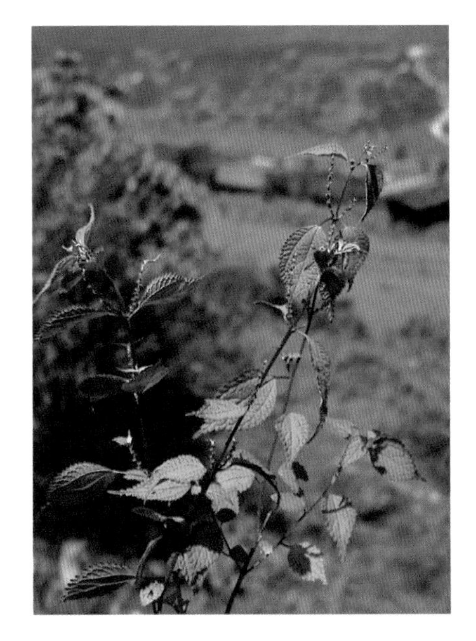

來源 蕁麻科植物葉序苧麻 Boehmeria clidemioides var. diffusa (Wedd.) Hand.-Mazz. 的全株。

形態 草本，高40~120cm，有短伏毛。葉互生，有時近對生，卵形或狹卵形，長2.5~10cm，寬1.2~5.5cm，先端短至長漸尖，邊緣密生牙齒，兩面密生短毛；葉柄長達7cm。雌雄異株或同株；花簇生於葉腋或頂部有葉的短枝上，成穗狀。雄花徑約2mm，花被片3~4，下部合生，雄蕊3~4；雌花簇球形，徑約3mm，花被管狀，柱頭絲形。瘦果小。

分佈 生於林邊或溝邊草地。分佈於甘肅、江蘇、安徽、浙江、江西、福建、湖北、湖南、廣東、廣西、四川、貴州及雲南。

採製 全年可採，曬乾。

性能 祛風除濕。

應用 用於風濕病。用量9~15g。

文獻 《新華本草綱要》二，28。

5059 水禾麻

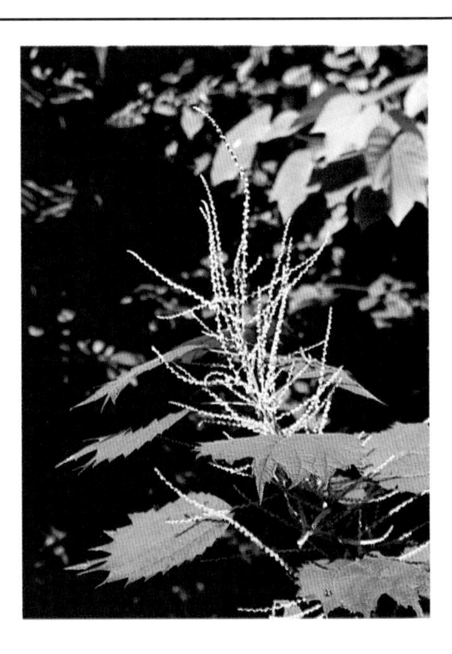

來源 蕁麻科植物大葉苧麻 Boehmeria grandifolia Wedd. 的根或全株。

形態 多年生草本，高1~1.5m，各部均被白色短柔毛。葉對生，廣卵形或近圓形，長7~16.5cm，寬5~12.5cm，先端長漸尖或不明顯的3驟尖，邊緣有不整齊的粗鋸齒，上半部通常有重鋸齒，上面被短糙伏毛下面沿脈被短柔毛。花單性同株，穗狀花序長10~15cm，排列成複穗狀花序狀，雌花簇密集成球形，着生於雄花簇之上。瘦果細小，長倒卵形，被白色毛。

分佈 生於山坡的陰濕的溝邊或林緣。分佈於山東、江蘇、江西、湖南、湖北、浙江、福建、四川、貴州等地。

採製 全年可採，切段，曬乾或鮮用。

性能 淡，溫。祛風除濕，接骨，解表。

應用 用於頭痛，發燒，風濕骨痛，骨傷，骨折。適量煎服或泡酒；外用鮮品搗敷。

文獻 《大辭典》上，1067。

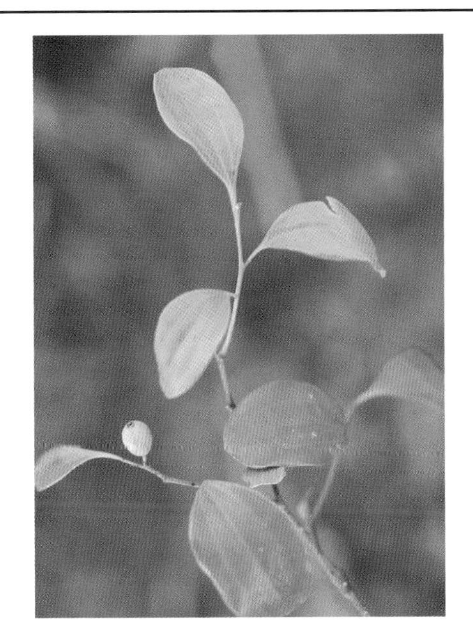

5060 寄生藤

來源 檀香科植物寄生藤 Henslowia frutescens Champ. 的全株。

形態 寄生性灌木，直立或藤本狀，長2~8m。枝有縱紋和黑褐色皮孔。葉互生，近肉質，倒卵形至橢圓形，長3~7cm，頂端圓或近銳尖，基部漸狹，全緣，具3 (~5) 條弧形脈；柄長5~7mm。花小，單性，雌雄異株；雄花球形，數朵排列成腋生的小傘形花序；花萼5裂，裂片三角形；雄蕊5，生於裂片基部；雌花單生於葉腋，卵形，子房下位，一室。核果卵形，長約1cm，黃褐色或紅褐色。

分佈 寄生於其他植物根上。分佈於福建、廣東、廣西、雲南、香港等。

採製 全年可採，多鮮用。

性能 散血，消腫，止痛。

應用 用於跌打，刀傷，骨折。鮮品適量搗敷患處。

文獻 《新華本草綱要》一，36；《大辭典》　4697。

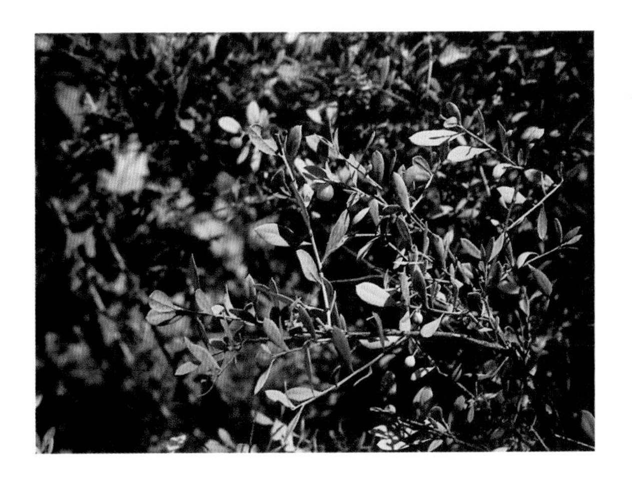

5061 山蘇木

來源 檀香科植物沙針 Osyris wightiana wall. 的根、葉。

形態 灌木，高2~3m。小枝具稜，綠色。葉互生，革質，矩圓狀披針形，長1.5~5cm，寬0.6~2cm，先端銳尖，基部楔形；近無柄。花小，雜性，黃綠色，有香氣；雄花2~8朵排成聚傘花序，腋生；總花梗長6~7mm；花梗短；雌花通常單生；花被裂片3，三角形鑷合狀排列，裏面基部有一束毛；雄蕊3；子房下位，柱頭3~4裂。核果近球形或倒卵狀球形，徑6~8mm，熟時紅色。

分佈 生於林下、河岸或灌叢中。分佈於四川、雲南、西藏、廣西等地。

採製 全年可採，取根剝皮，曬乾；葉，曬乾。

成分 葉含鞣質。

性能 根：澀、微苦，涼。清熱，解毒，止痛，駁骨。

應用 用於瘧疾，感冒高熱，咽喉炎，腮腺炎，跌打損傷及蟲、蛇咬傷。

文獻 《新華本草綱要》一，36。《大辭典》上，349。

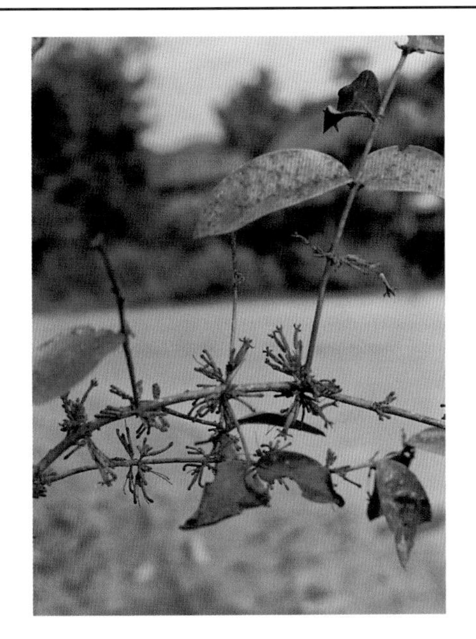

5062 滇南寄生

來源 桑寄生科植物滇南寄生 Scurrula ferruginea (Jack) Danser 的枝、葉。

形態 灌木，高60~100cm，幼枝、葉、花序和花密被鏽色樹枝狀絨毛。葉寬橢圓形或卵形，長5~10cm，寬2~5cm，先端鈍，基部圓形或近心形，上面無毛，下面被疏絨毛或僅沿中脈被毛。輪傘花序腋生，長3~10mm，着花4~6，花褐色，裂片4，披針形。果梨形，長8~10mm，頂端鈍圓，直徑3~4mm，下半部驟狹呈柄狀，外面被絨毛，果梗通常下彎。

分佈 寄生於低、中山坡多種喬木植株上，分佈於廣東、廣西、福建、台灣和雲南等地。

採製 全年可採，曬乾。

性能 強壯，安胎。

應用 用於腰膝痛，神經痛，高血壓，血管硬化性四肢麻木。

文獻 《新華本草綱要》一，41。

5063 通城虎

來源 馬兜鈴科植物通城虎 Aristolochia fordiana Hemsl. 的根、全草。

形態 草質藤本。根圓柱形。葉卵狀心形或卵狀三角形，長10~12cm，基部心形，下面粉綠色，脈上被柔毛和油點，揉之芳香；柄長2~4cm。總狀花序長達4cm，腋生，有苞片和小苞片；花被喇叭狀，基部膨大成球形，徑約3.5mm，管口擴大成偏向一側的漏斗形，舌片卵狀長圓形，長1~1.5cm，暗紫色；雄蕊6，合生成柱狀，肉質，頂端6裂。花藥卵形；子房圓柱形，6稜。蒴果長圓形或倒卵形，長3~4cm，褐色，熟時6瓣裂。

分佈 生於山谷、林下灌木叢中。分佈於江西、浙江、福建、廣西、廣東、香港等地。

採製 夏季採收，洗淨，切片，曬乾。

成分 含馬兜鈴酸A、7-羥基馬兜鈴酸等。

性能 苦、辛，溫，有小毒。祛風止痛，消腫解毒。

應用 用於胃氣痛，風濕骨痛，跌打損傷，小兒驚風，毒蛇咬傷。用量0.6~3g或適量搗敷患處。

文獻 《大辭典》下，4056；《新華本草綱要》一，199。

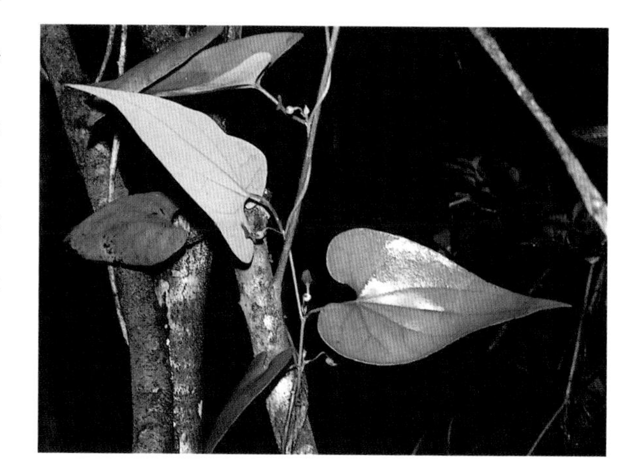

5064 香港細辛

來源 馬兜鈴科植物 Asarum hongkongense S. M. Hwang et T. P. Wong 的根或全草。

形態 多年生爬行草本。根狀莖長，3毫米粗；根2毫米直徑，近肉質；根及莖均有明顯辛辣氣及味。葉近革質，卵狀心形；葉尖急尖或短尖頭，葉基心形；葉緣稍背捲，具緣毛或細鋸齒；葉面光亮；基出脈5至7，在葉背隆起；葉柄長。花單生，罎形；淡黃綠色，上有無數深紫點，成熟尤深色；花被筒寬卵形，內有縱向皺紋；檐3裂，裂片寬卵形，反捲；雄蕊12；花柱6。花期：冬、春二季。

分佈 生於山坡灌木林陰下多石、潮濕而排水良好之泥土中。是世界上首先在香港發現的新品種。

採製 全年可採，陰乾或鮮用。

性能 苦、辛，溫。有小毒。散寒，止咳，止痛。

應用 用於風寒咳嗽，痰多稀白，風濕關節痛。用量1.5~3g。外用治牙痛，跌打腫痛，適量煎水含漱，或鮮品搗敷患處。

文獻 《香港中草藥》第7輯16。

附註 本品辛味較弱，功效亦遜於正細辛 (Asarum sieboldii Miq.)。

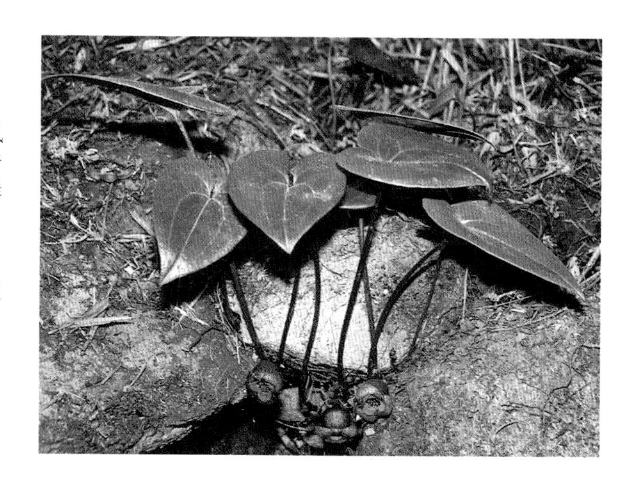

5065 大花細辛

來源 馬兜鈴科植物大葉馬蹄香 Asarum maximum Hemsl. 的全草。

形態 多年生草本，根莖匍匐，鬚根肉質。葉通常2枚，卵形，長16~20cm，寬8~10cm，先端鋭尖，基部心形；葉柄肉質，疏被短柔毛，長14~20cm。單花生莖頂；花柄長2~8cm，花被筒短，前部3裂，裂片寬卵形，長約3cm，寬約4cm，基部具白色皺紋和乳突；雄蕊貼生於花柱基部。蒴果肉質，近球形。直徑約2.5cm。

分佈 生於山坡林下或溪邊陰濕處。分佈於江西、湖北、湖南、四川、廣東等地。

採製 秋季採集，洗淨，曬乾。

性能 辛，溫。散寒解表，止咳化痰，止痛。

應用 用於風寒感冒，鼻塞，咳嗽，頭痛，風濕疼痛。用量10~20g。

文獻 《大辭典》上，2166。

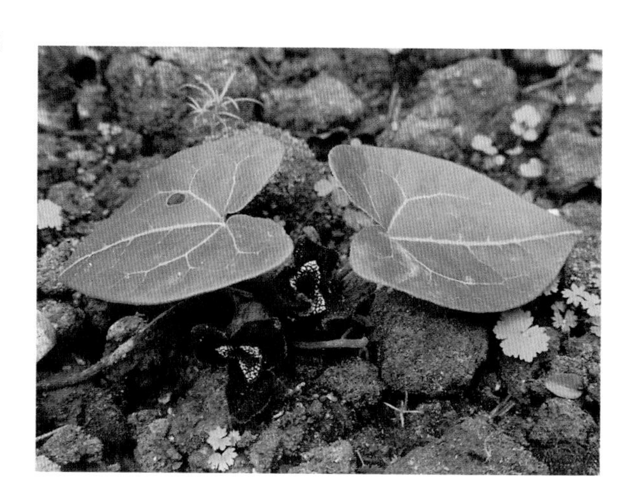

5066 鹿仙草

來源 蛇菰科植物筒鞘蛇菰 Balanophora involucrata Hook.f. 的全草。

形態 多年生肉質草本，高達15cm。塊狀莖近球形，黃褐色，表面具淺色小疣。花莖紅色或帶黃色；中部具1總苞狀鞘，鞘筒狀，上部稍膨大，3~5裂，長1.5~2.5cm。花單性，雌雄同株或異株。穗狀花序頂生；兩性穗橢圓形或球形；雄花生於穗的基部，餘均為密集的雌花及倒卵形小苞片；少有雌雄異穗。雄花有梗，花被片2~6，雄蕊與花被片同數，花絲合生成柱狀；雌花無花被，子房具柄，花柱細長。

分佈 寄生於林中木本植物的根上。分佈於陝西、湖北、四川、雲南西北部。

採製 秋季採收，去泥土，曬乾。

性能 辛、苦澀，平。理氣健胃，清熱利濕，解毒。

應用 用於胃氣痛，黃疸，痔瘡，風濕性水腫，心慌心跳。用量10~15g。

文獻 《大辭典》下，4696。

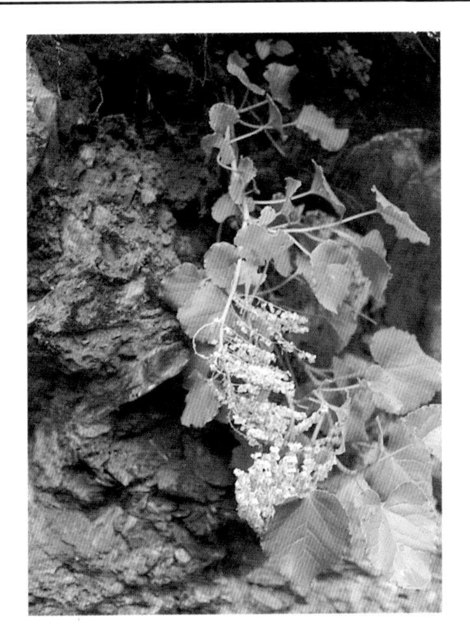

5067 紅馬蹄烏

來源 蓼科植物中華高山蓼 Oxyria sinensis Hemsl. 的根狀莖和葉。

形態 多年生草本，高15~40cm，根狀莖粗大，圓錐柱狀，紫色，莖多條叢生，粗大，稍肉質，紫色，有短柔毛或近無毛。基生葉多數，葉柄長約8cm，紫色，基部有托葉鞘，葉片寬心形或腎形，長約6cm，寬約7cm，邊緣淺波狀，莖生葉1~2片，形小、柄短，有寬大的托葉鞘。圓錐花序頂生，小花梗約3mm，中部有關節；花被4片，內外層排列，內層兩片較大；雄蕊6；子房略扁；花柱2。瘦果扁平，兩面凸起，邊緣有翅，翅先端內凹，淡紅棕色。

分佈 生於高山區草坡向陽處。分佈於吉林、陝西、青海、四川、雲南、西藏等地。

採製 秋季採根，夏季採葉，鮮用或曬乾。

性能 甘，平。舒筋活絡，活血止痛。

應用 跌打損傷，腿疼。用量6~9g，鮮用加倍。

文獻 《匯編》下，268。

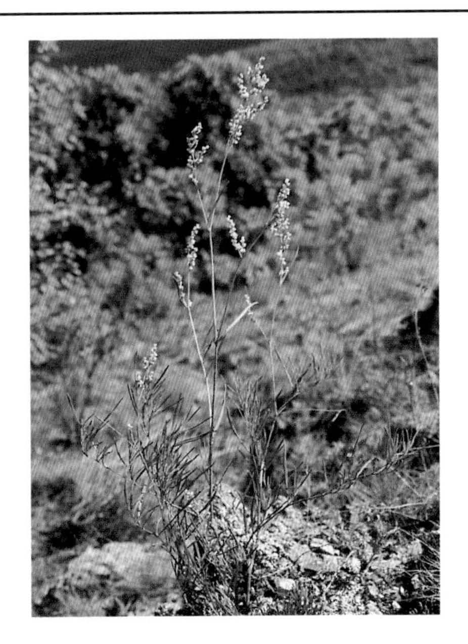

5068 細葉蓼

來源 蓼科植物細葉蓼 Polygonum angustifolium Pall. 的全草。

形態 多年生草本，高15~70cm。莖直立，多分枝，開展，具細縱溝紋，通常無毛。葉狹條形至矩圓狀狹條形，長2~6cm，寬約3mm，先端漸尖或銳尖，基部漸狹，邊緣常反捲，下面主脈顯著隆起。營養枝上部的葉常密生；托葉鞘微透明，脈紋明顯，常破裂。圓錐花序無葉，疏散，由多數腋生或頂生花穗組成；苞葉卵形，膜質，內含花1~3。小堅果明顯短於花被，卵狀菱形，具3稜，褐色，有光澤。

分佈 生於森林草原及草原帶的山地、丘陵坡地。分佈於中國東北、內蒙古、蒙古及俄羅斯聯邦東部。

採製 夏秋季採割，曬乾。

性能 清熱消積，散癭止瀉。

應用 治療大小腸積熱，癭瘤。

文獻 《內蒙古藥用植物資源調查》。

5069 赤脛散

來源 蓼科植物缺腰葉蓼 Polygonum runcinatum Buch.-Ham. ex D. Don 的全草。

形態 一年生或多年生草本，高20~40cm，根莖黃色，鬚根棕黑色。莖纖細，直立或傾斜，少分枝，紫色，或多或少被毛。葉互生，卵形或三角狀卵形，長3~8cm，寬2~4cm，先端長漸尖，基部近截形，通常具圓裂片2，兩面無毛，稀被毛，上面中部具紫黑色斑紋，有緣毛，葉柄短，基部具耳狀片，托葉鞘筒狀，膜質，長約1cm，有緣毛。小型頭狀花序，通常數個着生枝條頂端，總花梗有腺毛；花被粉紅色，5深裂，雄蕊8，子房上位，花柱3裂。瘦果卵球形，3稜，長2~2.5cm，黑色，有細點。

分佈 生於山坡、路邊、小溪邊潮濕的草叢中。分佈於雲南、貴州、四川、湖南、湖北、陝西等地。

採製 夏秋採收，鮮用或曬乾。

性能 酸、苦、微辛，寒。清熱解毒，活血消腫。

應用 用於痢疾，白帶，血熱，頭痛，崩漏，經閉，乳癰瘡癤，跌打損傷。用量10~15g；外用鮮品搗敷。

文獻 《大辭典》上，2229；《匯編》下，310。

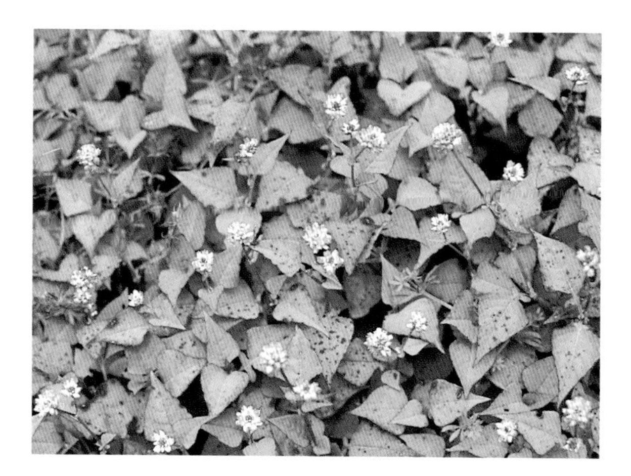

5070 紅三七

來源 蓼科植物支柱蓼 Polygonum suffultum Maxim. 的根莖。

形態 多年生草本，高20~40cm。根莖粗壯，具節，紫褐色。莖單一或叢生，不分枝。基生葉有長柄，長15~25cm；莖生葉下部的具柄，向上漸至無柄，葉柄基部具膜質托葉鞘2枚；葉片卵形，長5~15cm，寬2~9cm，先端尖銳，基部心形。穗狀花序頂生和腋生，小花白色，基部具小苞片，花被白色5深裂，長橢圓形，長2~3mm；雄蕊8，花絲綫形，子房三角狀，花柱3，柱頭頭狀。瘦果卵狀，具3稜，黃褐色，有光澤。

分佈 生於林下陰濕處。分佈於山西、河北、河南、陝西、湖北、江西、浙江、四川、貴州等地。

採製 秋季採挖，洗淨，曬乾。

成分 含大黃素 (emodin)、大黃酸 (rhein)、大黃酚 (chrsophanol) 等。

性能 苦、澀，涼。能行氣，活血，調經。

應用 用於跌打損傷，勞傷吐血，月經不調。用量10~15g。

文獻 《大辭典》上，2002。

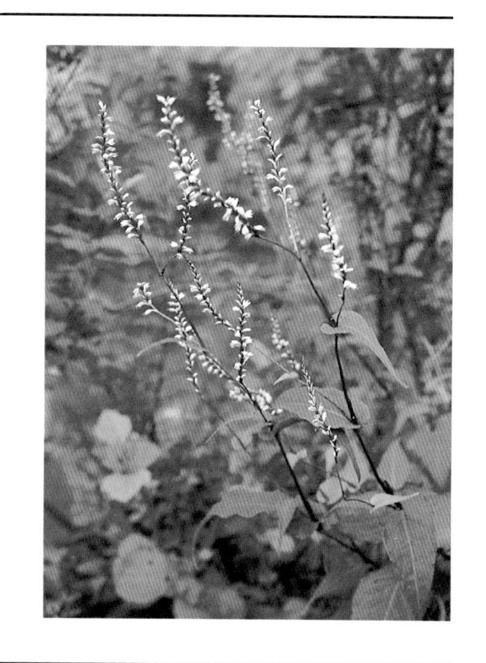

5071 中亞濱藜

來源 藜科植物中亞濱藜 Atriplex centralasiatica Iljin 的果實。

形態 一年生草本，高20~50cm；莖直立，多分枝，枝黃綠色，密被粉粒。葉互生，具短柄或近無柄；葉片菱狀卵形、三角形、卵狀戟形，有時為卵形，長1.5~6cm，寬1~4cm，先端鈍或短漸尖，基部楔形，邊緣有少量微波狀鈍牙齒，中部一對常呈裂片狀，上面綠色，稍有粉粒，下面密被粉粒，銀白色。花單性，雌雄同株，簇生於葉腋，呈團傘狀花序，莖頂為穗狀花序。果苞2型，較小，長4~8mm，寬4~10mm；種子扁平，棕色，光亮。

分佈 生於荒漠和荒漠草原，鹽鹼潮濕地。分佈於中國東北西部，華北北部，西北。俄羅斯聯邦、蒙古也有。

採製 夏秋季採集，曬乾，打下種子，除去雜質。

性能 清肝明目，祛風活血，消腫。

應用 治療肝火上炎，目赤紅腫；跌打損傷，關節腫痛。

文獻 《內蒙古植物誌》，71。

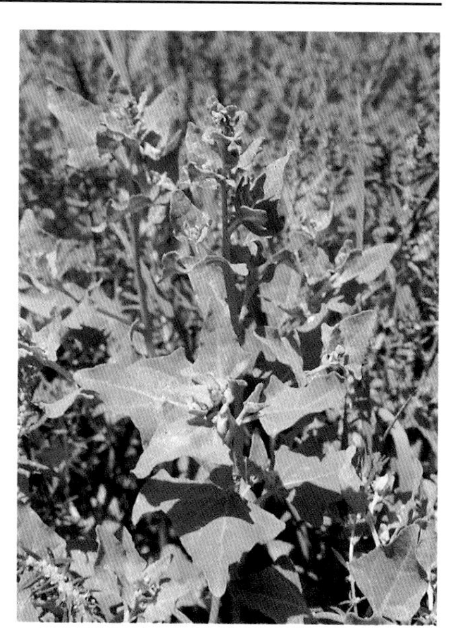

5072 碱地膚

來源　藜科植物碱地膚 Kochia sieversiana (Pall.) C. A. Mey. 的果實。

形態　一年生草本，高10~60cm。莖直立，由基部分枝，平臥或斜升，帶黃綠色或稍帶紅色，枝上端密被白色或黃褐色捲毛。下部的葉矩圓狀倒卵形，先端漸尖或稍鈍，基部狹窄成柄，上部葉矩圓形至條形，通常質厚，邊緣有長圓毛。花無梗，通常1~2朵花集生於葉腋的束狀密毛叢中，於枝上呈緊密穗狀花序；花被於果時自背部橫生5個厚短翅，呈橢圓形，頂端邊緣有鈍齒，並具明顯脈紋。

分佈　生於草原和荒漠區碱性和砂性土壤中。分佈於中國東北、華北、西北。蒙古、俄羅斯聯邦的中亞、阿爾泰、西伯利亞也有。

採製　秋季採集，曬乾，打下種子，除去雜質。

性能　甘、苦，寒。清利濕熱，利尿。

應用　治療下焦濕熱，尿痛，尿血，小便不利，外用煎水洗治皮癬，陰部濕瘍，瘡毒。用量5～10g。

文獻　《大興安嶺藥用植物》，102。

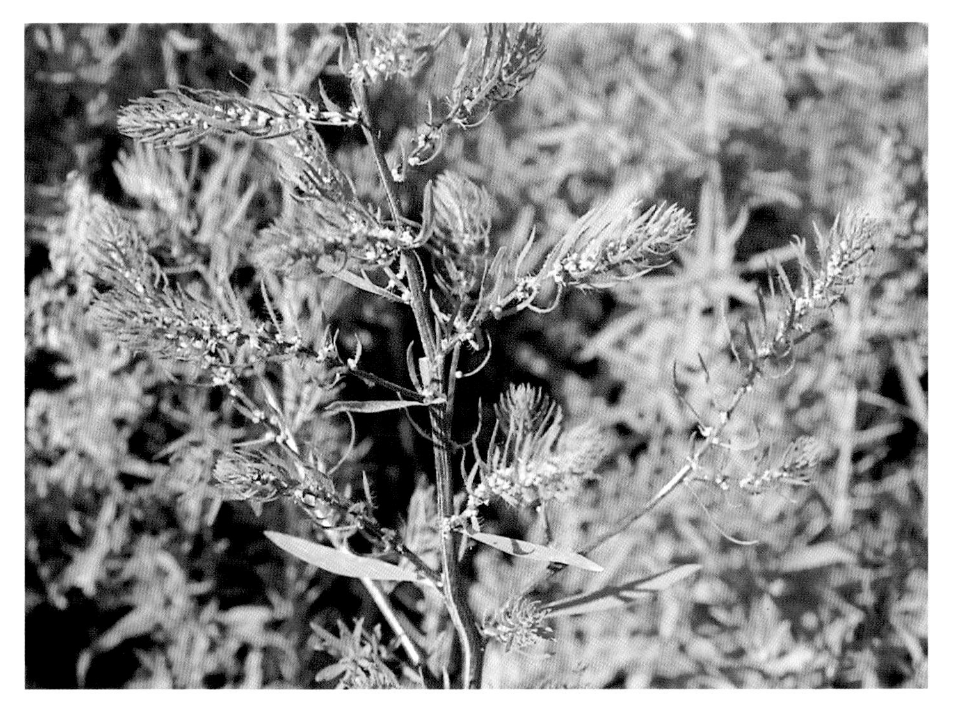

5073 菠菜

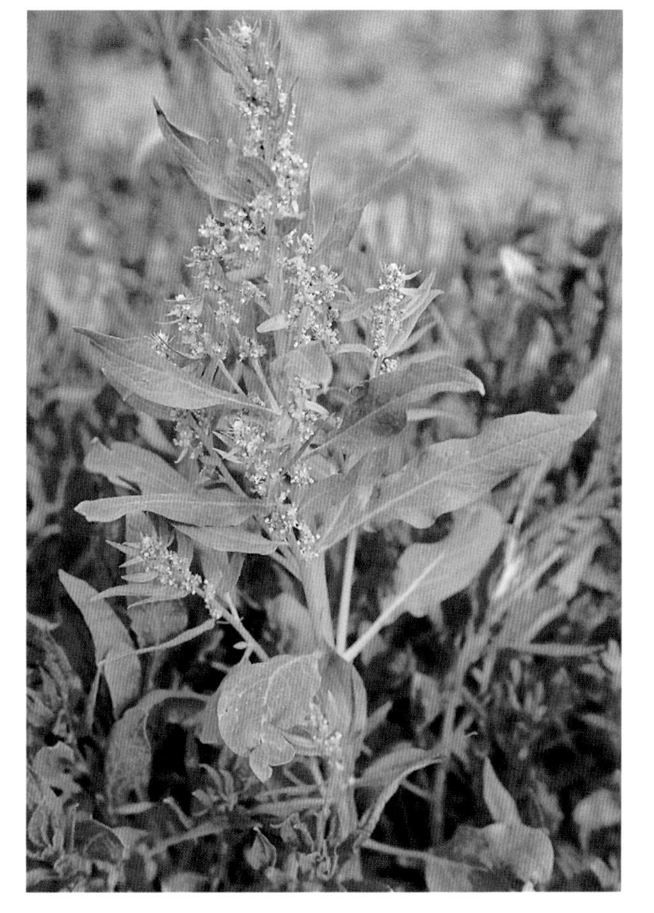

來源　藜科植物菠菜 Spinacia oleracea L. 的帶根全草。

形態　一年生草本，全體光滑。幼根帶紅色。基生葉和莖下部葉較大，莖上部漸次變小，戟形或三角狀卵形，具長柄。花單性，雌雄異株；雄花排列成穗狀花序；花被片4，黃綠色；雄蕊4，伸出；雌花簇生於葉腋，花被壇狀，有2齒，花柱4，綫形，下部結合。胞果，常具2個角刺。

分佈　中國各地均有栽植。

採製　春秋冬季採，鮮用。

成分　根含菠菜皂甙A和B (Spinasaponin A，B)，菠菜素 (Spinacetin)、氨基酸、葉黃素、蛋白質。

性能　甘，涼。養血，止血，斂陰，潤燥。

應用　用於衄血，便血，壞血病，消渴引飲，大便澀滯。

文獻　《大辭典》下，4138。

5074 鹼蓬

來源 藜科植物鹼蓬 Suaeda glauca Bunge 的全草。

形態 一年生草本，高30~60cm。莖直立，圓柱形，淺綠色，具條紋，上部多分枝。葉條形，半圓柱狀或稍扁平，灰綠色，長1~3cm，寬約1mm，先端鈍，光滑被粉粒，莖下部葉漸短。花兩性，單生或簇生葉腋的短柄上；花被片5，矩圓形，向內包捲，果時花被增厚，具隆脊，呈五角星狀。胞果有2型，其一扁平圓形，緊包於五角星花被內，另一呈球形，上端稍裸露，花被不為五角星形。種子橫生，近圓形，有顆粒狀點紋，黑色。

分佈 生於鹽漬化和鹽鹼濕潤土壤上。分佈於中國東北、華北、西北各地。日本、俄羅斯聯邦、遠東、蒙古東部也有。

採製 夏秋季割取，曬乾。

性能 鹹，微寒。清熱，消積。

應用 治療胃火，食積，消化不良。

文獻 《大興安嶺藥用植物》，107。

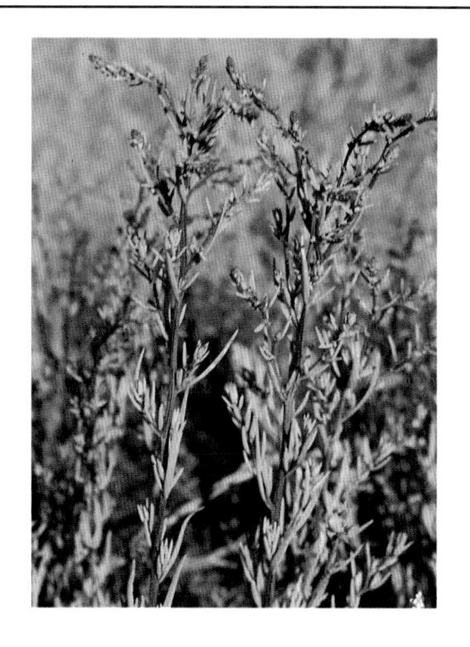

5075 凹頭莧

來源 莧科植物凹頭莧 Amaranthus lividus L. 的全草及種子。

形態 一年生草本，高10~30cm，莖平臥而上升，基部分枝。葉卵形菱狀卵形，頂端鈍而有凹缺，基部寬楔形。花單性或雜性，花簇腋生於枝端，集成穗狀花序或圓錐花序；苞花和小苞片乾膜質；花被片3，膜質；雄蕊3。胞果卵形，略扁，不開裂，稍皺縮，近平滑。種子黑色，具環狀邊。

分佈 生於農田或荒地。分佈於中國南北各地。

採製 夏秋季採，曬乾。

性能 全草及種子：甘，涼。清熱解毒。

應用 用於痢疾，目赤，乳癰，痔瘡等。外用於蜂螫痛等症。用量10~15g；外用適量。

文獻 《新華本草綱要》二，58。

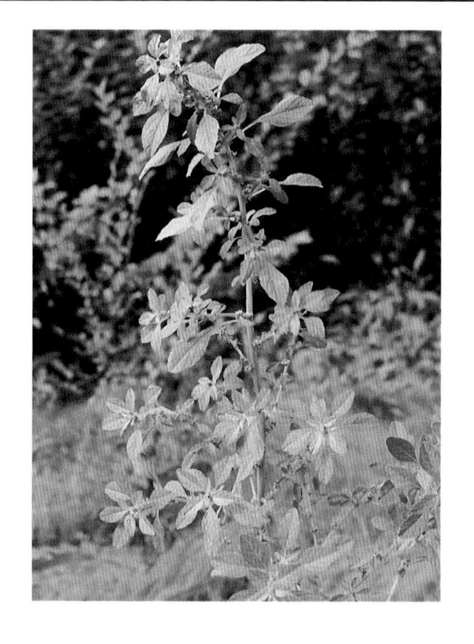

5076 銀花莧

來源 莧科植物銀花莧 Gomphrena celosioides Mart. 的全株。

形態 披散草本，高達35cm；莖被白色長柔毛。葉長橢圓形至近匙形，上面無毛或疏被伏貼毛，下面密被或疏被柔毛；葉柄短或幾無。頭狀花序頂生，外形初呈球形，後呈長圓形，長約2cm以上；苞片闊三角形；小苞片白色，脊稜極狹，具少數鋸齒或全緣；萼片長約5mm，外面被白色長柔毛；雄蕊管稍短於花萼，頂端5裂，裂片具缺口；花柱極短，柱頭2裂。胞果近梨形，果皮薄膜質。

分佈 生於曠野或路旁草地上。分佈於廣東及海南。

採製 全年可採，鮮用或曬乾。

性能 甘、淡，涼。清熱利濕，涼血止血。

應用 用於痢疾。用量50~200g。

文獻 《匯編》下，746。

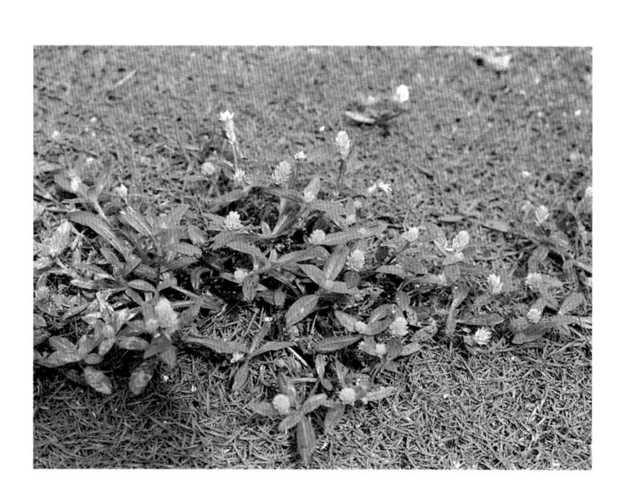

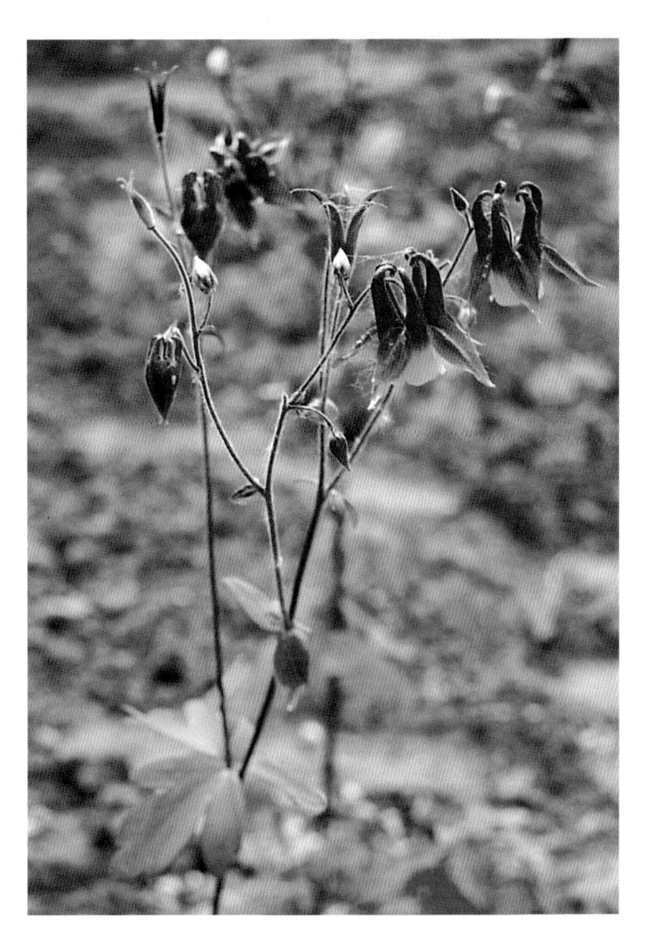

5077 銀扁擔

來源 毛茛科植物秦嶺耬斗菜 Aquilegia incurvata Hsiao 的根。

形態 多年生草本。根紡錘形，深褐色。葉互長約2回3出複葉，小葉菱狀倒卵形或斜倒卵形，邊緣具鈍圓齒。聚傘花序，具2~3花；花序軸被柔毛，基部具葉狀苞片，中部以上具綫狀總苞。花紫色；萼片5，橢圓形，短於距；花瓣5，瓣片短而闊，基部有距；雄蕊多數，內部的退化；雌蕊5，分離，胚珠多數。蓇葖5，直立。

分佈 生於溝邊草地或山坡地。分佈於陝西、甘肅、四川等地。

採製 夏季採挖，去鬚根，洗淨曬乾。

性能 根辛、微苦，性平。有小毒。去瘀生新，鎮痛，祛風。

應用 用於月經不調，婦女血分病。用量3~6g。

文獻 《大辭典》下，4480。

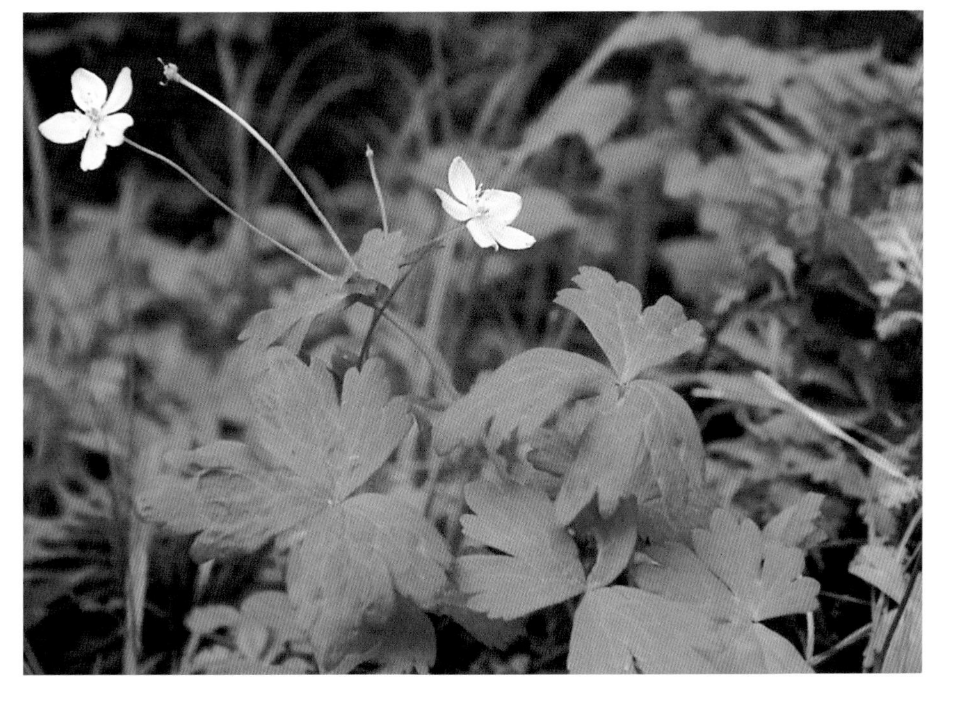

5078 黑水銀蓮花

來源 毛茛科植物黑水銀蓮花 Anemone amurensis (Korsh.) Kom. 的乾燥根莖。

形態 多年生草本，高20~25cm。根莖長柱形，褐色。頂部被淡褐色膜質鱗片。基生葉1~2枚，3出複葉，具長柄，葉柄疏被柔毛。小葉具柄，柄長1.5~2cm。全裂，中央裂片近菱形，羽狀分裂，側裂片歪卵形，2深裂，裂片再羽狀分裂，葉表面近無毛或沿脈疏被柔毛。無莖生葉。總苞與基生葉近似。花葶細弱，花白色，徑2~3.5cm。萼片6~8枚，雄蕊多數，比萼片短。心皮10餘枚，密被柔毛，瘦果卵形，花柱宿存，柱頭微彎，花期5月。

分佈 生於針闊混交林或闊葉林下。分佈於黑龍江、吉林、遼寧等地。

採製 五月中、下旬採集，挖取根莖，去淨泥土，曬乾。

性能 發汗鎮痛，止咳，祛風。

應用 用於痛風，麻痹，外感發熱，百日咳，月經不調等症。用量1~3g。

文獻 《吉林省藥用植物名錄》，16。

5079 短矩耬斗菜

來源 毛茛科植物短矩耬斗菜 Aquilegia ecalcarata Maxim. f. semicalcarata (Schipcz.) Hand.-Mazz. 的全草或根。

形態 多年生草本。莖高20~60cm，疏被短柔毛，常分枝。基生葉為2回3出複葉；小葉倒卵形、扇形或卵形，長1.5~3cm，3裂，裂片具圓齒；莖生葉1~3，較小。花序具2~6朵花；花梗長6cm，生短柔毛；萼片5，深紫色，近水平展開，卵形或橢圓形；花瓣與萼片同色，頂端截形，有細矩，矩長10mm；雄蕊多數；心皮4~5。蓇葖果長8~11mm。

分佈 生於山地林下或地邊。分佈於陝西、甘肅、青海、湖北、四川、貴州等地。

採製 夏季採收，曬乾。

性能 甘，平。清熱解表，生肌拔毒。

應用 用於瘡毒，無名腫毒，鮮草適量搗爛敷患處。

文獻 《四川阿壩州中草藥資源普查報告》，95。

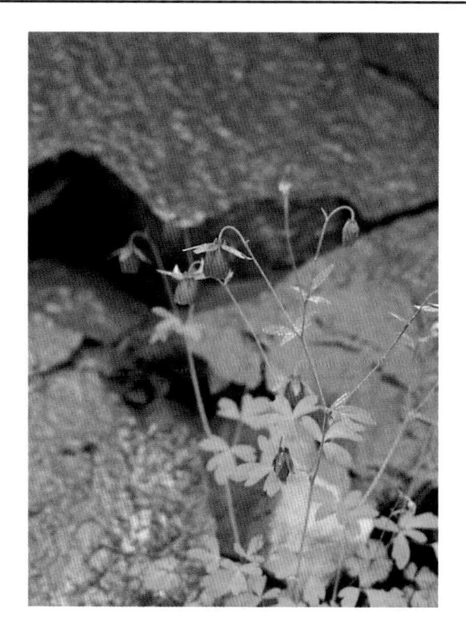

5080 東北高翠雀

來源 毛茛科植物東北高翠雀 Delphinium korshinskyanum Nevski.

形態 多年生草本，高40~120cm。莖直立，單一，被伸展的白色長毛。葉片輪廓圓狀心形，掌狀3深裂或全裂，中裂片長菱形，全緣，中上部裂片淺，具缺刻和牙齒，兩側裂片再3淺裂；葉上面綠色，被伏毛，下面灰綠色，葉脈被白色長毛。總狀花序單一或僅基部有分枝，花序軸無毛；花梗長1~4cm，小苞片2，條形，着生花梗上部，帶藍紫色，苞比小苞片長；萼片5，暗藍紫色，上萼片基部具長距，長1.5~1.8cm；退化雄蕊黑褐色或藍黑色。蓇葖果3，無毛。

分佈 生於河灘草甸及山地五花草甸。分佈中國東北、黑龍江、內蒙古。

採製 夏季開花期挖採全草，曬乾。

性能 苦、澀，溫。有毒。消腫，止痛，殺蟲，除濕。

應用 僅能外用，治療惡瘡，關節腫痛，潰瘍。水煎洗或研末調敷患處；可作殺蟲劑。

文獻 《大興安嶺藥用植物》，143。

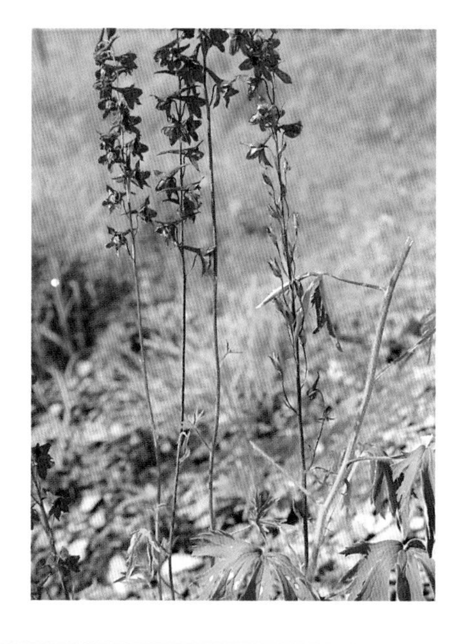

5081 雞腳草烏

來源 毛茛科植物雲南翠雀花 Delphinium yunnanense Fr. 的塊根。

形態 多年生草本，高40~80cm，莖下部有柔毛。莖下部葉具長柄，葉片五角形，長3.6~5.8cm，寬5.5~10cm，5深裂，中央裂片披針形，兩側裂片常再2裂，疏生微柔毛。總狀花序有花3~10朵，小苞片鑽形；萼片5，藍色，倒卵形，長0.9~1.4cm，距鑽形，長1.7~2.4cm，花瓣2，有距；退化雄蕊2，瓣片2裂，有黃色毛，雄蕊多數；心皮3，離生，蓇葖果長約1.8cm，種子錐形，沿棱有狹翅。

分佈 生於草坡、林緣。分佈於雲南、四川、貴州。

採製 秋季採挖，去除莖葉和鬚根，曬乾。

性能 辛、苦，溫；有毒。祛風濕，通經絡，止痛。

應用 用於風濕關節痛，跌打疼痛。用量2~6g。

文獻 《匯編》下，328。

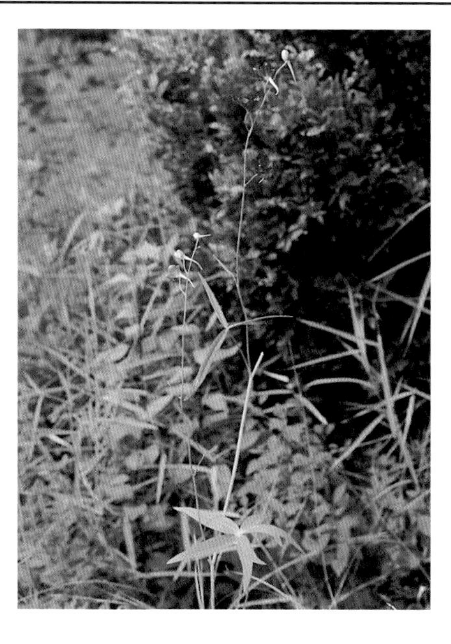

5082 水葫蘆苗

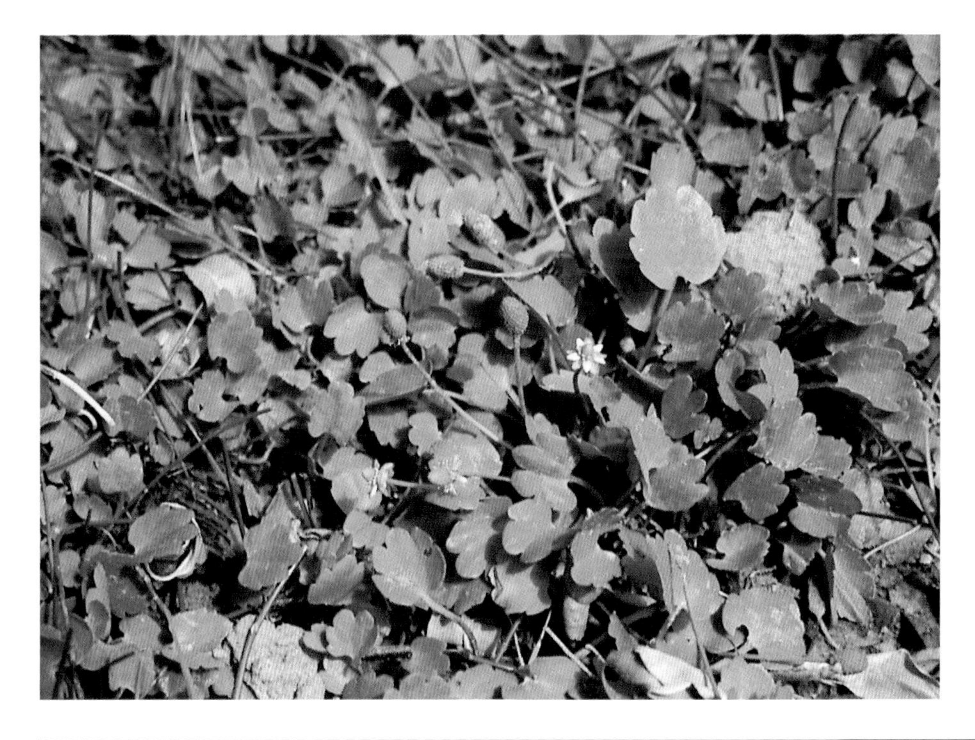

來源 毛茛科植物水葫蘆苗 Helerpestes cymbalaria (Pursh) Greene 的全草。

形態 多年生草本，高3~12cm。匍匐莖細長，節上生根長葉，無毛。葉全部基生，具長柄，柄長1~10cm，基部加寬成鞘狀；葉片近圓形、腎形、寬卵形，長0.4~1.5cm，寬度稍大於長度，基部寬楔形、截形至微心形，先端3或5淺裂。花葶1~4，由基部抽出；花瓣5，黃色，狹橢圓形，基部具爪。聚合果橢圓形，長約6mm；瘦果狹倒卵形，具縱肋，頂端具短喙。

分佈 生於低濕地草甸及輕度鹽化草地。分佈於中國東北、華北、西北、西南、新疆、朝鮮、蒙古、俄羅斯聯邦、印度、北美等地。

採製 夏秋季採集，洗去泥土，曬乾。

性能 甘、淡，寒。祛風除濕，利水消腫，止痛。

應用 治療風濕性關節炎，水腫。

文獻 《大興安嶺藥用植物》，145。

5083 黃戴戴

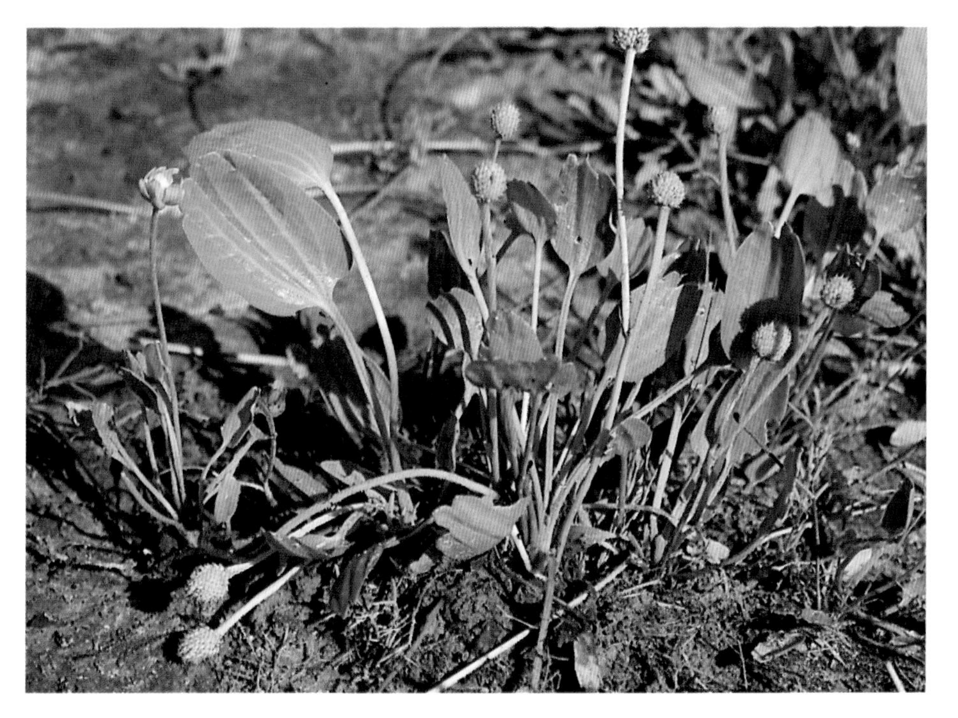

來源 毛茛科植物黃戴戴 Helerpestes ruthenica (Jacq.) Ovcz. 的全草。

形態 多年生草本，高10~25cm。具細長的匍匐莖，節上生根並生長新株。葉全部基生，具長柄，柄長2~14cm，基部加寬成鞘；葉片寬梯形或卵狀梯形，長1.2~4cm，寬0.7~2.5cm，基部寬楔形，近截形，圓形或微心形，兩側全緣，頂端3個大圓齒，中央者大，兩面無毛，近革質。花葶粗而直，具1~4花，苞片披針狀條形，長約1cm；花直徑約2cm；萼片5，淡綠色；花瓣6~9，黃色，狹倒披針形。聚合果長約1cm，球形；瘦果扁，具縱肋。

分佈 生於低濕地草甸及輕度鹽化草甸。分佈於中國東北、華北、西北、新疆、蒙古、俄羅斯聯邦的西伯利亞。

採製 夏季花期採集，洗去泥土，曬乾。

性能 清熱利咽。

應用 蒙醫用此藥治療咽喉病。

文獻 《大興安嶺藥用植物》，146。

5084　東北扁果草

來源　毛茛科植物東北扁果草 Isopyrum manshurica Kom. 的塊根。

形態　多年生草本，高5~18cm。根莖橫走，長達8cm，密生紡錘狀小塊根，暗褐色。莖直立，無毛，基部鱗片膜質。基生葉2回3出複葉，有長柄；莖生葉1~2枚。花1~2朵生莖頂葉腋；花梗長1~2.8cm；萼片5，白色；花瓣倒卵狀橢圓形，長約3mm，沿下緣微合生成淺盃狀，基部有短距；雄蕊多數，花藥黃色；心皮1或2枚，花柱長，先端彎曲。

分佈　生於針闊混交林下濕地及林間草地。分佈於黑龍江、吉林。

採製　春末夏初採挖，曬乾。

性能　苦，寒。清熱解毒，消腫。

應用　用於治疔瘡癰腫，跌打損傷。用量8~12g。

文獻　《吉林省中藥植物名錄》，17。

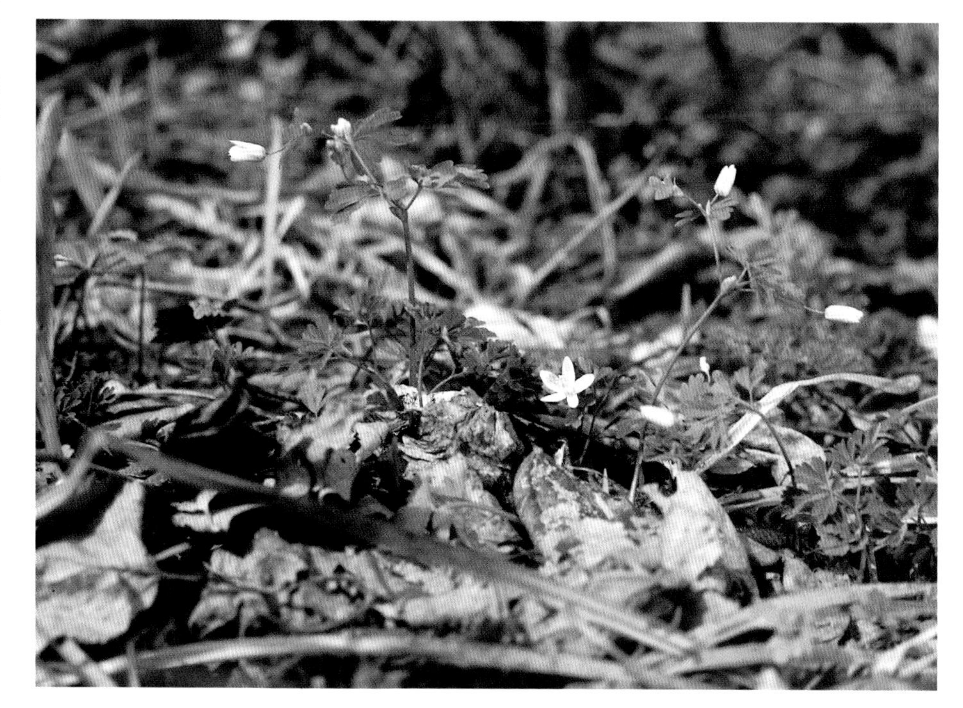

5085　獨葉草

來源　毛茛科植物獨葉草 Kingdonia uniflora Balf. f. et W. W. Sm. 的全草。

形態　多年生小草本，高3~10cm。根狀莖細長，基部具膜質鱗片。葉基生，葉片近圓形，5全裂，裂片三角形或楔形，頂部邊緣有小牙齒，背面粉綠色；葉脈2叉狀分枝；葉柄基部鞘狀。花單生花莖頂部，花莖高7~12cm；萼片4~7，淡黃色，卵形，花瓣狀；無花瓣；退化雄蕊8~13，棒狀；雄蕊通常15，心皮4~9，花柱鑽。瘦果倒披針形，長約1.5cm。

分佈　生於海拔2500~3500m的冷杉林或杜鵑灌叢下，常與苔蘚植物混生。分佈於雲南西北部、四川西部、甘肅南部和陝西南部。

採製　夏秋季採收，曬乾。

應用　有活筋，健胃，祛風的功效。用量6~9g。

文獻　《四川珍稀瀕危植物》，42。

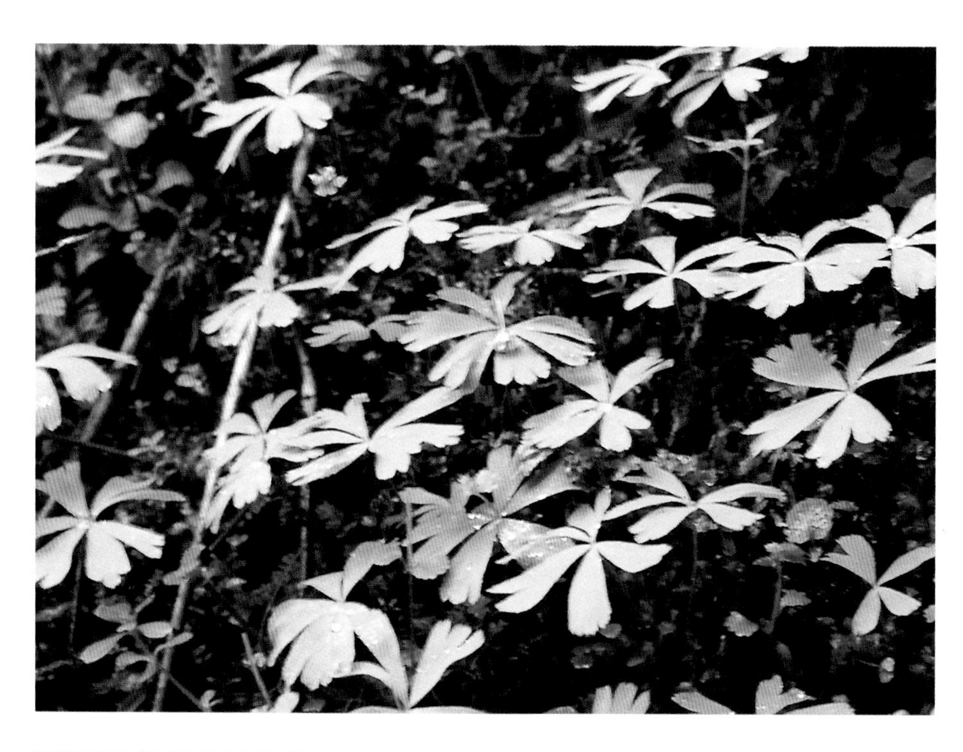

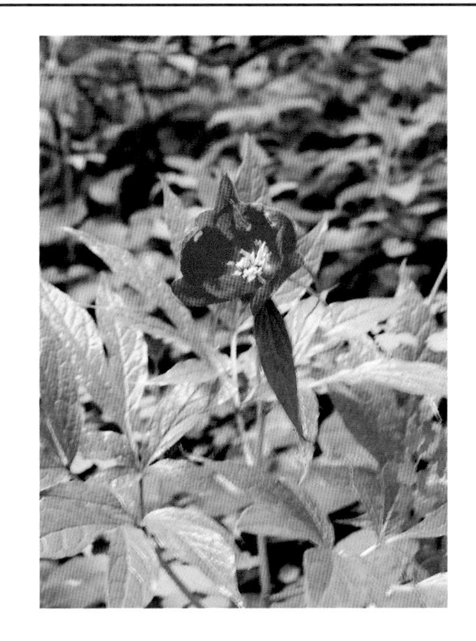

5086 美麗芍藥

來源 毛茛科植物美麗芍藥 Paeonia mairei Levl. 的根。

形態 草本。莖高40~50cm，圓柱形，淡綠色，乾後淡黃色，無毛。葉為2回3出複葉；頂生小葉長圓狀卵形至長圓狀倒卵形，側生小葉長圓狀狹卵形。花單生莖頂，直徑達10cm；苞片綫狀披針形，比花瓣長；萼片5，闊卵形，綠色；花瓣7~9，紅色，倒卵形，頂端圓形；雄蕊多數，花絲無毛，花盤淺盃狀，包心皮基部；心皮通常2~3，密生黃褐色短毛，少有無毛。蓇葖果3~3.5cm，被黃褐色短毛或近於無毛。

分佈 生於海拔2700~3700m的高山陰暗處或林緣。分佈於陝西、甘肅、四川、雲南、貴州。

採製 6~8月採挖，刮盡外面粗皮，曬乾即成，也有未刮皮直接曬乾者。

成分 含芍藥甙2.72%。

性能 苦，性平。味苦，無毒；入肝、脾二經。能行瘀活血，止痛。

應用 治血滯腹痛，癥瘕癰腫，目赤及痛經等症。用量4.5~9g。

文獻 《四川中藥誌》一，280；《大辭典》上，2225。

5087 毛赤芍（赤芍）

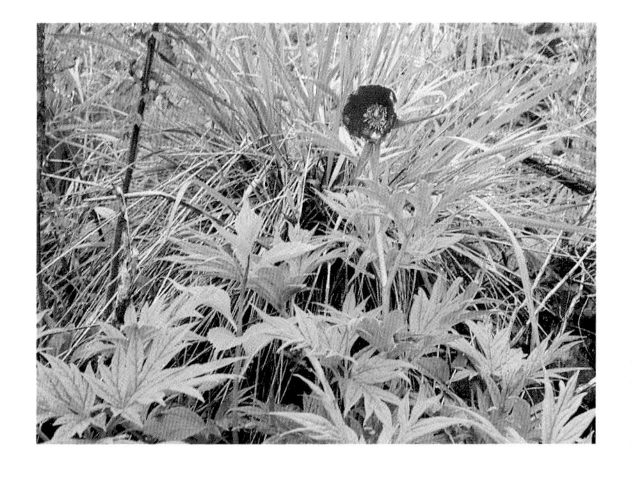

來源 毛茛科植物毛赤芍 Paeonia veitchii Lynch var. woodwardii (Stapf ex Cox) Stern 的根莖。

形態 草本，高達80cm。根粗壯，圓柱形，稍彎曲；表面灰棕色、紫褐色或紫堇色。莖下部的葉為2回3出複葉，小葉呈羽狀分裂，裂片窄披針形至披針形，上面沿葉脈疏被短柔毛；葉柄長，被柔毛。花2~4朵頂生及腋生，直徑5~9cm；苞片2~3，分裂或不裂，披針形，大小不等；萼片4，闊卵形，內面具短硬毛；花瓣6~9，紫紅色或粉紅色，倒卵形，先端淺或深凹缺或成2裂片，邊緣不整齊；雄蕊多數，花絲纖細，無毛；花盤肉質，心皮2~3 (~5)，密被黃色絨毛。蓇葖果成熟後常反曲，密被黃色絨毛。

分佈 生於疏林下。分佈於四川和甘肅。

採製 春秋二季採挖，切片，曬乾。

成分 含芍藥甙1.86~5.76%。

性能 酸苦，微寒。清熱涼血，散瘀止痛。

應用 用於溫毒發斑，吐血衄血，目赤腫癰，肝鬱脇痛，經閉痛經，癥瘕腹痛，跌打損傷，癰腫疱瘡。用量6~12g。注意：不宜與藜蘆同用。

文獻 《新華本草綱要》一，211。

5088 雲生毛茛

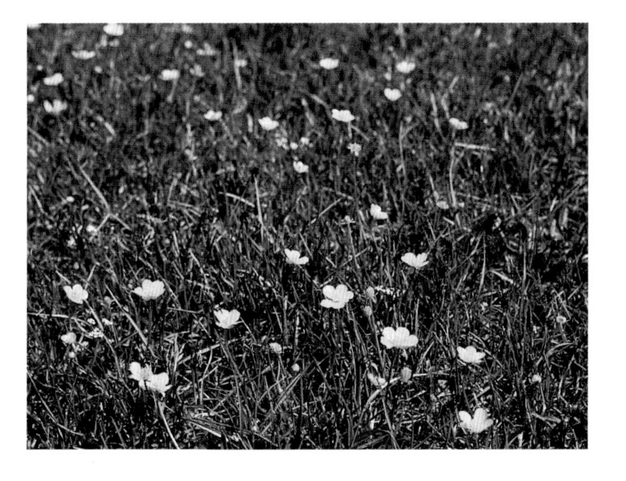

來源 毛茛科植物雲生毛茛 Raunculus nephelogenes Edgew. 的全草。

形態 草本，高9~25 (~40) cm。基生葉披針形或條狀披針形，有時狹卵形，長1~7.5cm，基部漸狹或圓形，通常全緣或有疏鈍齒；葉柄長2~13cm；莖生葉無柄，披針形至條形，長1~9cm。花稀疏；萼片5，船形，長約5mm，外面基部有鏽色柔毛；花瓣5，黃色，倒卵形，長7~10mm，蜜槽無鱗片；雄蕊多數。聚合果卵球形，長約8mm；瘦果40~70，狹卵球形，長約3mm，宿存花柱鑽形。

分佈 生於沼澤或溪邊草地。分佈於青海、甘肅、四川、雲南、西藏。

採製 夏季採收，曬乾。

性能 辛，微寒，有小毒。清熱解毒，利尿。

應用 用於外感風熱，尿路感染，癰瘡腫毒，癢疹。用量3~6g。

文獻 《四川阿壩州中草藥資源普查報告》，101。

5089 白蓬草

來源 毛茛科植物捲葉白蓬草 Thalictrum petaloideum L. var. supradecompositum (Nakai) Kitag. 的根。

形態 多年生草本。高20~50cm，全株無毛。根莖細長，鬚根較少，暗褐色。莖直立，基生葉通常2~3枚，有柄。葉3~4回羽狀複葉，小葉狹窄，卵狀披針形、披針形，稀倒卵形，全緣或2~3深裂，裂片綫狀披針形，邊緣反捲。花多數，較密集，傘房狀聚傘花序，萼片4枚，白色，雄蕊多數，心皮4~8枚，花柱短。花期6~7月。

分佈 生於草原或沙丘上。分佈於黑龍江、吉林、遼寧、內蒙古等地區。

採製 秋季採挖根部，洗淨泥土，曬乾。

成分 根含少量小檗鹼。

性能 苦，寒。清熱解毒，止痢。

應用 用於赤白痢疾，癰腫瘡癤，浸淫瘡。用量3～9g；外用適量。

文獻 《大辭典》下，5704。

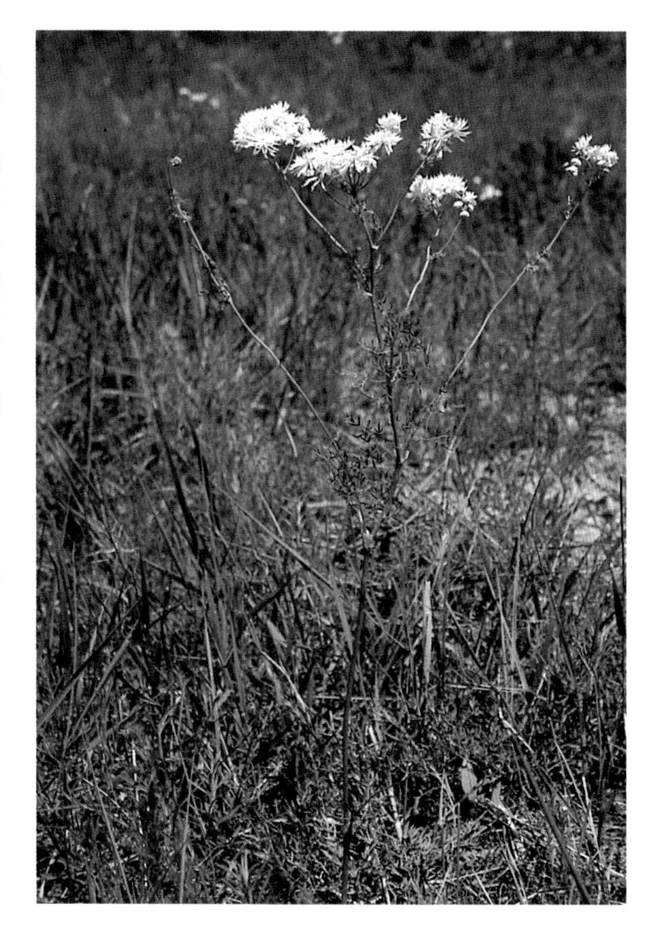

5090 展枝唐松草

來源 毛茛科植物展枝唐松草 Thalictrum squarrosum Steph. ex Willd. 的根及根莖。

形態 多年生草本，高達1m。根狀莖細長，鬚根多數。莖直立，多分枝，通常無毛。葉集生莖中部，有柄；3~4回羽狀複葉；頂生小葉有短柄，小葉片卵形或廣卵形，基部圓楔形，先端有3個鈍牙齒或全緣，有時上部3淺裂。圓錐花序多分枝；萼片5，綠白色；雄蕊7~10；心皮1~3，無柄。瘦果1~3，呈新月形，有8~12條凸起的弓形縱肋，果嘴微彎。

分佈 生於石礫質山坡、林緣及林下。分佈於黑龍江、吉林、遼寧等地。

採製 夏秋季採挖，曬乾。

成分 含小檗鹼和木蘭花鹼。

性能 苦，寒。清熱解毒，瀉火燥濕。

應用 用於治肺熱咳嗽，目赤腫痛，癰腫瘡癤。用量5~15g。

文獻 《長白山植物藥誌》，416。

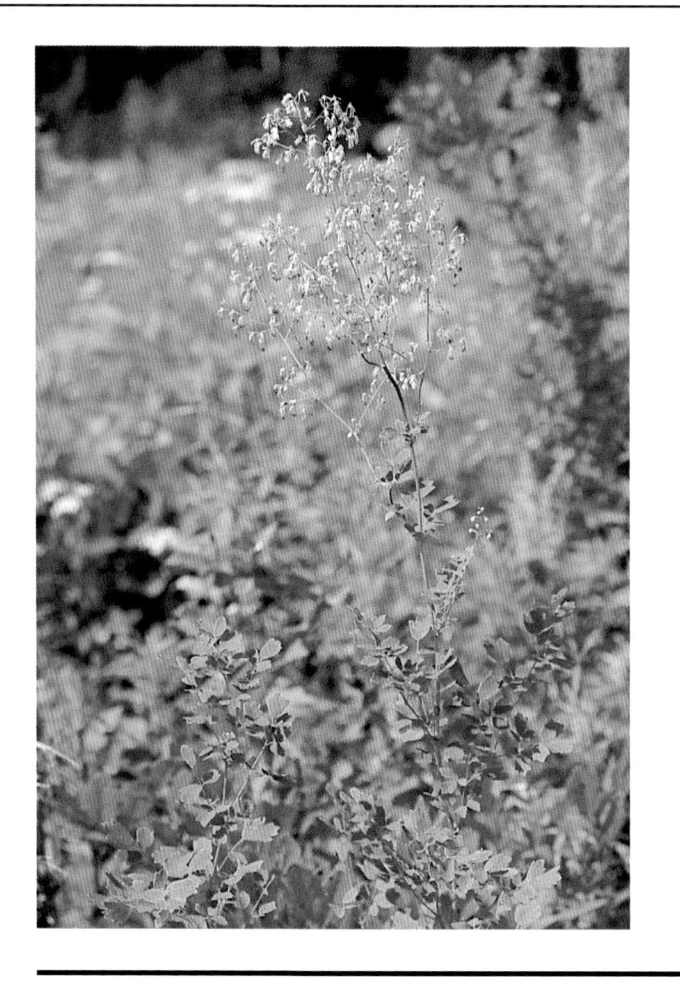

5091 長柱小檗

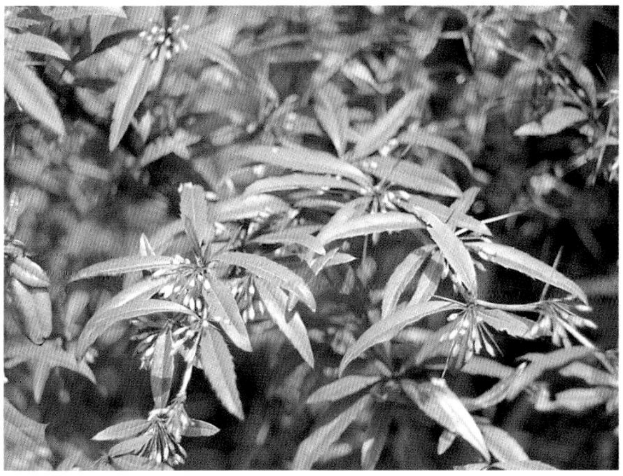

來源 小檗科植物長柱小檗 Berberis lempergiana Ahrendt 的根和莖枝。

形態 常綠灌木，高約1~1.5m。根及枝折斷面呈金黃色，莖節部具長刺3。葉簇生，硬革質，寬披針形，邊緣具刺狀齒。花10餘朵集生成傘狀，花梗細長。果熟時黑色，被淡藍色粉霜。

分佈 生於山坡灌叢、路邊。分佈於浙江等地。

採製 秋季採挖，洗淨，曬乾。

成分 根含小檗碱約4~5%，另含小檗胺等。

性能 苦，寒。清熱瀉火，利濕。

應用 用於急性腸胃炎，眼結膜炎，口腔炎，咽喉炎，痢疾，無名腫毒，丹毒，濕疹，燙傷等。用量9~15g。

文獻 《浙藥誌》上，348；《新華本草綱要》一，148。

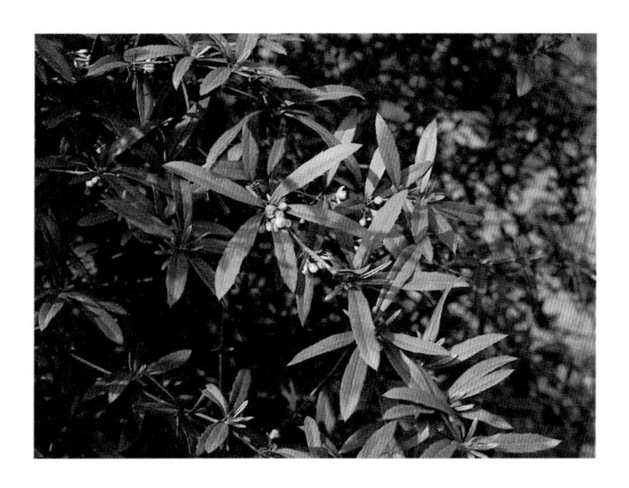

5092 擬豪豬刺

來源 小檗科植物擬豪豬刺 Berberis soulieana Schneid. 的根及莖皮。

形態 常綠灌木，高0.5~1.5m。枝灰黃色，具稜；刺3分叉，長1~2.5cm。葉簇生於節處，厚革質，堅硬，長圓狀披針形，長3.5~8cm，寬6~9(~13) mm，上面有光澤，邊緣具刺毛狀鋸齒，側脈幾與中脈垂直。花黃色，8~20朵簇生刺腋；萼片6，下有小苞片2~3；花瓣6；雄蕊6，花藥開裂；子房上位，1室，胚珠2~3。漿果倒卵狀長圓形，熟時紅色，被白粉，種子2粒。

分佈 生於溝旁、山坡、灌叢中。分佈於陝西、甘肅、湖北、四川。

採製 夏秋採挖，洗淨，曬乾。

成分 含小檗碱2.31%、小檗胺3.84%，以及掌葉防己碱、藥根碱。

性能 苦，寒。清熱瀉火，抗菌消炎。

應用 用於目赤腫痛，咽喉腫痛，乳癰，痢疾，腸炎，急性肝炎，膽囊炎。用量9~15g。外用適量研末敷患處。

文獻 《新華本草綱要》一，151；《大辭典》上，2593。

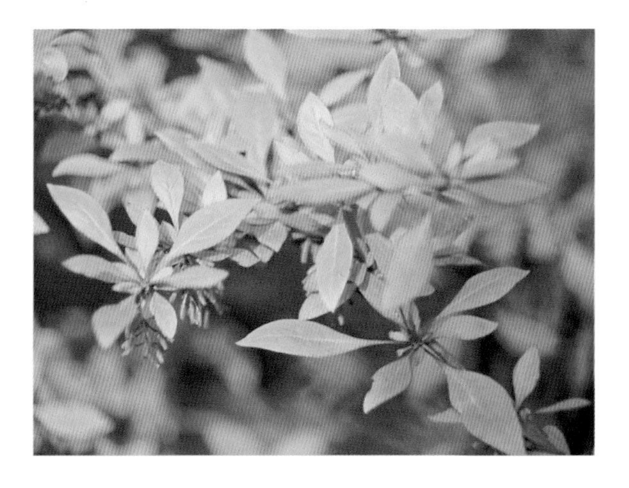

5093 黃疸樹

來源 小檗科植物廬山小檗 Berberis virgetorum Schneid. 的莖及根。

形態 落葉灌木，高約1~3.5m。莖多分枝，枝有細溝紋，並具針刺。葉簇生；倒披針形至匙形，全長4~8cm，寬1.2~2.6cm，全緣，表面光滑。花序略呈總狀，或近傘形，腋生；花瓣6，橢圓狀倒卵形，長約2~3mm，內側基部具2蜜腺；雄蕊6，與花瓣對生。漿果矩圓形，長約9mm，紅色，微有粉。

分佈 生於林下、溝邊。分佈於廣西、江西、江蘇、浙江等地。

採製 春秋挖取全株，剪除枝葉及細根，或削除部分栓皮，曬乾。

成分 含小檗碱(Berberine)，根含1.52%，莖枝含0.98%(均以鹽酸鹽計)。

性能 苦，寒。清熱解毒。

應用 用於肝炎，腸炎，菌痢，尿道炎。用量9~15g。

文獻 《大辭典》上，4203。

5094 土黃連

來源 小檗科植物福氏十大功勞 Mahonia fordii Schneid. 的根、莖。

形態 常綠灌木，全株無毛，無刺。根、莖木質部黃色。1回單數羽狀複葉互生，小葉4~9對；小葉片卵形或狹卵形，長4~8cm，寬2.5~3.5cm，先端具硬尖，基部截平，邊緣具刺狀鋸齒，齒長可達4mm。總狀花序簇生；花黃色，苞片長圓狀卵形；萼片9；花瓣6；雄蕊6，花藥瓣裂。漿果卵形，宿存花柱長不及1mm。

分佈 生於山地林下。分佈於廣東，廣西。

採製 全年可採，切片曬乾。

性能 苦，寒。清熱解毒，抗菌消炎。

應用 用於痢疾，腹瀉，黃疸，赤眼腫痛，癰腫疔瘡。用量10~15g；外用適量。

文獻 《新華本草綱要》一，158；《廣西植物名錄》二，47。

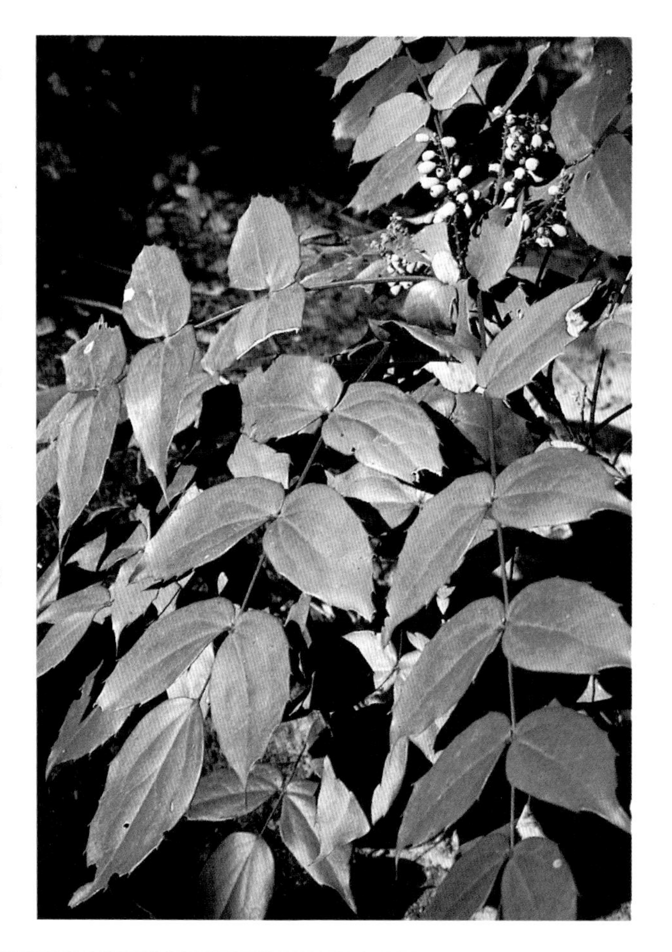

5095 粉防己

來源 防己科植物粉防己 Stephania tetrandra S. Moore 的根。

形態 多年生纏繞性落葉藤本；小枝圓柱形，有縱條紋。葉幼時紙質，老時膜質，互生，寬三角卵形，頂端鈍，具小凸尖，基部截形或心形，全緣，盾形葉。花單性，雌雄異株，核果球形，成熟時紅色。

分佈 生於丘陵地帶的草叢及灌木林中。分佈於浙江、安徽、江西、福建、台灣、廣東和廣西。

採製 全年可採，洗淨泥土，切段，粗根對半切開，曬乾。

成分 根含粉防己碱 (tetrandrine)、防己諾林碱 (fangchinoline) 等。

藥理 實驗證明，小劑量粉防己碱、防己諾林碱、粉防己煎劑均有鎮痛作用。還有增強心臟收縮力，利尿和解熱作用。對志賀氏痢疾杆菌有較強抑制作用。

性能 苦、辛，寒。利尿，消腫，祛風，除濕，行氣止痛。

應用 用於水腫，小便不利，風濕性關節炎，高血壓病。用量4.5～9g。

文獻 《匯編》上，657；《中國藥典》，124。

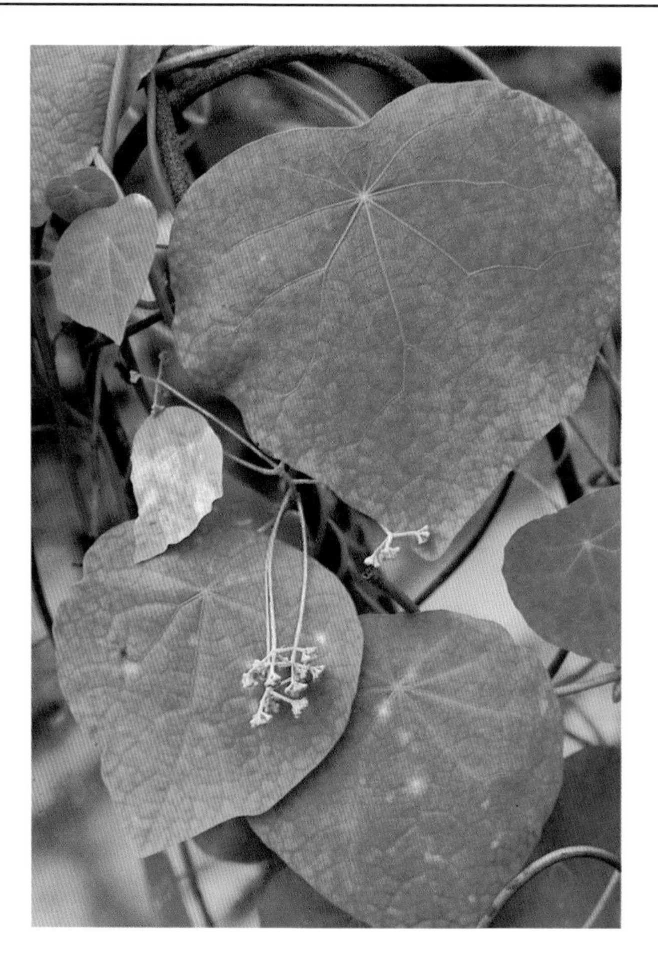

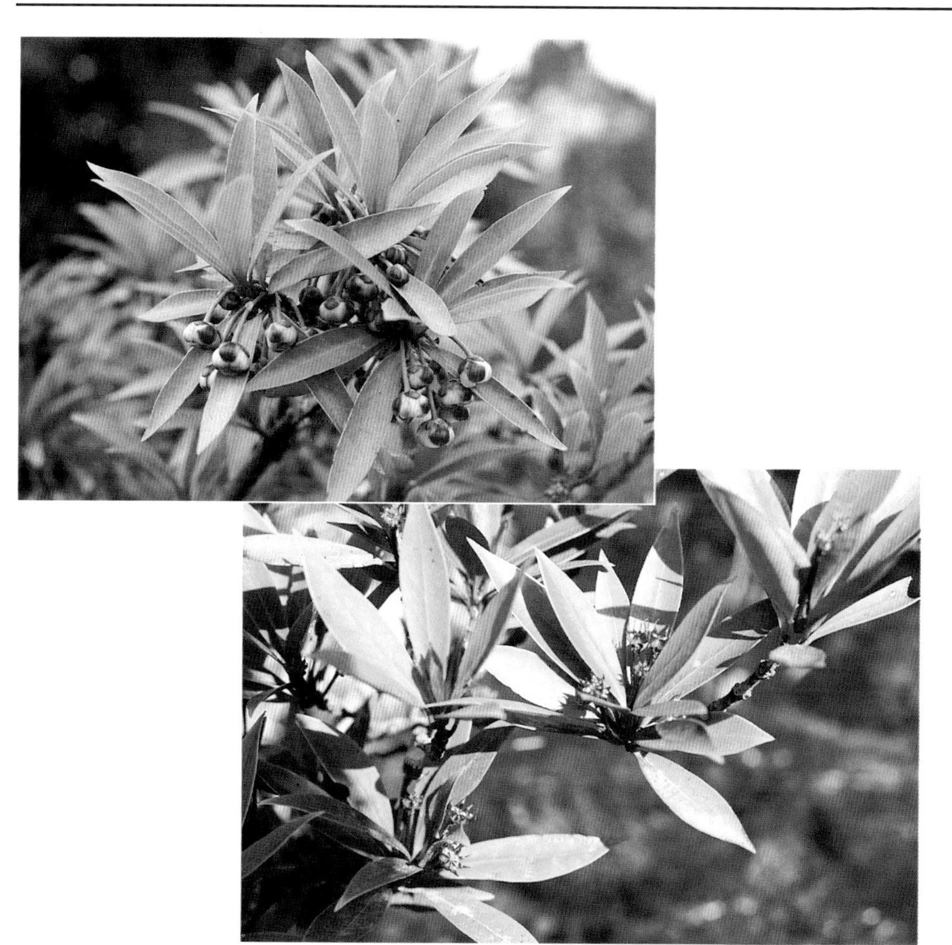

5096 紅花八角

來源 木蘭科植物野八角 Illicium dunnianum Tutcher 的根。

形態 常綠灌木，高約5m。主根、側根均粗壯，紅褐色，有樟木香氣。樹皮褐色，分枝多。葉成層簇生，披針形，長7~13cm，先端漸尖，基部楔形，全緣，脈不明顯。花單生於葉腋，紅色；花梗粗壯；花被片數輪，覆瓦狀排列；雄蕊10~20，2輪；心皮8~10。蓇葖果似八角，不規則，果瓣常在8個以上，有樟腦氣，有毒，不可食用。

分佈 生於山澗邊岩石縫中或林下陰濕處。分佈於福建南部、廣西、湖南西部、貴州南部和香港。

採製 全年可採，洗淨，切片，曬乾。

性能 苦、辛，溫，有毒。散瘀消腫，祛風止痛。

應用 用於跌打損傷，骨折，扭挫傷，風濕關節痛。外用適量研粉調酒敷患處，或浸酒外擦。

文獻 《新華本草綱要》一，54。

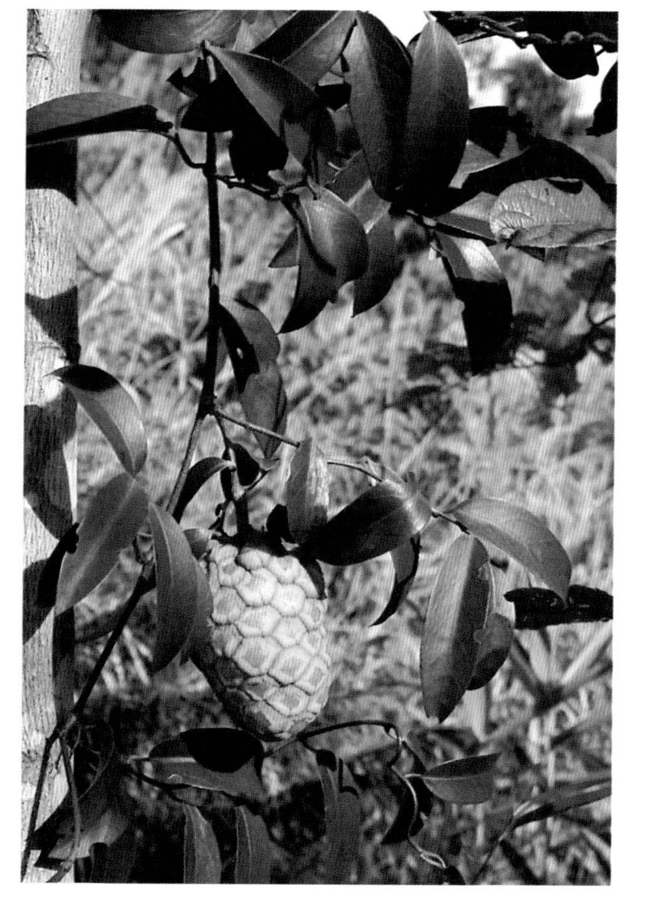

5097 藍鐵鑽

來源 木蘭科植物仁昌南五味子 Kadsura renchangiana S. F. Lan 的藤莖。

形態 木質藤本。嫩枝無毛，老莖棕黑色具多數疣狀皮孔。單葉互生，披針形或橢圓狀披針形，長8~15cm，寬2.5~5cm，邊全緣或具疏齒，兩面無毛。花淡黃色，單生於葉腋；雄花花梗長4~7cm，花被片約12；雄蕊30~35；雌花花梗長約4cm；花被與雄花的相似；心皮60~70，離生。聚合果肉質，長卵形，熟時藍色，長7~12cm，寬4.5~6.5cm，果梗長達15cm。種子1顆。

分佈 生於山坡、路旁、水邊灌叢中。分佈於廣西。

採製 全年可採，切片曬乾。

性能 祛風止痛，散瘀消腫。

應用 外用於跌打損傷，骨折，風濕骨痛。外用適量。

文獻 《第二屆國際民族生物學大會論文集》(Eng.)。

5098 海南木蓮

來源 木蘭科植物海南木蓮 Manglietia hainanensis Dandy 的樹皮。

形態 喬木，樹皮淡灰褐色；芽，小枝多少殘留有紅褐色平伏短毛。葉薄革質，倒卵形，狹倒卵形，先端色尖或漸尖，基部楔形，稍下延，葉背疏生紅褐色平伏微毛，側脈每邊12～16條。乾時兩側脈及網脈均明顯。花被片9，外輪3片卵形。內兩輪白色，稍肉質。雄蕊羣紅色。雌蕊羣卵形。聚合果暗褐色。

分佈 生於溪旁、密林中。海南島特產。

採製 9~10月，剝皮，陰乾或坑乾。

性能 辛，涼。止咳，通便。

應用 用於實火便閉，老年乾咳。用量15~30g。

文獻 《海南植物誌》一，220；《廣東植物誌》一，5；《大辭典》上，0719。

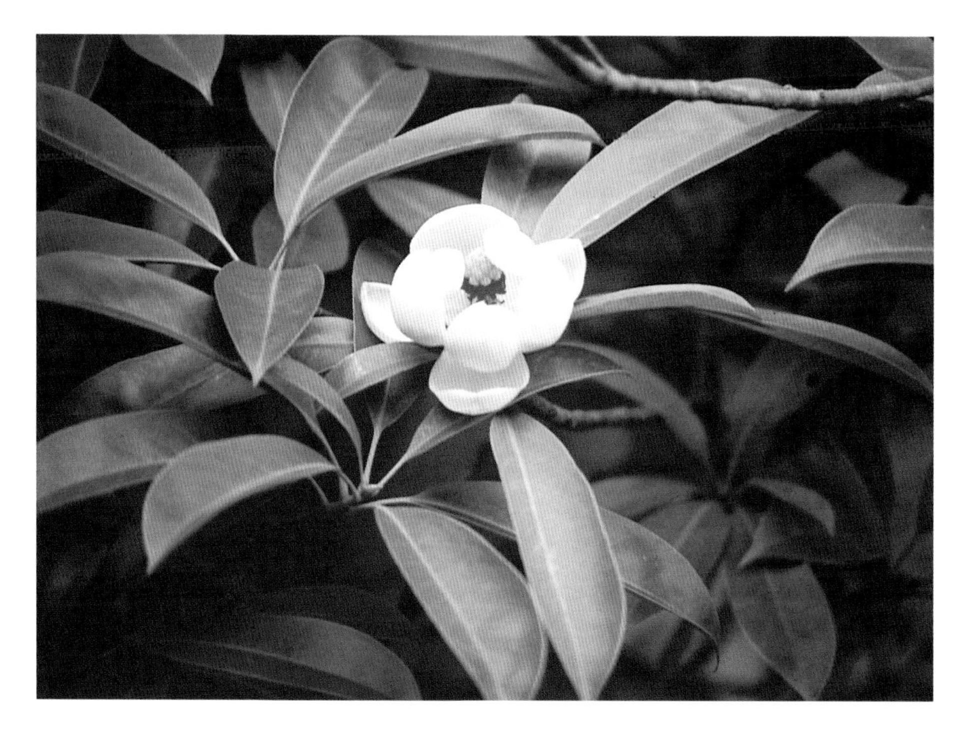

5099 紅花木蓮

來源 木蘭科植物紅花木蓮 Manglietia insignis (Wall.) Bl. 的樹皮。

形態 常綠喬木。樹皮黑褐色，皮孔多橫向扁長，小枝綠色。葉革質，葉片倒披針形，長圓形或橢圓形，頂端漸尖，基部楔形，上面光滑，下面有時在背脈上被散生赤褐色絨毛。花芳香、花梗粗壯，花被片9~12，未開黃綠色，開後紅色。雄蕊多數，雌蕊延長呈卵形。聚合果長圓錐形，鮮時紫紅色。種子扁平不規則，鮮紅色。

分佈 生於海拔1300~2800m的山坡。廣東、湖南、雲南西部、西南部有分佈。

採製 6~7月，剝皮，陰乾或坑乾。

性能 苦、辛，溫。燥濕，健脾胃，止痛，除滿。

應用 用於脘腹滿痛，宿食不消，嘔吐瀉痢。用量6~12g水煎服。

文獻 《雲南中藥誌》，289；《華南植物園名錄》1987年，21。

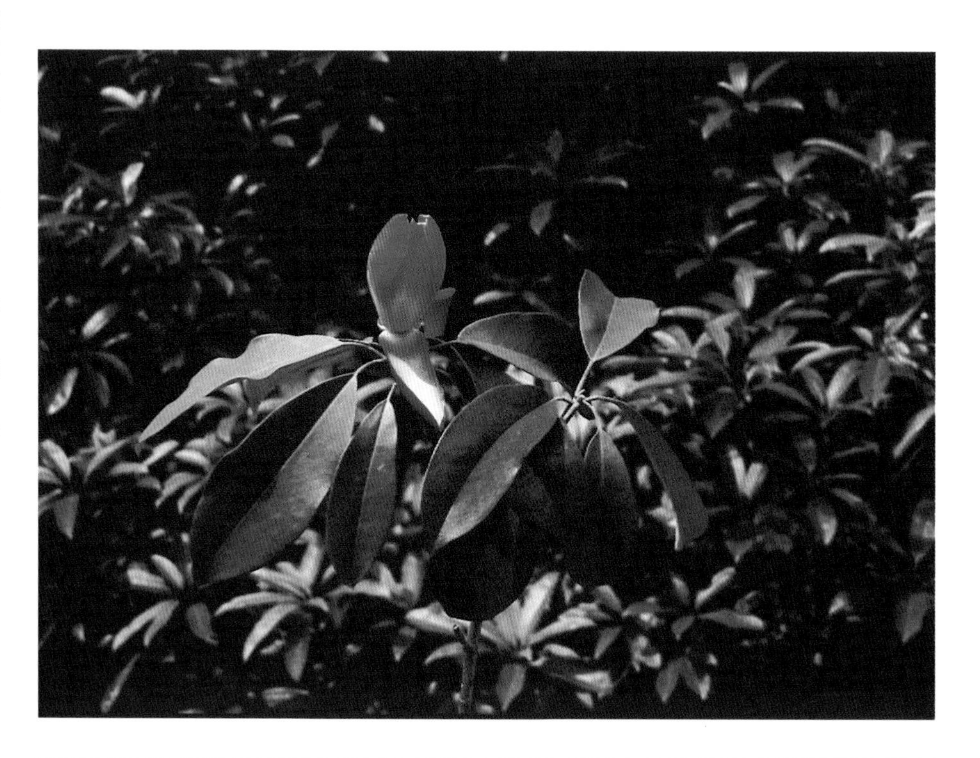

5100 毛桃木蓮

來源 木蘭科植物毛桃木蓮 Manglietia moto Dandy 的樹皮。

形態 喬木。高達14m，樹皮深灰色。小枝、芽、幼葉、果柄密被鏽褐色絨毛。葉片革質，倒卵狀橢圓形或倒披針形，先端短鈍尖或漸尖，基部楔形或寬楔形，葉面無毛，葉背和葉柄被鏽褐色絨毛；花芳香，花被片9片，乳白色，外輪3片近革質，長圓形，內兩輪肉質，倒卵形；聚合果卵形，蓇葖背面有凸起的疣點。

分佈 生於海拔400~900m山地。分佈於廣東北部、廣西西部、湖南南部、雲南等地。

採製 6~7月，剝皮，陰乾。

性能 苦、辛，溫。燥濕，健脾胃，止痛，除滿。

應用 用於脘腹滿痛，宿食不消，嘔吐瀉痢。用量6~12g。

文獻 《雲南中藥誌》一，288；《廣東植物誌》一，2。

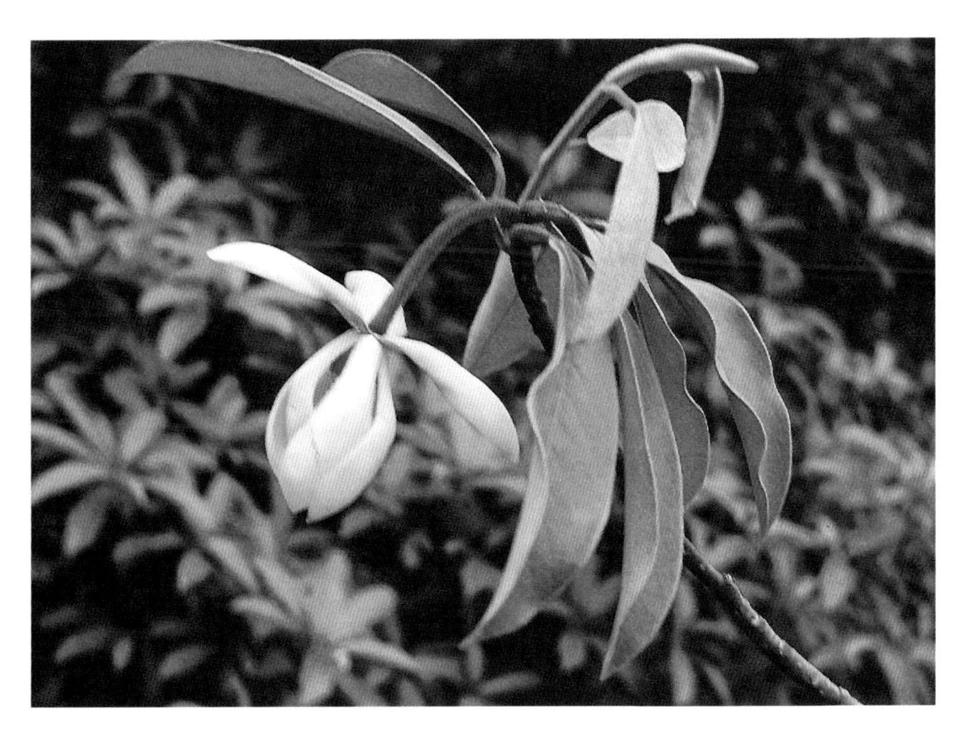

5101 暗羅

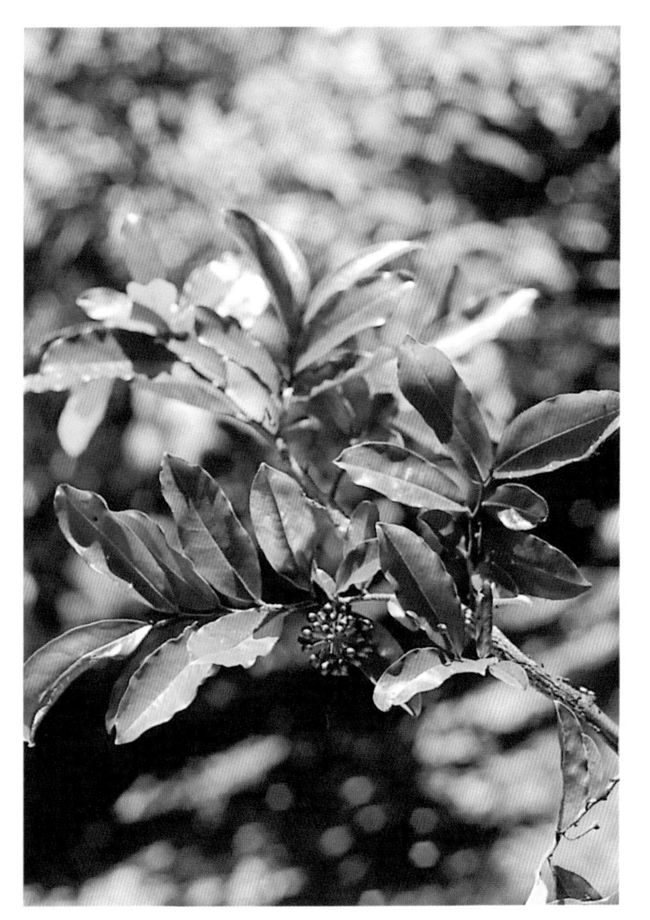

來源 番荔枝科植物暗羅 Polyalthia suberosa (Roxb.) Thw. 的根。

形態 小喬木。高2~5m，樹皮老時栓皮狀，深縱裂；枝通常具凸起的皮孔。葉互生，橢圓、長圓形或倒披針狀長圓形，長6~10cm，寬2~3.5cm，先端短漸尖，基部漸狹，下面被柔毛。花黃色，1~2與葉對生，花梗長1.2~2cm，外輪花瓣與葉同形，內輪花瓣比外輪長1~2倍，雄蕊多數，卵狀楔形。果由多數成熟心皮組成，漿果狀，球形，種子1。

分佈 生於低山疏林中。分佈於海南、廣西南部，雲南有栽培。

採製 全年可採，曬乾。

性能 微辛，溫。止痛，散結氣。

應用 用於風濕痛，腰腿痛，跌打損傷。用量10~15g。

文獻 《綱要》一，73；調查資料。

5102 野廣子

來源 肉豆蔻科植物風吹楠 Horsfieldia amygdalina (Wall.) Warb. 的果實。

形態 常綠喬木，高4~8m，樹幹、樹枝砍斷後流紅色漿汁。葉厚紙質，長橢圓形至長圓狀披針形，長12~19cm，寬3.5~5.5cm，兩面無毛，側脈8~12對。花單性異株；雄花序腋生或從落葉的腋部生出，圓錐狀，長8~15cm；花小，徑約1~1.5cm；雌花序通常着生於老枝上，稀疏的圓錐狀，長4~6cm；花稍大。果成熟時橙黃色，長3~3.5cm，徑1.5~2.5cm，頂端有短喙，基部下延成柄，果皮肉質，厚2~3mm，具橙紅色假種皮，種皮脆殼質，外面有纖細脈紋。

分佈 生於低山溝谷或平壩疏林中，分佈於雲南南部和廣西西南部。

採製 冬春季採收，曬乾。

性能 酸澀，涼。行氣消食，通經止痛，驅蟲。

應用 用於胃痛，腹痛，腹脹，蛔蟲症，月經不調。用量5~10g。

文獻 《雲南中草藥選》續編，440。

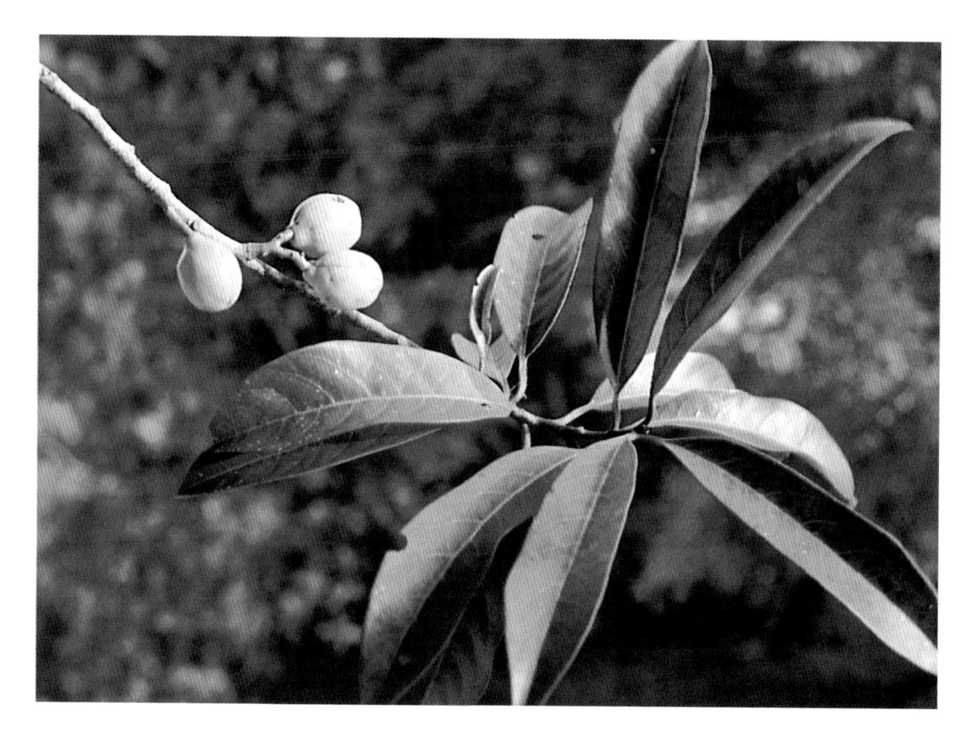

5103 豺皮樟

來源 樟科植物豺皮黃肉楠 Acinodaphyne chinensis (Bl.) Nees 的根。

形態 常綠灌木或小喬木，高達5m。葉互生，革質，倒卵狀矩圓形，通常較小，長3~7cm，先端鈍或短漸尖，上面綠色有光澤，下面帶綠蒼白色，脈羽狀，側脈6~8對，中脈在下面隆起；葉柄長2~5cm，密生褐色柔毛。雌雄異株；傘形花序腋生或節間生，幾無總花梗及花梗；花被片6，長約2mm，有稀疏柔毛；能育雄蕊9，花藥4室，均內向瓣裂。果球形，徑約6mm，近無梗。

分佈 生於灌叢中或疏林內。分佈於廣東、廣西、江西、湖南、貴州。

採製 四季可挖，洗淨，曬乾。

成分 含生物鹼、酚類。

性能 辛，溫。祛風除濕，行氣止痛。

應用 用於風濕性關節炎，腰腿痛，跌打損傷，痛經，胃痛，腹瀉，水腫。用量9~15g。

文獻 《新華本草綱要》一，90。

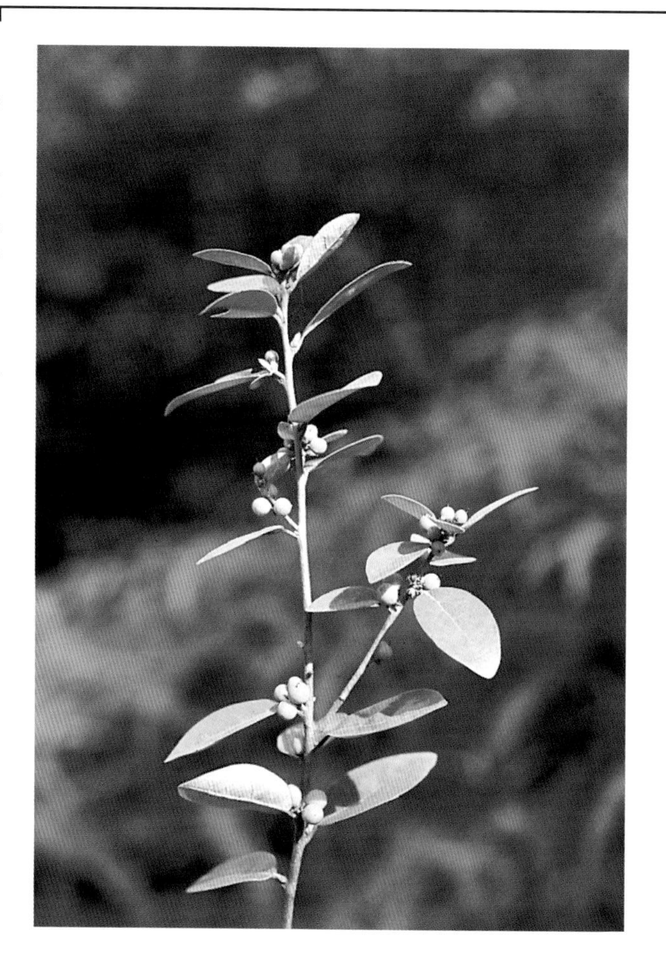

5104 官桂

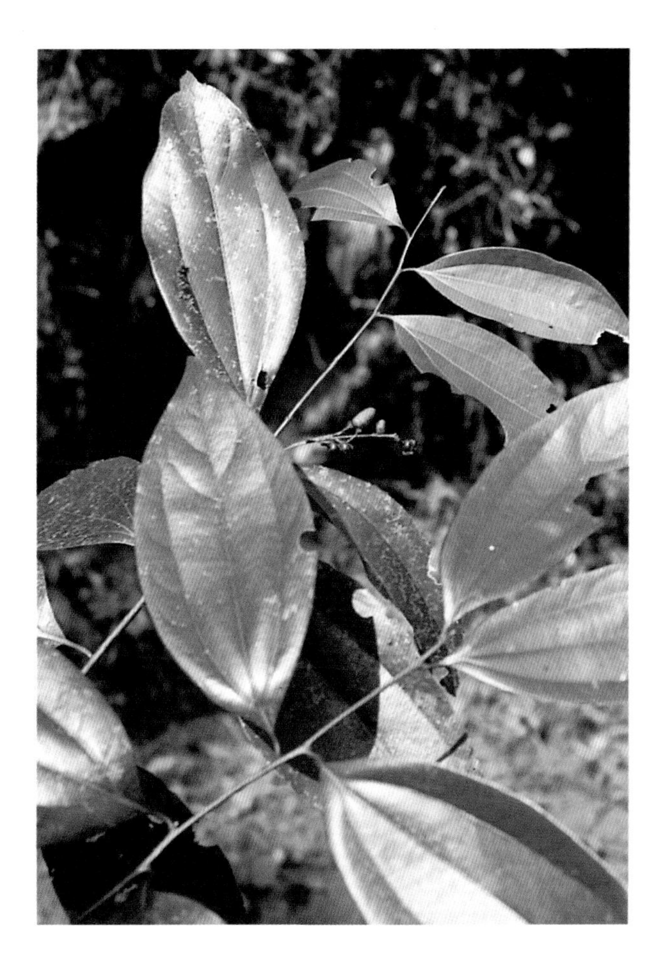

來源 樟科植物川桂 Cinnamomum wilsonii Gamble 的樹皮。

形態 常綠喬木。樹皮灰褐色，有肉桂香味。單葉互生或近對生，革質，卵狀長圓形至長圓形，長8~18cm，寬3~5.5cm，上面無毛，下面灰綠色，幼時被絲毛，後變無毛，離基3出脈；葉柄長10~15mm。圓錐花序腋生，長4~10cm；花被6裂；能育雄蕊9，花梗被柔毛。果卵形，果托頂端截平。

分佈 生於山谷、山坡向陽處或溝邊。分佈於華南、華中、西南及江西、陝西。

採製 多於秋季剝取，陰乾。

成分 樹皮含揮發油。油中主要成分為桉葉素、丁香酚、桂皮醛等。

性能 辛，溫。祛風止痛。

應用 用於胃痛，腹瀉，風濕痛，跌撲，瘡癧。用量3~6g。

文獻 《廣西中藥材標準》，70；《新華本草綱要》一，84。

5105 錫蘭肉桂

來源 樟科植物錫蘭肉桂 Cinnamomum zeylanicum Bl. 的樹皮及枝。

形態 小喬木，高約10m。幼枝灰色而具白斑。葉通常對生，革質，卵形或卵狀矩圓形，長11~16cm，下面綠白色，脈在兩面隆起，3出，離基，脈腋具顯著凹點；葉柄長2cm；聚傘狀圓錐花序腋生或頂生，長10~12cm；總花梗有絹毛；花小，黃色；花被片6，矩圓形，相等；能育雄蕊9，花藥4室，第三輪雄蕊花藥外向瓣裂並各具2腺體，花絲近基部有毛；雌蕊無毛，子房卵形，花柱短。果實橢圓形，長8mm，果托盃狀，上端有一半殘存花被片。

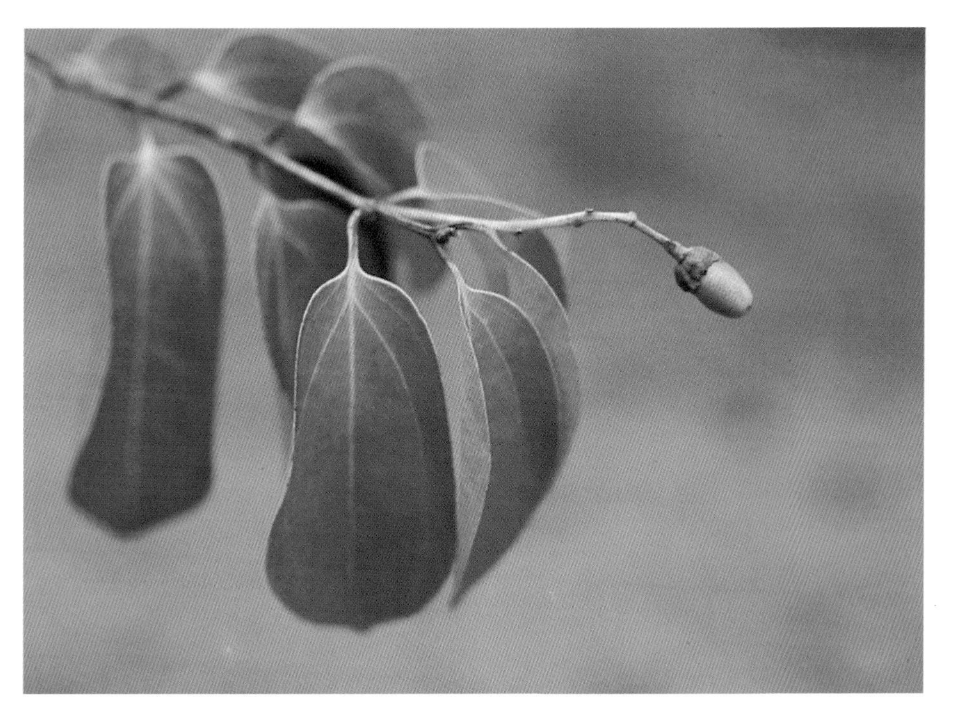

分佈 栽培。分佈於廣東、海南、廣西、台灣。

採製 四季可採，曬乾。

性能 祛風健胃。

應用 用於胃寒痛，風濕痹痛，胸滿腹脹。用量3~6g。

文獻 《新華本草綱要》一，84。

5106 山胡椒

來源 樟科植物山胡椒 Lindera glauca (Sieb. et Zucc.) Bl. 的全株。

形態 灌木或小喬木，高達8m。樹皮灰白色；冬芽外部鱗片紅色；嫩枝初有褐色毛。葉互生或近對生，近革質，寬橢圓形或倒卵形，長4~9cm，下面蒼白色，被毛；葉柄長約2mm。雌雄異株；傘形花序腋生，總梗短或不明顯；花3~8朵；花被片6，黃色；雄花能育雄蕊9，3輪，內輪的基部具腺體，花藥2室，內向瓣裂；雌花的雌蕊單一，柱頭頭狀。核果球形，徑約7mm，有香氣。

分佈 生於丘陵、山坡灌叢中。分佈於長江以南及山東、河南、陝西、甘肅。

採製 夏季採收，曬乾。

成分 葉含揮發油1%，主要成分為桉葉素、丁香烯、香葉醇、香茅醇、乙酸龍腦脂、莰烯、β-蒎烯、檸檬烯等。種子含脂肪油41.84%，為乾性油，亦含落新婦甙。

性能 辛，溫。祛風活絡，解毒消腫，止血止痛。

應用 用於風濕麻木，筋骨疼痛，跌打損傷，脾腫大，虛寒胃疼，腎炎水腫，風寒頭疼。用量9～15g。

文獻 《新華本草綱要》一，86；《大辭典》上，368。

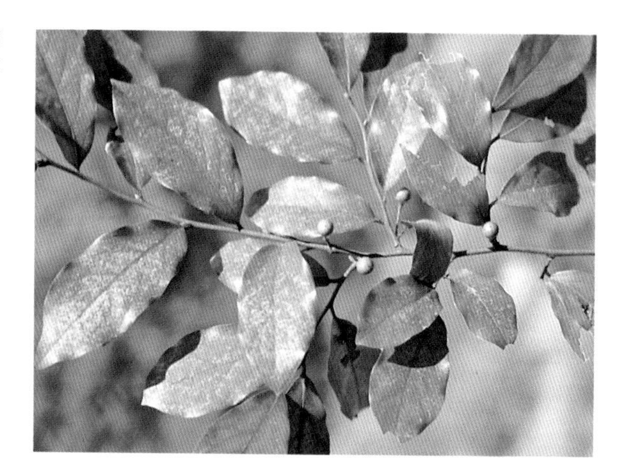

5107 台灣黃堇

來源 罌粟科植物台灣黃堇 Corydalis balansae Prain 的根或全草。

形態 一年生草本，全株無毛。主根細長，黃色。葉根生或莖生，2回或3回羽狀複葉；小葉卵形，分裂或具不規則齒缺，下面粉綠色。花黃色，組成頂生或與葉對生的總狀花序；萼片2，鱗片狀；花瓣4，長1.5~2cm；距筒狀，長5~8mm；雄蕊6，合成2束。蒴果綫形，近直立。種子多數，腎形，黑色，具凹點。

分佈 生於曠野路旁、石山濕潤地。分佈於華南、華東、華中及山東、福建、雲南。

採製 根秋冬季採，全草夏秋季採，分別曬乾或鮮用。

性能 苦、澀，寒。有毒。清熱解毒，殺蟲，散瘀止痛。

應用 根外用於熱毒癰瘡，無名腫毒，皮膚頑癬。全草用於跌打內傷、扭傷。用量3g，鮮品6g；外用適量。

文獻 《廣西本草選編》下，1444；《廣西民族藥簡編》，50。

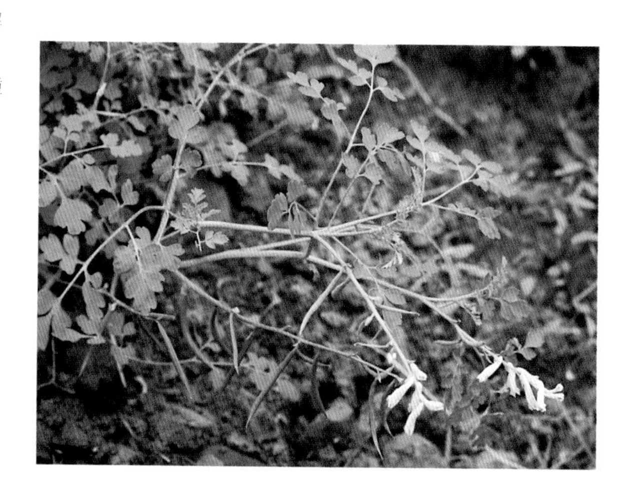

5108 紫花魚燈草

來源 罌粟科植物刻葉紫堇 Corydalis incisa (Thunb.) Pers. 的全草或根。

形態 二年生或多年生草本，高20~60cm。具橢圓形塊根。莖有縱棱。葉長6.5cm，2~3回羽狀全裂。總狀花序長3~10cm；苞片1~2回羽狀深裂；萼片2；花瓣4，紫色，距長0.7~1.1cm；雄蕊6，兩體。蒴果棒狀。種子黑色。

分佈 生於丘陵林下、溝邊或潮濕石縫處。分佈於福建、浙江、江蘇、安徽、江西、台灣、河南、陝西、山西、河北等地。

採製 3~4月採全草，5~6月採根，曬乾。

成分 全草含乙酰紫堇醇靈鹼、乙酰異紫堇靈、華紫堇鹼、原阿片鹼等多種生物鹼。

性能 辛、苦，寒。有毒。殺蟲，解毒。

應用 用於疥癬，瘡毒，毒蛇咬傷。外用搗敷、煎水洗或用塊根磨汁塗。

文獻 《大辭典》下，4921；《新華本草綱要》一，229。

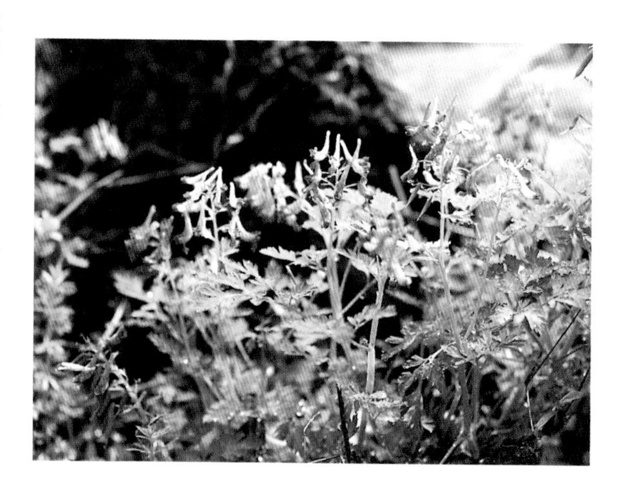

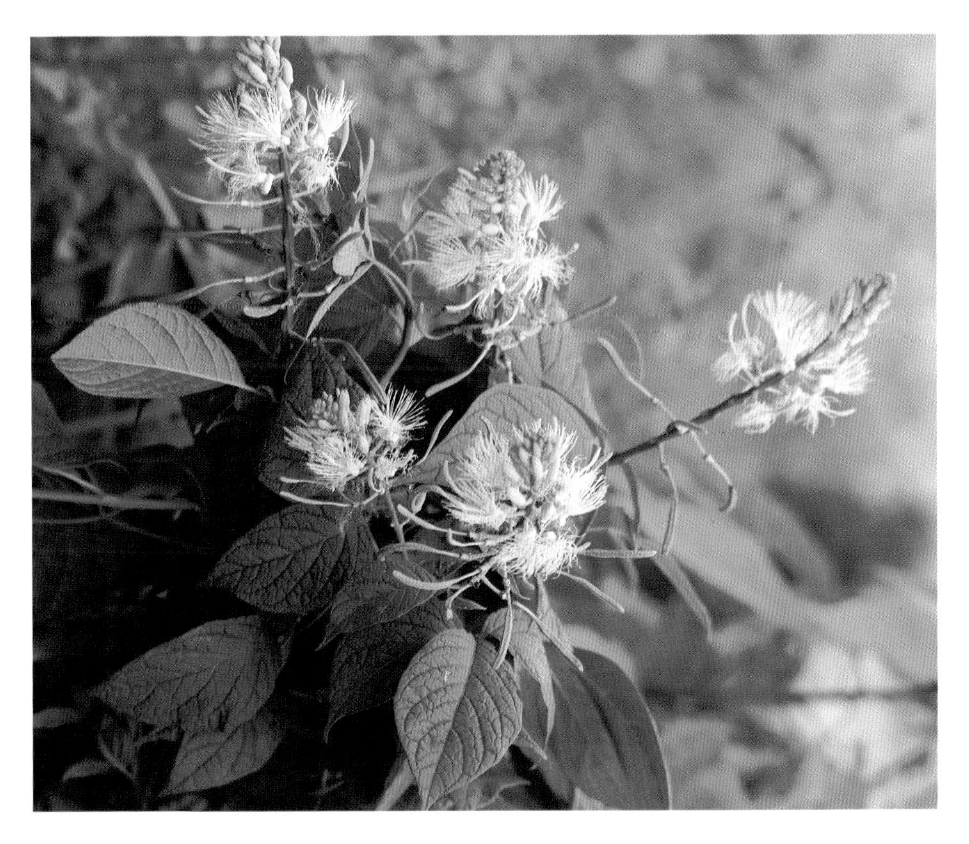

5109 節蒴木

來源 白花菜科植物節蒴木 Borthwickia trifoliata W. W. Sm. 的果實。

形態 灌木或小喬木，高1~6m，枝、葉鮮時或乾後長期均有濃香氣。葉對生，3出掌狀複葉，頂生小葉較長，長圓狀披針形，側生小葉卵狀披針形，長8~20cm，寬4~10cm，兩面近無毛，葉柄長5~13cm。總狀花序頂生，單1，稀3出，長8~20cm；花瓣5~8，白色，長圓形或匙形，雄蕊60~70，子房綫柱形，由4心皮組成；花柱與柱頭不分明。蒴果引長達6~9cm，具4~6棱，頂端有喙，基部下延成柄；種子多數，有雕刻狀細紋。

分佈 生於低山熱帶溝谷雨林中，分佈於雲南南部和西南部。

採製 秋末果實成熟時採收，曬乾。

性能 微苦、辛，溫。消滯，溫中散寒。

應用 用於胃炎，腹冷痛。用量10g。

文獻 佤族藥調查資料。

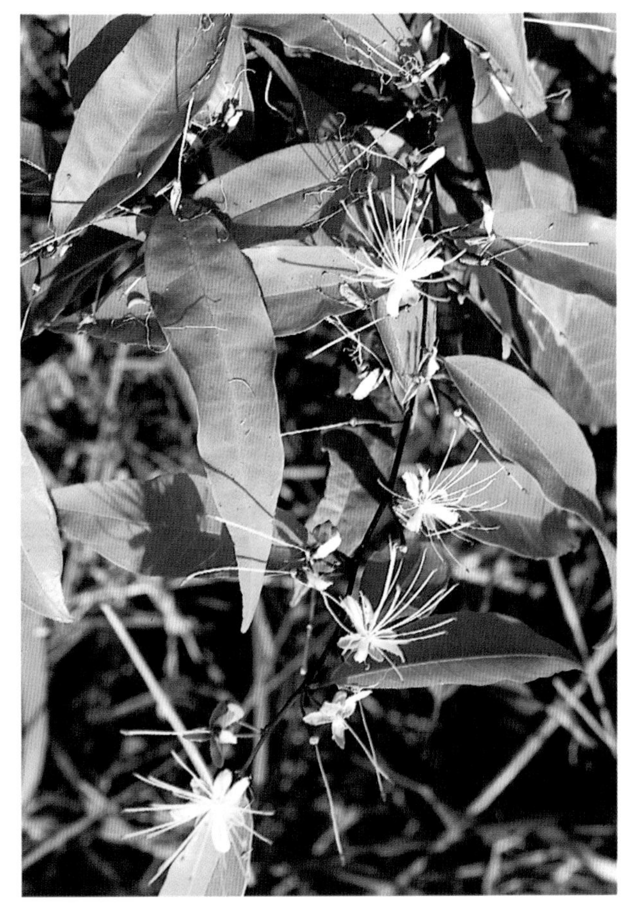

5110 膜葉槌果藤

來源 白花菜科植物膜葉槌果藤 Capparis membranacea Gard. et Champ. 的根、葉。

形態 藤本或灌木，高3~6m。枝無刺或有外彎的小刺，莖上多刺。葉互生，膜質或紙質，長圓形至披針形，長4~13cm，先端漸尖，基部楔形或漸窄，向下漸尖成柄，側脈5~9對，乾後常呈黃綠色。花白色，腋上生，1~5朵排成一短縱列；花梗長約1~1.8cm；萼片4，廣卵形，長5~6mm，初被短絨毛；花瓣4，倒卵形，長7~10mm；雄蕊20~30，長約2cm；子房卵形，柄長15~18mm。漿果球形，徑8~15mm，紅色或紫黑色，表面粗糙；種子1~5，褐色。

分佈 生於山谷疏林中、林緣或灌木叢中。分佈於廣東、廣西、香港。

採製 夏秋採收，鮮用或曬乾。

成分 含生物碱、氨基酸、有機酸。

性能 苦、澀，溫。有小毒。消腫止痛，舒筋活絡，破血散瘀。

應用 用於風濕骨痛，咽喉腫痛，腹痛，跌打腫痛，牙痛，閉經。用量3~9g；或鮮葉適量搗爛外敷治跌打腫痛。孕婦慎服。

文獻 《廣西本草選編》下，1448。

5111 魚木

來源 白花菜科植物大籽魚木 Carteva trifoliata (Roxb.) Sun var. macrosperma Hwang 的果和葉。

形態 喬木。枝暗灰色，有散生灰白色皮孔。托葉細小，鑽狀，早落；3出指狀複葉；小葉片卵圓形、橢圓形或卵狀披針形，無毛，長7~15cm，側面2小葉偏斜。花初時綠黃色，後轉淡紫色，排成頂生的傘房花序；萼片着生於花盤邊上，卵圓形或卵狀披針形，長4~7mm，近基部處狹窄；花瓣葉狀，卵圓形或長圓形，頂端鈍或急尖，瓣爪長約1cm，瓣片有脈4~6對；雄蕊13~20（~30）；雌蕊柄長4~7cm。果近球形，直徑2.5~4cm，有淡黃色小斑點；種子腎形，壓扁，背部通常有瘤狀小刺。

分佈 生於林中陰蔽及較潮濕之處。分佈於海南、廣東及廣西。

採製 全年可採葉，6~10月採果，曬乾。

性能 果有毒。

應用 用於跌打；葉健胃。

文獻 《廣東藥用植物手冊》，114。

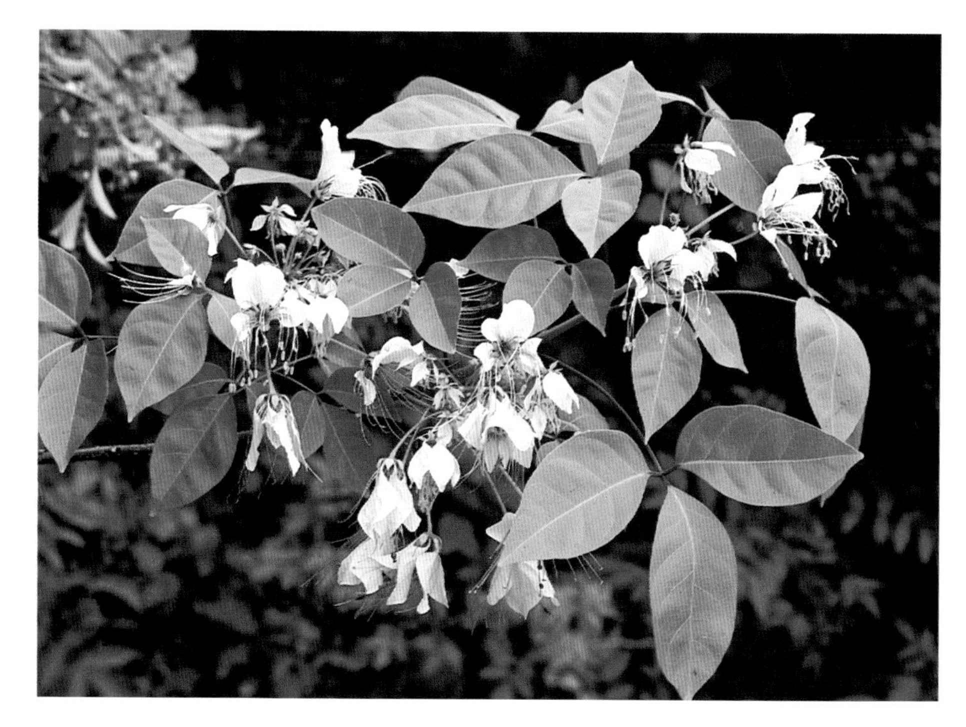

5112 水田碎米薺

來源 十字花科植物水田碎米薺 Cardamine lyrata Bunge 的全草。

形態 多年生草本。高30~60cm。莖直立，全株光滑無毛，少分枝，有稜角，多匍匐。基生葉有柄，琴狀卵形，淺波狀緣；莖生葉呈大頭羽狀分裂，長1~7cm，頂部寬卵形，基部耳狀；側生裂片2~7對，近無柄，邊緣淺波狀或全緣。總狀花頂生，花小，萼片4；花瓣4，白色，長5~8mm；雄蕊6；雌蕊1。長角果條形，扁平，微彎，長約3cm，寬約2mm，花柱宿存，長4mm，果梗長1.5~2cm。種子1行，褐色，有翅。

分佈 生於水田附近、水溝邊、湖泊水邊。分佈於中國東北、華北、西北、華東、中南。日本、朝鮮、俄羅斯聯邦之西伯利亞也有。

採製 夏秋季採挖，曬乾。

性能 甘、微辛，平。清熱，涼血，明目，調經。

應用 治療痢疾，吐血，目赤，雲翳，月經不調。用量：15~30g，水煎服。

文獻 《長白山植物藥誌》，477。

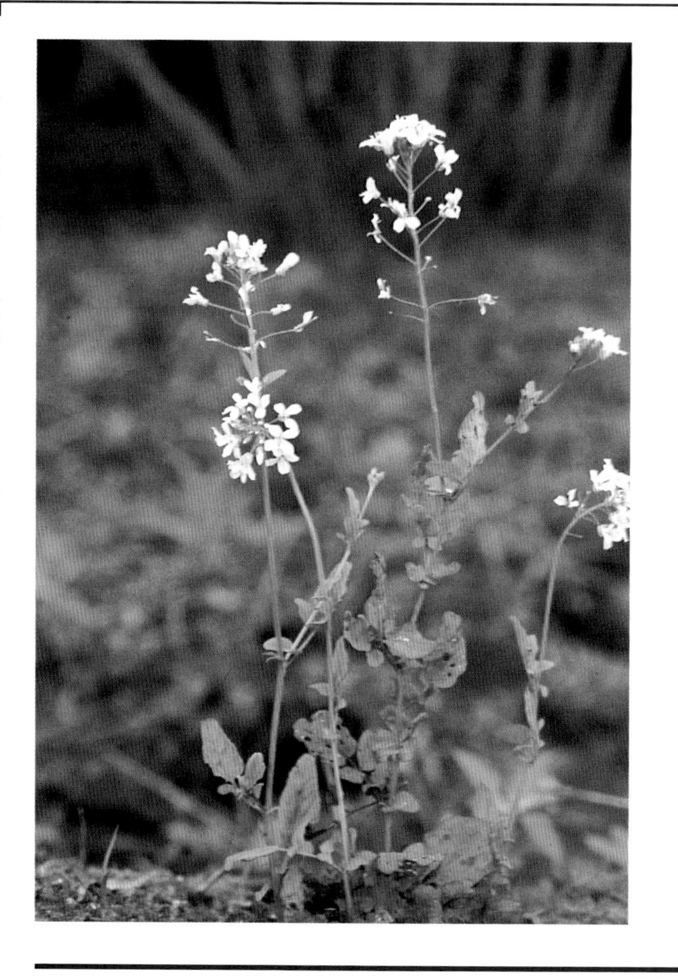

5113　珠芽八寶

來源　景天科植物珠芽八寶 Hylotelephium viviparum L. 的全草。

形態　多年生草本，高15~60cm。莖直立，不分枝。3~4葉輪生，葉比節間短，卵狀披針形或卵狀長圓形，先端漸尖，鈍，基部漸狹，葉腋生白色肉質芽，邊緣有疏淺牙齒。聚傘狀傘房花序，花密生，呈半圓球形；萼片5，卵形；花瓣5，黃綠色，卵形或長圓形；雄蕊10，對萼者與花瓣等長或稍長，對瓣者稍短，花藥黃色；鱗片5，綫狀楔形；心皮5，寬卵形，花柱綫形，基部狹。

分佈　生於山坡、林下岩石上。分佈於吉林、遼寧。

採製　夏秋採挖，鮮用。

性能　清熱解毒，活血化瘀。

應用　外用於治跌打損傷，疔瘡腫毒。用量30~50g（鮮品）。

文獻　《吉林省中藥資源名錄》，70。

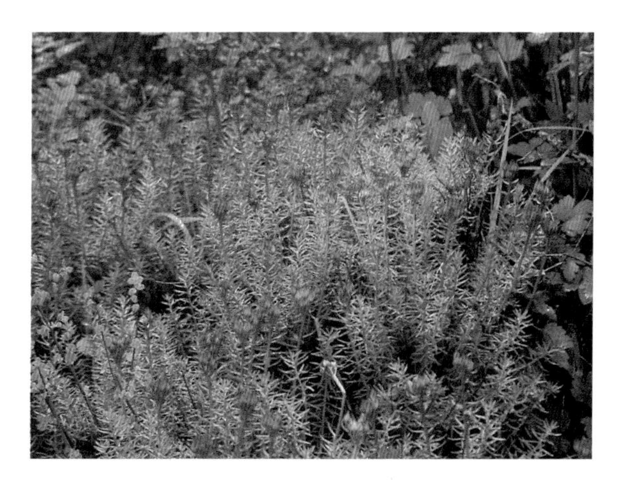

5114　小叢紅景天

來源　景天科植物小叢紅景天 Rhadiola dumulosa（Franch.）Fu 的根或全草。

形態　草本。根、主軸粗壯，分枝，地上部分常有殘存的老枝。一年生花莖聚生在主軸頂端，長10~24cm。葉互生，條形至寬條形，長7~10mm，寬1~2mm，頂端急尖；無柄。花序頂生，傘房狀；花兩性，雌雄異株；萼片5，條狀披針形，長約4mm；花瓣5，紅色或白色，披針狀矩圓形，直立，長8~11mm；雄蕊10，較花瓣短，花藥乾後棕紫色；鱗片扁長；心皮5，卵狀矩圓形，長6~9mm。蓇葖果，種子少數。

分佈　生於向陽山坡岩石上。分佈於陝西、甘肅、山西、河北、四川。

採製　夏季採挖，曬乾。

性能　滋陰，補血調精，養心安神，明目。

應用　用於月經不調，婦女虛勞，頭暈目眩，骨蒸癆熱。用量9~12g。

文獻　《甘孜州中草藥名錄》一，159。

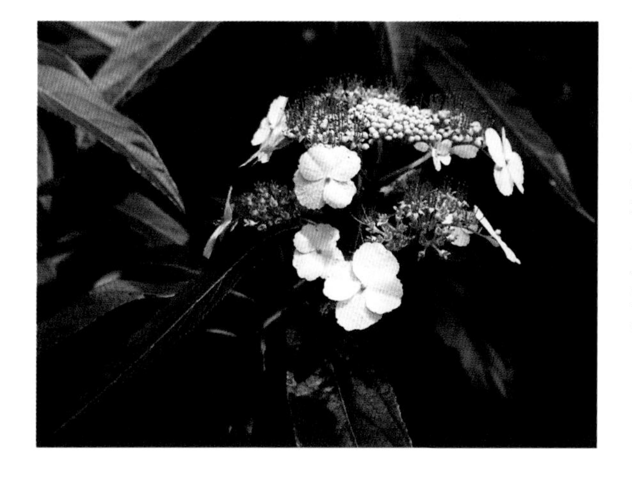

5115　土常山

來源　虎耳草科植物臘蓮繡球 Hydrangea strigosa Rehd. 的根。

形態　落葉灌木，高2~3m。小枝稍呈四棱形，平貼白色或淺褐色硬毛。單葉對生，長卵形、披針形或倒卵形，長8~20cm，寬2~8cm，先端漸尖，基部楔形或圓形，邊緣具細鋸齒，兩面具平貼硬毛。聚傘花序頂生，花梗平貼硬毛；外緣為不育花，萼片4，花瓣狀，白色或紫色；中央為孕性花，萼筒具三角形裂片，花瓣5，長方卵形，雄蕊1，花柱2，柱頭頭狀。蒴果半球形，頂端平截，有棱脊。

分佈　生於山坡灌叢、溪邊或林緣。分佈於安徽、湖北、浙江、四川、貴州、廣西。

採製　秋冬季採挖洗淨粗皮，切片，曬乾。

性能　辛、酸，涼；有小毒。消食積，解熱毒，截瘧。

應用　用於食積脹滿，癭瘤腫毒，瘧疾。用量8~12g。

文獻　《大辭典》上，172。

5116 肺心草

來源 虎耳草科植物突隔梅花草 Parnassia delavayi Fr. 的全草。

形態 多年生草本，高10~45cm。基生葉腎形或心形，長2.5~6cm，葉柄長達16cm；莖生葉圓形，基部心狀抱莖。花單生莖頂，白色，萼片5，卵形或倒卵形；花瓣5，匙形或倒卵狀披針形，長約2.5cm，全緣，有時基部有睫毛狀細裂；雄蕊5，藥隔褐色，呈鑽狀凸出於花藥上；蕊間退化雄蕊中部以上3深裂；花柱長於子房，柱頭3裂。蒴果橢圓形。

分佈 生於山坡、林緣。分佈於陝西、河南、湖北、湖南、四川、雲南。

採製 秋季採集全草，洗淨，曬乾。

性能 苦，微寒。清熱潤肺，消腫止痛。

應用 用於肺結核，腮腺炎，淋巴腺炎，喉炎，熱毒瘡腫。用量10~15g。

文獻 《大辭典》上，2973。

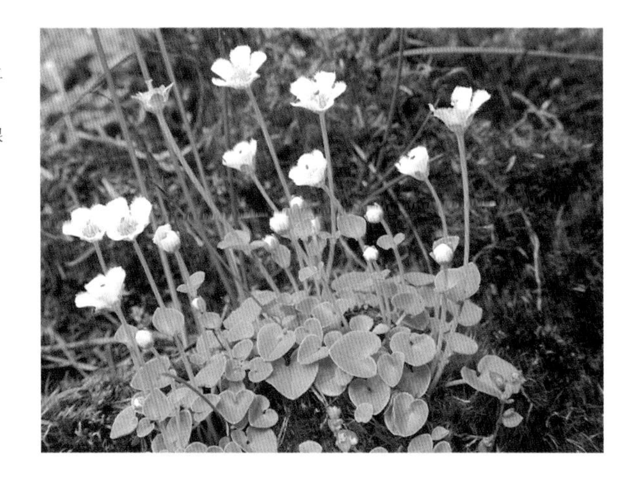

5117 青棉花藤

來源 虎耳草科植物青棉花藤 Pileostegia viburnoides Hook. f. et Thoms. 的根或葉。

形態 常綠木質藤本，長可達15m，全體無毛。營養枝遍生氣根。葉對生，橢圓形至披針狀橢圓形，長10~16cm，寬3~6cm，先端短尖或漸尖，基部楔形，葉背稀被星狀毛。傘房狀圓錐花序頂生；花萼5裂，裂片三角形；花瓣5，白色或綠白色，卵形；雄蕊8~10枚，花絲彎曲波狀，長4~5mm；花柱棒狀，長約1mm，柱頭6淺裂。蒴果陀螺狀，種子頂端有翅。

分佈 生於山野，常攀附於岩石或大樹上。分佈於浙江、江西、湖北、湖南、四川、貴州、廣東、台灣。

採製 夏季採葉，秋季採根，洗淨，曬乾。

性能 苦，微寒。根舒筋活絡，止痛；葉解瘡毒。

應用 根用於腰腿酸痛，用量5~12g；葉用於瘡毒，外用適量。

文獻 《大辭典》上，2531。

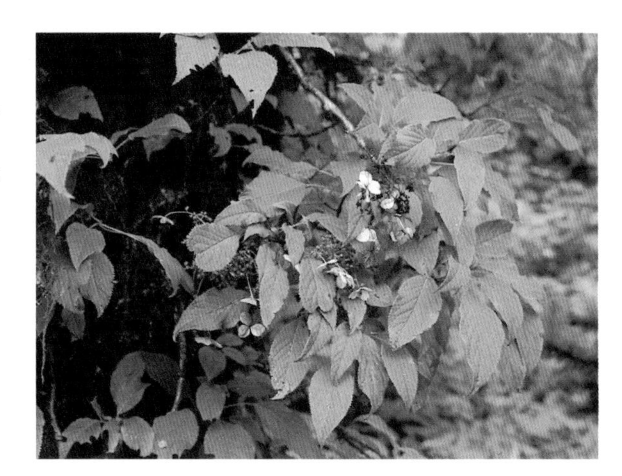

5118 光葉海桐（山枝仁）

來源 海桐科植物光葉海桐 Pittosporum glabratum Lindl. 的種子。

形態 常綠小喬木，高3~6m，全體無毛。葉互生，形狀差異很大，一般呈倒卵狀長橢圓形及倒披針形，長6~10cm，邊緣略波狀；葉柄長5~10mm。花黃色，生於小枝端，通常6~13朵，傘房狀；花梗長10~15mm，花萼5，基部聯合，邊緣有毛；花冠5，較萼長3倍；雄蕊5，與花冠互生；子房3室，無毛。蒴果卵形或橢圓形，長約2.5cm，3瓣裂；種子多數深紅色。

分佈 生於林中。分佈於四川、貴州、湖南、江西、福建、廣西、廣東、香港。

採製 秋後採果，取出種仁曬乾。

性能 苦、澀，平。清熱，生津止渴。

應用 用於虛熱心煩，口渴咽痛，瀉痢後重，倦怠無力。用量9~15g。

文獻 《大辭典》上，355。

附註 本品根含生物鹼、皂甙等。味苦、辛，性溫。祛風活絡，散瘀止痛，補肺腎，用於風濕性關節炎，坐骨神經痛，骨折，胃痛，牙痛，高血壓，神經衰弱，夢遺滑精，6~15g煎水服。葉甘、辛，微溫。可消腫解毒，止血。

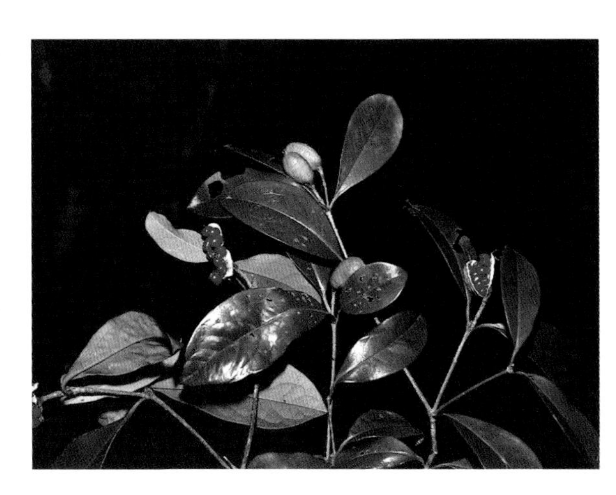

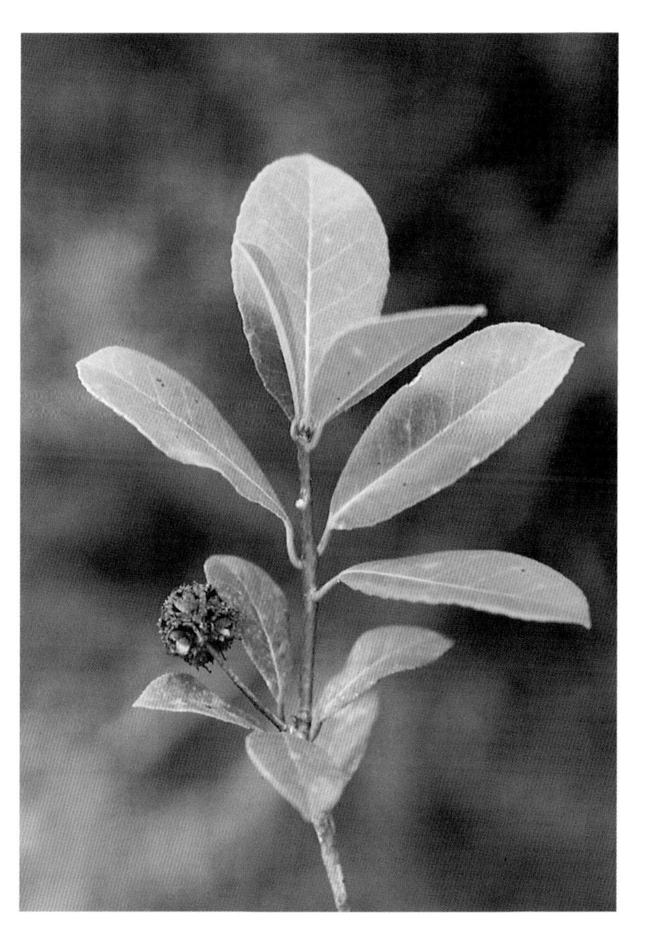

5119 蕈樹

來源 金縷梅科植物阿丁楓 Altingia chinensis (Champ.) Oliv. 的根、枝及葉。

形態 喬木。葉狹倒卵形，長5~12cm，頂端尖銳或鈍，基部楔形，邊緣有淺鋸齒。花單性，雌雄同株；雄花排成柔荑花序，無花瓣，雄蕊多數；雌花約15朵排成頭狀花序，萼齒不明顯，花瓣不存，花柱2，頂端捲曲。頭狀果序圓球形，直徑1.7~2.5cm；蒴果室背開裂，每爿2淺裂；種子多數，黃褐色，有光澤。

分佈 生於山地常綠闊葉林中。分佈於廣東、廣西、貴州、湖南、福建及浙江。

採製 全年可採，鮮用或曬乾。

性能 甘，溫。祛風除濕，舒筋活血。

應用 用於風濕關節炎，類風濕關節炎，腰肌勞損，慢性腰腿痛，半身不遂，跌打損傷，扭挫傷；外用刀傷出血。

文獻 《廣西藥用植物名錄》，256；《新華本草綱要》三，59。

5120 地薔薇

來源 薔薇科植物地薔薇 Chamaerhodos erecta (L.) Bunge 的全草。

形態 一或二年生草本，高8~40cm。根較細，長圓錐形。莖多為單一，直立，上部有分枝，密生腺毛或柔毛。基生葉3回3出羽狀全裂；莖生葉與基生葉相似，托葉3至多裂，基部與葉柄合生。聚傘花序着生莖頂，多花，常形成圓錐花序；花小，密被短柔毛，萼筒倒圓錐形，萼片三角狀卵形或長三角形，與萼筒等長，先端漸尖；花瓣粉紅色，先端微凹，基部有爪；雌蕊約10，離生。瘦果近卵形。

分佈 生於草原帶的礫石質丘坡、丘頂及山坡。分佈於東北、華北、陝西及新疆。

採製 夏秋採收，曬乾。

性能 苦、微辛，溫。祛風濕。

應用 風濕性關節炎。全草適量煎水洗患處。

文獻 《匯編》下，760；《內蒙古中草藥》，490。

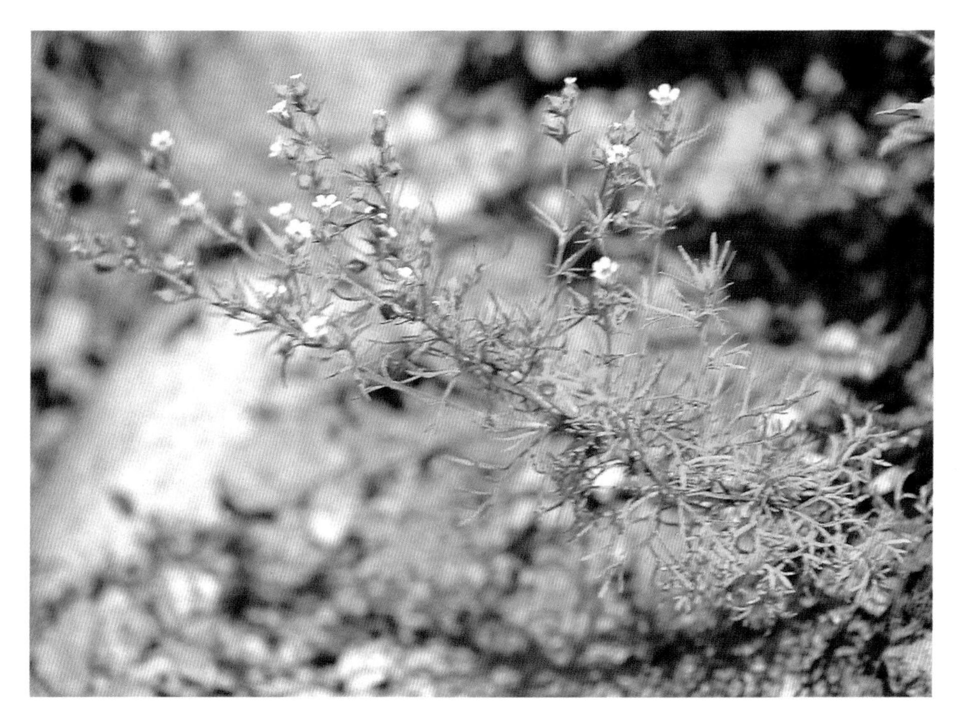

5121 毛山楂

來源 薔薇科植物毛山楂 Crataegus maximowiczii Schneid. 的果實。

形態 灌木或小喬木，高約7m。枝無刺或有刺；小枝幼時密生白色柔毛。葉互生；葉片寬卵形或菱狀卵形，長4~6cm，寬3~5cm，邊緣有疏重鋸齒，3~5淺裂，上面生短柔毛，下面密生灰白色柔毛；葉柄長1~2.5cm，有柔毛。複傘房花序生枝頂端；總花梗及花梗生灰白色柔毛；花白色，徑約1.2cm；萼筒鐘狀，外面生灰白色柔毛，裂片三角形或三角狀披針形；花瓣近圓形。梨果近球形，紅色，徑約8~10mm，萼裂片宿存。

分佈 生於雜林中或林緣。分佈於黑龍江、吉林、遼寧、內蒙古、山西、陝西、河南。

採製 秋季果熟時採摘，曬乾。

性能 酸，微溫。健胃消食，散瘀強心。

應用 用於治消化不良，心腹脹痛，高血脂症等，用量10~20g。

文獻 《長白山植物藥誌》，534。

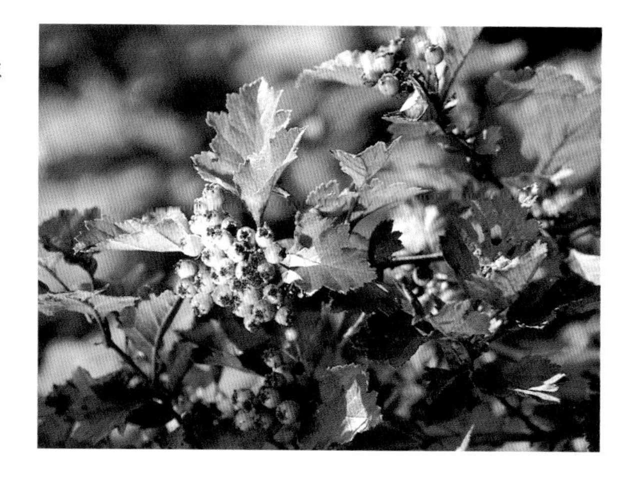

5122 棣棠花

來源 薔薇科植物棣棠花 Kerria japonica (L.) DC. 的花及枝葉。

形態 灌木，小枝有棱。葉卵形或三角狀卵形，葉緣有重鋸齒，兩邊常被短柔毛。花單生於側枝頂端，花梗長，萼筒扁平，裂片5，卵形，全緣；花瓣黃色，寬橢圓形；雄蕊多數，離生；心皮5~8，被柔毛，花柱約與雄蕊等長。瘦果黑色，萼片宿存。

分佈 生於山澗、岩石旁或灌叢中。分佈於甘肅、陝西、河南、江蘇、浙江、湖北、湖南、江西、廣東、四川、雲南。

採製 夏季採花及枝葉，鮮用或曬乾。

成分 含土木香腦 (helenin) 等。

性能 苦、澀，平。花化痰止咳。枝葉祛風利濕，解毒。

應用 花用於肺結核咳嗽。枝葉用於風濕關節痛，小兒消化不良，癰癤腫毒，蕁麻疹，濕疹。

文獻 《匯編》下，602。

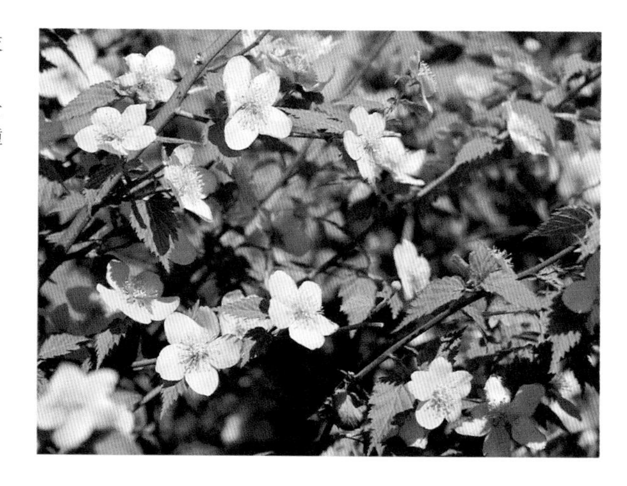

5123 黑果

來源 薔薇科植物華西小石積 Osteomeles schwerinae schneid. 的根、葉。

形態 灌木，高1~2m，小枝紅褐色或紫褐色，幼枝被毛。單數羽狀複葉，小葉7~15，橢圓狀長圓形或倒卵狀長圓形，長5~10cm，寬2~4mm，先端急尖，基部近圓形，兩面被稀疏柔毛。傘房花序頂生，着花3~5，花白色，徑約1cm，梨果卵形或近球形，徑6~8mm，成熟時藍黑色，萼裂片宿存，小核5。

分佈 生於山坡路邊灌叢中。分佈於雲南、四川、貴州。

採製 全年可採，曬乾。

性能 微澀，平。清熱解毒，收斂止瀉，祛風除濕。

應用 用於咽喉炎，腮腺炎，痢疾，腸炎，腹瀉，風濕麻木，關節疼痛，水腫，子宮脫垂，癰瘡，無名腫毒，外傷出血。用量10~15g；外用葉研末或搗敷。

文獻 《匯編》下，761。

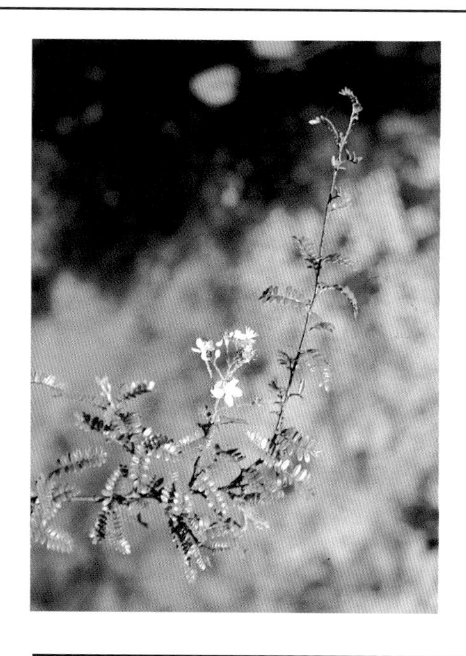

5124　苦櫻桃

來源　薔薇科植物大櫻 Prunus majestica Koehne 的根、葉、果及樹皮。

形態　落葉喬木，高6~8m，樹皮帶紫黑色，皮孔顯著。葉互生，卵形或卵狀橢圓形，長6~14cm，寬3~6cm，上面近無毛，下面被稀疏柔毛，邊緣具有腺的重鋸齒，葉柄長1~1.5cm，兩側具腺體2或4。花開於葉前，3~6簇生或有梗的總狀花序式；花粉紅色，裂片5。核果橢圓球形，長6~8mm，成熟時鮮紅至紫黑色；種子光滑，外面有稜。

分佈　生於向陽山坡疏林中，分佈於雲南南部。

採製　根和樹皮全年可採；葉夏、秋採收，分別曬乾。

性能　苦、澀，涼。清熱解毒，祛風除

應用　樹皮用於重感冒，流感，痢疾，皮膚瘙癢；果用於益腎，咽喉炎，聲啞；種子用於痧，麻疹；根用於月經不調。用量根或樹皮30g，種子5~10g；葉外用煎水洗。

文獻　《拉祜族常用藥》，239。

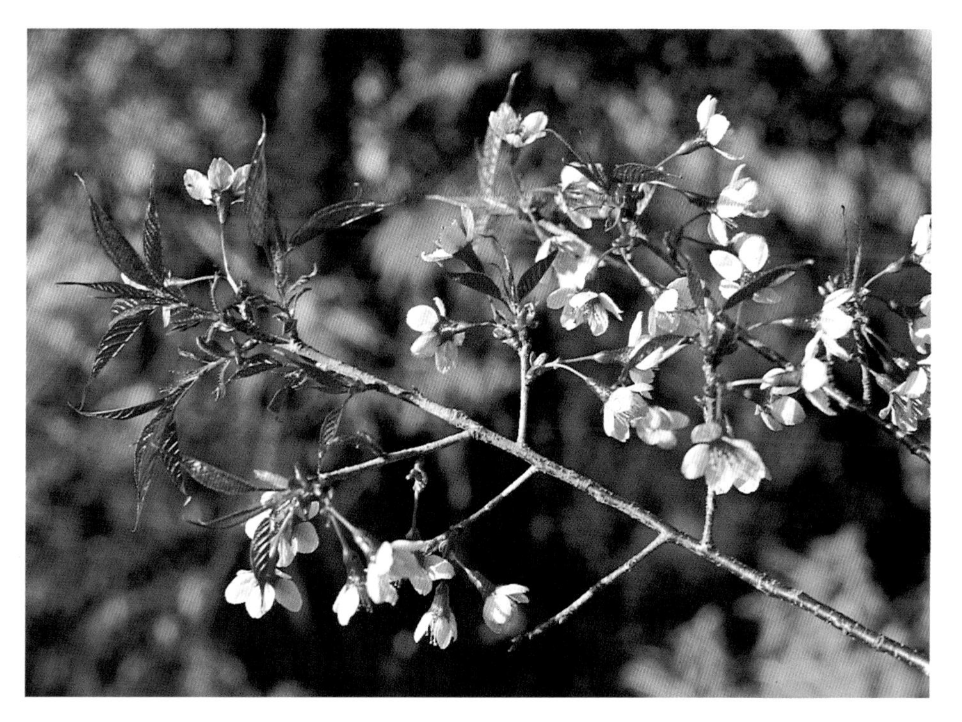

5125　遼杏

來源　薔薇科植物東北杏 Prunus mandshurica Koehne 的種子。

形態　落葉大喬木，高達15m。幼枝無毛。葉片卵形或寬卵形，長6~12cm，寬3~8cm，先端尾尖，基部圓形，稀心形，邊緣有粗重鋸齒；葉柄長2~3cm，近上端有2腺體。花1朵，稀有2朵，徑約2.5cm，生於葉腋，光葉開放；花梗長約1cm，無毛，長於萼筒；花瓣白色；雄蕊多數；心皮1，有短柔毛。核果扁圓形，有短柔毛，黃色，有紅暈或紅點；核兩側扁平，長13~18mm，寬11~18mm，粗糙，邊緣鈍。

分佈　生於向陽山坡的灌叢中。分佈於黑龍江、吉林、遼寧、內蒙古。

採製　夏季果熟時採摘，去果肉及核殼，取種仁，曬乾。

成分　種子含苦杏仁甙（Amygdalin）。

性能　苦，溫。有小毒。止咳平喘，潤腸通便。

應用　用於治咳嗽氣喘，胸滿痰多，腸燥便秘。用量5~15g。

文獻　《長白山植物藥誌》，528；《匯編》上，411。

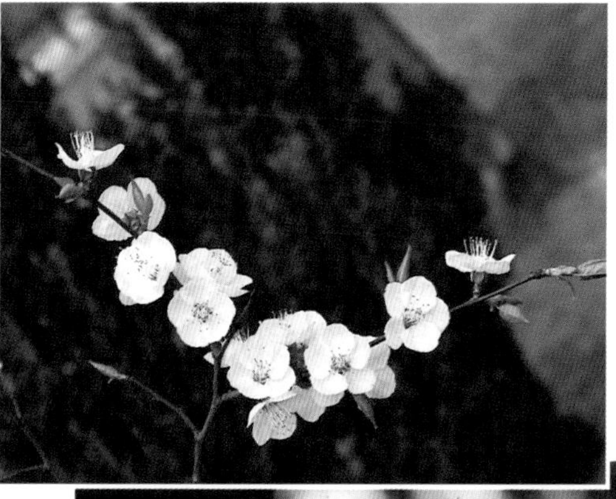

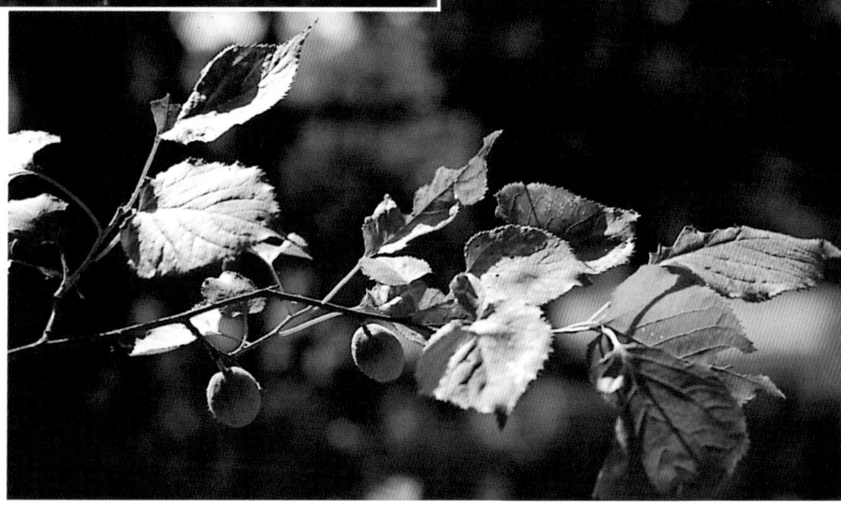

5126 腺葉野櫻

來源 薔薇科植物腺葉野櫻 Prunus phaeosticta (Hance) Maxim 的全株。

形態 灌木或小喬木，高3~5m。小枝有稜，褐色。葉互生，革質，矩圓狀披針形，橢圓形或矩圓狀倒卵形，長5~12cm，頂端尾狀漸尖，全緣或偶有在上半部有少數尖銳鋸齒，上面有光澤，下面散生紫褐斑點，近基部有2腺體；葉柄長4~8mm；托葉早落。總狀花序腋生，短於葉，有花3~10朵；萼筒鐘狀，5裂，裂片卵形，有不明顯的淺鋸齒；花瓣5，白色，倒卵形；雄蕊多數，長於花瓣；心皮，花柱比雄蕊短。核果球形，徑約1cm。

分佈 生於丘陵和山地密林中。分佈於雲南、廣西、廣東、台灣。

採製 全年可採，曬乾。

性能 活血行瘀，鎮咳，利尿。

應用 用於經閉，癥痕，咳嗽，水腫。用量9~15g。

文獻 《廣東藥用植物手冊》，261。

附註 種子活血行瘀，潤燥滑腸；用於大便結燥。

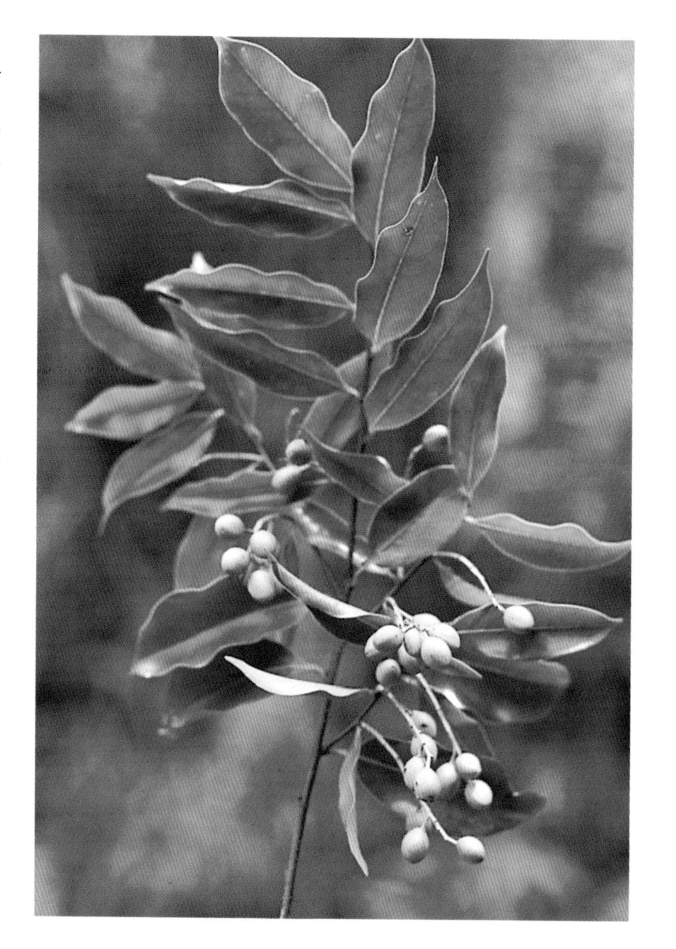

5127 梨

來源 薔薇科植物白梨 Pyrus bretschneideri Rehd. 的果實。

形態 喬木，高達10m。小枝紫褐色。葉卵形或橢圓狀卵形，先端漸尖或長尾尖，邊緣有尖鋸齒，齒尖具長芒刺，微向內側靠攏。傘形總狀花序，總花梗及花梗嫩時有毛；萼片三角形，內面密生絨毛；花瓣白色；雄蕊多數；花柱5或4。果實卵形或近球形，萼片脫落，黃色，有細密斑點。

分佈 栽培於遼寧及華北、西北各地。

採製 8~9月間果熟時採，鮮用或切片曬乾。

成分 果實含蔗糖、果糖。

性能 甘、微酸，涼。生津潤燥，清熱化痰。

應用 用於熱病，津傷煩渴，痰熱驚狂，便秘，噎膈等。

文獻 《大辭典》下，4496。

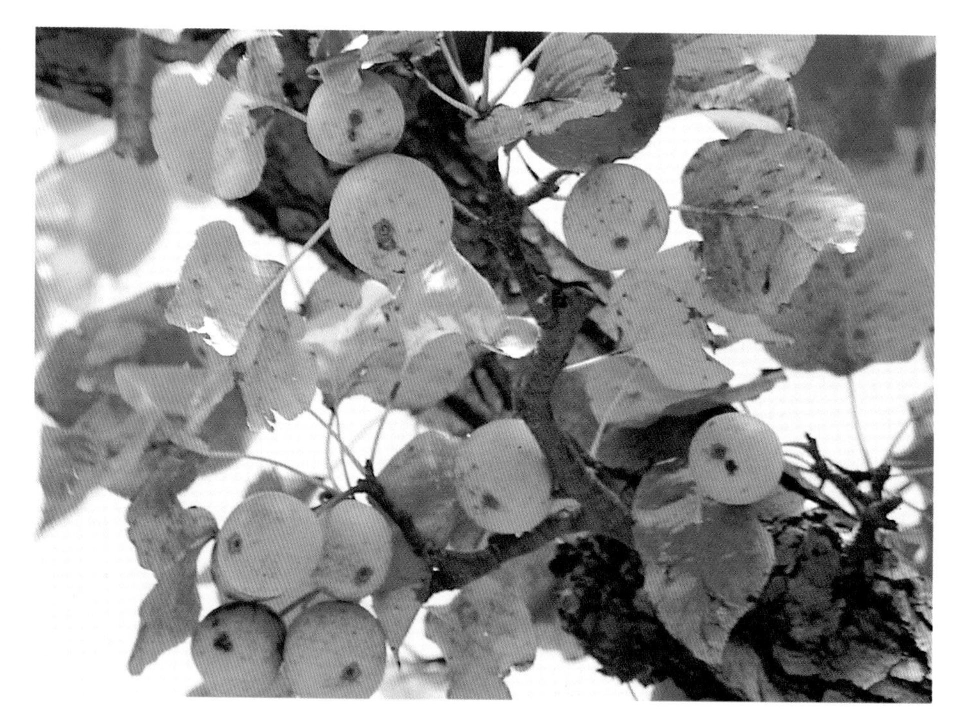

5128 車輪梅

來源 薔薇科植物石斑木 Rhaphiolepis indica (L.) Lindl. 的枝葉或根。

形態 灌木，高1~4m。小枝幼時生褐色絨毛。葉互生，革質，卵形、矩圓形，稀矩圓狀披針形，長4~8cm，頂端圓鈍、急尖或短漸尖，邊緣有細鈍鋸齒，兩面無毛或下面有疏絨毛；柄長5~18mm。圓錐花序或總狀花序頂生，總花梗和花梗密生鏽色絨毛；花白色或淡紅色，徑1~1.3cm；苞片和小苞片膜質，狹披針形，萼5裂，裂片披針形，長6~8mm；花瓣5，約與萼等長；雄蕊15~20；子房下位。梨果球形，大小不等，通常徑約6mm，熟時紫黑色。

分佈 生於山坡或溪邊灌木叢中。分佈於安徽、浙江、湖南、江西、貴州、雲南、福建、廣東、廣西、台灣。

採製 全年可採，曬乾。

性能 苦、澀，寒。枝葉消炎去腐。根驅風散熱，消腫。

應用 葉用於潰瘍紅腫，刀傷出血，適量煎水洗或搗敷。根用於跌打損傷，腳踝關節陳傷作痛。用量9g，或適量搗爛外敷。

文獻 《新華本草綱要》三，119；《大辭典》下，3115。

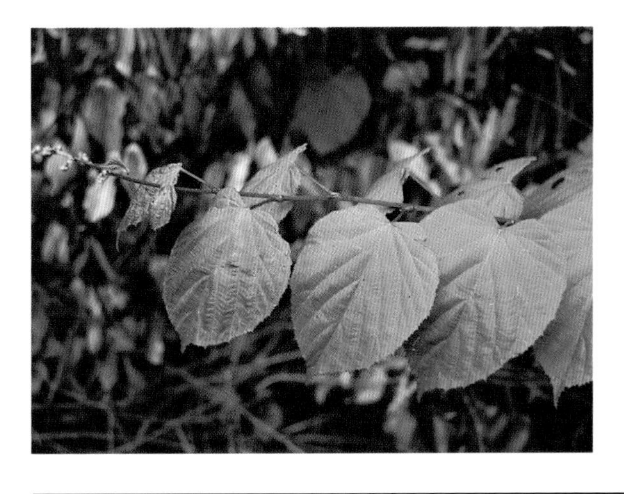

5129 毛萼梅

來源 薔薇科植物毛萼梅 Rubus chroosepalus Focke 的根。

形態 灌木。莖有短鉤狀皮刺，幼時具細柔毛。單葉互生，圓形，徑7~10cm，頂端急漸尖，基部心形，邊緣有不整齊尖鋸齒，有時近基部淺裂，下面灰色，有絨毛；葉柄長3~6cm，有鉤刺，托葉細裂，早落。圓錐花序頂生，長12~20cm；被絹狀長柔毛，花直徑1~1.5cm；萼裂片披針形或卵形，頂端長漸尖，外面被灰色絨毛，肉面深紫色；無花瓣；雄蕊多數。聚合果球形，徑約1cm，熟時黑色，花托有白色長毛。

分佈 生於山坡灌叢中。分佈於陝西、四川、雲南、貴州、湖北、湖南、皮灰、福建、廣東、廣灰。

採製 四季可挖，洗淨，曬乾。

性能 祛瘀通經。

應用 用於跌打損傷，用量15~30g。

文獻 《四川宜賓中草藥植物名錄》，150。

附註 果可生食。

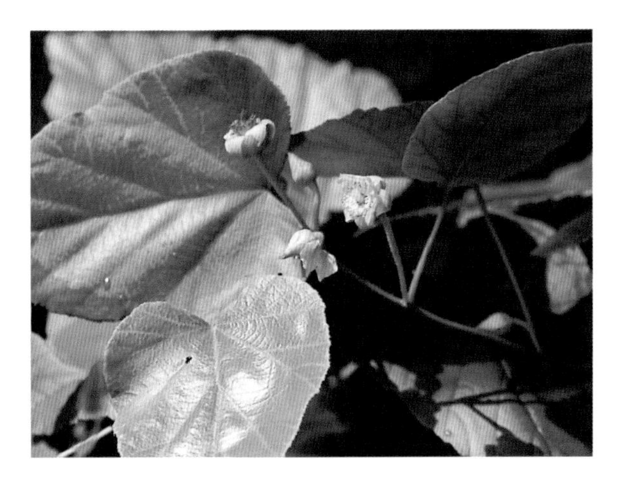

5130 太平莓

來源 薔薇科植物太平莓 Rubus pacificus Hance 的全株。

形態 灌木。枝上部散生皮刺，下部常無刺。單葉互生，革質，卵狀心形或心形，葉緣具不整齊鋸齒，下面疏生灰色絨毛，葉柄疏生細刺。花3~6朵成總狀花序，總花梗密生灰黃色茸毛，苞片卵狀披針形，花萼鐘狀，5裂，卵狀橢圓形，兩面密生絨毛；花瓣5，白色；雄蕊多數；雌蕊多數，生於凸起花托上。聚合果球形，紅色。

分佈 生於山坡灌叢內或路旁草坡上。分佈於華東、中南及華南。

採製 全年可採，洗淨，切碎，曬乾。

性能 淡，涼。清熱，止痛。

應用 用於產後腹痛，發熱。

文獻 《浙江藥用植物誌》上，528。

5131 腺地榆

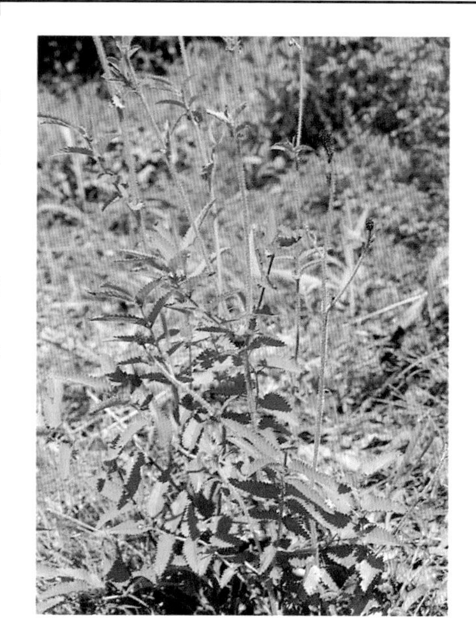

來源 薔薇科植物腺地榆 Sanguisorba glandulosa Kom 的根及根莖。

形態 多年生草本，高40~70cm，全株被有白色的腺毛。根較粗狀，圓柱形或紡錘形，褐色或微帶暗紅色。莖直立，上部有分枝，有明顯的縱細稜和淺溝，幼時被白色腺毛多而長。單數羽狀複葉，基部葉和莖下部葉有小葉片7~15，連葉柄長10~20cm；小葉片橢圓形、矩圓形，長1~2cm，寬0.7~1.6cm，先端圓鈍或稍尖，基部心形或截形，邊緣具尖圓牙齒，綠色，下面淺綠色，兩面均被腺毛；莖上部葉小，有柄或近無柄。穗狀花序頂生，多花密集，卵形、圓球形或圓柱形，長1~3cm，徑6~12mm，花穗紫紅色，有下垂；花藥黑紫色。瘦果寬卵形，長約2~3mm，包於宿存的萼筒內。

分佈 生於闊葉林下及林緣草甸地。分佈於東北、黑龍江、內蒙古東部。

採製 春季發芽和秋季植株枯萎前挖採，除去雜質及殘莖、鬚根，曬乾。

性能 苦、酸，寒。涼血止血，解毒，收斂，止瀉。

應用 治療熱證出血，吐血，衄血，腸風下血，痔漏，腫毒，燒傷。

文獻 《大興安嶺藥用植物》，225。

5132 長葉地榆

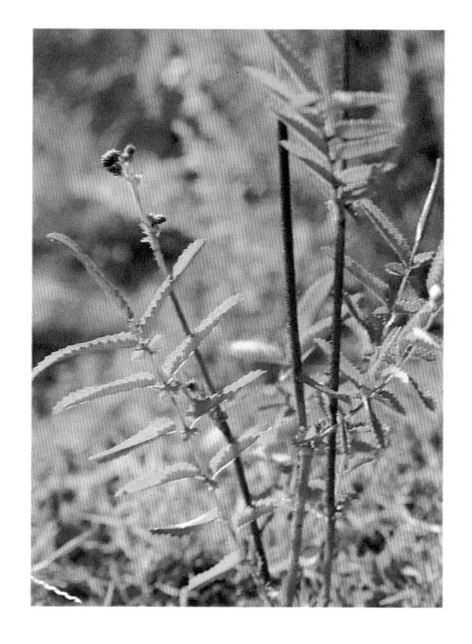

來源 薔薇科植物直穗粉花地榆 Sanguisorba grandiflora Mak. 的乾燥根。

形態 多年生草本，高30~100cm。根直立紡錘形。莖直立，上部有分枝，全光滑幾無毛。奇數羽狀複葉，小葉披針形或長圓狀披針形，長4.5~7.5cm，寬6~16mm，有短柄或近無柄，基部楔形，歪楔形或微心形。穗狀花序圓柱狀，長3~5cm，徑6~8mm，花綠紫紅色、粉紅色或紫紅色，有時稍帶白色；雄蕊比萼片長達1倍，花絲長約4.5mm，瘦果卵圓形，褐色。

分佈 生於草甸子、水甸子附近、山坡草地。分佈於東北及內蒙古。

採製 春秋挖根洗淨，曬乾。

性能 苦、酸、澀，微寒。有涼血，止血，收斂止瀉，清熱解毒，生肌斂瘡之功能。

應用 主治咯血，吐血，尿血，胃腸出血，痔瘡，癰腫瘡毒。用量15~25g。

文獻 《東北藥用植物》。

5133 紅果樹

來源 薔薇科植物紅果樹 Stranvaesia davidiana Decne 的果實。

形態 小喬木，高1~10m。小枝紫褐色，幼時密生長柔毛。單葉互生，葉片矩圓狀披針形或長倒卵形，長5~12cm，寬2~4.5cm，先端急尖，基部楔形，全緣。沿中脈有柔毛。複傘房花序頂生，總花梗和花梗密被柔毛；花白色，萼鐘狀，有疏柔毛，裂片三角形；花瓣5，近圓形。梨果近球形，猩紅色，直徑7~8cm。

分佈 生於山坡灌叢或林緣。分佈於陝西、江西、四川、雲南、貴州、廣西。

採製 秋季採摘，曬乾。

性能 辛、甘，平。清熱，除濕，化瘀，止痛。

應用 用於熱痢，風濕，跌打，消化不良。用量10~15g。

文獻 《貴州中草藥名錄》，239。

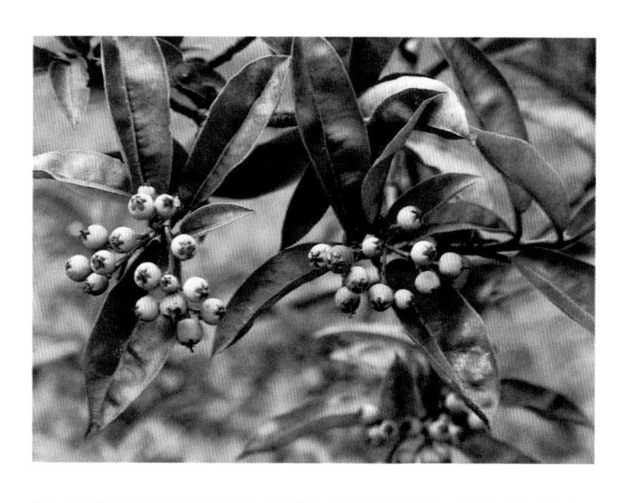

5134 小馬鞍葉

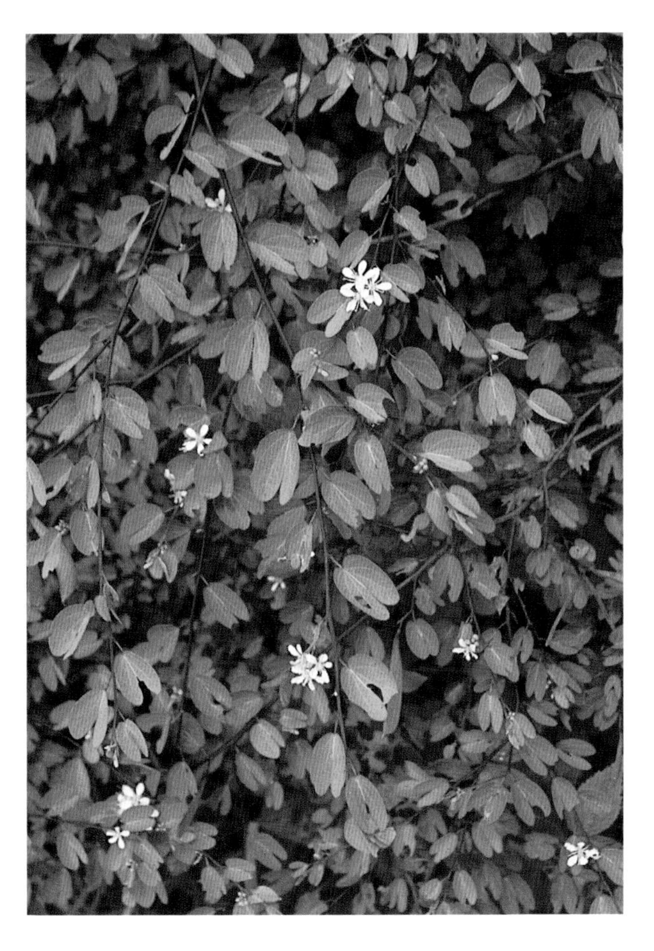

來源 豆科植物小馬鞍葉羊蹄甲 Bauhinia faberi Oliv. var. microphylla Oliv 的根。

形態 小灌木，高1~3m。小枝具稜。葉通常近圓腎形，長6~12mm，頂端2裂，裂至葉的1/3~1/2處，裂片橢圓，基部闊圓形或多少凹入為心形，全緣，下面有短柔毛和松脂質丁字毛，脈7~9條；葉柄長約5mm。花排成傘房狀短總狀花序，頂生或與葉對生；萼筒短，具2個裂片；花冠白色；能育雄蕊10，5長5短；子房密生長柔毛。莢果簇生，條狀倒披針形，頂端偏，有細尖，基部漸狹，革質，開裂。

分佈 生於山坡林中、荒坡、路旁或村旁。分佈於湖北、四川、西藏、雲南、甘肅。

採製 夏秋採挖，曬乾。

性能 消炎，補心。

應用 用於中耳炎，心悸。用量9~15g。

文獻 《四川阿壩州中草藥資源普查報告》，135。

5135 薄葉羊蹄甲

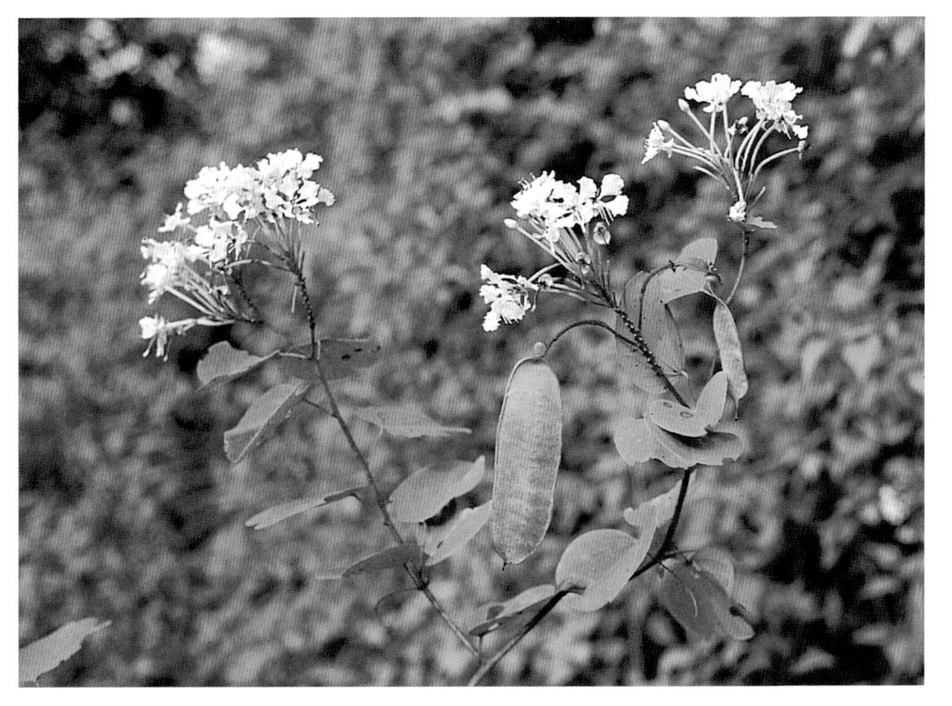

來源 豆科植物薄葉羊蹄甲 Bauhinia glauca (Wall. ex Benth. subsp. tenuiflora Watt ex C. B. Clarke) K. et S. S. Larser 的根、葉。

形態 木質藤本，除花序微被鏽色短柔毛外其餘無毛。葉膜質，近圓形，長5~7cm，先端2裂達葉長的1/6~1/5，鈍圓，基部平截或寬心形，基出脈7~9。傘房花序式總狀花序，頂生或與葉對生；花托長2.5~3cm。為萼片長的4~5倍，花冠白色，長10~12cm。莢果稀開裂，長15~20cm，寬4~6cm，莢縫綫增厚；種子10~20，在莢果中排成一縱列，卵形，長約1cm。

分佈 生於低、中山林緣藤灌叢中，分佈於雲南、貴州。

採製 全年可採，曬乾。

性能 辛、甘、微苦，溫。補腎氣，提升、止血，鎮咳。

應用 用於脫肛，子宮脫垂，咳嗽，血崩，遺精，滑精。用量10~20g。

文獻 《綱要》二，101。

5136 草雲實

來源 豆科植物含羞雲實 Caesalpinia mimosoides Roxb. 的根和葉。

形態 藤狀灌木，莖、枝及葉軸密生皮刺和短柔毛。2回羽狀複葉，長20~45cm，羽片10~16，每羽片有小葉12~24，橢圓形或長圓形，長0.8~1.2cm，先端圓或急尖，兩面沿中脈被短柔毛。頂生總狀花序，長25~40cm，花萼長約1.3cm，外面密被黃色絨毛，萼齒5，花冠裂片5，白色具紫紅色斑；雄蕊10，花絲下部密被長柔毛。莢果長圓筒形，長8~15cm，寬4~5cm，先端有短喙，外面密生針狀皮刺；種子4~8，成熟時灰黑色。

分佈 生於熱帶低山或盆地路邊灌叢中，分佈於雲南南部。

採製 全年可採，曬乾。

性能 微苦，平。

應用 根用於體虛無力，腰痛，跌打損傷，用量50g 泡酒，一週後內服；葉用於水腫，用量25~50g。

文獻 《綱要》二，103；《傣醫傳統方藥誌》，96。

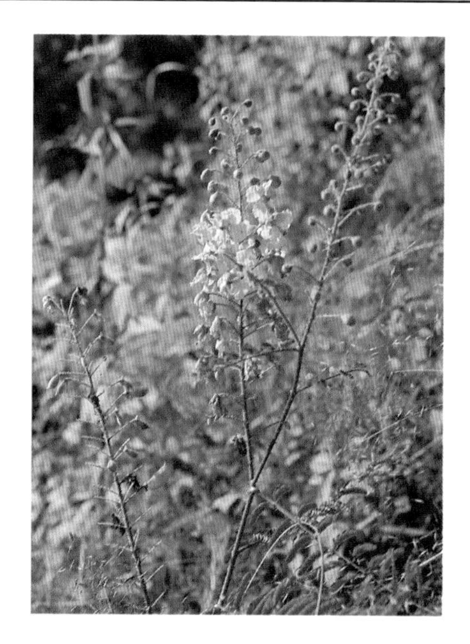

5137 大紅袍

來源 豆科植物毛抗子梢 Campylotropis hirtella (Fr.) Schindl. 的根。

形態 小灌木，高達1m，主根粗壯，木質，堅韌，外皮鐵鏽色，斷面紅色，火烤後常滲出紫紅色油汁。幼枝密被黃褐色毛。3出複葉，小葉革質，三角狀卵形，長2.5~7cm，寬1.5~4cm，兩面及葉柄密被黃棕色毛。圓錐花序頂生或腋生，長達28cm，花冠紫色或藍紫色，蝶形。莢果橢圓形或斜卵形，被貼生長毛，長5~6mm，具紫色脈紋。

分佈 生於林緣、溪邊、草坡灌叢中或松林下。分佈於雲南和四川。

採製 秋末冬初採挖，洗淨，曬乾。

性能 澀，涼。活血，調經，止血，消炎，止痛。

應用 用於痛經，婦女血崩，用量25g。月經不調，閉經，根150g泡酒500g，5日後服用，日服10~20ml。慢性胃炎，潰瘍，用根50g，加水煮帶皮雞蛋（用針鑽5~6小孔）2個，煮4小時後食用。

文獻 《雲南中草藥選》，64。《綱要》二，105。

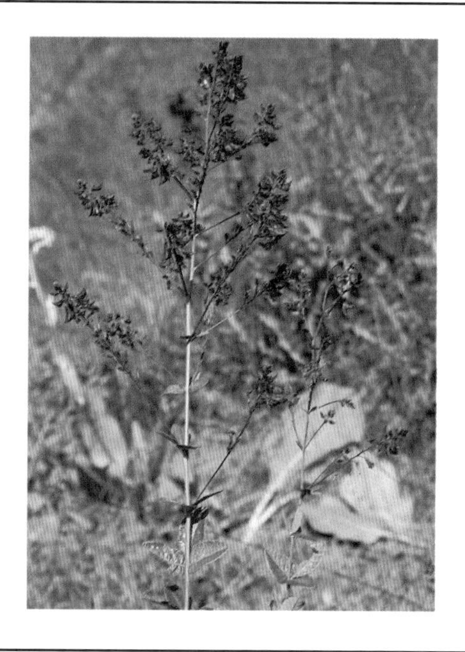

5138 狹葉錦雞兒

來源 豆科植物狹葉錦雞兒 Caragana stenophylla Pojark. 的果實。

形態 矮灌木，高15~70cm。樹皮灰綠色、灰黃色或黃褐色，有光澤；小枝纖細，褐色、灰黃色，具條稜，幼時疏被柔毛。長枝上的托葉宿存並硬化成針刺狀，長3mm；葉軸在長枝上者亦宿存而硬化成針刺狀，長達7mm，短枝上的葉無葉軸；小葉4，假掌狀排列，條狀倒披針形，長4~12mm，寬1~2mm，先端銳尖，有刺尖，基部漸狹，綠色，多少縱向折疊。花單生，較小；花梗較葉短；花冠黃色，旗瓣圓形，有爪；子房無毛。莢果圓筒形，無毛。

分佈 生於乾草原、荒漠草原、山地草原的砂質土壤。分佈於中國內蒙古呼倫貝爾高原的西部，南及河北北部，山西、寧夏、甘肅、西藏。俄羅斯聯邦外貝加爾地區也有。

採製 秋季採集，曬乾。

性能 苦，寒。清熱解毒，燥濕。

應用 治療咽喉腫痛，濕疹，陰瘡。用量2~5g。

文獻 《內蒙古中草藥》，409。

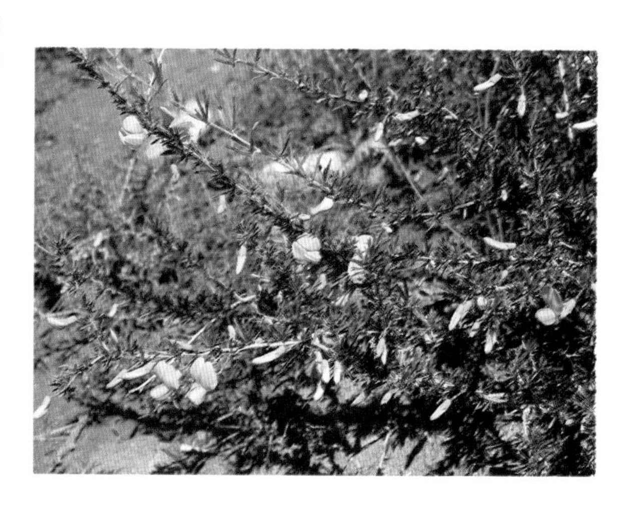

5139 對葉豆

來源 豆科植物有翅決明 Cassia alata L. 的葉。

形態 灌木或小喬木。雙數羽狀複葉互生，長30~60cm，小葉5~12對，矩圓形，長5~15cm，有細尖頭，硬革質，基部闊圓形，常偏斜，葉軸兩邊有狹翅；近無柄。總狀花序長15~30cm，生莖枝頂端；苞片大，三角形，膜質早落；花黃色，5瓣，具多數明顯的脈紋；雄蕊10，長短極不相等。莢果長舌狀，膜質，開裂，每瓣縱貫中央各有一闊翅，無毛，長10~20cm，寬15mm。

分佈 生於疏林中。分佈於雲南、廣西、廣東、台灣、香港（多為栽種）。

採製 全年可採，多為鮮用。

成分 含蒽醌類、黃酮類化合物，已知有大黃酸（Rhein）。

性能 辛，溫。瀉下，解毒，殺蟲。

應用 用於神經性皮炎，牛皮癬，濕疹，皮膚瘙癢，瘡癤腫瘍，毒蛇咬傷，緩瀉劑。適量搗汁塗搽。

文獻 《大辭典》上，1573；《新華本草綱要》二，110。

附註 全株有瀉下，解毒，殺蟲的功能。用於梅毒，毒物咬傷。根作為瀉藥，並用於感冒，支氣管炎，喘息，洗滌濕疹。

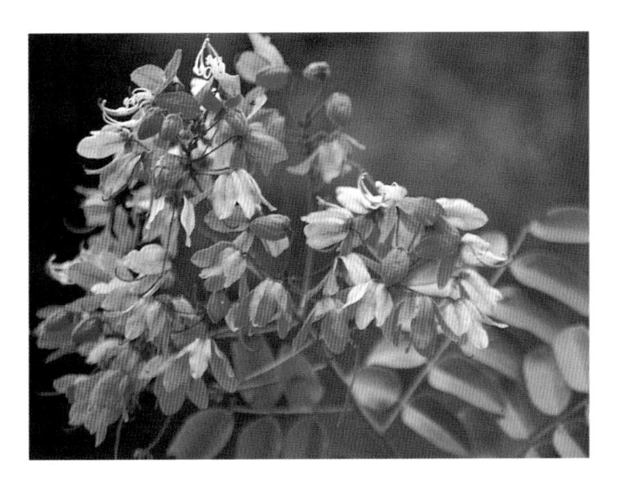

5140 回回豆

來源 豆科植物節果決明 Cassia nodosa Linn. L. 的種子。

形態 喬木，高4~6m，嫩枝被絲光狀毛，雙數羽狀複葉，小葉6~12，對生，橢圓形或長圓形，長1.5~3.5cm，寬1~1.5cm，先端渾圓，有時微凹，基部圓，具極短的柄，下面被柔毛。傘房花序頂生，長15~25cm，着花6~15，花大，粉紅色，徑約6cm，雄蕊10，3長7短，花柱內彎。莢果圓柱形，長約20~40cm，有明顯的節；種子卵球形，微扁。

分佈 廣東、廣西和雲南等地多栽培於庭園觀賞。

採製 秋季採收果實，曬乾，取種子或研末。

成分 種子含固定油（Fixedoil）、半乳糖配甘露聚糖。

性能 甘、苦，溫。稀痘，解毒。

應用 用於幼兒發痘，發疹，解天花毒。用量1~7粒，藥末同量。

文獻 《大辭典》下，3574；《綱要》二，113。

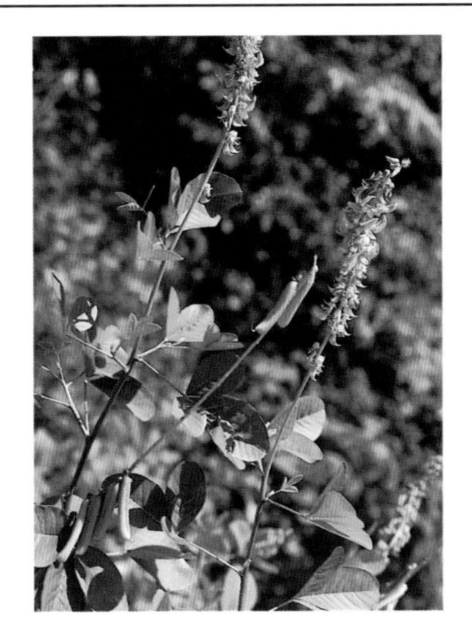

5141 豬屎豆

來源 豆科植物 Crotalaria mucronata Desv. 的根。

形態 半灌木狀草本，高約1m。莖、枝具溝紋，有柔毛。複葉互生，小葉3；中間小葉寬卵形或倒卵形，長4~8（~15）cm，下面微有毛，兩側小葉較小；葉柄長3.5~6cm，有毛，小葉柄長1.5mm；托葉細小，早落。總狀花序生枝上端，有花20~50朵；萼筒狀，齒5，被絹毛；花冠黃色，蝶形，遠較萼長，5瓣；雄蕊10；子房倒細錐形，花柱細長。莢果圓柱形，長約5cm，徑約6mm，下垂；種子多數。

分佈 生於山坡、荒地。分佈於山東、四川、雲南、湖南、浙江、福建、廣西、廣東、台灣、香港。

採製 夏季採挖，曬乾。

成分 種子含豬屎豆鹼、次豬屎豆鹼、光豬屎豆鹼等及β-谷甾醇等。

性能 微苦、辛，平。解毒散結，消積。

應用 用於淋巴結核，乳腺炎，痢疾，小兒疳積。用量15~30g。

文獻 《大辭典》下，3399；《新華本草綱要》二，122。

附註 莖葉清熱祛濕；用於痢疾，濕熱腹瀉。種子補肝腎，明目，固精。

5142 化金丹

來源 豆科植物四棱豬屎豆 Crotalaria tetragona Roxb. 的根或全草。

形態 多年生草本，高80~100cm，枝條四棱形，被絹質短柔毛。葉互生，綫狀披針形，長10~16cm，寬1.5~2cm，先端長漸尖，基部圓形，兩面均被絹質短柔毛，具短柄，托葉綫形，總狀花序頂生和腋生，着花6~10，花萼2唇形，萼齒長，半月形彎曲，外面密被棕褐色絹質短柔毛，花冠黃色，蝶形，略長於萼。莢果長圓柱形，長約5cm，徑約1.5cm，密被棕黃色短柔毛；種子12~20，扁平。

分佈 生於山谷疏林下或草坡灌叢中。分佈於雲南、貴州。

採製 夏季採收，切段，曬乾。

性能 辛、澀，溫。消滯，止痛。

應用 用於腹痛，誤吞金屬或木製品。用量：根30g，全草適量。

文獻 《大辭典》上，0927；《匯編》下，768。

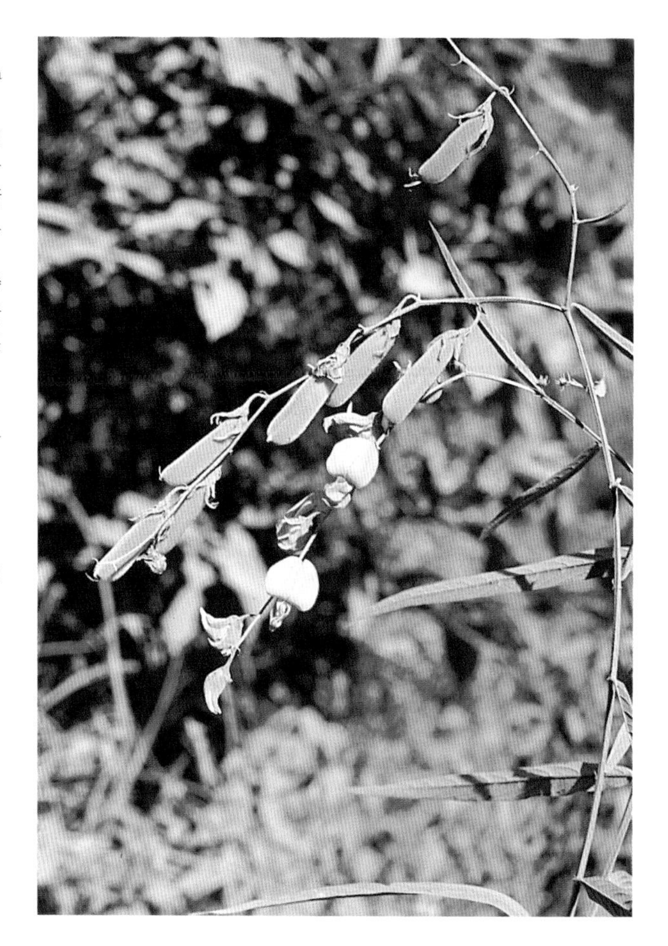

5143 東北山馬蝗

來源 豆科植物東北山馬蝗 Desmodium fallax Schindl. var. mandshuricum (Maxim.) Nakai 的全草。

形態 多年生草本，高70~110cm。根莖紅褐色，木質化。莖直立，上部稍有毛。羽狀複葉；小葉3枚，中間卵形，側生長卵形，全緣，邊緣生細毛。圓錐花序頂生或腋生；萼漏斗狀，萼齒短而寬；花冠薔薇色，旗瓣近圓形，翼瓣長圓形，龍骨瓣較翼瓣寬短，有爪；雄蕊10，合生成單體。莢果扁，莢節1~2，表面有短毛。

分佈 生於山地林下、林緣或灌叢中。分佈於黑龍江、吉林、遼寧。

採製 夏秋季採收，曬乾。

性能 祛風，活血，止痢。

應用 用於治風濕性關節炎，跌打損傷等。用量5~10g。

文獻 《長白山植物藥誌》，609。

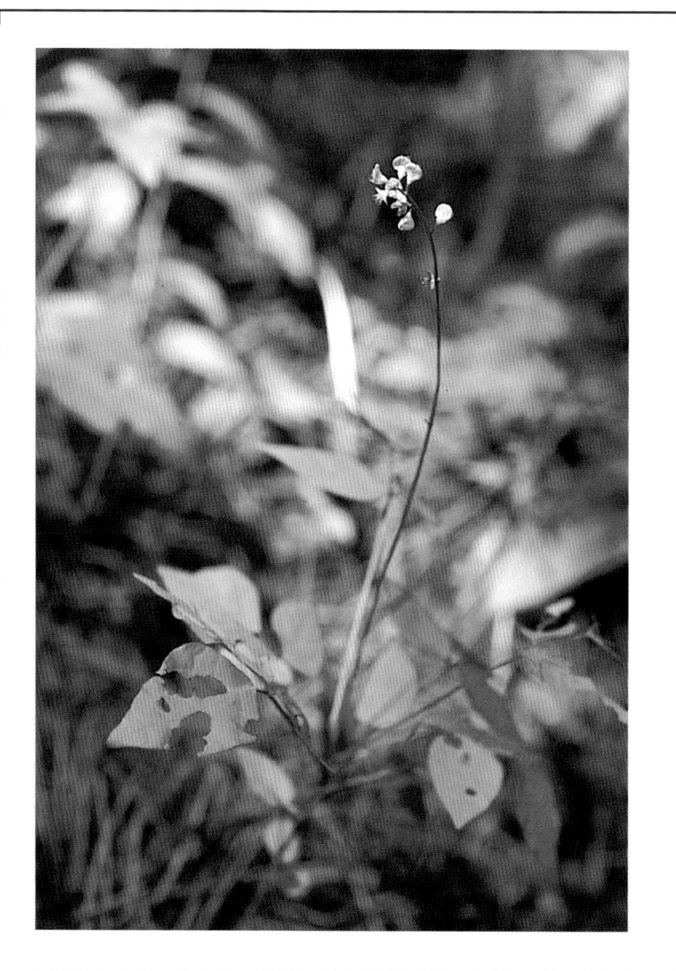

5144　大葉拿身草

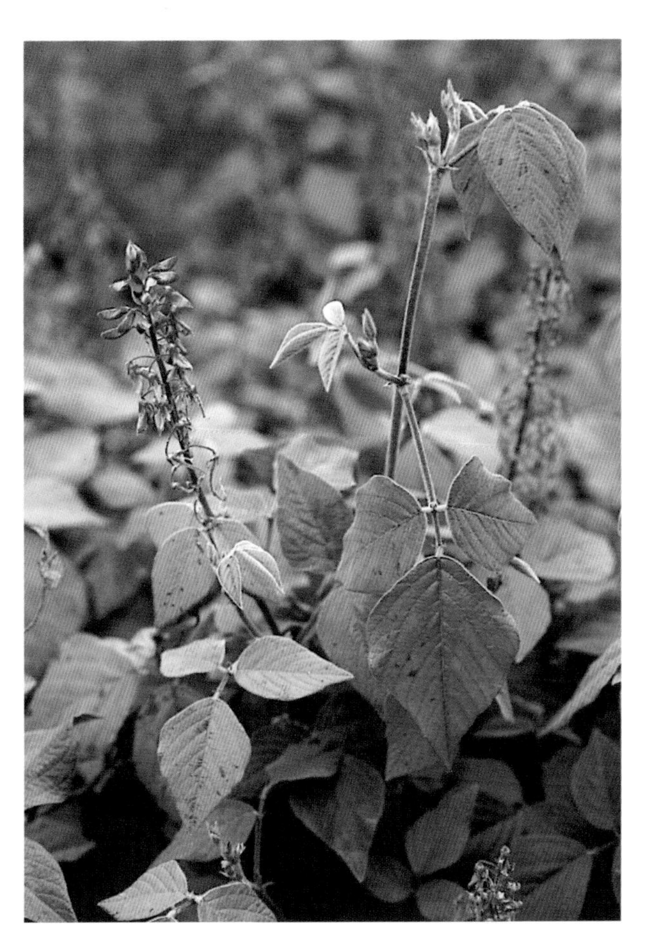

來源　豆科植物大葉拿身草 Desmodium laxiflorum DC. 的全草。

形態　半灌木，高50~120cm。莖密生平伏短柔毛。3出複葉互生，小葉卵形或橢圓形，長5~17cm，先端急尖或漸尖，基部楔形至心形，上面疏生毛，下面密生平貼短柔毛。總狀花序腋生或為頂生圓錐花序，長達28cm；花疏生；花萼長2~3mm，齒5，披針形，下2齒合生，被毛；花冠紫色，蝶形，龍骨瓣有皺起的附屬物，旗瓣卵圓形。莢果長2~5.5cm，密生鉤狀短柔毛，背腹縫綫在節處稍縊縮，有4~12節莢，節莢矩圓形。

分佈　生於山坡草地或林邊。分佈於四川、雲南、廣東、廣西、台灣、香港。

採製　夏秋採收，曬乾。

性能　止痛，去熱。

應用　用於胃痛，腹瀉，痢疾。用量9~15g。

文獻　《新華本草綱要》二，129。

5145　藤甘草

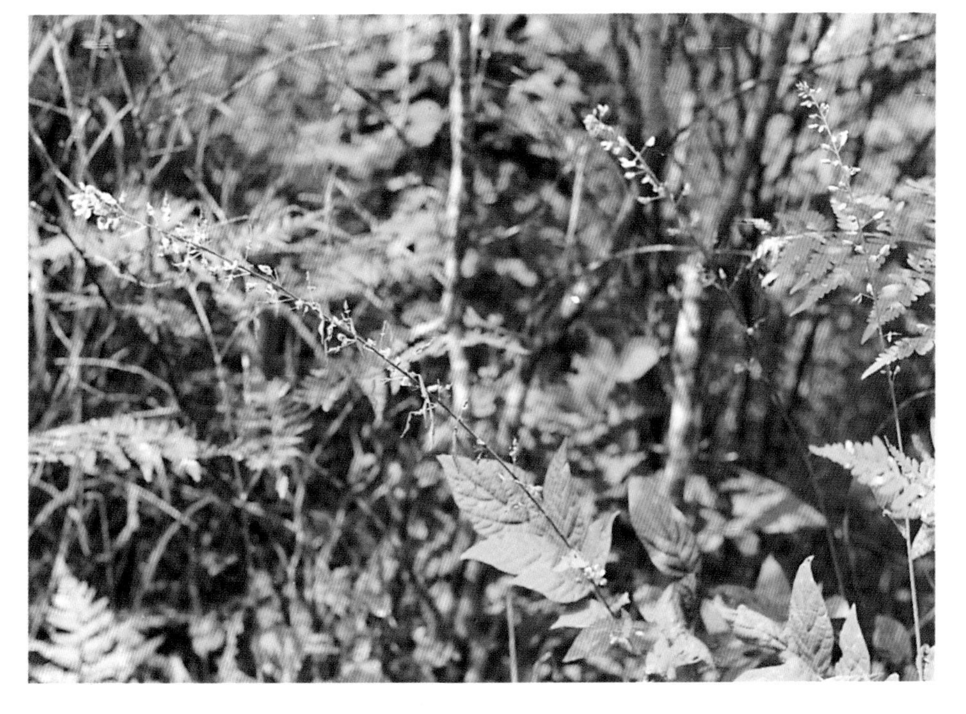

來源　豆科植物羽葉山螞蝗 Desmodium oldhami Oliv. 的根及全株。

形態　小灌木，高1~1.5m。枝條有稜，幾無毛。羽狀複葉，長達25cm；小葉5~7，披針形或寬卵狀披針形，長4~10cm，寬4~10cm，先端漸尖，基部楔形，兩面疏生短柔毛。圓錐花序頂生，疏鬆，花序軸密生黃色短柔毛；花萼鐘形，萼齒三角形；花冠粉紅色；子房有柄。莢果長約2~3cm，有2個莢節；莢節半菱形，長約1cm，子房柄長約6~7mm。

分佈　生於山谷、溝邊、林緣及林下。分佈於吉林、陝西、四川、湖北、湖南、江西、浙江、江蘇、福建。

性能　祛風濕，利尿，殺蟲。

應用　用於治風濕性關節炎，蛔蟲症。用量5~10g。

文獻　《長白山植物藥誌》，609。《中國高等植物圖鑑》II：452。

5146 鸚哥花

來源 豆科植物刺木通 Erythrina alborecens Roxb. 的樹皮、根、葉及果實。

形態 落葉喬木，高6~8m，莖和枝均具短硬刺。3出複葉，小葉近腎形，10~20cm，寬8~19cm，先端突尖，基部近截形，總狀花序腋生，花密集於總花梗上部，萼2唇形，花冠蝶形，鮮紅色，長2.5~3cm，雄蕊10，5長5短，子房被毛。莢果梭形，微彎，頂端有喙，長約10cm，種子成熟時黑色，腎形，有光澤。

分佈 生於山坡箐溝邊。分佈於雲南、貴州、四川。

採製 夏秋採收，鮮用或曬乾。

成分 種子含刺桐定鹼（Erysodine）、刺桐鹼（Erysovine）和刺桐平鹼（Erysopine）。

性能 苦、辛，平。清熱驅風，利濕。

應用 用於風濕麻木，腰腿痛，胃痛。用量10~15g；外傷出血，骨折，跌打腫痛，關節扭傷，乾粉調敷；牛皮癬，神經性皮炎，各種頑癬，配方泡酒外擦。

文獻 《大辭典》上，1832；《雲南中草藥選》，368。

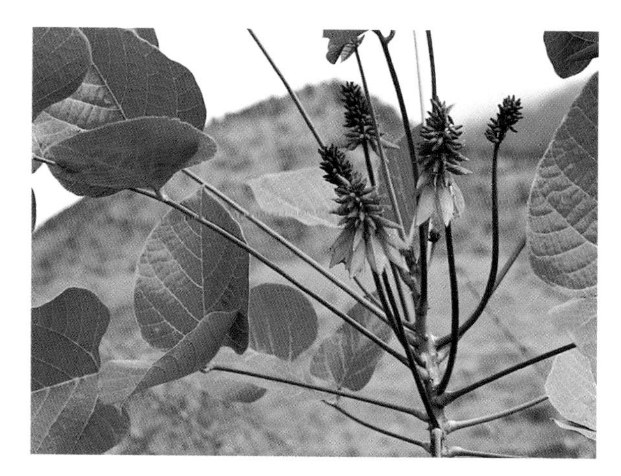

5147 雞腎草

來源 豆科植物橙黃玉鳳花 Habenaria rhodocheila Hance 的塊根、全草。

形態 陸生蘭，高8~35cm。塊根肉質，長圓狀如雞腎形。單葉互生，條狀長圓形，長10~15cm，基部抱莖。總狀花序頂生；苞片披針形，短於子房；萼片綠色，長約1cm；花瓣綠色，條狀匙形；唇瓣橙黃色，比萼片長2~3倍，具爪，4裂；距污黃色，彎曲，比子房長；子房長2~3cm。蒴果紡錘形，長1.5cm。

分佈 生於林下陰濕處或山谷石上。分佈於華南及江西、福建、貴州。

採製 秋季採，曬乾。

性能 甘、淡，平。滋陰補腎，舒筋活絡，安神。

應用 塊根用於腎虛腰痛，肺熱咳嗽，陽萎，疝氣，小兒遺尿；外用於外傷出血。全草用於頭眩暈，四肢無力，神經衰弱，陽萎；外用於關節炎。用量15~30g；外用適量。

文獻 《廣西民族藥簡編》，327；《新華本草綱要》三，601。

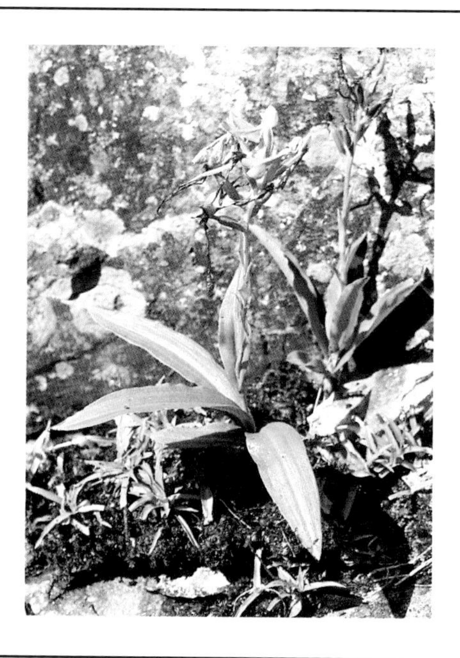

5148 洋蘇木

來源 豆科植物采木 Haematoxylum campechianum L. 的木部，花。

形態 無刺小喬木，高約5m。1~2回偶數羽狀複葉；小葉2~4對，倒卵形至倒心形。花較小，短總狀花序；萼5深裂，壇狀；花瓣5，黃色，狹倒卵形，不等大；雄蕊10，分離，花絲基部被毛；子房具短柄。莢果扁平，刀形，不裂，果瓣膜質。

分佈 台灣、廣東、雲南有栽植。

採製 木全年可採，花夏季採。

成分 木材、花含蘇木素（haematoxylin）。

性能 澀，平。抗菌，消腫，收斂。

應用 用於痢疾，腹瀉。蘇木素有抗菌作用，又為生物切片的重要染料和酸性指示劑。

文獻 《中國植物誌》39卷，116頁，1988年；《中草藥成分化學》，162，1977。

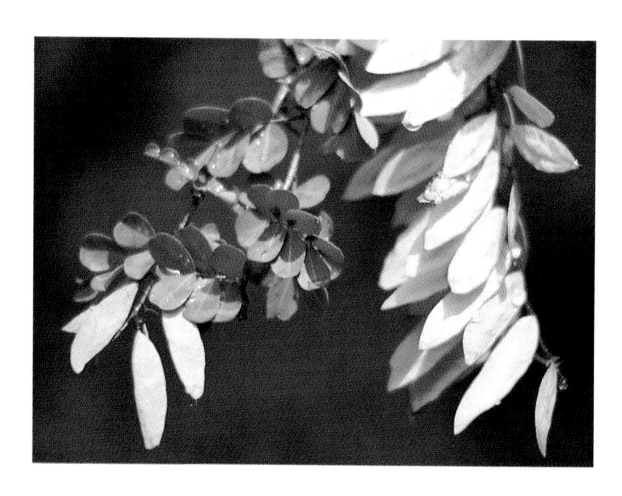

5149 野飯豆

來源 豆科植物尾葉木藍 Indigofera caudata Dunn 的根。

形態 灌木，高1~2.5m，莖略方形，全株各部或多或少被鏽色毛。根彎曲狀，切面淡黃色。單數羽狀複葉，互生，小葉7~11，對生，卵狀橢圓形或橢圓狀長圓形，長4~6cm，寬2.5~4cm，先端急尖或尾尖，基部楔形，上面無毛，下面被灰白色丁字毛。總狀花序頂生，長5~12cm，蝶形花玫紅色。莢果圓柱形，細長，5~6cm，外面被鐵鏽色伏毛。

分佈 生於低山、平壩的林緣或灌叢中，分佈於雲南。

採製 全年可採，火灰炮製後鮮用或曬乾。

性能 苦、微澀，涼。消炎，止痛，截瘧。

應用 主要用於瘧疾，用量6~10g，或研末用洗米水泡服。

文獻 《匯編》下，769。《瘧疾防治中草藥選》10。

附註 忌酸、冷；孕婦忌用。

5150 假藍靛

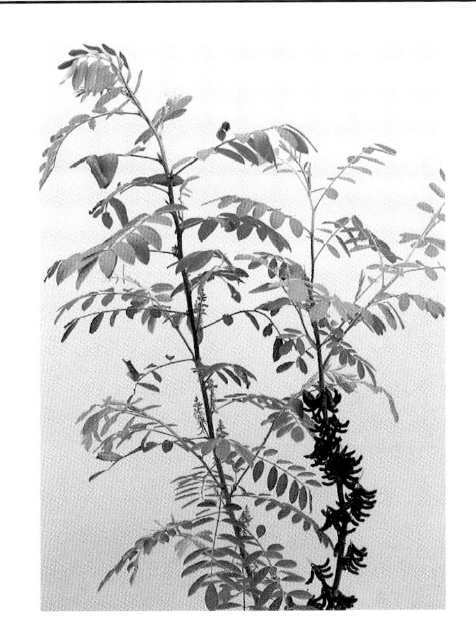

來源 豆科植物野青樹 Indigofera suffruticosa Mill. 的全株。

形態 灌木或亞灌木。莖有稜，少分枝，被緊貼短柔毛，奇數羽狀複葉，小葉7~15，長橢圓形或倒卵形，上面被疏毛或無毛，下面被柔毛。總狀花序單生於葉腋；萼鐘狀，被毛，萼齒闊而短；花冠淡紅色，外被毛。莢果圓柱狀，下垂，鐮狀彎曲，棕紅色，長約1cm，有毛。種子6~8，短圓柱狀，兩端截平。

分佈 生於山野間。分佈於福建、台灣、廣東、海南、廣西、雲南。

採製 全年可採，鮮用或曬乾。

成分 枝葉含青黛。

性能 苦，寒。清熱解毒，消炎止痛。

應用 用於咽喉炎，淋巴腺炎，腮腺炎，高熱，衄血，及膚癢，疵疹。

文獻 《大辭典》下，4520。

5151 矮山黧豆

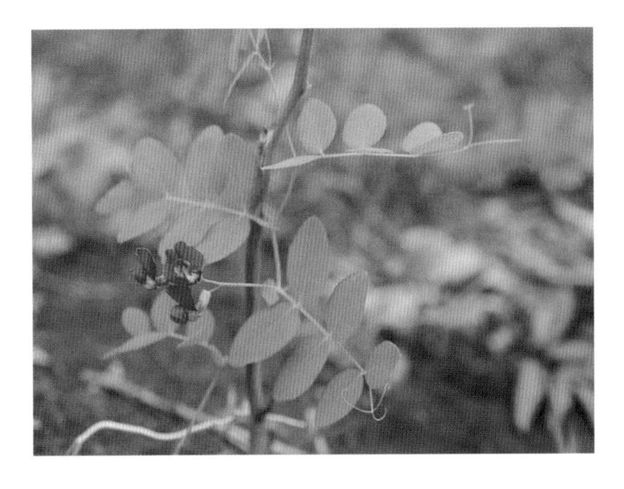

來源 豆科植物矮山黧豆 Lathyrus humilis Fisch.ex DC. 的全草。

形態 多年生草木，高20~50cm。根莖細長，橫走於地下。莖有細稜，直立，稍分枝，常呈"之"字形彎曲。雙數羽狀複葉，小葉6~10，葉軸末端成單一或分枝的捲鬚；托葉半箭頭形；小葉卵形或橢圓形，長2~4cm，寬0.8~2cm，先端鈍，具小芒刺尖，全緣，上面綠色，下面有霜粉，帶蒼白色，葉脈網狀。總狀花序腋生，有2~4朵花，總花梗比葉短；花紅紫色，花萼鐘形；旗瓣寬倒卵形，中部縊縮，頂端微凹，翼瓣橢圓形，有彎曲瓣爪，龍骨瓣半圓形，具細長爪；子房條形。莢果矩圓狀條形，長3~5cm，有明顯網脈。

分佈 生於山地樺、楊及落葉松林下，林間草甸也有。分佈於中國東北、華北、朝鮮、蒙古、俄羅斯聯邦及歐洲。

採製 夏季採集全草，曬乾。

性能 苦，溫。祛風除濕，止痛。

應用 治療風濕性關節炎，外感頭痛。用量10~15g。

文獻 《大興安嶺藥用植物》，246。

5152 截葉鐵掃帚

來源 豆科植物截葉鐵掃帚 Lespedeza cuneata (Dum. - Cours.) G. Don 的全株或根。

形態 直立小灌木。枝被短柔毛。羽狀複葉互生；小葉3，綫狀楔形，長4~10mm，寬2~5mm，下面被緊貼的絹毛；托葉條形；無小托葉。花白色至淡紅色，數朵簇生放於葉腋；萼齒5；花冠蝶形；雄蕊10，2束。莢果長約3mm，被毛，有種子1顆。

分佈 生於曠野山坡、路旁、田邊或林緣。分佈於華東、中南、西南及陝西、山東。

採製 夏秋季採收，分別曬乾或鮮用。

成分 全草含松醇 (pinitol)、黃酮類、β-谷甾醇等。莖、葉含鞣質、多酚類。根含松醇等。

性能 苦、辛，涼。補肝腎，益肺陰，散瘀消腫。

應用 全株用於遺精，遺尿，白濁，白帶，哮喘，肝炎，腎炎，小兒疳積；外用跌打損傷，毒蛇咬傷。根用於骨鯁喉，腹瀉，痢疾，小便不通，小兒疳積。用量15~30g。

文獻 《大辭典》上，3006；《廣西民族藥簡編》，133；C. A (1991:114) 20987c。

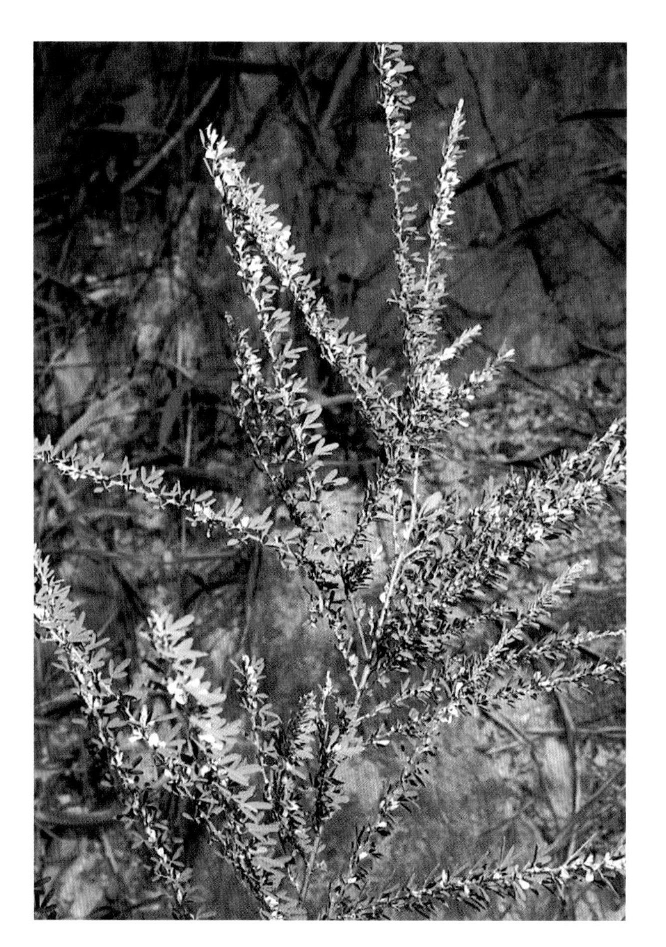

5153 綠花雞血藤

來源 豆科植物綠花雞血藤 Millettia championi Benth. 的根。

形態 攀援灌木，長約3m。羽狀複葉；小葉5~7，革質，卵形或矩圓形，長3~8cm，先端鈍，漸尖或短尾狀，基部圓形；小托葉錐狀。腋生總狀花序或聚生頂上呈圓錐花序；花單生於花序軸節上，密集，長約1.2cm；萼盃狀，疏生柔毛；花冠蝶形，淡綠色，旗瓣卵圓形，先端微凹，無毛；雄蕊10，合生成一組。莢果條形，長7~12cm，有2~3個種子；種子扁圓形。

分佈 生於山坡灌木叢中。分佈於廣東、江西、福建、廣西、香港。

採製 夏秋採挖，洗淨，曬乾。

性能 苦，涼。涼血散瘀，祛風消腫。

應用 用於跌打扭傷，風濕性關節炎。外用於面神經麻痹。用量9~15g，外用適量。

文獻 《新華本草綱要》二，163；《廣東藥用植物手冊》，312。

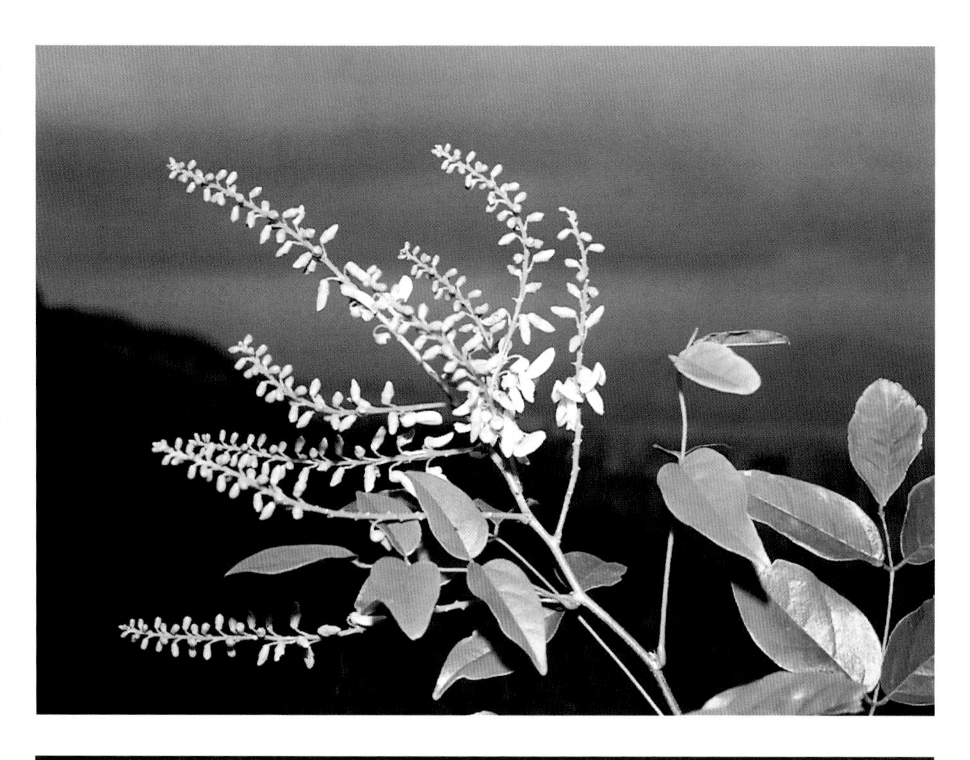

5154 亮葉雞血藤

來源 豆科植物光葉崖豆藤 Millettia nitida Benth. 的莖藤。

形態 攀援灌木。幼枝有鏽色短柔毛。羽狀複葉互生，小葉5，披針形或卵形，長4~11cm，先端鈍，基部圓形，下面有白色柔毛；葉柄、葉軸和小葉柄均有鏽色柔毛。圓錐花序頂生，長10~20cm；總軸和分枝有絲毛；花單生於序軸的節上，蝶形，長約2cm；萼鐘狀，密生絹毛；花冠紫色，旗瓣外面白色，有絹毛，基部有兩個胼胝體狀附屬物。莢果扁平，條狀矩圓形，長6~15cm，外面有鏽色柔毛，果瓣開裂，木質；種子3~5，褐色，扁圓形。

分佈 生於溪邊、山谷疏林下。分佈於廣東、廣西、湖南、雲南、江西、福建及香港。

採製 全年可採，切段，曬乾。

性能 苦，溫。活血舒筋。

應用 用於腰膝酸痛，麻木癱瘓，月經不調。用量9~15g。

文獻 《新華本草綱要》二，165。

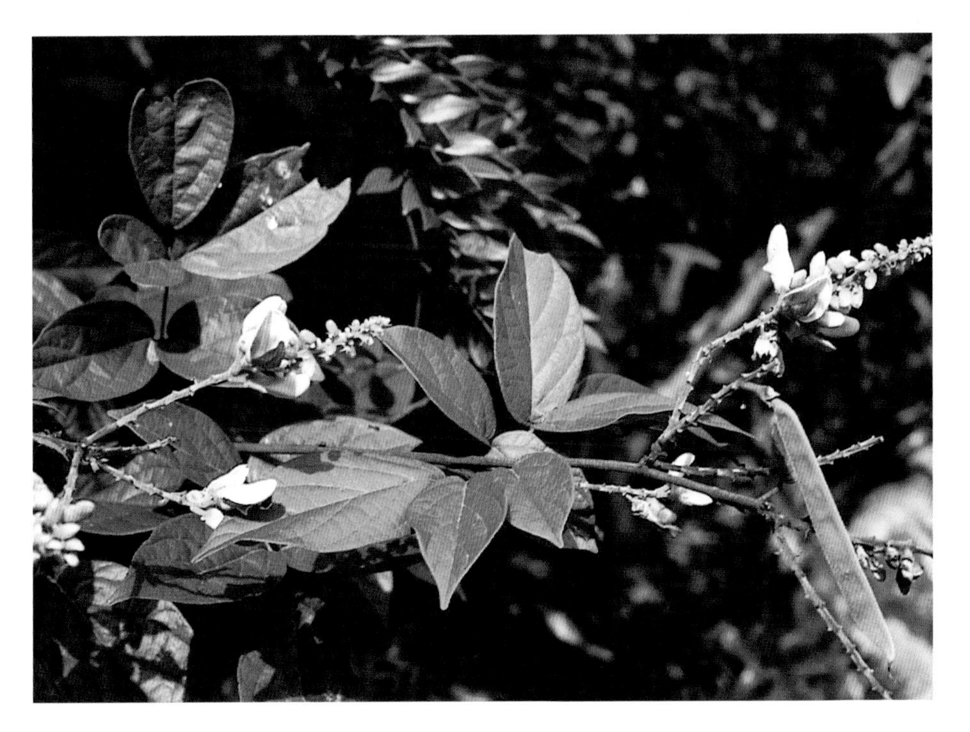

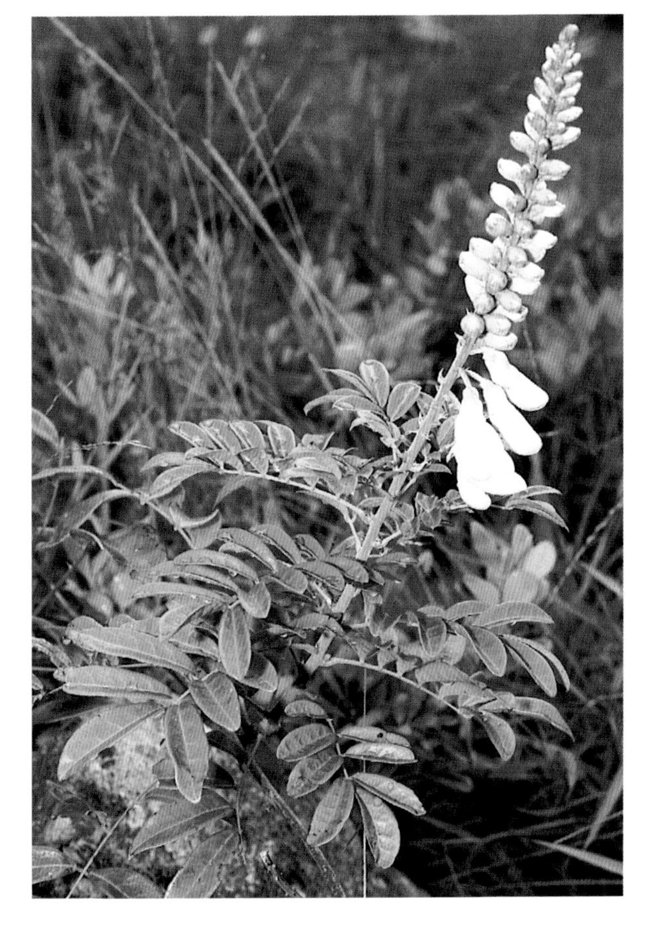

5155 牛大力

來源 豆科植物美麗崖豆藤 Millettia speciosa Champ. 的根。

形態 攀援灌木，長1~3m。根粗，中部或尾端有膨大、肥厚的塊根，外皮灰黃色。幼枝有褐色絨毛。羽狀複葉互生；小葉7~17，長橢圓形或長橢圓狀披針形，長3~8cm，上面光亮，疏被毛，下面密生白色短柔毛；小托葉錐形；葉柄有毛。總狀花序腋生，長約30cm，總花梗、花梗、萼片均密生褐色絨毛；花大，單生於序軸節上；花冠蝶形，白色，旗瓣基部有兩枚胼胝體狀附屬物。莢果條形，長達15cm，密生褐色毛，果瓣木質，裂後扭曲；種子3~6，卵形，外皮深褐色或紅褐色。

分佈 生於山谷、林下或灌木叢中。分佈於廣東、廣西及香港。

採製 夏秋採挖，洗淨，曬乾。

成分 含生物鹼。

性能 甘，平。潤肺滋腎，強筋活絡。

應用 用於肺虛咳嗽，風濕骨痛，腰肌勞損，產後虛弱，四肢乏力，潰瘍癰瘡，慢性肝炎。用量30~60g。

文獻 《大辭典》上，380；《廣東藥用植物手冊》，315。

5156 白花油麻藤

來源 豆科植物白花油麻藤 *Mucuna birdwoodiana* Tutcher 的藤莖。

形態 藤本。3出複葉，互生，小葉革質，橢圓形或卵狀橢圓形，長8~13cm，先端漸尖，基部寬楔形或圓形，側生小葉較小；托葉卵形，早落；小葉柄有毛。總狀花序腋生，長30~38cm，有花20~30朵；萼片鐘狀，齒5，上面兩齒合生，有毛；花冠蝶形，灰白色，長7.5~8.5cm，旗瓣卵狀橢圓形，長度為龍骨瓣之半，雄蕊10 (9+1)，花藥2型；子房密生鏽色短柔毛，花柱絲狀。莢果木質，長矩形，長22~40cm，兩側有銳翅，外被棕色毛；種子間稍緊縮；種子10餘粒，腎形，黑色，種臍半包種子。

分佈 生於林下。分佈於廣東、廣西、香港。

採製 全年可採，切段，曬乾。

成分 含鞣質。

性能 苦、甘，溫。補血活血，通經絡，壯筋骨。

應用 用於貧血，白細胞減少，萎黃病，月經不調，癱瘓，腰腿痛。用量9~15g。

文獻 《新華本草綱要》二，167；《大辭典》上，2440。

附註 種子有毒。本品為雞血藤品種之一。

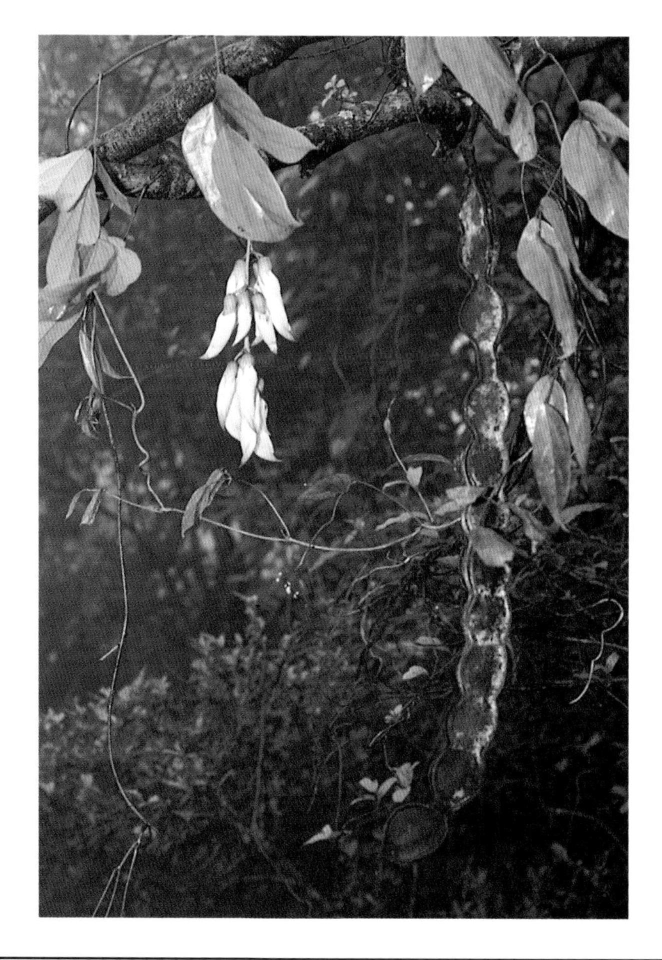

5157 香港黧豆

來源 豆科植物絹毛油麻藤 *Mucuna nigricans* (Lour.) Steud.var. *hongkongensis* Wilmet-Dear 的根、莖。

形態 攀援狀半灌木。羽狀複葉互生，小葉3，頂生小葉寬橢圓狀卵形，長5~9cm，有小尖頭，側生小葉偏斜。總狀花序腋生；萼鐘形，萼齒5，被柔毛及硬毛；花冠蝶形，深紫色，5瓣，旗瓣及翼瓣較龍骨瓣短；雄蕊10，2組 (9+1)，花藥2型；子房被毛，花柱宿存。莢果紙質，條狀長圓形，多8~18cm，寬3.5~5cm，黑褐色，兩面有多條斜生薄片狀折襞，被褐鏽色刺毛，兩邊有窄翅。種子4~5，淡灰黃色，有黑色花紋。

分佈 生於山谷水旁濕潤處，攀附於樹上。分佈於湖南、江西、江蘇、廣西、廣東、香港。

採製 四季可採，曬乾。

性能 祛風除濕，消炎。

應用 用於風濕骨痛，腰腿痛，腸炎，傷風感冒，無名腫毒。用量9~15g，或鮮品適量搗爛調米酒敷患處。

文獻 《廣東藥用植物手冊》，316。

附註 種子及豆莢上的毛有毒。

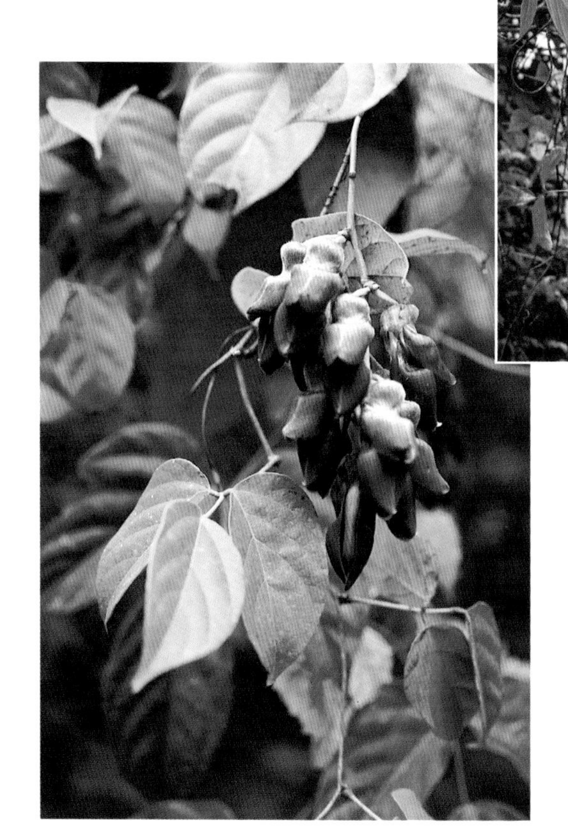

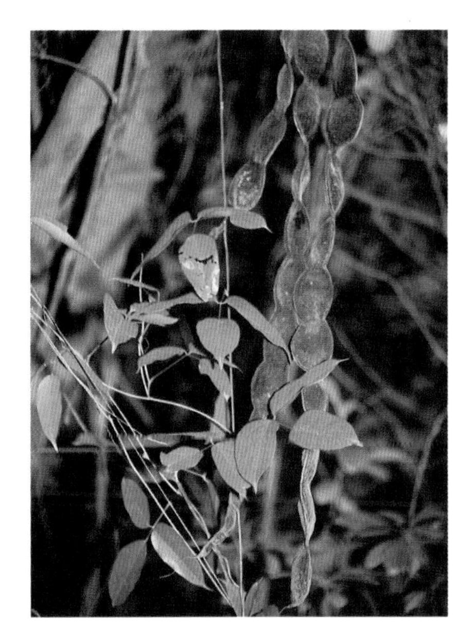

5158　常春油麻藤

來源　豆科植物常春油麻藤 Mucuna sempervirens Hemsl. 的根、莖藤及藤皮。

形態　常綠木質藤本。莖長可達10m，徑可達20cm以上；莖皮暗褐色，莖枝有顯明縱溝。3出羽狀複葉互生；革質，長7~13cm，頂端漸尖，基部圓楔形。總狀花序着生於老莖上，花多數，大而美麗；花萼鐘形；花冠蝶形，紫色，乾後變黑色，長約6.5cm，旗瓣遠比龍骨瓣短；雄蕊2組，藥2型。莢果木質，扁平條狀，長30~60cm，種子間縊縮。種子棕色。

分佈　生於山谷、溪邊、林中。分佈於雲南、四川、貴州、湖北、江西、浙江和福建。

採製　全年可採，洗淨，曬乾。

性能　苦，溫。活血補血，通經活絡。

應用　用於風濕痹痛，跌打損傷，月經不調。用量15~60g。

文獻　《浙藥誌》上，609；《新華本草綱要》二，168。

附註　種子含左旋多巴（L-DOPA）。

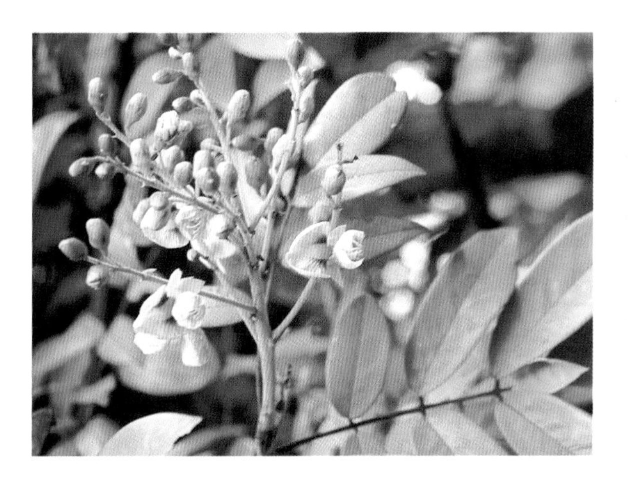

5159　櫚木

來源　豆科植物花櫚木 Ormosia henryi Prain 的木材和根。

形態　小喬木，高達8m。幼枝密生灰黃色絨毛。羽狀複葉，小葉5~9，矩圓狀倒披針形或矩圓形，下面密生灰黃色短柔毛。圓錐花序，稀總狀花序；被黃色絨毛；花黃白色，花萼鐘狀，密生黃色絨毛。莢果扁平，長7~11cm，寬2~3cm。種子紅色，長8~11mm。

分佈　生於雜木林中。分佈於安徽、浙江、江西、福建、湖北、湖南、廣東、廣西、貴州、四川、雲南。

採製　全年可採，曬乾或鮮用。

性能　辛，溫。破瘀行血，解毒，通絡，祛風濕，消腫痛。

應用　用於風濕性關節炎，跌打損傷，感冒，預防流腦，白喉，產後瘀血腹痛，青竹蛇咬傷。民間用作避孕藥。

文獻　《新華本草綱要》二，169。

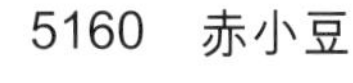

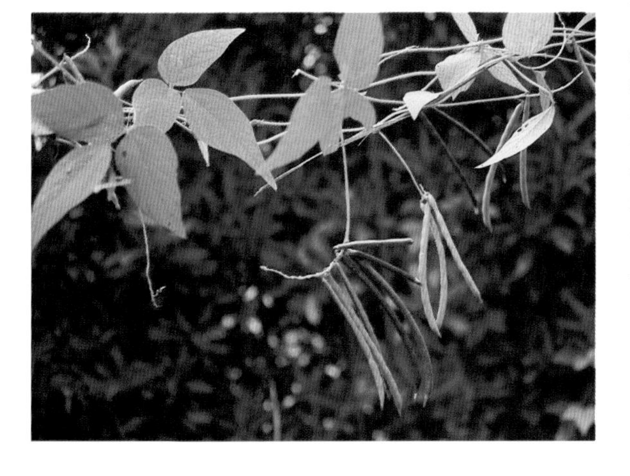

5160　赤小豆

來源　豆科植物赤小豆 Phaseolus calcaratus Roxb. 的種子。

形態　一年生半攀援草本。莖長可達1.8m，密被倒毛。3出複葉；托葉披針形或卵狀披針形；小葉3枚，兩面均無毛。總狀花序腋生，小花多枚；花冠蝶形，黃色；雄蕊10枚，兩體；子房上位，花柱綫形。莢果綫狀扁圓柱形；種子6~10枚，暗紫色，長圓形，兩端圓。

分佈　栽培或野生。分佈於長江流域及以南地區。

採製　夏秋分批採摘成熟莢果，曬乾，打出種子，除去雜質，曬乾。

成分　含蛋白質，脂肪，碳水化合物，核黃素及皂甙。

性能　甘、酸，平。利水除濕，和血排膿。

應用　用於水腫，腳氣，黃疸，瀉痢，便血，癰腫。用量9~30g。

文獻　《大辭典》上，2222；《浙藥誌》上，613。

5161 食用葛

來源 豆科植物食用葛藤 Pueraria edulis Pamp. 的根。

形態 藤本，塊根肥厚。小葉3，頂下面葉常3裂，側生小葉常2裂；托葉箭頭狀，長約1cm；小托葉4枚。總狀花序腋生；萼寬鐘狀，萼齒5；花冠紫色，長約1.5cm；雄蕊一組；子房有短硬毛，基部有腺體。莢果條形，乾後變黑，長約6cm。

分佈 生於山溝林中或林緣。分佈於廣西、雲南、四川。

採製 春秋採挖，洗淨，除去外皮，切片，曬乾或烘乾。

成分 根含葛根素 (puerarin)。

性能 甘、辛，平。解表退熱，生津止渴，升陽散鬱，透發瘢疹。

應用 用於傷寒，溫熱頭痛，項強，煩熱消渴，泄瀉，痢疾，瘢疹。

文獻 《新華本草綱要》二，177。

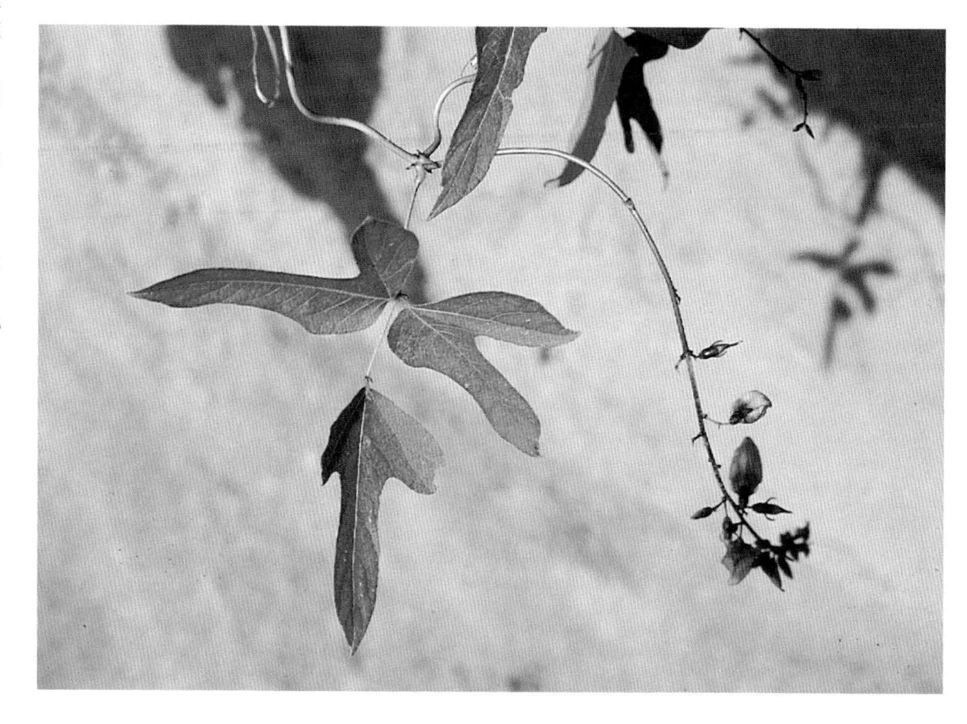

5162 山酢漿草

來源 酢漿草科植物山酢漿草 Oxalis acetosella L. 的全草。

形態 多年生草本，高約7cm。無地上莖；根狀莖斜生，細長，節外生廣卵形鱗片，淡紅棕色。葉全部基生；葉柄細長，有柔毛；頂生3小葉，葉片倒心形，無柄，質薄，先端兩側角鈍圓，兩面生長伏毛，邊緣有緣毛。花梗細長，中部有2枚膜質小苞，頂生1花；萼片狹卵形，黃綠色，長為花瓣1/3；花瓣白色，基部紫色綫紋及黃斑點，倒卵形，先端凹陷；雄蕊10；子房卵形，花柱5，細長。蒴果近球形，先端稍尖，5瓣裂。

分佈 生於林下及灌叢下。分佈於黑龍江、吉林。

採製 夏秋季採挖，鮮用或曬乾。

性能 酸、微辛，苦。活血化瘀，清熱解毒，通淋。

應用 用於治勞傷疼痛，無名腫毒，小兒鵝口瘡等。用量3~10g。

文獻 《長白山植物藥誌》，660。

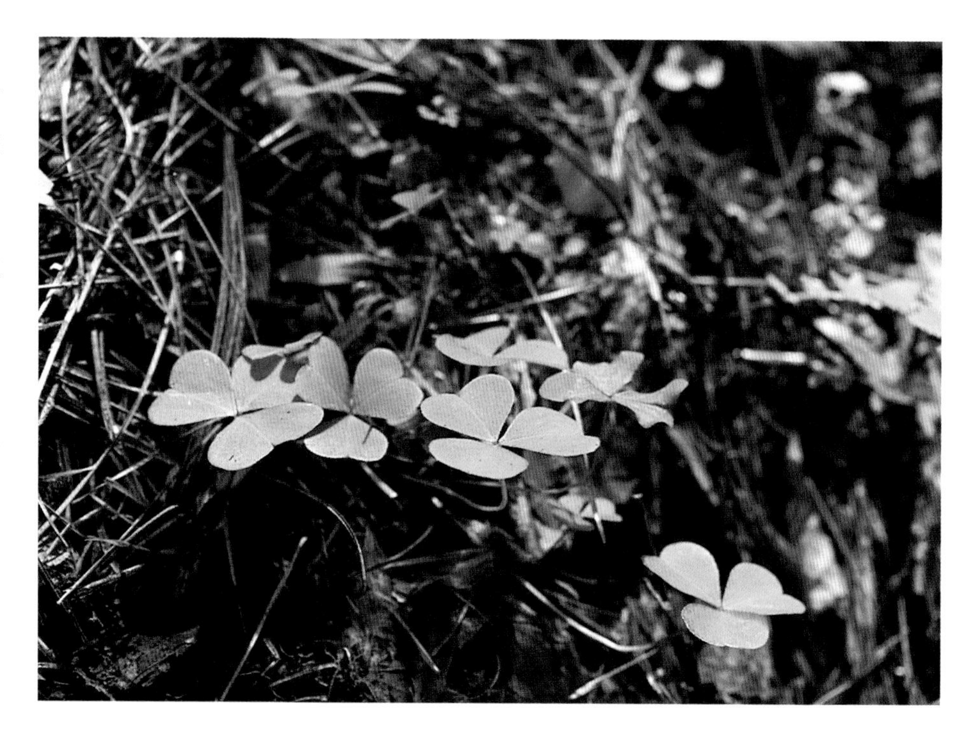

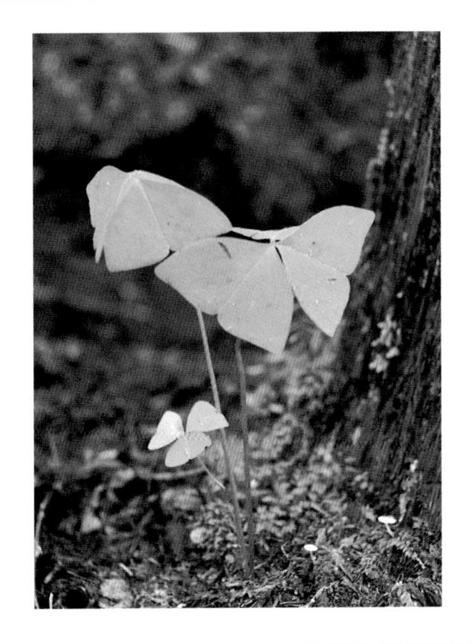

5163 山鋤板

來源 酢漿草科植物三角酢漿草 Oxalis obtringulata Maxim. 的全草。

形態 多年生草本，高13~30cm。無地上莖；根莖橫走或直立，粗短，生多數褐色鱗片。葉基生；柄細長，生疏毛；頂生3小葉，葉片廣倒三角形，幾無柄，長2~4cm，寬3.5~6.5cm，先端近截形，中央心形凹缺，兩側角鈍尖，基部廣楔形，側緣呈孤狀，兩面均有毛。花梗花期比葉柄長；近花下部有兩枚膜質小苞；萼片狹披針形，果期宿存；花瓣白色，先端略凹陷；雄蕊10，花絲基部連合；子房卵狀長圓形，有毛，花柱5，細長。蒴果長圓錐形，宿存花柱長約3.5cm。

分佈 生於雜木林下、灌叢中陰濕處。分佈於黑龍江、吉林、遼寧。

採製 夏季採挖，鮮用或曬乾。

性能 酸、微辛，平。活血化瘀，清熱解毒，通淋。

應用 勞傷疼痛，跌打損傷，無名腫毒，疥癬，脫肛，毒蟲蛟傷等。用量3~10g，鮮品加倍。

文獻 《長白山植物藥誌》，661。

5164 木橘

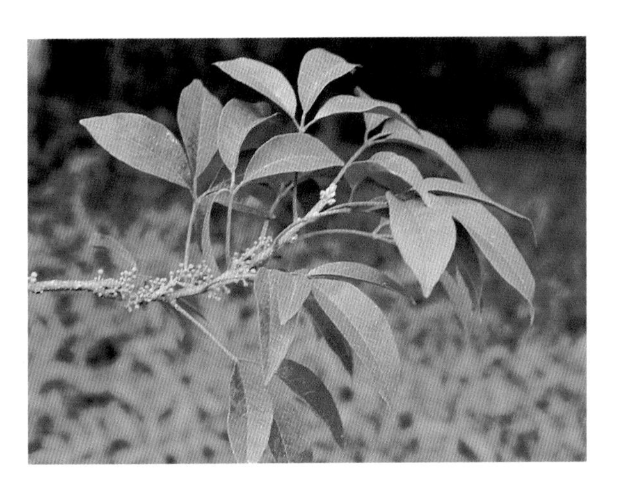

來源 芸香科植物孟加拉木蘋果 Aegle marmelos (L.) Corr. 的幼果、根皮和葉。

形態 喬木，高3~5m，分枝具堅硬，銳利的長刺。指狀3小葉；中葉片披針形或長圓狀披針形，長3.5~7.5cm，寬1.5~3.5cm，具柄；側葉片稍小，幾無柄，兩面無毛。花小，白綠色，芳香；萼片卵形，邊緣具睫毛，花瓣厚，肉質，分離，長約10mm，雄蕊多數，不同程度合生成2~3束。果橢圓球形，徑5~13cm，外果皮木質，堅硬，成熟時暗黃色。

分佈 通常栽培於園圃，分佈僅見於雲南南部。

採製 果於夏秋間未成熟時採收，切片曬乾；根、葉全年可採，曬乾或鮮用。

成分 根含花椒毒素 (xanthotoxin) 等；果含木橘羅素 (menmelosin) 等；葉含木橘鹼 (aegelenine) 等；樹皮含香豆素 (coumarins) 等。

性能 幼果：微澀，涼。收斂，止痢。

應用 幼果用於痢疾，慢性腹瀉，腹痛，咽喉腫痛。用量15g；根皮用於癔病，憂鬱症，間歇熱，心悸；葉用於氣喘；鮮葉汁用於黏膜炎及發熱。

文獻 《綱要》二，239；《傣藥誌》三，76。

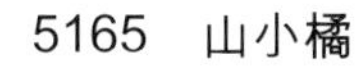

5165 山小橘

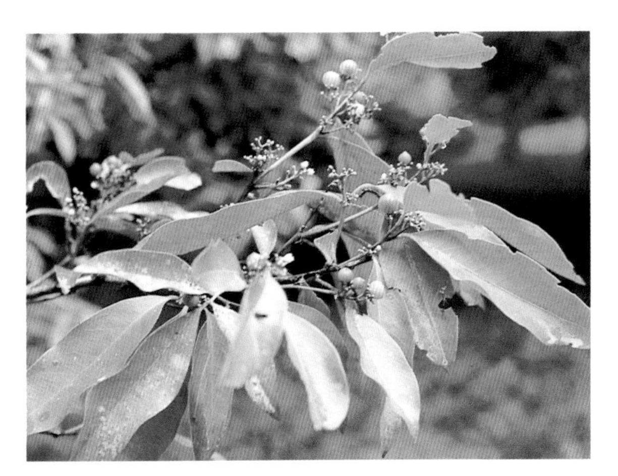

來源 芸香科植物山小橘 Glycosmis cochinchinensis (Lour.) Pierre 的根、葉和果實。

形態 灌木，高2~4m，嫩枝及芽被鏽色毛。葉互生，單葉或小葉2~3，對生或互生，狹橢圓形或橢圓狀披針形，長7~15cm，寬3~6cm，先端鈍或急尖，基部楔形，兩面具透明油點。小型圓錐花序密集，腋生，花無梗，5數，雄蕊10，花盤肥厚，漿果肉質，近球形，通常偏斜，徑約7mm，淡紅色，略透明。

分佈 生於低山灌叢或村寨附近。分佈於廣東、廣西和雲南。

採製 夏季採葉，鮮用或陰乾；根全年可採；果實秋季採收，沸水燙後曬乾。

成分 根顯黃酮甙，氨基酸反應。

性能 辛、甘，平。祛痰止咳，理氣消滯，散瘀消腫。

應用 用於感冒咳嗽，消化不良，食慾不振，食積腹痛，疝痛。用量10~15g，外用於跌打瘀血腫痛，鮮葉適量搗敷。

文獻 《匯編》上，101。

5166　五葉山小橘

來源　芸香科植物五葉山小橘 Glycosmis pentaphylla (Retz.) Correa 的根、莖、葉。

形態　灌木或小喬木，高約3m，小枝具2~3棱。通常為5小葉，稀3或1，小葉長圓形或長圓狀披針形，長6.5~24cm，寬2.5~7cm，先端漸尖，鈍頭或尖頭，基部狹楔形，稍偏斜，邊緣具細小的疏鋸齒，兩面無毛，花序頂生或腋生，長2~12cm，有時長達23cm，幼時被鏽色短柔毛；花5數，花瓣白色或淡黃色，有細小腺點，雄蕊10，藥隔背面中部具圓形凸起的腺點，花盤增大為環形。果成熟時淡紅色，徑6~8mm，外面密被棕色腺點。

分佈　生於熱帶低山林緣灌叢中，分佈於雲南南部。

採製　全年可採，曬乾。

成分　葉含山小橘甙(glycosmin)、水楊甙(salicin)、鞣酐(phlobaphene)及糖類和鞣質。

性能　葉：解毒、驅蟲；莖：收斂。

應用　葉用於發燒，肝病，小兒腸蟲，濕疹及皮膚病；莖用於潔牙防病；根和莖用於蛇咬傷及潰瘍。

文獻　《綱要》二，251。

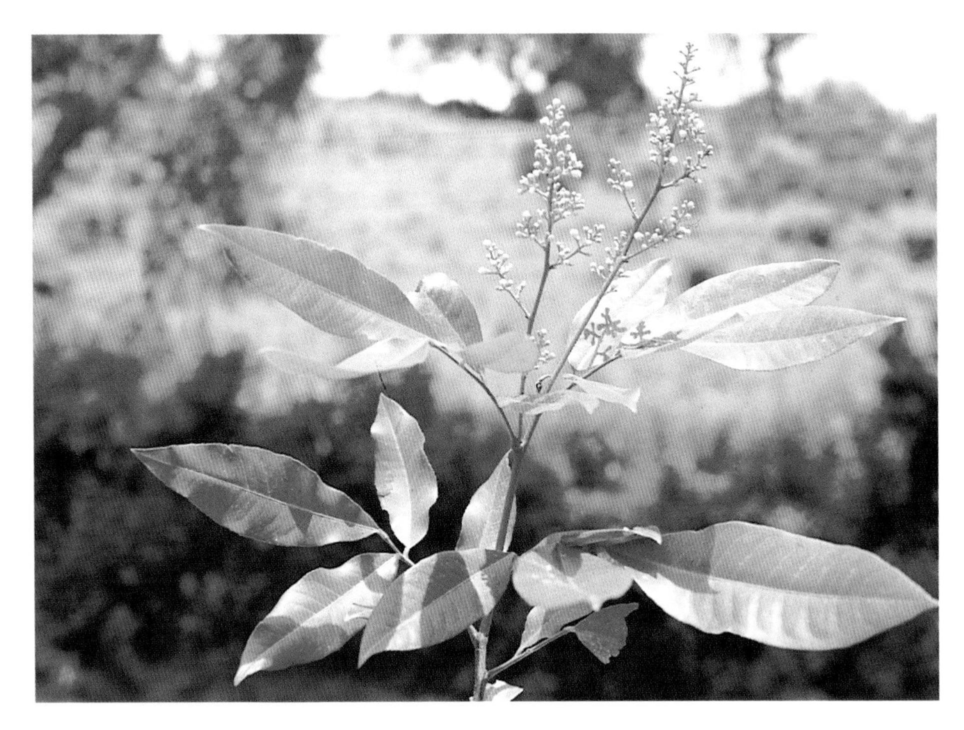

5167　千隻眼

來源　芸香科植物千隻眼 Murraya tetramera Huang 的根、葉。

形態　灌木，高2~4m。奇數羽狀複葉，小葉7~11，互生，稀對生，斜卵形，長2~3.5cm，寬約2cm，先端微凹，基部稍偏斜，邊緣具疏淺圓齒，上面有半透明小腺點。圓錐狀聚傘花序；花小，白色；花萼4，花瓣4，長圓形；雄蕊8，花藥細小。果實為小漿果。

分佈　生於河谷疏林中。分佈於雲南南部及東南部。

採製　秋季採根，切段曬乾；夏秋季採葉，鮮用或陰乾。

性能　辛、微苦，微溫。祛風解表，行氣止痛，活血散瘀。

應用　用於感冒發熱，支氣管炎，哮喘，風濕麻木，筋骨疼痛，跌打瘀血腫痛，皮膚瘙癢，濕疹，瘧疾，水腫，毒蛇咬傷。

文獻　《匯編》下，89。

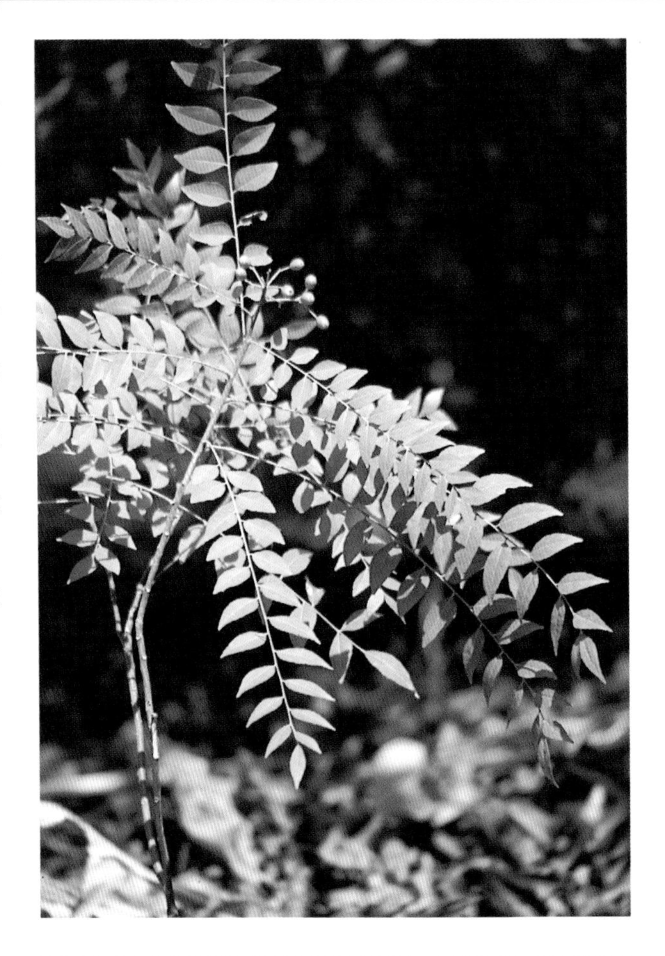

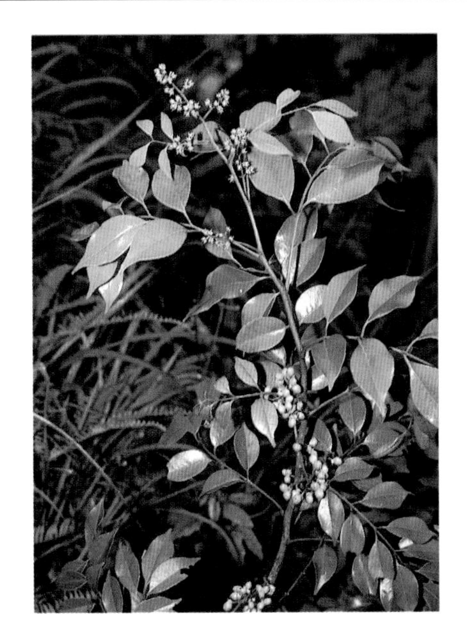

5168　胡椒簕

來源　芸香科植物胡椒簕 Zanthoxylum cuspidatum Champ. 的全株。

形態　木質藤本。莖、枝具皮刺。單數羽狀複葉互生，小葉15~25，對生或近對生，倒卵形到闊橢圓形，長4~8cm，寬1.5~3.5cm，頂端長尾狀漸尖，基部鈍圓，邊全緣，葉軸具小皮刺；葉柄長約20cm。傘房狀圓錐花序腋生，長2~5cm；花小，帶綠色，單性或兩性，4數；萼片卵形；花瓣長橢圓形，邊緣膜質；雄花中雄蕊長於花瓣，有小退化心皮；雌花中退化雄蕊鱗片狀或缺乏；子房有4心皮。蓇葖果紅色或褐紅色，微皺，具腺點；種子黑色光亮。

分佈　生於山野灌木叢中。分佈於雲南、貴州、湖南、江西、福建、台灣、廣東、海南島、香港。

採製　四季可採，曬乾。

成分　葉含揮發油、糖醛。根皮和木部含光葉花椒鹼、白鮮鹼、岩椒鹼、茵芋鹼等。

性能　活血，散瘀，止痛。

應用　用於風濕痹痛，跌打損傷。用量25~50g。

文獻　《新華本草綱要》二，260。

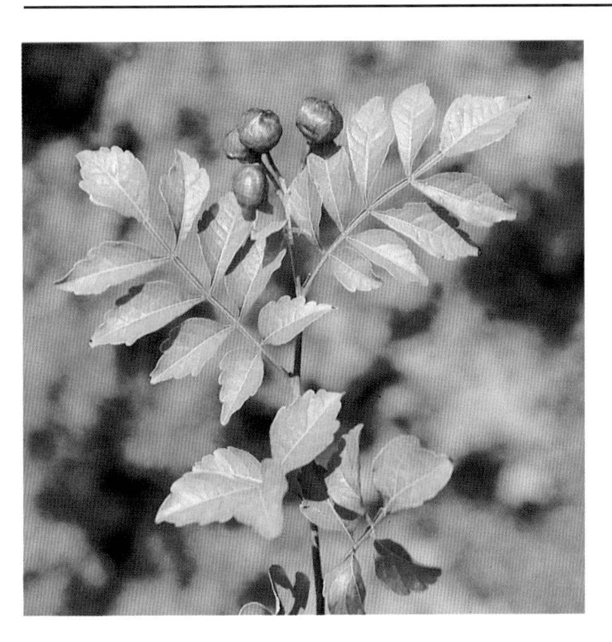

5169　牛筋果

來源　苦木科植物牛筋果 Harrisonia perforata (Blanco) Merr. 的根。

形態　藤狀灌木；幼枝稍屈曲，常有刺。奇數羽狀複葉，葉軸具闊翅；小葉通常5~9，有時3或15，無柄，斜卵形或菱狀卵形，中部以上有粗齒。總狀或傘房狀花序頂生；花萼5深裂；花瓣5，匙形，白色或雜以紅色綫紋；雄蕊10，花絲基部有一片簇生長毛的鱗片。核果近球形，有不規則的稜狀凸起。

分佈　生於路旁、山坡或灌木叢中。分佈於廣東南部及海南。

採製　全年可採。鮮根洗淨切片，加水、糖可製成牛筋果糖漿。

性能　苦，涼。清熱解毒。

應用　用於治療和預防瘧疾。用量：成人每次服糖漿15ml，每天一次，連服3天，小兒按年齡酌減。預防瘧疾需連服7天。

文獻　《常用中草藥彩色圖譜》二，204；《新華本草綱要》一，280。

5170　羽葉白頭樹

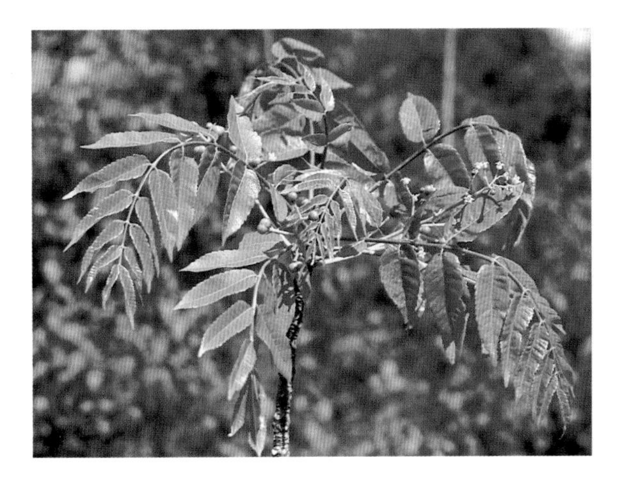

來源　橄欖科植物羽葉白頭樹 Garuga pinnata Roxb. 的葉、樹皮。

形態　常綠大喬木，高可達35m。幼枝被毛。單數羽狀複葉互生，幼葉被柔毛；小葉9~23，橢圓形，矩圓形至披針形，長5.5~14.5cm，基部圓或楔形，偏斜，邊緣有鈍鋸齒。圓錐花序腋生；花雜性，黃綠色；萼鐘狀，5裂，裂片三角形，被毛；花瓣5，矩圓形，被毛；雄蕊10；花盤裂片三角形至梯形；子房近球形，4~5室，被毛。核果呈不規則球形，肉質，黃色。

分佈　生於雜木林中。分佈於四川、雲南、廣東、廣西。

採製　四季可採，曬乾。

成分　葉含穗花杉雙黃酮 (amentoflavone)、粗蛋白5.07~23.93%，粗纖維、鈣、鐵、銅、錳、鋅及微量鎂。

性能　澀，涼。清熱解毒，去腐生肌。

應用　用於燒、燙傷，瘡瘍潰爛，瘧疾。用量9~15g。

文獻　《新華本草綱要》二，272；《廣東藥用植物手冊》，413。

5171 海南毒鼠子

來源 毒鼠子科植物海南毒鼠子 Dichapetalum longipetalum (Turcz.) Engl. 的莖和葉。

形態 攀援灌木；小枝有稜，被鏽色長柔毛。葉長圓形或近橢圓形，長8~17cm，頂端漸尖，基部闊楔形或略呈圓形，上面沿脈被鏽色粗伏毛，下面被鏽色疏長毛；托葉小，銳尖。聚傘花序腋生，被鏽色短絨毛；花兩性，白色；萼片被灰色短柔毛；花瓣近匙形，頂端2裂；雄蕊約與花瓣等長；腺體小，近方形，2淺裂；子房被毛，花柱頂部3裂。核果呈微偏斜的倒心形，直徑約2cm，被鏽色短絨毛。

分佈 生於山谷林中。分佈於海南和廣西。

採製 全年可採，曬乾。

應用 用於血吸蟲病。

文獻 《廣西藥用植物名錄》，215。

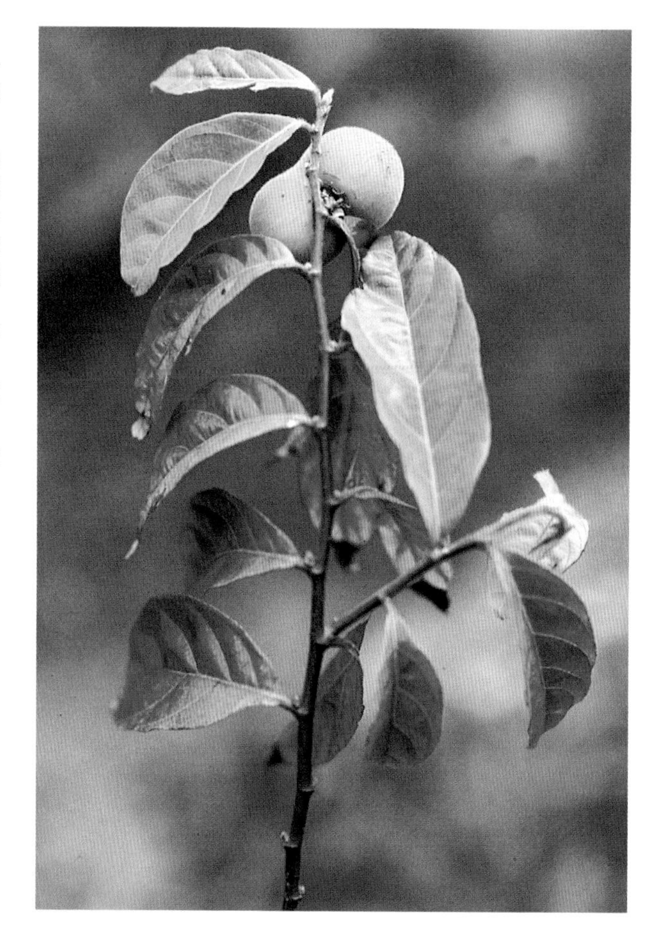

5172 小楊柳

來源 大戟科植物小葉五月茶 Antidesma microphylla Hemsl. 的全株。

形態 灌木，直立或斜升，高0.6~1m，多分枝。葉長圓狀披針形或倒披針形，長2.5~4.5cm，寬0.7~1cm，先端漸尖，鈍頭，基部楔形，兩面無毛，邊緣微反捲。花小，淡黃色，單性異株，穗狀花序頂生，單一；雌花序長2~4cm，雌花花盤盃狀，子房1室，每室胚珠2，花柱2裂。核果近球形，深紅色，近無柄，乾後有網狀小窩孔，成熟種子1。

分佈 生於低海拔河谷的石礫灌叢或水邊石縫中。分佈於廣西、貴州、四川和雲南。

採製 全年可採，切段，曬乾。

性能 微苦、辛，溫。涼血，止血，祛瘀。

應用 用於吐血。用量10~20g。

文獻 《綱要》二，208。

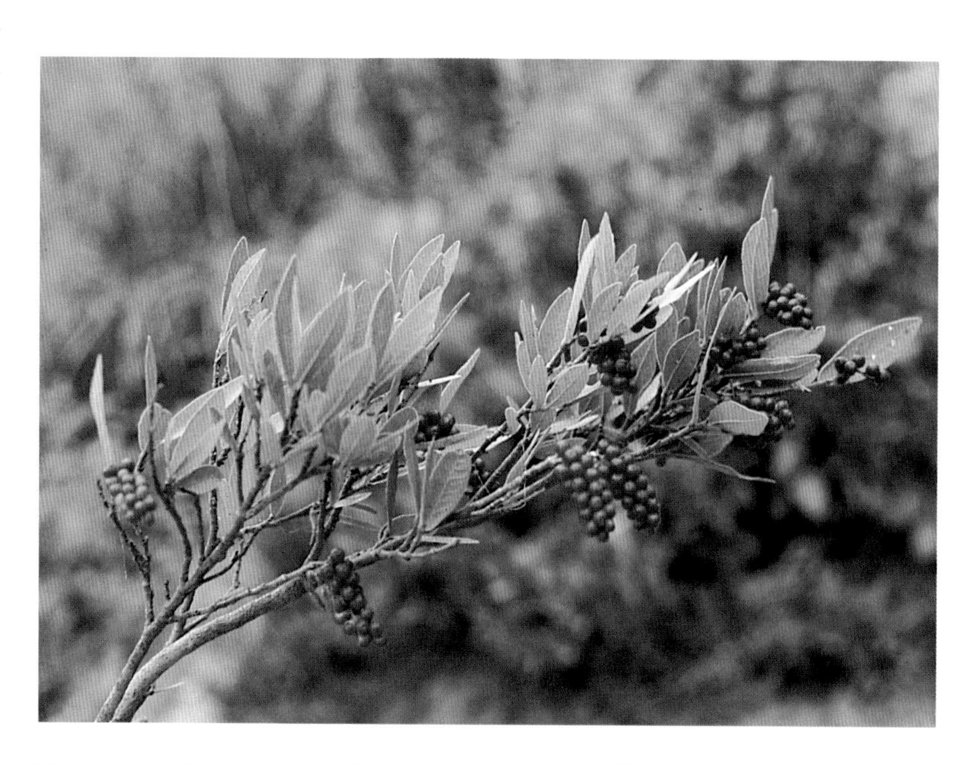

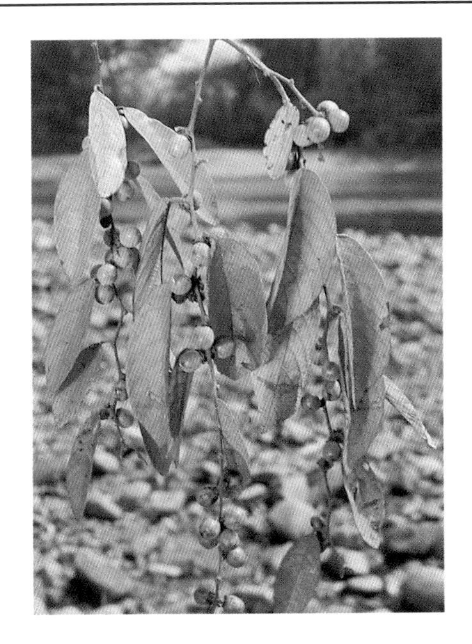

5173　大串連果

來源　大戟科植物土密藤 Bridelia stipularia (L.) Bl. 的果、根。

形態　攀援狀灌木。分枝通常下垂，先端微"乙"字形，外面密被棕褐色短柔毛。葉長圓形或倒卵狀橢圓形，長6~10cm，寬3.5~6cm，兩端渾圓，兩面均被褐色短柔毛，柄長0.8~1cm，密被鏽色短柔毛，托葉卵狀三角形。花單性同株，數朵簇生葉腋，雄花花盤盃狀，雄蕊5；雌花花盤罈狀，包圍子房，花柱2。核果近球形，徑約8mm。

分佈　生於低山、盆地的林緣或河邊灌叢上面。分佈於台灣、廣東、廣西和雲南。

採製　夏秋採果，根全年可採，鮮用或曬乾。

性能　澀、微苦，涼。果：催吐，解毒；根：消炎，止瀉。

成分　皮含木栓酮0.02%。

應用　用於腹瀉，脱肛。根用量30~60g；解草烏、一支蒿、曼陀羅等中毒，用鮮果3~7粒搗服。

文獻　《匯編》下，758；《綱要》二，210。

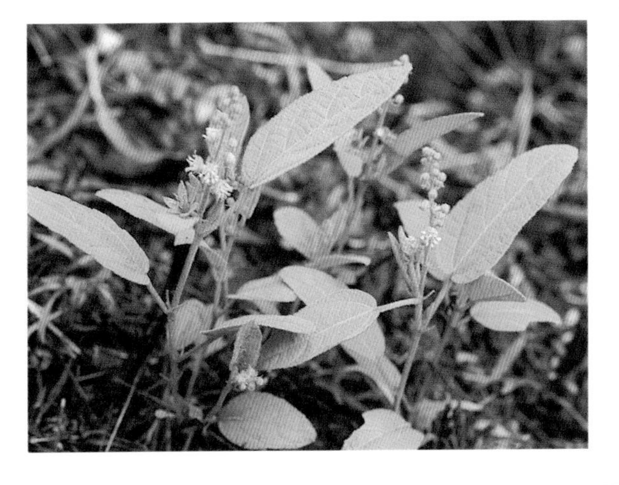

5174　雞骨香

來源　大戟科植物雞骨香 Croton crassifolius Geisel. 的根。

形態　小灌木。高30~50cm。根粗壯，外皮黃褐色，易剝離。枝葉和花序密被星狀毛或粗毛。葉互生，卵形或卵狀披針形，長4~10cm，基部圓形或稍心形，全緣或有細鋸齒；柄長2~4cm，頂端兩側各有一個有柄的盃狀腺體。花單性，雌雄同株，成頂生總狀花序，雌花在下，雄花在上；萼片5，雄花花瓣5，矩圓形，雄蕊20以上；雌花無花瓣，子房3室，花柱4深裂。蒴果球形，徑約6mm，外被鏽色毛。

分佈　生於荒地、山坡。分佈於廣西、廣東、福建、香港。

採製　全年可採挖，切片，曬乾。

成分　全株含氨基酸、有機酸。

性能　苦、辛，溫。行氣止痛，祛風消腫。

應用　用於喉腫痛，胃痛，胃腸脹氣及各種疼痛。用量10~15g，或外用適量研末調敷。

文獻　《大辭典》上，2448；《新華本草綱要》二，211。

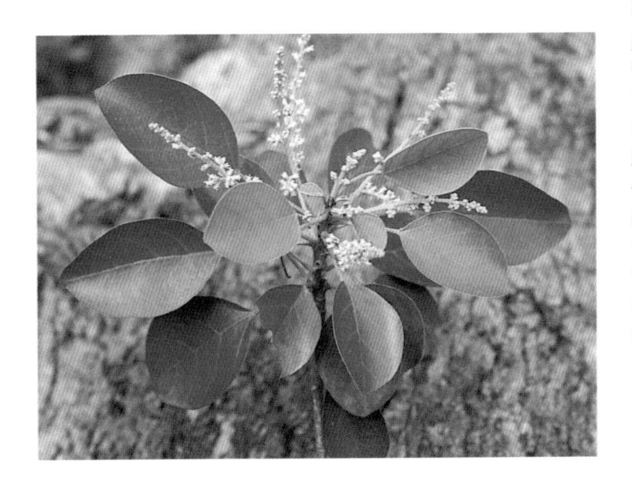

5175　大樹跌打

來源　大戟科植物黃桐 Endospermum chinense Linn. 的根、樹皮及葉。

形態　喬木。小枝被星狀茸毛。葉片寬卵形、橢圓形或近圓形，長10~18cm，兩面被星狀茸毛，下面較密；葉柄長4~9cm，密被星狀毛，頂端近葉片處具2枚黃色大腺體。花單性，雌雄異株，無花瓣；雄花花萼盃狀，頂端3~5波狀淺裂；雄蕊5~9，着生於柱狀高起的花托上；花藥4室；雌花花萼3~5淺裂，密被星狀毛；子房2~3室。蒴果近球形，直徑約1cm，被厚茸毛。

分佈　生於山脊或山坡林中。分佈於廣東、海南、廣西及雲南。

採製　全年採樹皮，夏秋採葉，曬乾。

性能　辛，熱；有毒。舒筋活絡，祛瘀生新，消腫鎮痛。

應用　用於風寒濕痹，關節疼痛，四肢麻木，跌打骨折。樹皮治瘧疾；葉可抗癌；根治黃疸性肝炎。本品多作外用；內服用量1.5~3g，水煎或浸酒服。孕婦及體弱者忌服。

文獻　《大辭典》上，0275。

5176　南大戟

來源　大戟科植物南大戟 Euphorbia jolkini Boiss. 的全草。

形態　多年生草本。全株無毛，含乳狀液汁。單葉互生，近無柄，長圓狀披針形，邊緣全緣，下面淡綠色。總花序頂生或腋生，頂生的通常有5傘梗，每傘梗再2叉狀分枝，每1分枝基部具2枚三角狀寬卵形的苞片；盃狀花序的總苞4淺裂，腺體4，半圓形，兩端具圓柱狀的角；無花被；雄花多數；雌花1朵，生於總苞中央。蒴果卵球形，光滑無毛。

分佈　生於曠野山坡草地。分佈於廣西。

採製　夏秋季採，曬乾。

成分　全草含 jolkianin 等，根含沒食子酸甲酯 (methyl gallate) 等。

性能　清熱涼血，潤肺止咳。有小毒。

應用　全草用於肺結核，咳嗽咯血。種子用於腎炎水腫。根用於急、慢性肝炎，狂犬咬傷，大便不通；外用於乳腺炎。用量10~15g；外用適量。

文獻　《廣西民族藥簡編》，101；Chem. Pharm. Bull. (1991·39) 630；C.A. (1991:115) 89109f；C.A. (1976: 84) 130819u。

附註　孕婦忌服。

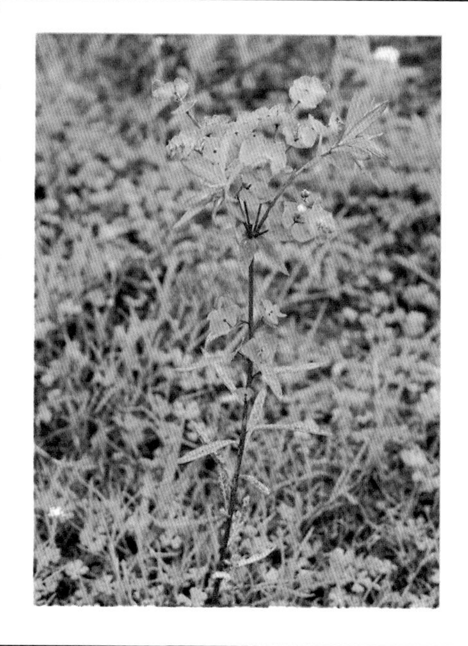

5177　斑地錦

來源　大戟科植物斑地錦 Euphorbia maculata L. 的全草。

形態　一年生小草本。匍匐地上，有白色乳汁，近基部分枝，暗紅色，被柔毛。葉橢圓形或長圓形，先端尖，上面暗綠色，中央有暗紫色斑紋，下面有白色短柔毛。盃狀聚傘花序單生於葉腋或枝腋；總苞暗紅色，頂端4裂，腺體4，具花瓣狀附屬物，總苞中有1雄蕊所成的雄花數朵和雌花1朵，子房具長柄，花柱3。蒴果三棱狀。種子卵形有角棱。

分佈　生於山坡、草地、屋旁。分佈於江蘇、浙江、江西、福建、廣東、廣西。

採製　夏秋間採，曬乾。

成分　含斑地醇 (maculatol)、鞣質、槲皮素。

性能　辛，平。清濕熱，止瀉痢，止血。

應用　用於痢疾，通乳，疳積，小兒腹脹，高血壓，各種出血。

文獻　《新華本草綱要》二，219。

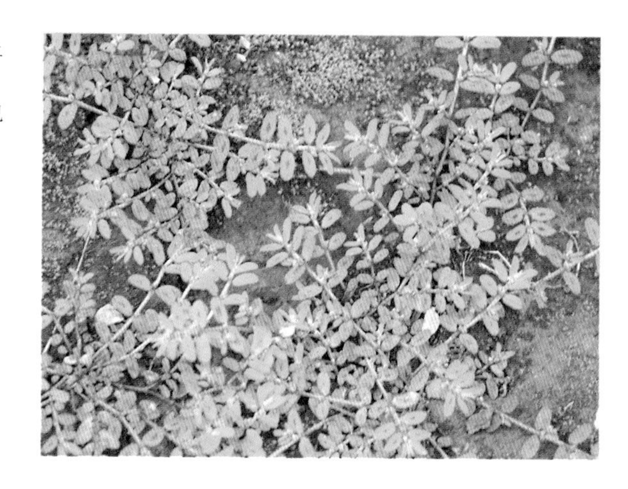

5178　舖地草

來源　大戟科植物舖地草 Euphorbia prostrata Ait. 的全草及葉。

形態　草木。莖纖弱，匍匐或披散，多分枝，長不及15cm，僅一邊被毛。葉小，通常對生，橢圓形至卵形，長5~8mm，頂端鈍圓，基部偏斜，邊緣有不明顯小齒；柄長約1mm；托葉披針形或綫形，長1~1.5mm。盃狀花序單生或少數簇生於葉腋；總苞陀螺狀，具短柄，頂端5淺裂，裂片卵形；腺體4，有極小的白色花瓣狀附片；雄花少數；子房3室，花柱離生，頂端2裂。蒴果僅沿果脊上被稀疏的短柔毛；種子長圓狀四稜形，每面有5~7條橫溝。

分佈　生於山坡、路旁、稀疏灌叢中。分佈於雲南、江西、貴州、湖南、廣東、廣西。

採製　夏季採收，曬乾。

性能　全株清熱解毒。葉催乳。

應用　全株用於小兒胎毒，疳積。葉用於乳汁不下，並治黃疸。用量15~30g。

文獻　《新華本草綱要》二，221。

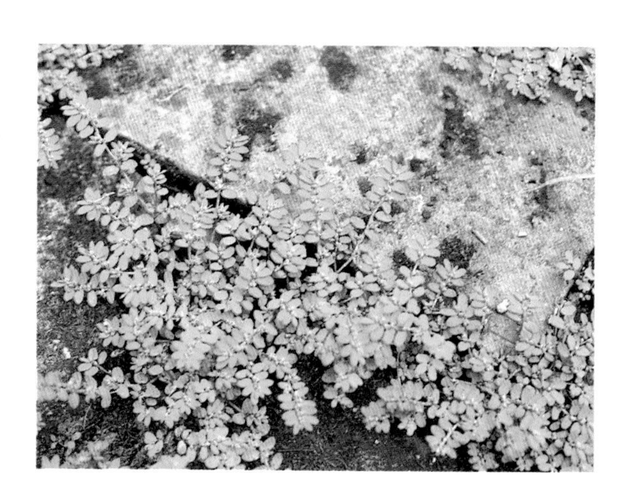

5179 子彈楓

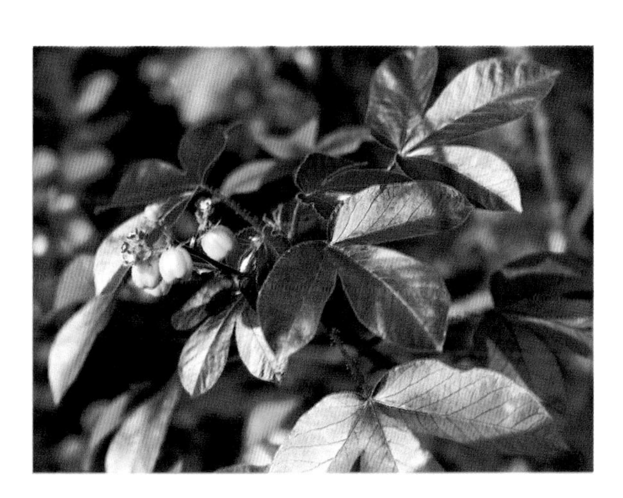

來源　大戟科植物棉葉麻風樹 Jatropha gossypifolia Linn. var. elegans Muell.-Arg. 的樹皮、葉及種子。

形態　灌木，高1～1.5m。葉暗紅色，3~5裂，裂片近倒卵狀橢圓形，邊緣具極細密的鋸齒並被緣毛；葉柄疏被具腺的分枝剛毛；托葉通常分裂為剛毛狀。聚傘圓錐花序頂生，苞片綫狀披針形，具緣毛；花瓣紫紅色。雄花：萼片披針形；花瓣離生或基部合生；腺體5枚；雄蕊10~12，花絲下部合生。雌花：萼片披針形至卵形，被具腺的緣毛；花瓣與雄花相同；子房被毛；花柱纖細，離生，柱頭2裂。蒴果橢圓狀球形，直徑約1cm，具3個分果爿；種子灰褐色，有斑紋。

分佈　廣西、廣東、海南、福建、雲南有栽培。

採製　全年可採，通常鮮用。

成分　含麻風樹酮 (jatrophone)、麻風樹三酮 (jatrophatrione)。

性能　種子催吐，樹皮調經，葉和種子為瀉下劑。

應用　葉搗爛外用，可將鐵砂或鐵釘拔出，並治疔瘡，疥癬，濕疹，樹皮用於癲症。外用適量。

文獻　《新華本草綱要》二，225。

5180 白楸

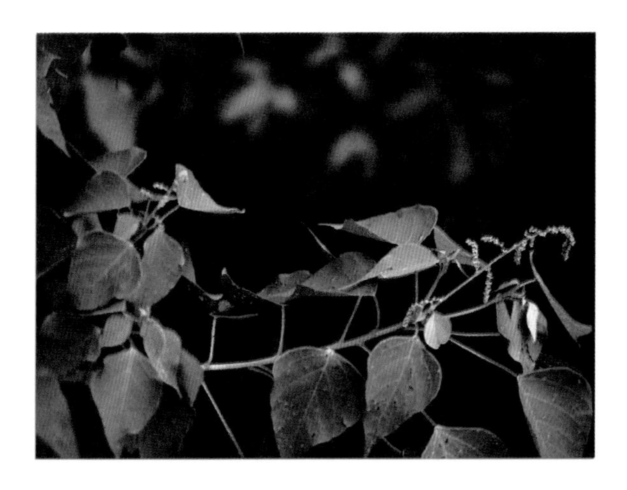

來源　大戟科植物白楸 Mallotus paniculatus (Lam.) Muell.-Arg. 的根、莖。

形態　喬木或灌木。小枝密被黃褐色星狀茸毛。葉互生或上部輪生，卵形、三角形或菱形，上部常2淺裂或僅一側淺裂，基部有斑點狀腺體2，上面無毛，下面密被黃褐色星狀茸毛，基出3~5脈，花單性，雌雄同株，圓錐花序頂生或腋生；蒴果扁球狀三稜形，被黃色茸毛。

分佈　生於密林中。分佈於廣東、廣西、海南。

採製　全年可採，洗淨，切段曬乾。

性能　苦、澀，性平。有清熱，收濇固脱，散瘀消腫，消炎止痛作用。

應用　用於痢疾，子宮脱垂，中耳炎。用量3~6克。

文獻　《中國高等植物圖鑑》II，599；《華南植物園植物名錄》1987年，113；《廣西藥用植物名錄》，195。

5181 越南葉下珠

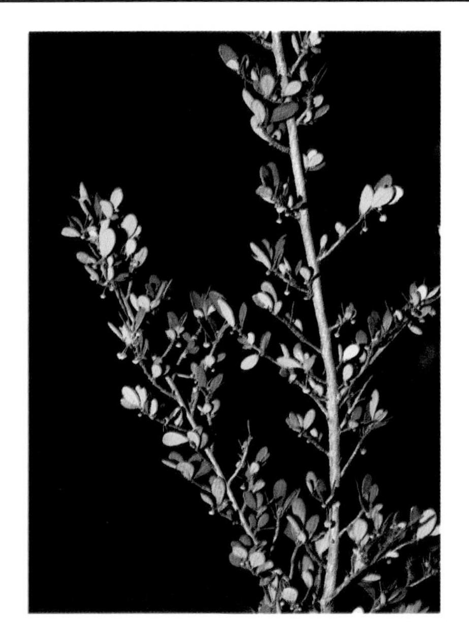

來源　大戟科植物越南葉下珠 Phyllanthus cochinchinensis Spreng. 的全草。

形態　小灌木。小枝具稜。葉小，近革質，倒卵形或矩圓形，長6~10mm，先端圓，基部鈍或楔形，全緣；托葉極小，具睫毛。花單性，雌雄異株，1~5朵聚生於葉腋內；雌花具柄，柄長4~6mm，雄花柄較短；萼片6，闊卵形，無花瓣；花藥3，長橢圓形，花絲合生成一粗厚的中柱。蒴果扁球形，徑約9mm。種子長約2mm，外種皮橙紅色。

分佈　生於山野、林下。分佈於中國南部各地。

採製　全年可採，曬乾或鮮用。

性能　甘淡、微澀，涼。清熱解毒，消腫止痛。

應用　用於牙齦膿腫，哮喘，腹瀉下痢，爛頭瘡，皮膚濕毒，疥瘡。用量9~15g，或外用適量煎水洗。

文獻　《大辭典》上，2965；《匯編》下，759。

5182 甜菜

來源 大戟科植物守宮木 Sauropus androgynus (L.) Merr. 的根或根皮。

形態 灌木，高1~1.5m，各部無毛。葉2列，互生，薄紙質，卵形或卵狀披針形，長3~10cm，寬1.5~3.5cm，柄長2~4mm。花單性，異株，無花瓣，數朵簇生葉腋；雄花花萼淺盆形，6淺裂，徑0.5~1cm，雄蕊3，無退化子房；雌花花萼6深裂，果期裂片增大，無花盤，子房3室，每室有胚珠2，花柱2~3裂。蒴果扁球形徑約1.7cm，種子三稜形，長約7mm。

分佈 通常栽培於房前屋後，稀見逸生。分佈於廣西和雲南的南部。

採製 全年可採，曬乾。

性能 甘，涼。清熱解毒，消腫定痛。

應用 用於小便不利，尿血，痢疾便血；用量5~10g。淋巴結炎，疥瘡；用乾品適量研末內服或外擦患處。

文獻 《綱要》二，233；《傣醫傳統方藥誌》153。

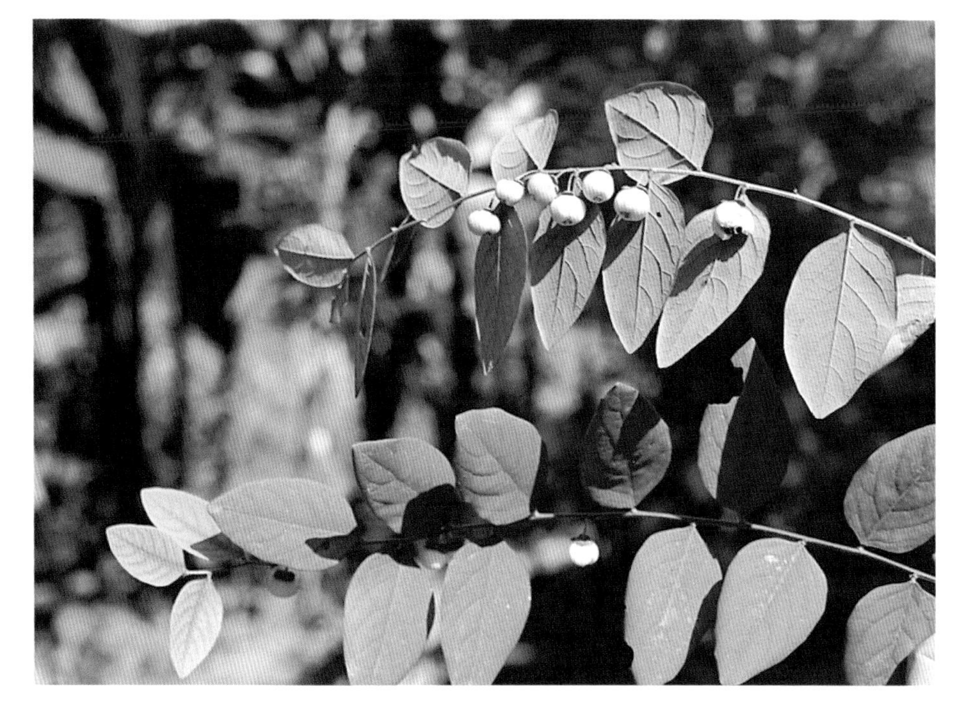

5183 雀舌黃楊

來源 黃楊科植物雀舌黃楊 Buxus bodinieri Lévl. 的葉或根。

形態 灌木，高3~4m，小枝四稜形，初有短柔毛。葉革質，匙形、狹卵形或卵形，長2~4cm，先端凹下或圓鈍，葉面中脈下段有細毛；葉柄長1~2mm。頭狀花序腋生，蒼片卵形；雄花約10朵，萼片卵形，雄蕊長6mm，不育雌蕊有柱頭柄；雌花外萼片長2mm，內萼片稍長，柱頭倒心形。蒴果卵形，宿存花柱直立，長3~4mm。

分佈 生於山坡灌叢或疏林下。分佈於陝西、甘肅、河南、湖北、江西、浙江、四川、雲南、貴州、廣東、廣西。

採製 夏秋採摘，曬乾。

性能 甘、微苦，涼。根止血；葉清熱解毒。

應用 根用於吐血，用量5~8g；葉用於目赤腫痛，癰瘡腫毒，狂犬咬傷，用量3~6g；外用適量。

文獻 《廣西藥用植物名錄》，258；《新華本草綱要》一，318。

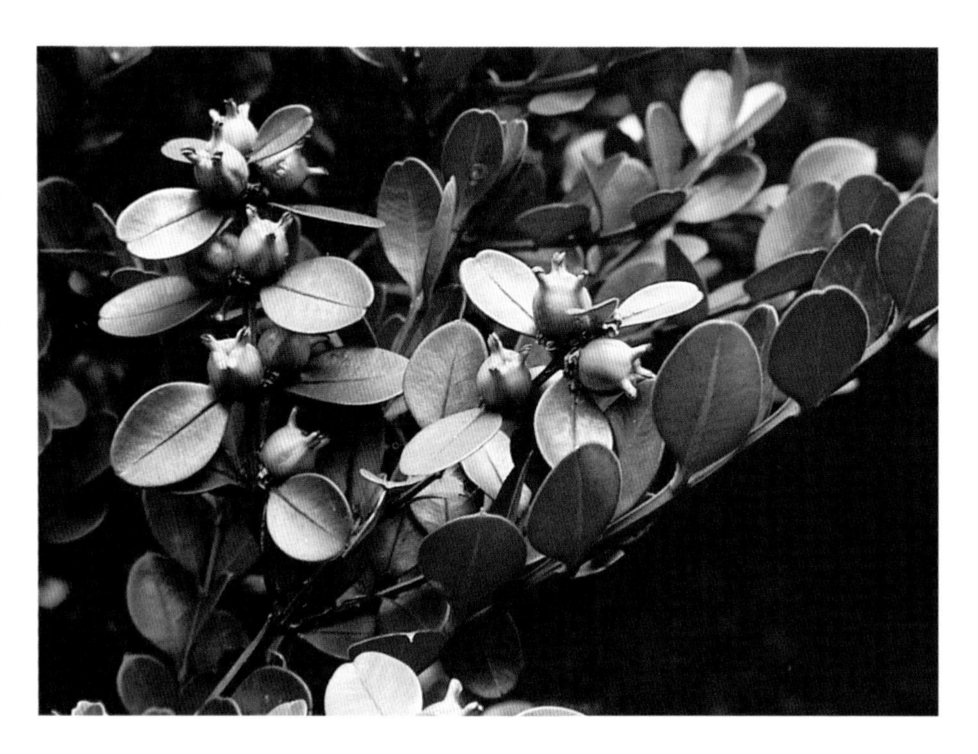

5184 闊柱黃楊

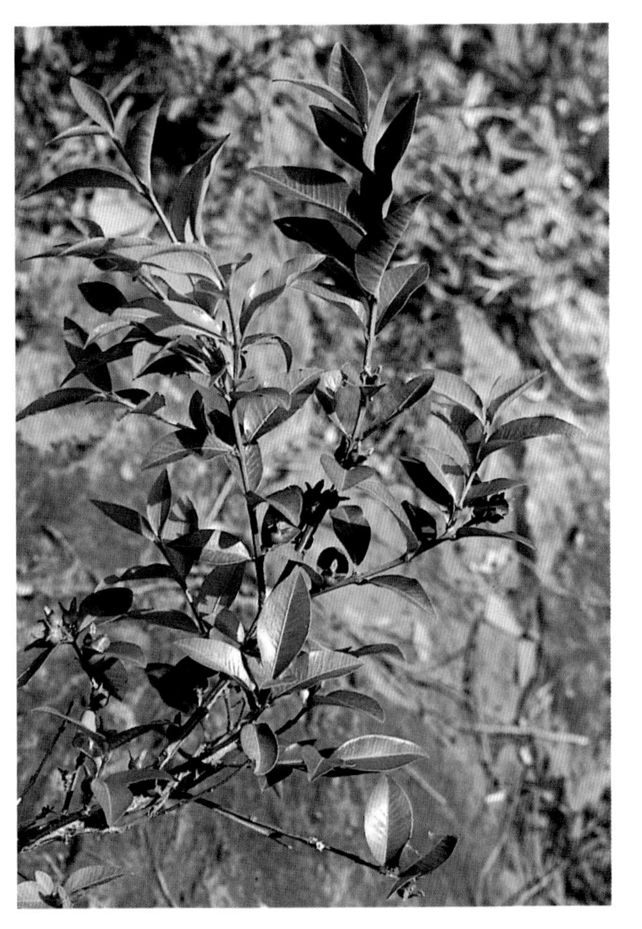

來源 黃楊科植物闊柱黃楊 Buxus latistyla Gagnep. 的根、樹皮、葉。

形態 灌木，高1~4m。嫩枝四稜形，近無毛或被微柔毛。單葉對生，革質，橢圓形或闊卵形，長2~7cm，寬1~3.5cm。雌雄同株，花序腋生兼頂生，長約1cm；苞片排列較疏散；雄花梗長約1mm；萼片4；雄蕊4，花絲上半部和花藥均被毛；雌花萼片6，花柱3，扁闊，下延達花柱中部。蒴果近球形，平滑，宿存花柱長約4mm。

分佈 生於山坡、溪邊、林下的石縫中。分佈於廣西、雲南。

採製 全年可採，分別曬乾。

性能 祛風除濕，消腫止痛。

應用 根用於風濕。樹皮用於小兒驚風。葉外用於骨折。用量：根15~30g；樹皮3~10g；葉外用適量。

文獻 《廣西藥用植物名錄》，258。

5185 青麩楊（五倍子）

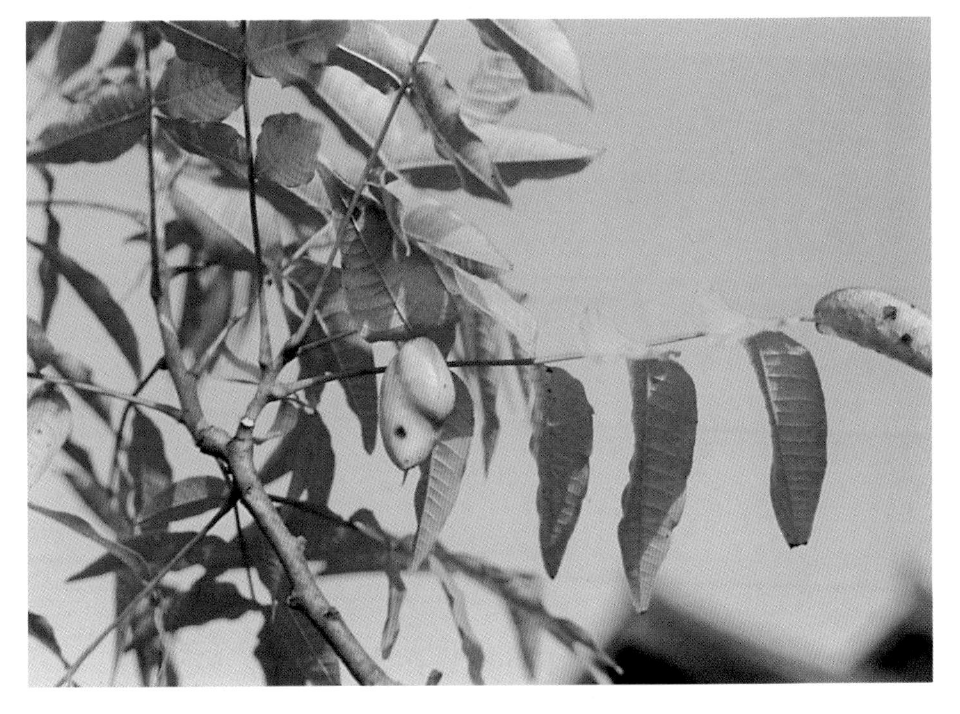

來源 漆樹科植物青麩楊 Rhus potanainii Maxim. 的寄生蟲癭（五倍子）。蟲為癭綿蚜科蚜蟲肚倍蚜 Kaburagia rhusicola Takagi。

形態 青麩楊：落葉喬木，高達8m。奇數羽狀複葉，葉軸無翅或上部小葉間有狹翅；小葉7~9，具短柄，長卵形，全緣。圓錐花序頂生，有毛，花小，雜性，白色。果序下垂，核果近球形，血紅色，密被絨毛。

五倍子：鮮倍子綠色或黃綠色，紡錘形或長圓形。壁厚達3.5mm。5月上旬營癭，8月中旬成熟爆裂。成蟲具有翅型及無翅型2種。有翅成蟲均為雌蟲，全體灰黑色。翅2對。無翅成蟲，雄蟲色綠，雌蟲色褐。口器退化。

分佈 生於山坡或灌木叢中。分佈於山西、陝西、甘肅、浙江、江西、河南、湖北、四川、雲南。

採製 7~8月採，開水燙，曬乾。

成分 含大量的五倍子鞣酸 (Tannin)。

性能 酸，平。斂肺，澀腸，止血，解毒。

應用 用於肺虛久咳，久痢，久瀉，脱肛，自汗，盜汗，遺精，便血，外傷出血等。

文獻 《大辭典》上，392。

5186 漆樹

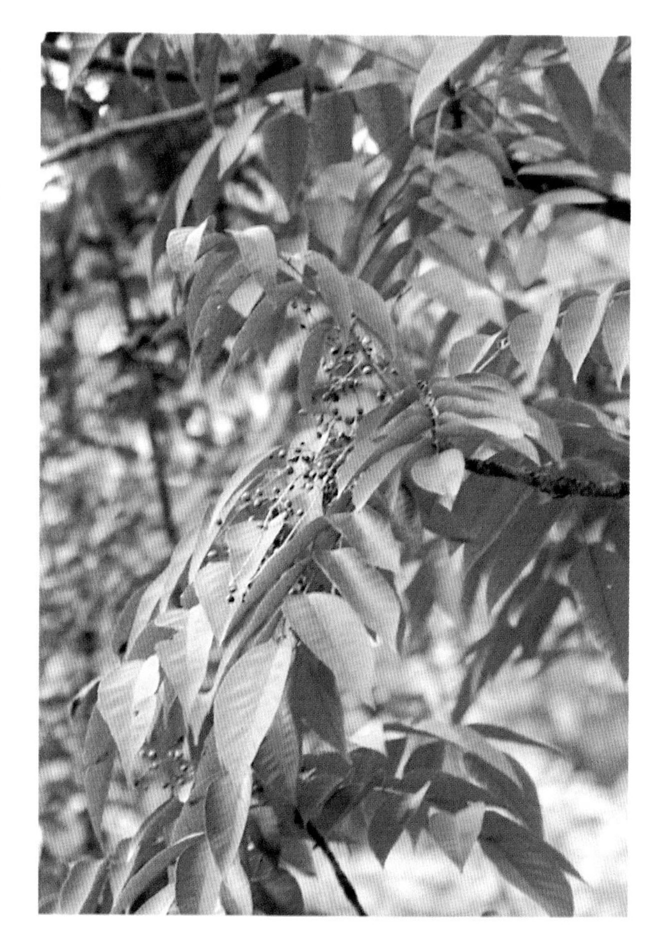

來源 漆樹科植物漆樹 Toxicodendron vernifluum (Stokes) F. A. Barkl. 的樹脂經加工後的漆渣。

形態 落葉喬木，高達20m。樹皮灰白色，不規則縱裂；小枝具棕色柔毛。單數羽狀複葉互生，小葉9~15，具，柄，葉片卵形或橢圓形，長7~15cm，寬2~6cm，兩面脈上有棕色短毛，圓錐花序腋生，有短毛，花雜性或雌雄異株，小花黃綠色，五數。果序不垂，核果扁圓形或腎形，直徑6~8mm，果核堅硬。

分佈 生於向陽避風山坡林中。全國大部分地區有分佈。

採製 收集盛漆器具底部漆渣，乾燥。

性能 辛，溫；有毒。破瘀血，消積，殺蟲。

應用 用於婦女經閉，瘀血癥瘕，蟲積腹痛。用量2.4~4.5g。

文獻 《中國藥典》(1990)，一，10。

5187 扁果

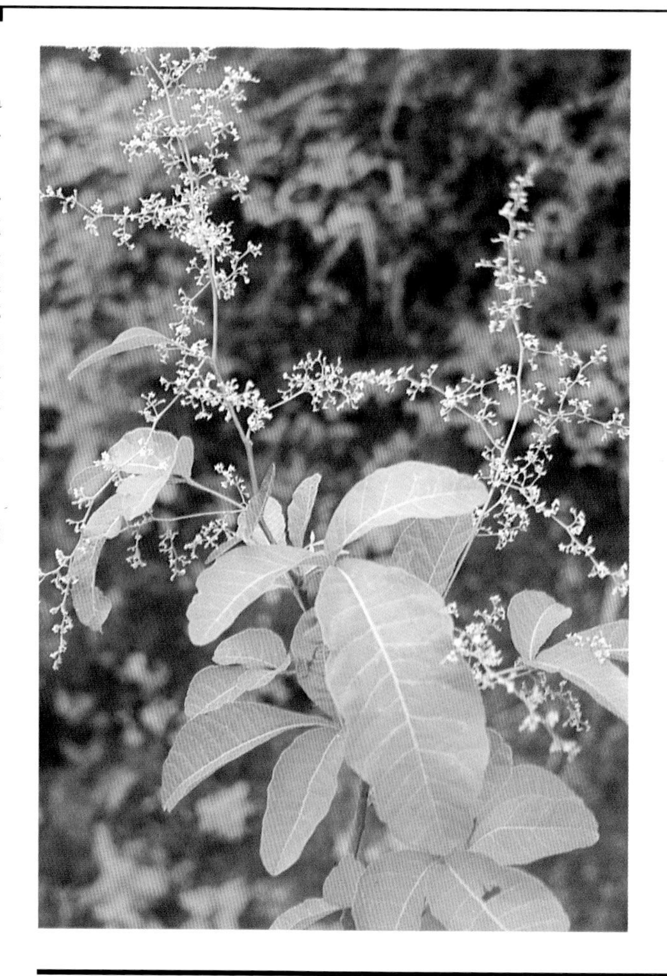

來源 漆樹科植物三葉漆 Terminthia paniculata (Wall. ex G. Don) C. Y. Wu & T. L. Ming 的果、樹皮。

形態 灌木或小喬木，高2~6m。掌狀3小葉，柄長2.5~4cm，小葉橢圓形。長圓形或披針形，頂生小葉長6~11cm，側生小葉長3~7cm，先端鈍，具小尖頭，基部寬楔形，通常無柄。圓錐花序頂生或生於上部葉腋，多分枝，長12~20cm，被黃色微柔毛；花被4~5數，花小，淡黃色。核果近球形，略壓扁狀，徑約4mm，外果皮橙紅色，具光澤，中果皮暗紅色，膠質。

分佈 生於乾熱河谷灌叢中，分佈於雲南南部。

採製 樹皮全年可採；果秋季採收，曬乾。

性能 皮：苦、澀，涼。果：酸、澀，涼。消炎收斂，舒筋活血。

應用 用於扁桃腺炎，風濕性關節炎，消化不良，腹瀉。用量：皮10~15g，果15g。

文獻 《匯編》下，794。

5188 豬肚木皮

來源 冬青科植物米碎木 Ilex godajam (Colebr.) Wall. 的樹皮。

形態 常綠灌木或小喬木。樹皮灰白色或灰褐色，斷面粗顆粒性。單葉互生，橢圓形或倒卵形，長6.5~9.5cm，寬4~5cm，邊緣全緣，上面中脈被微柔毛，下面無毛或被疏毛。花黃白色；總花梗、花梗和花萼均被短柔毛；雌花與雄花相似，花序傘形狀；花4或5基數，花瓣長約2mm。果實橢圓形，直徑約4mm，成熟時紅色，宿存柱頭圓柱狀凸起；分核背部具3脊2槽。

分佈 生於村邊、路旁或林中溪邊。分佈於華南及雲南。

採製 夏秋二季採取，曬乾。

性能 微苦，涼。清熱解毒，消腫止痛。

應用 用於感冒頭痛，胃痛，蛔蟲痛；外用於跌打損傷。用量10~15g；外用適量。

文獻 《廣西藥品標準》，280~281；《新華本草綱要》三，149。

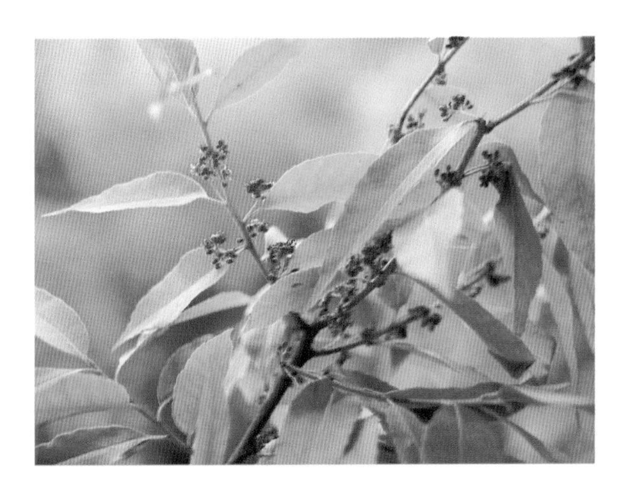

5189 四季青

來源 冬青科植物冬青 Ilex purpurea Hassk (I. chinensis auct. non Sims.) 的葉。

形態 常綠喬木，高達12m。樹皮灰色或淡灰色，無毛。葉互生，革質，狹長橢圓形，上面深綠色，冬季變紫紅色。花單性，雌雄異株，聚傘花序着生於葉腋內或腋外。核果橢圓形，紅色，內含分核4枚。

分佈 生於疏林中。分佈於長江流域以南各地。

採製 全年可採，曬乾。

成分 葉含原兒茶酸、原兒茶醛、熊果酸、黃酮類、三萜類成分和鞣質等。

性能 苦、澀，涼。清熱，消腫，收斂，祛痰。

應用 用於肺炎，急性咽喉炎，痢疾，膽道感染；外治燒傷，下肢潰瘍，皮炎，濕疹等。用量15~30g。

文獻 《新華本草綱要》三，152；《浙藥誌》上，1533。

附註 果實、根亦供藥用。

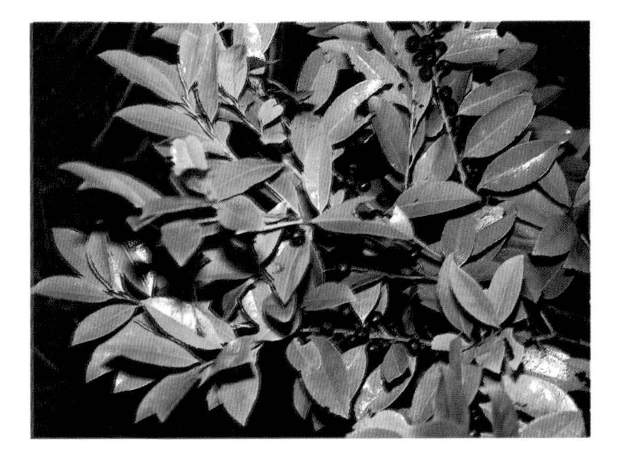

5190 亮葉冬青

來源 冬青科植物亮葉冬青 Ilex viridis Champ. 的根、葉。

形態 常綠灌木或小喬木，高1~6m。小枝四稜形或具條紋。葉革質，長橢圓形，長3~7cm，邊緣有小圓鋸齒，上面光亮，下面有腺點；葉柄長4~5mm。花白色，雌雄異株；雄花1~5朵排成腋生聚傘花序，萼片、花瓣雄蕊均4枚；總花梗長3~5mm；雌花單生葉腋，萼片4，花瓣4，子房上位；花梗長1~1.5cm。漿果狀核果，球形，徑約7mm，熟時黑色；分核4顆，背部具隆起條紋，兩側平滑，內果皮木質或厚紙質。

分佈 生於疏林中。分佈於安徽、浙江、江西、廣東、福建、香港。

採製 夏秋採挖，洗淨，曬乾。

性能 甘、微辛，涼。涼血解毒，去瘀活絡。

應用 用於關節炎。用量9~15g。

文獻 《新華本草綱要》三，153。

5191　扶芳藤

來源　衛矛科植物扶芳藤 Euonymus fortunei (Turcz.) Hand.-Mazz. 的莖、葉。

形態　匍匐或攀援狀常綠灌木。嫩枝具稜海拔枝近圓柱形。單葉對生海通常橢圓形，薄革質，長2.5~8cm，寬1.5~4cm，邊緣有鋸齒，不生花序的枝較細而匍匐，節上生根，葉片較小；生花序的枝較粗而斜升，葉片較大。花白綠色，組成腋生2歧聚傘花序；花序多花，排列較緊密，花序梗長2~5cm；花梗長4~5mm；花4數。蒴果近球形，果皮平滑。種子外被橘紅色假種皮。

分佈　多生於河漫灘乾壩的岩石上或曠野灌叢中。分佈於華北、華東、中南、西南。

採製　全年可採，切片，曬乾。

成分　莖、葉含衛矛醇(dulcitol)等。

性能　苦，溫。舒筋活絡，止血消瘀。

應用　用於腰肌勞損，風濕痹痛，肝炎，咯血，血崩，月經不調，內出血，跌打損傷，骨折，外傷出血。用量6~12g；外用適量。

文獻　《大辭典》上，2260；《廣西民族藥簡編》，155。

附註　孕婦忌服。

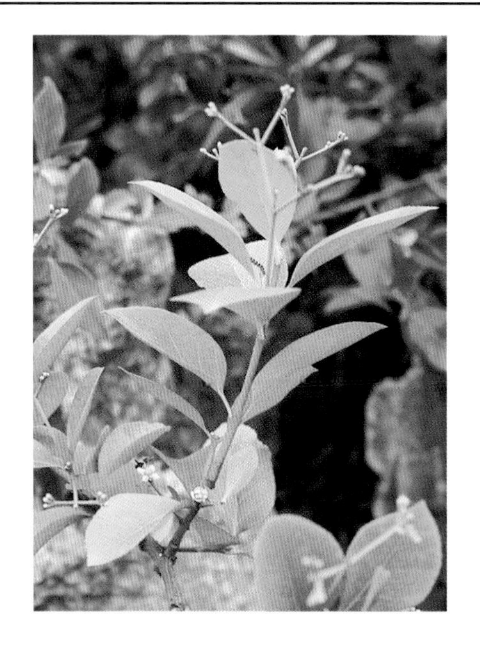

5192　常春衛矛

來源　衛矛科植物常春衛矛 Euonymus hederaceus Champ. ex Benth. 的莖、葉。

形態　攀援灌木，長達1.5m。小枝有氣根。葉對生，薄革質，卵形或狹卵形，長3~7cm，先端急尖，基部楔形，邊緣有微鋸齒；葉柄長5~10mm。聚傘花序腋生，有花3~7朵；花白綠色，4數，花盤肥厚，花絲明顯。蒴果少數，腋生，帶紫色，圓形，徑約8mm；種子有紅色假種皮。

分佈　生於疏林及山坡上。分佈於雲南、貴州、湖南、廣西、廣東、福建、台灣。

採製　全年可採，曬乾。

性能　補腎強筋，安胎，止血，消瘀。

應用　用於腰肌勞損，風濕痹痛，咯血，慢性腹瀉，血崩，月經不調，跌打，骨折，創傷出血。用量9~15g，外用適量。

文獻　《新華本草綱要》一，310。

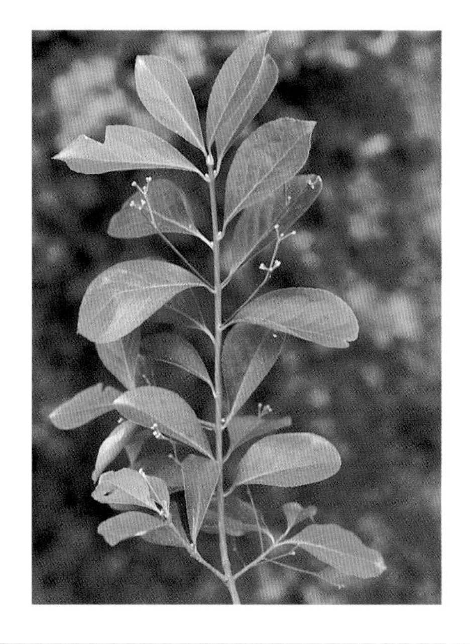

5193　膠州衛矛

來源　衛矛科植物膠東衛矛 Euonymus kiautschovicus Loes. 的莖、葉。

形態　直立或蔓性半常綠灌木，高約6m。葉對生，近革質，邊緣具細密鋸齒，葉柄長約1cm。聚傘花序2歧分枝，分枝和花梗較長，形成疏鬆的小聚傘；花淡綠色，四數，雄蕊花絲長。蒴果扁球狀，熟時粉紅色。種子具橘紅色假種皮。

分佈　生於山谷林中多石處。分佈於江蘇、浙江、安徽、山東、江西、湖北。

採製　全年可採，切碎，曬乾。

性能　苦，溫。補肝腎，強筋骨，活血，止血。

應用　用於腎虛腰痛，慢性腹瀉，跌打損傷，月經不調。用量15~30g。

文獻　《浙藥誌》上，756；《中國高等植物圖鑑》II，665。

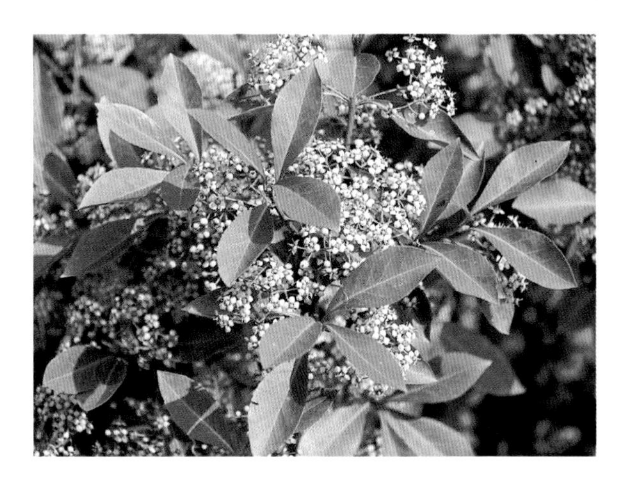

5194 侯氏美登木

來源 衛矛科植物侯氏美登木 Maytenus hookerii Loes 的莖、葉。

形態 灌木。全株無毛。葉闊卵形，全緣。頂生聚傘花序，生於莖枝或葉腋內。花白色；萼小，花5數。蒴果，倒卵形。

分佈 生於石灰岩山地灌木叢中。雲南有分佈，廣東有栽培。

採製 全年可採，曬乾。

性能 苦，寒。清熱解毒，活血化瘀，抗癌。對癌細胞有抑制作用。

應用 用於淋巴肉瘤，腹膜間皮瘤，結腸癌等。

文獻 《華南植物園植物名錄》1987，156；《熱帶植物研究》(11)，1~9，1979。

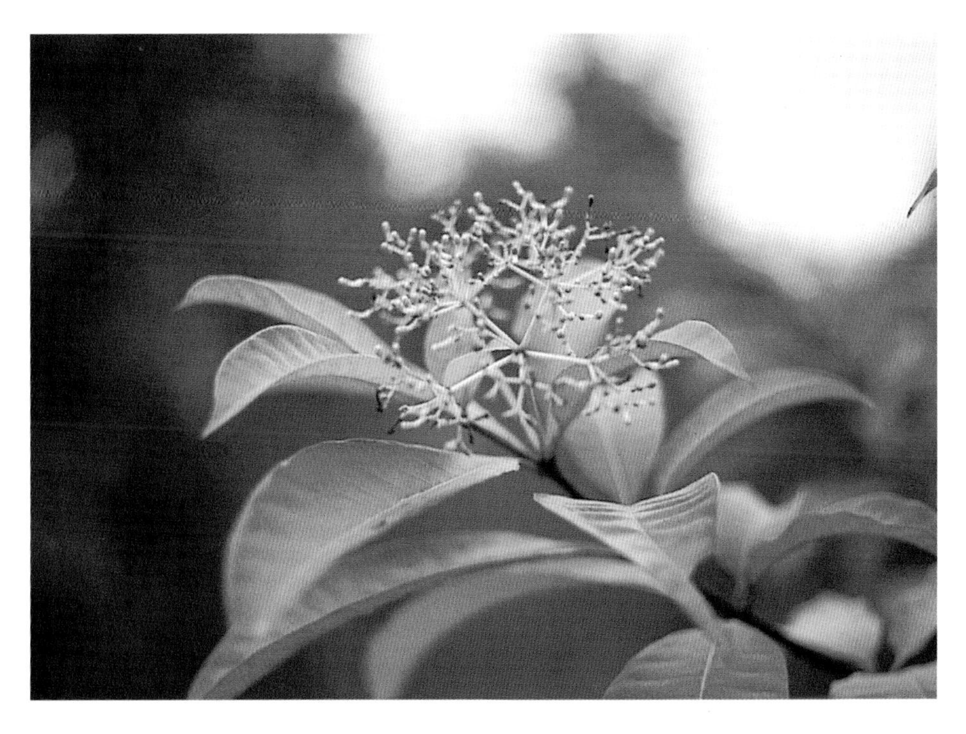

5195 異木患

來源 無患子科植物異木患 Allophylus viridis Radlk. 的全株。

形態 大灌木至小喬木，高2~4m，全株微被柔毛。葉互生，掌狀，小葉3，頂生小葉片橢圓形或尖卵形，長4~9cm，邊緣有疏齒，側生小葉較小，偏斜，小葉背面脈腋內簇生柔毛；葉柄長。總狀花序腋生，不分枝；花小，黃白色，4數，花瓣內面有1枚2裂的鱗片。果球形，肉質，熟時不開裂。

分佈 生於山野、丘陵、灌叢中或林下。分佈於廣東。

採製 全年可採，切段，曬乾。

性能 辛、甘，溫，有香氣。通利關節，活血散瘀，驅風散寒，健胃，行氣止痛。

應用 用於風濕痹痛，跌打損傷，心氣痛，氣虛陽痿，腹脹冷痛。用量9~18g。

文獻 《大辭典》上，1696。《廣東藥用植物手冊》，417。

附註 葉治感冒。

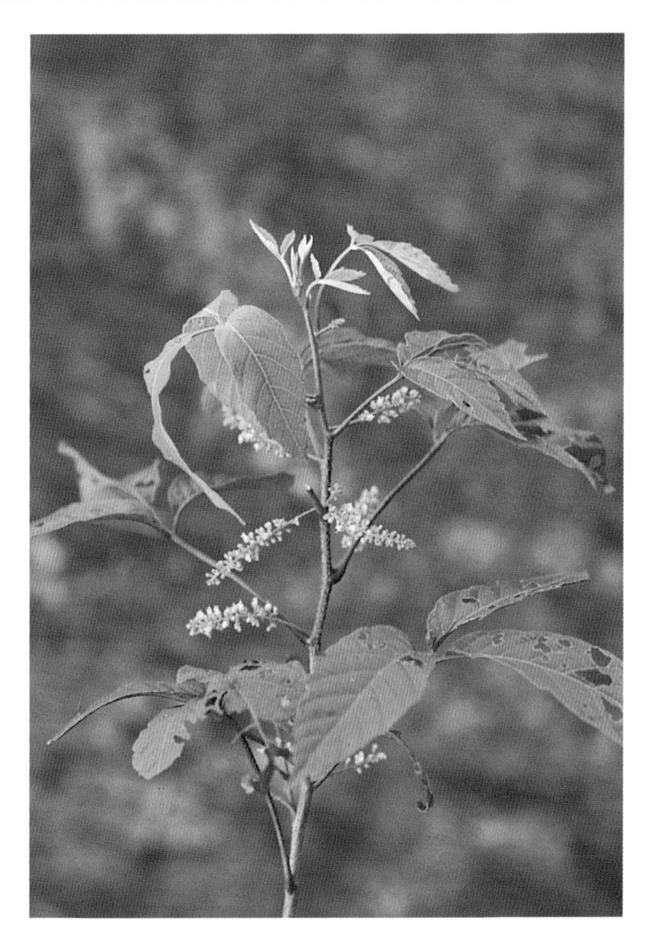

5196 複羽葉欒樹

來源 無患子科植物複羽葉欒樹 Koelreuteria bipinnata Fr. 的根或根皮。

形態 落葉喬木，高可達20m。樹皮暗灰色，小枝灰色，有短柔毛。2回羽狀複葉對生，厚紙質，總葉軸圓柱形，密生灰色短柔毛；小葉9~15，長橢圓形或卵形，長4.5~7cm，寬2~2.5cm，先端漸尖，基部圓形，邊緣有不整齊鋸齒，葉背主脈有灰色絨毛；小葉柄長約2~3mm。圓錐花序頂生，花黃色；萼片5；花瓣4，長卵形；雄蕊8。蒴果卵形，長約4cm，頂端有尖頭，3瓣裂，種子圓形，黑色。

分佈 生於山地疏林中，分佈於中國南方大部地區。

採製 秋季採挖，洗淨，切片，曬乾；或剝取根皮，曬乾。

性能 辛、微苦，寒。清熱疏風，止咳，殺蟲。

應用 根用於風熱咳嗽，用量10~15g；根皮用於驅蛔蟲，用量8~10g。

文獻 《大辭典》下，3438。

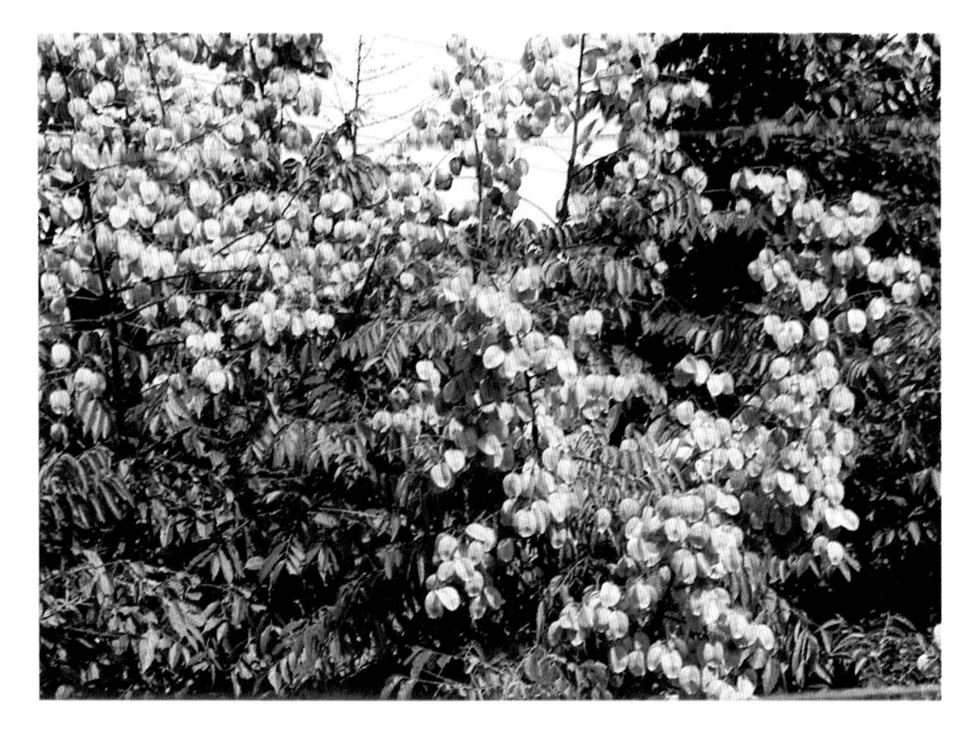

5197 麻蘑

來源 無患子科植物毛瓣無患子 Sapindus rarak DC. 的根、果皮。

形態 落葉喬木，高8~15m，樹皮灰色，幼枝被黃色微柔毛。雙數羽狀複葉，長20~40cm，有小葉7~12對，狹卵狀長圓形或長圓狀披針形，長7~12cm，寬2~3.5cm，兩面近無毛，側脈細而密。圓錐花序頂生，長約25cm，密被黃色絨毛；花白色，多數而密集，花瓣4，披針形，外面密被絲狀伏柔毛，花盤偏於一側，子房3室。果球形，徑2~3cm，微皺；種子球形，黑色，具光澤。

分佈 生於低山乾性雨林中。分佈於雲南、台灣。

採製 秋冬採果，剝果皮曬乾；根全年可採。

成分 果皮含無患子皂甙（Saponin）約4%。

性能 果皮：苦、微辛，寒。有小毒。清熱除痰，利咽止瀉，消炎鎮咳。根：苦，涼。清熱解毒，化痰散瘀。

應用 果用於白喉，咽喉炎，扁桃體炎，百日咳，用量1~3個；根用於感冒高熱，咳嗽，哮喘，白帶，尿頻，尿痛，血尿，用量15~30g。

文獻 《傣藥誌》二，66。

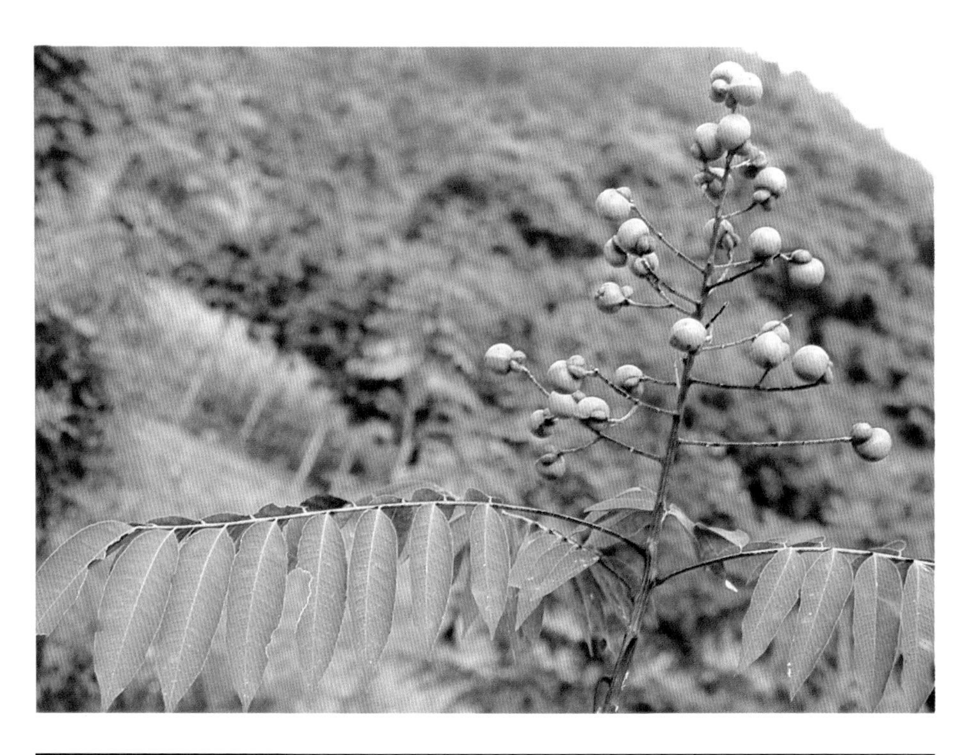

5198　南拐棗

來源　鼠李科植物枳椇 Hovenia acerva Lindl. 的果序軸及種子。

形態　喬木，高達25m。葉寬卵形或橢圓狀卵形，具淺而鈍細鋸齒，下面脈上有短柔毛。花排成對稱二歧式聚傘圓錐花序，頂生和腋生，被短柔毛；花兩性，萼片具網狀脈和縱條紋；花瓣橢圓狀匙形；花柱半裂，稀淺裂或深裂。果熟時黃褐色或棕褐色，直徑5~6.5mm。

分佈　生於疏林中或栽培。分佈於河南、陝西、甘肅及華東、中南、貴州、四川、雲南。

採製　果熟時採，曬乾，碾碎取種子。

成分　含葡萄糖（glucose）、蘋果酸鈣（calcium malate）等。

性能　甘，平。解酒除煩，舒筋活絡，滋潤五臟，利小便。

應用　用於醉酒，煩熱，口渴，嘔吐，二便不利，四肢麻木，貧血，酒渣鼻，體虛等。

文獻　《新華本草綱要》三，158。

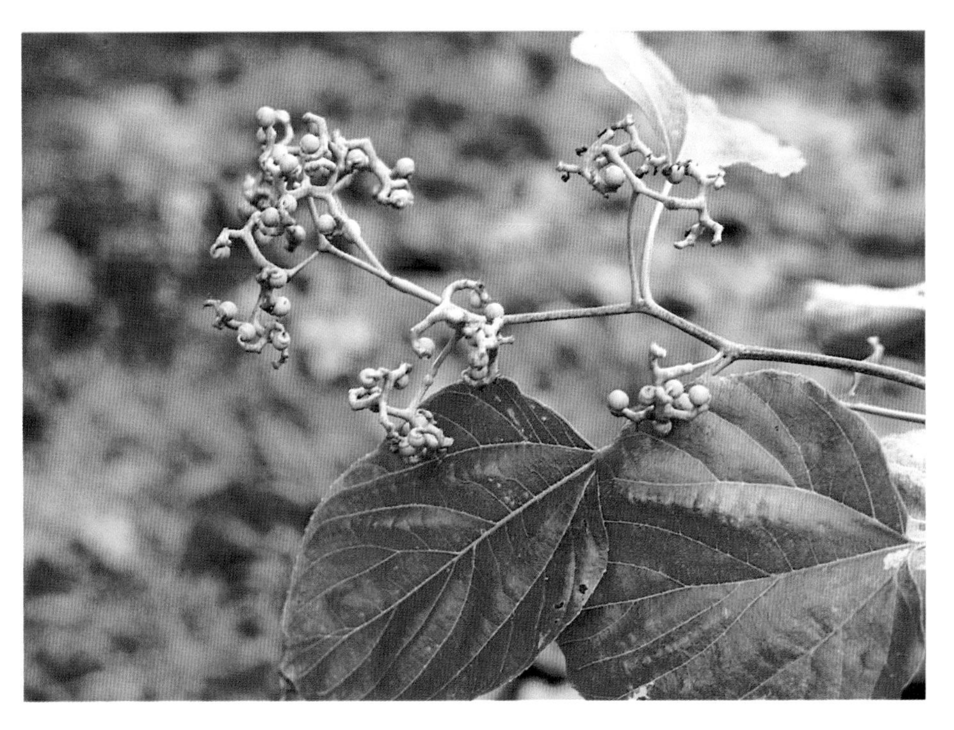

5199　三葉烏蘞莓

來源　葡萄科植物三葉烏蘞莓 Cayratia trifolia (L.) Domin 的根。

形態　攀援灌木。莖稍扁，捲鬚細長，叉狀分枝。指狀複葉，小葉3，闊卵形或近圓形，邊緣具波狀圓齒，背面無乳凸狀小點。傘房花序2~3歧，由多數聚傘花序組成；總花梗長5~8cm，無關節和苞片；花瓣白色，三角狀卵形，有乳突狀微毛。漿果扁球形。種子三角形，背面凸圓，腹面無圓孔。

分佈　生於陡坡灌叢中。分佈於陝西、湖北、四川、雲南等。

採製　夏秋或全年採挖，鮮用或曬乾。

性能　淡、微澀，平。拔毒消腫，散瘀止痛。

應用　用於跌打損傷，扭傷，風濕關節疼痛，骨折，癰瘡腫毒。

文獻　《新華本草綱要》三，168。

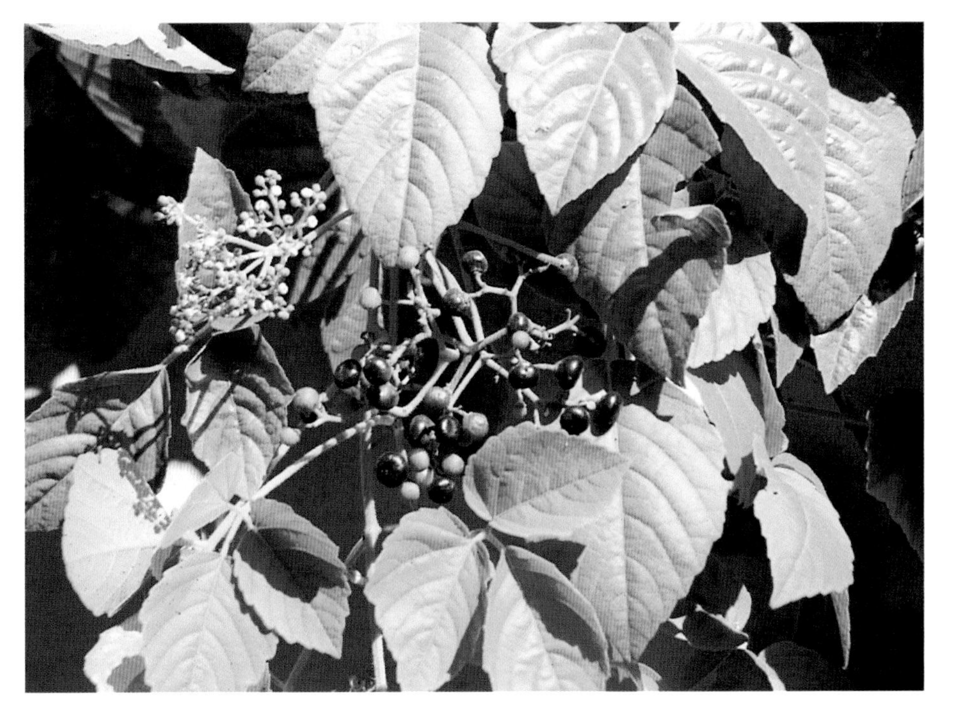

5200 大葉火筒樹

來源 葡萄科植物大葉火筒樹 Leea macrophylla Roxb. 的根或葉。

形態 灌木，高1~2m，莖和枝具明顯的縱稜條。葉互生，寬卵形，長15~25cm，寬18~26cm，先端漸尖，基部心形，邊緣具缺刻狀齒，上面暗綠色，無毛，下面密被灰白色樹枝狀毛，柄長10~12cm，基部膨大，芽苞卵狀披針形，長5~8cm。傘房狀聚傘花序，長30cm以上，多分枝，總梗與葉對生，被微柔毛；花小，花冠白色，直徑約4mm，漿果成熟時紫黑色，多汁，扁球形，徑6~8mm，外面光滑；種子3~6。

分佈 生於低山或盆地疏林下。分佈於雲南南部。

採製 全年可採，鮮用或曬乾研粉。

性能 破瘀活血，消腫止痛，癒潰生肌。各部有毒，忌內服。

應用 用於跌打瘀腫，乳房腫痛，乳汁瘀塞，腮腺炎發熱疼痛，瘡瘍腫癤未潰或潰爛不收口。鮮品搗敷或乾粉加芝麻油調敷患處。

文獻 《西雙版納醫藥》二，15。

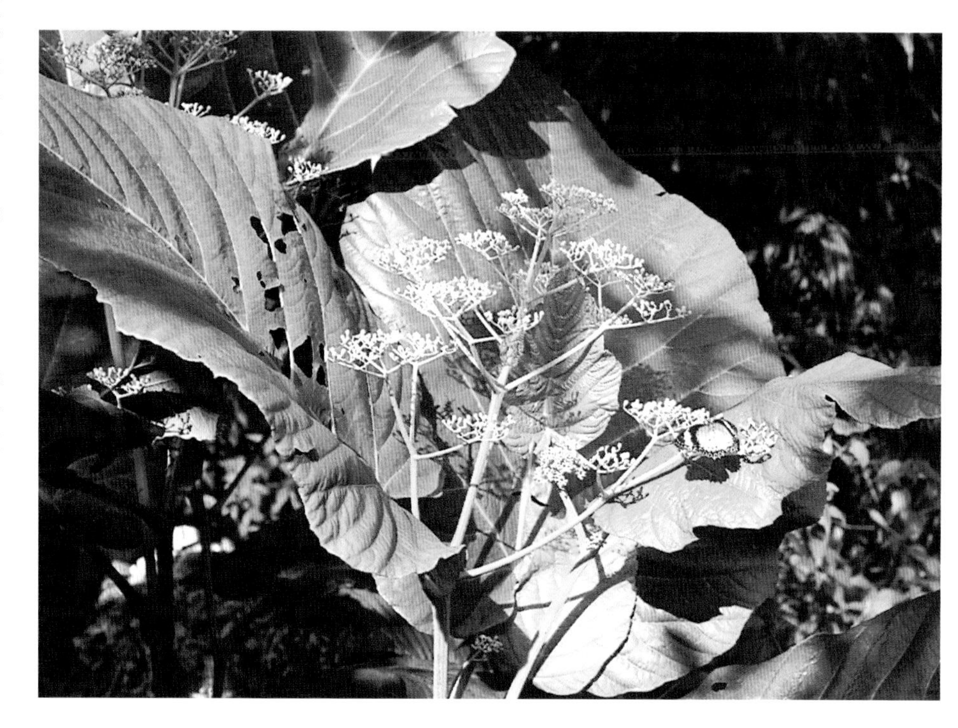

5201 山麻樹

來源 椴樹科植物毛果扁擔桿 Grewia eriocarpa Juss. 的花、葉。

形態 灌木或小喬木，高2~9m。小枝黃褐色，被星狀毛。葉互生，卵形或狹卵形，長6~13cm，寬3~6cm，基部斜，邊緣密生小鋸齒，上面疏生星狀毛，下面被灰白色星狀短柔毛；葉柄長3~10mm。聚傘花序1至數個腋生，長1.5~3cm，有3至數朵花；花白色或淡黃色；萼片5，條形，長6~8mm，外面密生星狀毛，內面毛較疏生；花瓣5，長約3mm；雄蕊多數；子房密生柔毛。核果近球形，直徑6~8mm，被柔毛，不開裂。

分佈 生於丘陵灌叢中。分佈於雲南、貴州、廣西、廣東、台灣。

採製 夏季採摘，曬乾。

性能 止痛。

應用 用於胃痛。用量9~15g。

文獻 《廣東藥用植物手冊》，213。

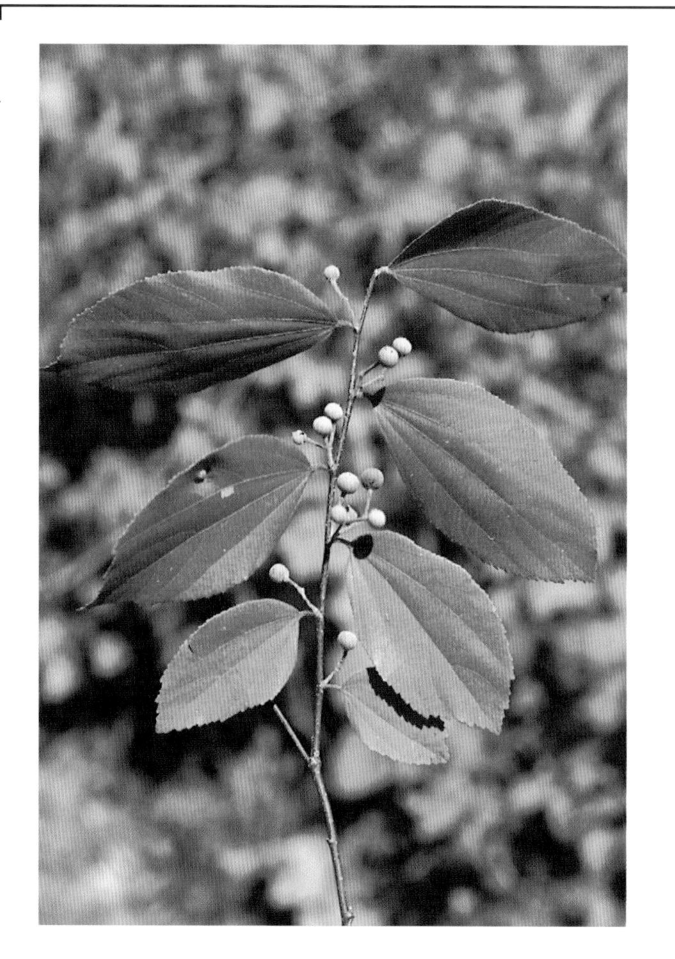

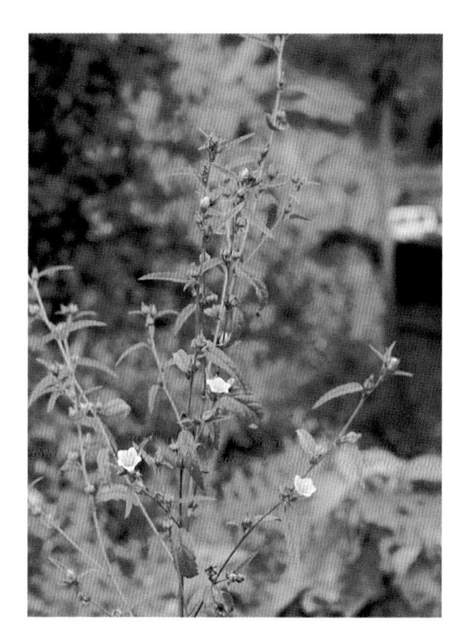

5202 黃花稔

來源 錦葵科植物黃花稔 Sida acuta Burm. f. 的葉或根。

形態 亞灌木，高0.6~1m，多分枝。葉互生，卵狀披針形至狹披針形，長3~5cm，寬0.8~1.5cm，先端短尖或長漸尖，基部渾圓，邊緣有細鋸齒。花單生或2~3簇生葉腋，花萼裂片5，三角形，具短尖；花冠裂片5，黃色，雄蕊多數；心皮4~5，包藏於萼內，先端具2芒。蒴果扁球形。

分佈 生於低海拔盤地的路邊或荒地上。分佈於福建、台灣、廣東和雲南。

採製 全年可採，鮮用或曬乾。

成分 根含草酸，莖含β-谷甾醇。

性能 微辛，涼，清熱解毒，收斂生肌，消腫止痛。

應用 用於感冒，乳腺炎，腸炎，痢疾，跌打扭傷，外傷出血，瘡瘍腫毒。用量15~30g，外用鮮品搗敷或研粉撒敷。

文獻 《大辭典》下，4185；《綱要》二，291。

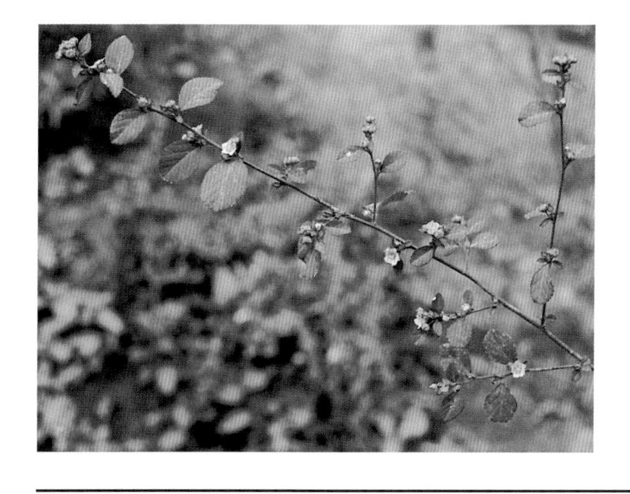

5203 膿見愁

來源 錦葵科植物榿葉黃花稔 Sida alnifolia Linn. 的全株。

形態 小灌木，直立或披散，枝條被極短的星狀毛。葉卵形，近圓形或倒卵形，長2~5cm，寬1~2cm，先端鈍或急尖，基部楔形，上面被稀疏星狀毛，下面密被灰白色短星狀毛，邊緣有淺鋸齒。花單生或排成簡單的總狀花序式，花萼盃狀，長約5mm，外面被星狀毛並混生柔毛，花冠黃色，

6mm，分果爿6~8，先端具2芒，芒長約2mm。

分佈 生於路旁、房前屋後或荒地上。分佈於廣東、廣西、貴州、雲南。

採製 全年可採，鮮用或曬乾。

成分 全株含黃酮甙、酚類等，根含生物碱0.05%及甾醇。

性能 苦、辛，微寒。清熱利濕，散瘀消腫，排膿生肌。

應用 用於感冒，胃痛，痢疾，扁桃體炎，腸炎，黃疸；用量10~30g；外用於紅腫瘡毒，疔瘡；適量搗敷或撒敷。

文獻 《大辭典》上，3919；《綱要》二，291。

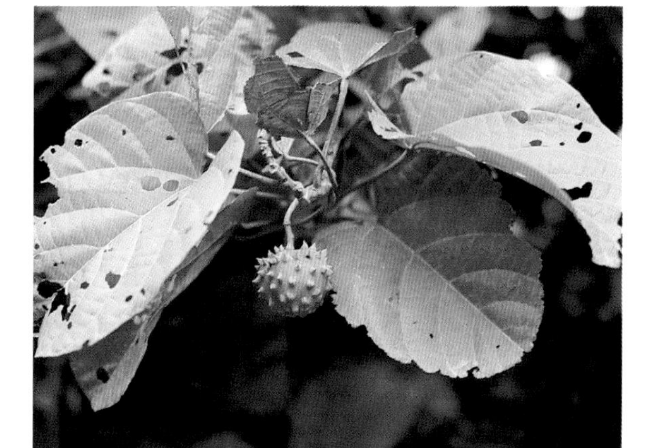

5204 刺果藤

來源 梧桐科植物刺果藤 Buettneria aspera Colebr. 的根。

形態 木質藤本。葉廣卵形、心形或近圓形，長7~23cm，頂端鈍或急尖，基部心形，上面幾無毛，下面密被白色星狀短柔毛。花淡黃白色，但在內面略帶紫紅色；萼片卵形，被短柔毛；花瓣頂端2裂並有長條形的附屬體；雄蕊5，與退化雄蕊互生；子房5室。蒴果圓球形或卵狀圓球形，直徑3~4cm，具短粗刺，被短柔毛；種子長圓形，長約12mm，成熟時黑色。

分佈 生於山坡疏林中或山谷溪旁。分佈於廣東、廣西、雲南。

採製 全年可挖，鮮用或曬乾。

性能 澀、微苦，微溫。祛風濕，壯筋骨。

應用 用於產後筋骨痛，風濕骨痛，腰肌勞損。用量25~50g，水煎服；外用於跌打骨折：鮮根搗爛，酒炒外敷。

文獻 《匯編》下，755。

5205 胖大海

來源 梧桐科植物胖大海 Sterculia lychnophera Hance 的種子。

形態 落葉喬木，高達40m。單葉互生，革質，卵形或橢圓狀披針形，3裂或不裂，全緣。圓錐花序，花雜性，同株；花萼盃狀，深裂，宿存，外被星狀柔毛；雄花具10~15雄蕊，被疏柔毛；雌花具1雌蕊，由5個心皮組成，柱頭2~5裂。蓇葖果1~5個，着生於果柄，呈船形，成熟前開裂。種子梭形或倒卵形。

分佈 生於熱帶地區；海南及雲南有引種。

採製 4~6月由蓇葖果上摘取種子，曬乾。

成分 種皮含戊聚糖及黏液質；胖大海素(蘋婆素 Sterculin)。

性能 甘、淡，寒。清肺熱，利咽喉，清腸通便。

應用 用於乾咳無痰，咽痛音啞，慢性咽炎，熱結便秘。

文獻 《中藥誌》三，538 (1984年)。

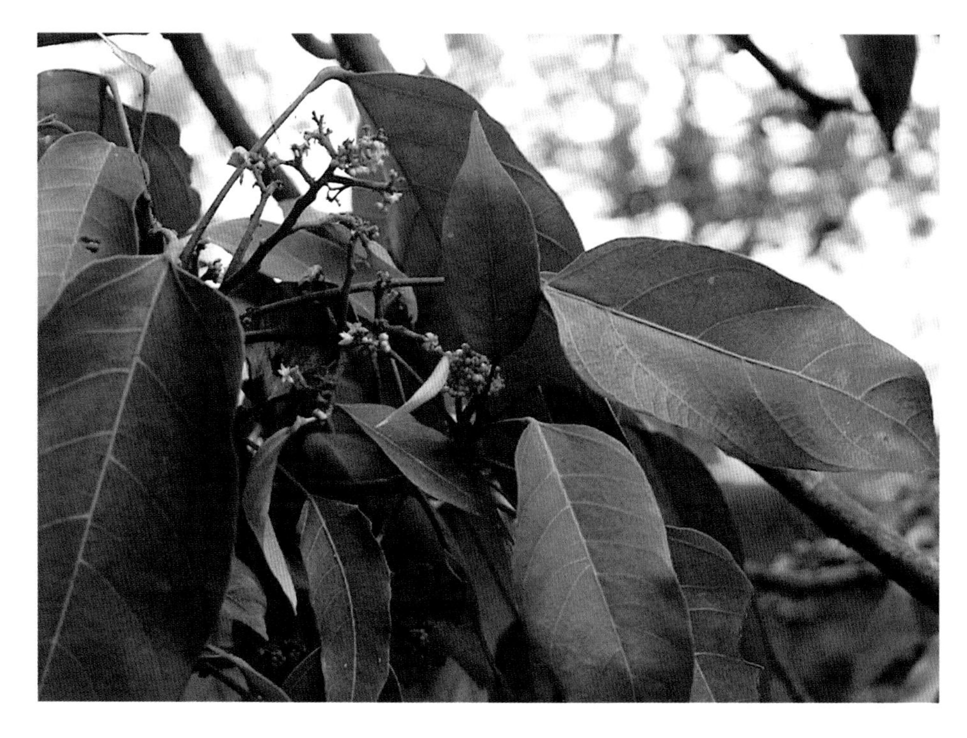

5206 蛇婆子

來源 梧桐科植物蛇婆子 Waltheria americana L. 的根、莖。

形態 半灌木，高35~150cm。小枝密被短柔毛。葉互生，狹卵形或卵形，長2~4.2cm，基部淺心形或圓形，上面被星狀短柔毛，下面被星狀短絨毛，邊緣有不整齊淺牙齒或鋸齒；葉柄長0.5~1cm。聚傘花序腋生，頭狀，具總梗；苞片狹披針形，密被柔毛；萼筒狀，5裂外面被毛；花瓣5，淡黃色，與萼近等長；雄蕊5，花絲合生；子房無柄，被柔毛，1室，胚珠2，花柱偏生，柱頭流蘇狀。蒴果。

分佈 生於向陽草坡。分布於雲南、廣西、廣東、福建、台灣、香港。

採製 秋季採收，切段，曬乾。

成分 含多種肽類生物碱(蛇婆子碱 adolletine)。

性能 辛、微甘，平。祛濕，驅風，消炎，解毒。

應用 用於白帶，癰癤，乳腺炎。用量50~100g，煎湯或炖肉服。

文獻 《大辭典》上，2824。

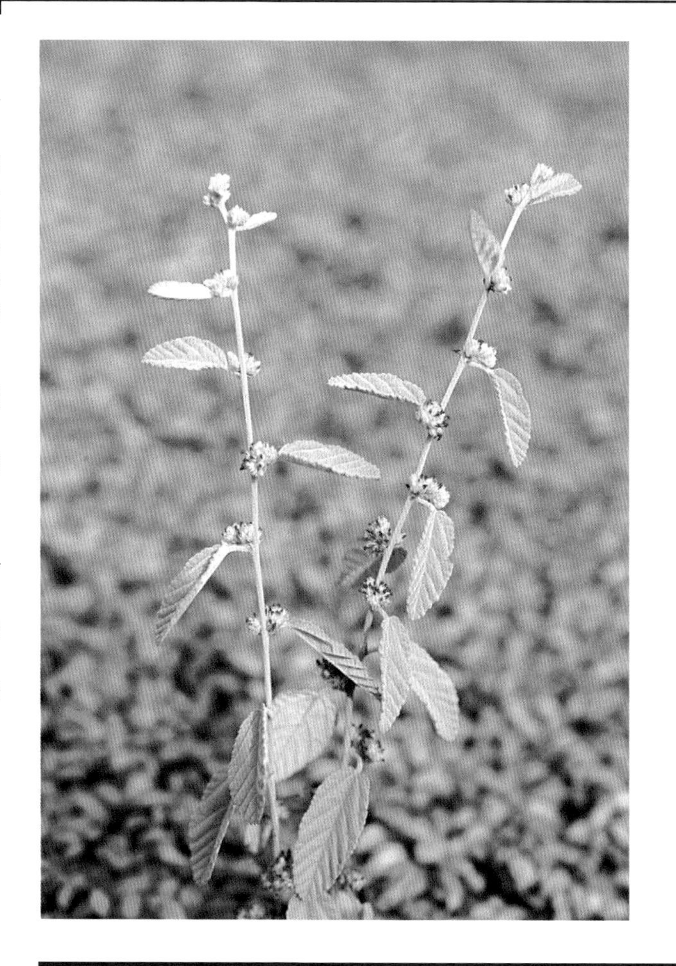

5207　大花第倫桃

來源　五椏果科植物大花五椏果 Dillenia turbinata Fin et Gagnep. 的葉。

形態　常綠喬木，高達30m，直徑1m；樹皮灰色或淡灰色；枝密被鐵鏽色長硬毛。葉革質，倒卵形或倒卵狀長圓形，長15～30cm，寬8～14cm，頂端圓或鈍，基部闊楔形而下延成狹翅狀，邊緣有疏小齒。腹面除中脈和側脈被短硬毛外，餘皆無毛，背面被硬毛，側脈15~22對，明顯；葉柄長2~4.5cm，被鏽色硬毛。總狀花序頂生花2~4朵，萼片5，外面2片較大，長約3.5cm，花瓣5，膜質，倒卵形，黃色、白色或粉紅，花絲淡紫紅。果近球形，直徑4~5cm，紅色，具宿萼。。

分佈　生於低海拔至中海拔的山地林中。分佈於廣東高要及海南、廣西、雲南、越南，廣州有栽培。

應用　葉潤肺，止咳，利尿。

文獻　《廣東植物誌》三，95；《廣西藥用植物名錄》，135。

5208　葛棗

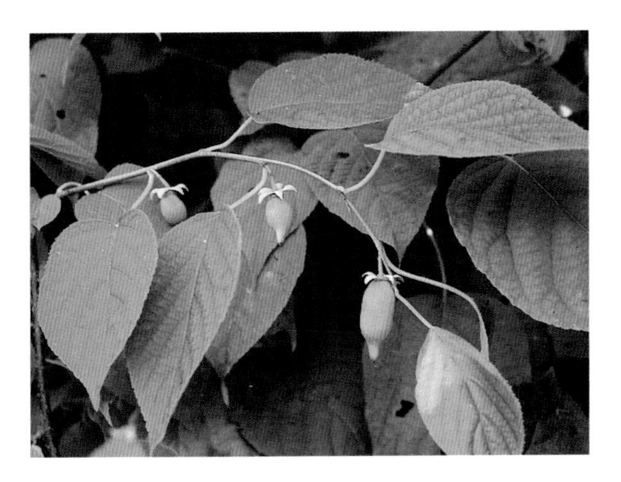

來源　獼猴桃科植物木天蓼 Actinidia polygana (Sieb. et Zucc.) Miq. 的果實。

形態　落葉藤本。嫩枝略有柔毛；髓白色，實心。單葉，互生；柄長2~4cm；葉片廣卵形或卵狀橢圓形，先端漸尖或急尖，基部圓形或楔形，邊緣有細鋸齒，通常葉片上部或全部變成灰白色。花白色，1~3朵腋生；花梗長5~15mm，中部有節；萼片通常5，有柔毛，稀光滑，花瓣5~6；雄蕊多數；花柱多數。漿果長圓形，暗綠色，有12條縱紋，束狀花柱殘存。

分佈　生於闊葉林及雜木林內。分佈東北、西北、山東、湖北、四川、雲南。

採製　秋季採收，曬乾。

成分　果含維生素C；葉含獼猴桃內酯 (Actinidiolide)、二氫獼猴桃內酯 (Dihydroactinidiolide)，尚含β-苯乙醇等。

性能　辛，溫。理氣止痛。

應用　用於腰痛，疝痛。用量3~6g。

文獻　《長白山植物藥誌》，737。

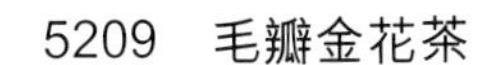

5209　毛瓣金花茶

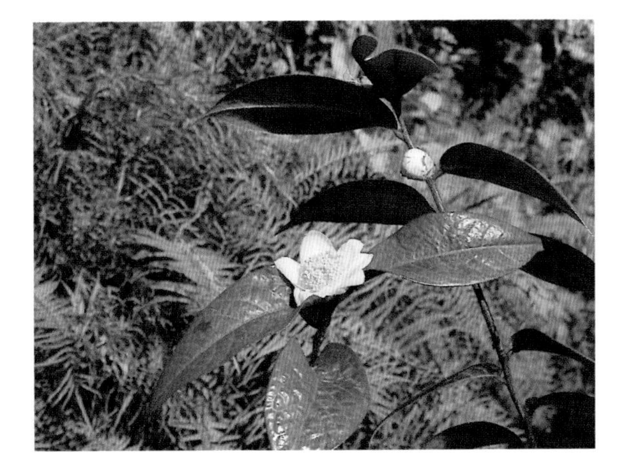

來源　山茶科植物毛瓣金花茶 Camellia pubipetala Y. Wan et S. Z. Huang 的葉、花。

形態　常綠灌木。嫩枝密被柔毛。單葉互生，長圓狀橢圓形，長11~21cm，寬3.5~8cm，邊緣有鋸齒，下面密被長柔毛，有暗褐色腺點；葉柄密被柔毛。花黃色，直徑5~7cm，單生，頂生或腋生；苞片和萼片12～14，外面被柔毛；花瓣9~13，外面被短柔毛；雄蕊多數，花絲被短柔毛；子房密被短柔毛；花柱1，被柔毛，上部3~4裂。蒴果扁球形，直徑3~5cm。種子近球形。

分佈　生於石灰岩山谷闊葉林中。分佈於廣西南部。

採製　葉全年可採，花春季採收，分別曬乾。

性能　清熱解毒，利尿。

應用　花用於便血。葉用於痢疾，腹瀉，小便不利，煩渴。用量：花10~20g；葉10~30g。

文獻　《龍虎山植物名錄》，28；《第二屆國際民族生物學大會論文集》(Eng.)。

5210　大頭茶

來源　山茶科植物大頭茶 Gordonia axillaris (D. Don) Dietr. 的莖皮及果實。

形態　灌木或小喬木，葉長圓狀倒卵形至倒披針形，長8~15cm，頂端圓或鈍，基部漸狹而下延，全緣，側脈不明顯。花乳白色，直徑7~13cm，單生或簇生於短枝頂端；萼片5，倒心臟形；花瓣倒心臟形；雄蕊多數，橙黃色；子房被絲狀毛，花柱5稜形。蒴果長圓狀倒卵形，木質，長3~3.5cm。

分佈　生於山頂或山坡林中。分佈於海南、台灣、廣東、廣西、四川及雲南。

採製　全年可採莖皮，夏季採果實，曬乾或鮮用。

性能　澀、辣，溫。活絡止痛，溫中止瀉。

應用　用於風濕腰痛，跌打損傷，腹瀉。

文獻　《廣東藥用植物手冊》，191。

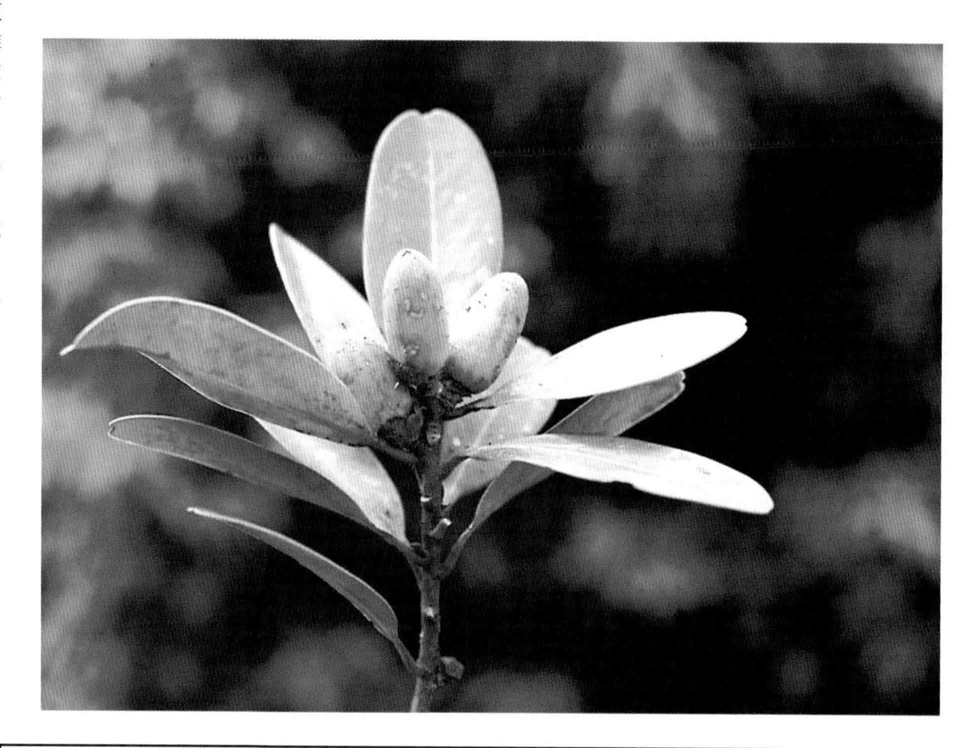

5211　東北長柱金絲桃

來源　藤黃科植物東北長柱金絲桃 Hypericum ascyron L. var. longistylum Maxim. 的全草。

形態　多年生草本，高40~110cm。莖具四稜，黃綠色。葉對生，卵圓狀橢圓形或寬披針形，先端漸尖或鈍圓，基部楔形，全緣，葉片有透明腺點。聚傘花序，頂生，常2~3朵花，黃色或金黃色；萼片5；花瓣5，向一側偏斜而呈旋轉鐮狀彎曲；雄蕊多數，基部合成5束，短於花瓣；花柱於上部1/3處始5裂；花柱通常為子房長1.5倍，而與蒴果近等長。蒴果卵圓形。

分佈　生於林間濕草地、河灘邊、山腳濕地、草甸水溝邊。分佈於黑龍江及內蒙古。

採製　夏秋割取地上部，曬乾。

性能　苦，寒。涼血止血，清熱解毒，消腫。

應用　吐血，咯血，子宮出血，外傷出血，黃疸，癰腫瘡癤。外用治燙火傷，濕疹，黃水瘡。用量5~9g。外用適量，水煎洗患處。

文獻　《大興安嶺藥用植物》，306。

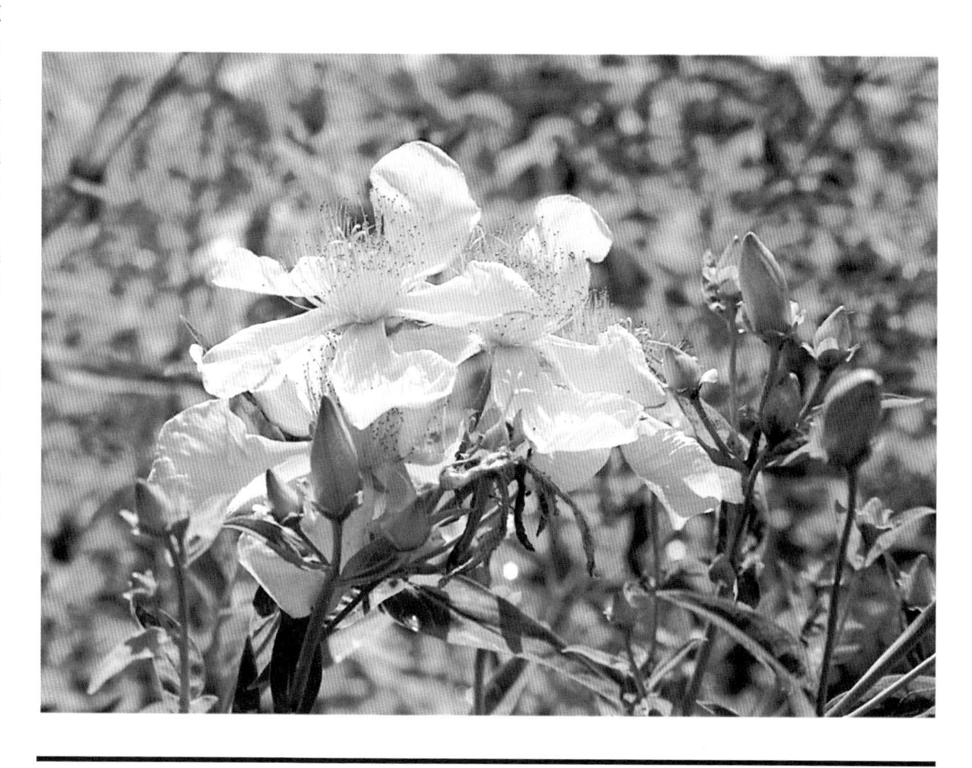

5212 奇異堇菜

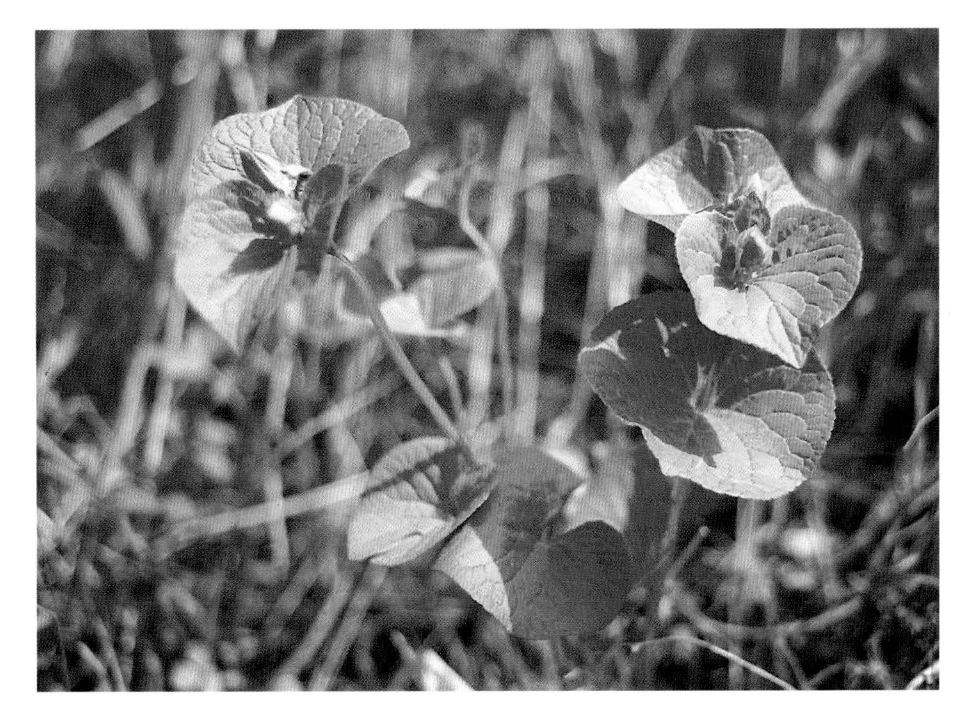

來源 堇菜科植物奇異堇菜 Viola mirabilis Linnaeus 的全草。

形態 多年生草本。有地上莖，花梗自基生葉間抽出，植株高9~23cm。根莖發達，具暗色鱗片。根多數，褐色。托葉較大，廣披針形或披針形。基生葉的葉柄長，具狹翼，莖葉葉柄較短。葉片腎狀廣橢圓形、腎形或圓狀心形，先端短凸尖或鈍圓，基部心形，邊緣具淺的圓齒。花較大，紫堇色或淡紫色。萼片長圓狀披針形。子房無毛，花柱基部近直立，上部漸粗，頂部稍彎呈短鉤形。蒴果橢圓形，無毛，先端銳尖。花、果期5~8月。

分佈 生於闊葉林內、林緣或山坡草地。分佈於黑龍江、吉林、遼寧。

採製 春夏季採集，挖取帶根全草，洗淨泥土，鮮用或曬乾。

性能 苦，寒。消腫解毒，止痛。

應用 用於癰腫瘡毒，瘰癧。外用適量。

文獻 《吉林省藥用植物名錄》，34。

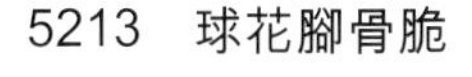

5213 球花腳骨脆

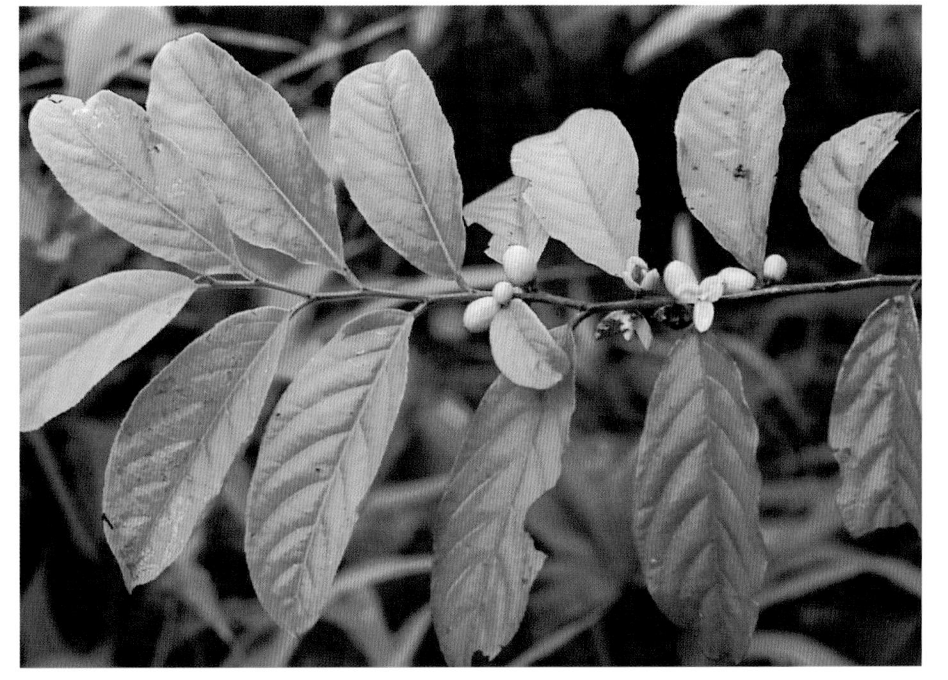

來源 大風子科植物嘉賜樹 Casearia glomerata Roxb. 的根、樹皮及葉。

形態 灌木或小喬木；小枝幼時有毛。葉矩圓形或矩圓狀橢圓形，長8~10cm，頂端銳尖或短漸尖，基部鈍或近圓形而常稍偏斜，邊緣有極細鋸齒，有橙黃色、透明腺點和綫條。花黃綠色，10~15朵或更多簇生於葉腋，花梗有毛；花萼半周位；雄蕊9~10，花絲有毛，退化雄蕊9~10，頂端有毛。果卵形，長10~12mm，紅色，乾時有小瘤狀凸起。

分佈 生於低海拔疏林中。分佈於海南、廣東、廣西、福建。

採製 全年可採，鮮用或曬乾。

應用 用於腹痛，痢疾，跌打損傷。

文獻 《廣西藥用植物名錄》，140。

5214 山桐子

來源 大風子科植物山桐子 Idesia polycarpa Maxim. 的種子油。

形態 喬木，高達15m。樹皮灰白色。葉寬卵形至卵狀心形，基部常為心形，葉緣具疏鋸齒，掌狀基出脈5~7，脈腋內密被柔毛，葉柄與葉等長，頂端有2凸起的腺體。圓錐花序下垂；花黃綠色，萼片5；無花瓣；雄花有多數雄蕊；雌花有多數退化雄蕊；子房球形，1室，胚珠多數。漿果球形，紅色。種子多數。

分佈 生於山坡或林中。分佈於浙江、台灣、廣西、雲南、貴州、陝西、甘肅。

採製 果熟時採其果實，取下種子，曬乾後榨油。

性能 辛，平。解毒殺蟲。

應用 用於殺蟲，疥癬，腫毒。

文獻 《廣西藥用植物名錄 ，139。

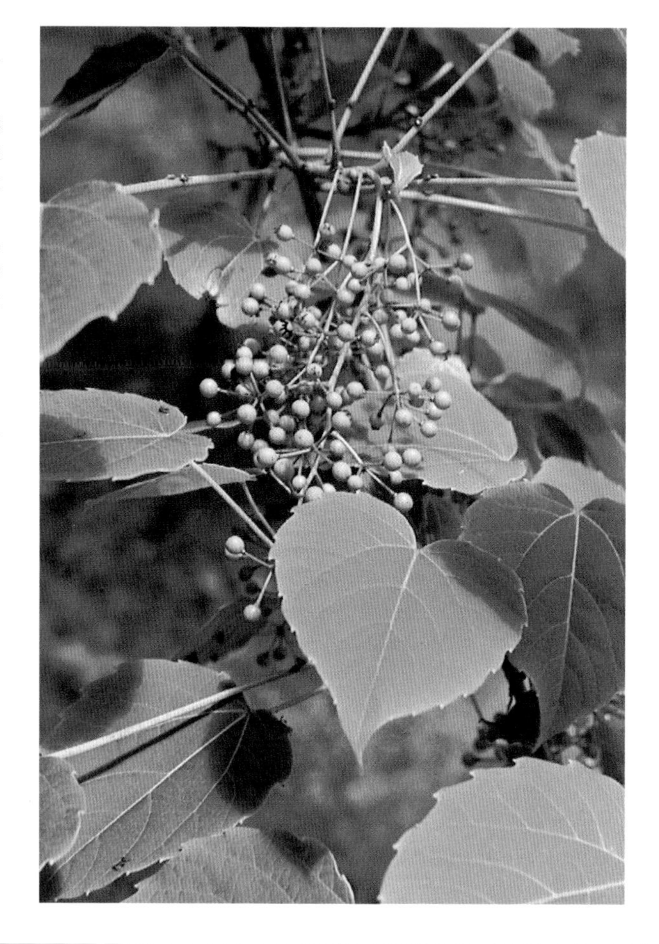

5215 跌破簕

來源 大風子科長葉榨木 Xylosma longifolium Clos. 的葉、莖皮、根皮。

形態 常綠灌木或小喬木，高達7m。葉互生，矩圓形至披針形，長5~15cm，頂端漸尖，基部鈍或楔形，邊緣有粗鋸齒，側脈8~12對。花雌雄異株；總狀花序生於當年生枝葉腋內，花密集，長5~15mm；萼片4(~5)；無花瓣；雄花有多數雄蕊，花盤由多數腺體組成，位於雄蕊外圍；雌花花盤圓盤狀，子房1室，有2側膜胎座，柱頭2裂。漿果球形，徑4~6mm，熟時黑色；種子2~4顆。

分佈 生於路旁或林中。分佈於廣東、廣西、雲南。

採製 四季可採挖，曬乾。

性能 苦、澀，寒。清熱利濕，散瘀止血。

應用 消腫止痛。莖皮、根皮還用於黃疸，水腫，瘰癧，瘡毒，潰瘍，死胎不下。根、葉用於跌打損傷，骨折，脫臼，外傷出血。用量6~9g或適量，搗爛外敷。

文獻 《新華本草綱要》一，331。

附註 種子治經閉，瘡癬，瘰癧。刺可催乳。均鮮品適量搗敷。

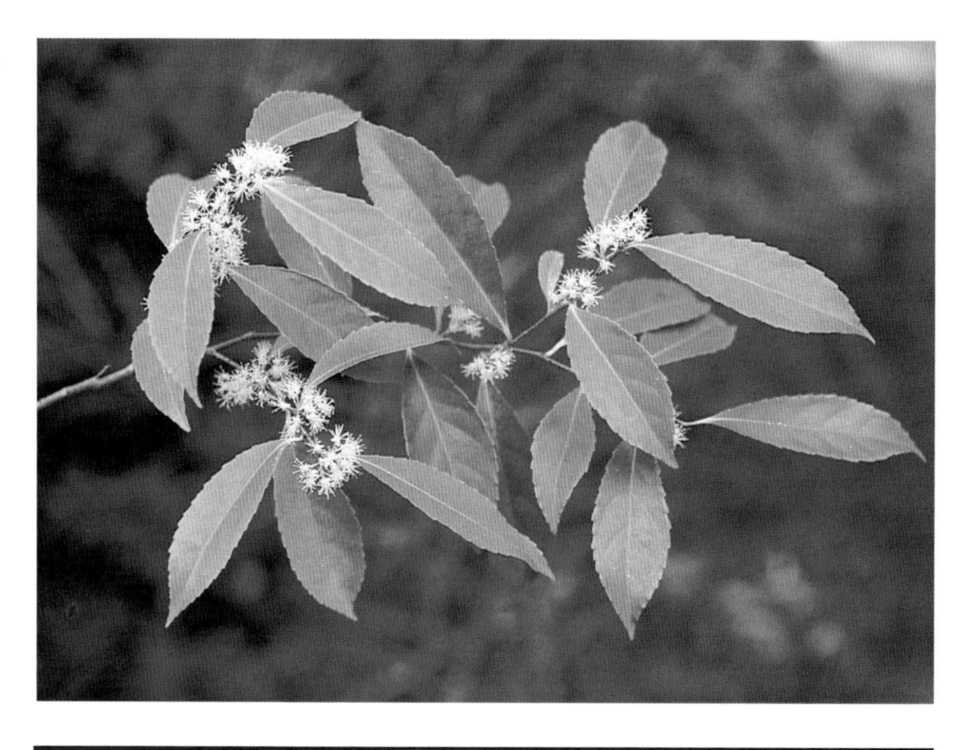

5216 雲南旌節花（小通草）

來源 旌節花科植物雲南旌節花 Stachyurus yannanensis Franck 的莖髓。

形態 落葉小喬木，高1.5~3m；樹皮灰色，平滑，髓白色。單葉互生，革質，葉片長卵形至披針形，長5~12cm，寬2~4cm，先端漸尖或尾尖，基部楔形，邊緣具細鋸齒。穗狀花序腋生，直立或下垂，長6~10cm；小苞片2，卵形，宿存；花淡黃綠色，長約6mm；萼片4，卵形，綠色；花瓣4，倒卵形，漿果球形，直徑6~7mm。

分佈 生於山坡灌叢中。分佈於四川、雲南、貴州。

採製 夏季割取地上莖，趁鮮捅出莖髓，曬乾。

性能 淡，平。利水滲濕。

應用 用於熱淋，小便黃赤。用量3~6g。

文獻 《大辭典》上，0515。

5217 細軸蕘花

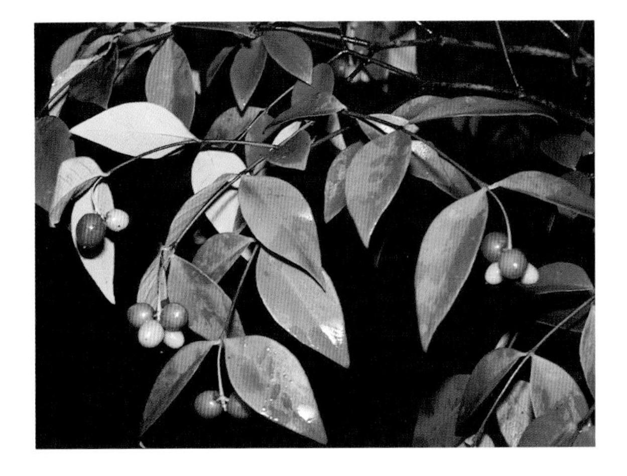

來源 瑞香科植物細軸蕘花 Wikstroemia nutans Champ. 的花、根、莖皮。

形態 灌木，高1~2m。樹皮粗糙，小枝紅褐色。葉對生，卵形、卵狀橢圓形至卵狀披針形，長2.5~8.5cm。下面淡綠色，被白粉。總狀花序近頭狀，頂生，有花3~8朵；總花梗極纖細，下垂；花黃綠色，花被筒狀，長12~13mm，裂片4，鈍頭；雄蕊8，2輪；花盤深裂成4枚方形鱗片；子房倒卵形。果橢圓形，熟時深紅色。

分佈 生於疏林或灌叢中。分佈於湖南、廣西、廣東、福建、台灣、香港。

採製 3~5月採花，晾乾；根、莖皮四季可採，洗淨，曬乾。

性能 辛、溫，有毒。消堅破瘀，止血鎮痛。

應用 用於瘰癧初起，跌打損傷。用量3~15g；外用，適量搗爛敷患處。

文獻 《大辭典》上，2896 《新華本草綱要》一，329。

5218 佘山胡頹子

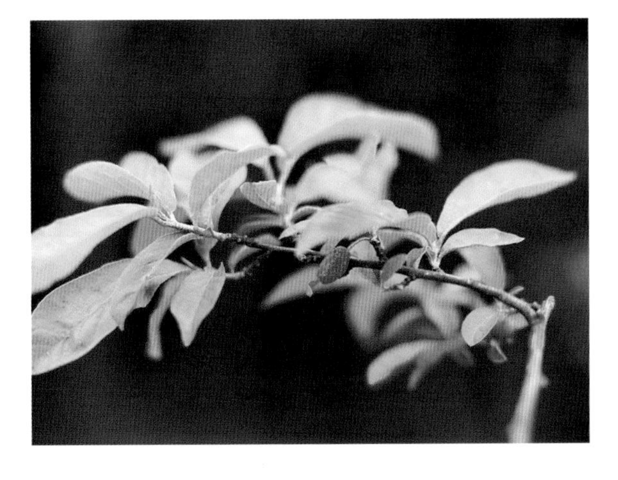

來源 胡頹子科植物佘山胡頹子 Elaeagnus argyi Levl. 的根。

形態 常綠或落葉小灌木，高約3m，有棘刺；枝灰褐色，密被皮屑狀鱗片。小形葉橢圓形，長1~4cm，頂端圓形，大形葉倒卵形或寬橢圓形，長6~10cm，背面銀灰色；葉柄長5~7mm。花黃色，下垂，5~7朵生新枝基部，成短總狀花序；雄蕊4，生花被筒喉部。果矩圓形，長13~15mm，直徑約6mm，被銀色鱗片，熟時紅色。

分佈 生於平原或山坡地。分佈於長江流域中、下游各地。

採製 夏秋季採集，洗淨，曬乾。

性能 淡、澀，微溫。補虛活血。

應用 用於痔瘡，跌打損傷，虛弱勞損。用量9~24g。

文獻 《江蘇植物誌》下，527；《中國高等植物圖鑑》II，965。

5219 雞柏紫藤

來源 胡頹子科植物雞柏紫藤 Elaeagnus loureirii Champ. 的全株。

形態 灌木，高2~3m。幼枝密被鏽色鱗片，老枝深黑色，具細縱條紋，皮剝落。單葉互生，長5~10cm，橢圓形至披針形，上面幼時具褐色鱗片，下面棕紅色或黃褐色，邊緣微波狀，稍反捲。花數朵簇生葉腋極小短枝上，鏽色，花被筒鐘狀，長10~17mm，在子房上部明顯收縮，裂片4，大小不等，長三角形，內面疏生柔毛和鱗片；雄蕊4，生喉部；花柱細長，柱頭一側膨大。果實橢圓形，被鱗片。

分佈 生於丘陵或山地。分佈於雲南、江西、廣東、廣西、香港。

採製 全年可採，曬乾。

性能 酸、澀，微溫。止咳平喘，收斂止瀉，祛風活血。

應用 用於哮喘，支氣管炎，腹瀉，咯血，慢性骨髓炎，肝炎，急性睾丸炎，胃痛，風濕；外用於瘡癬、痔瘡腫痛，跌打瘀血腫痛。用量9~15g，外用適量。

文獻 《新華本草綱要》二，305。

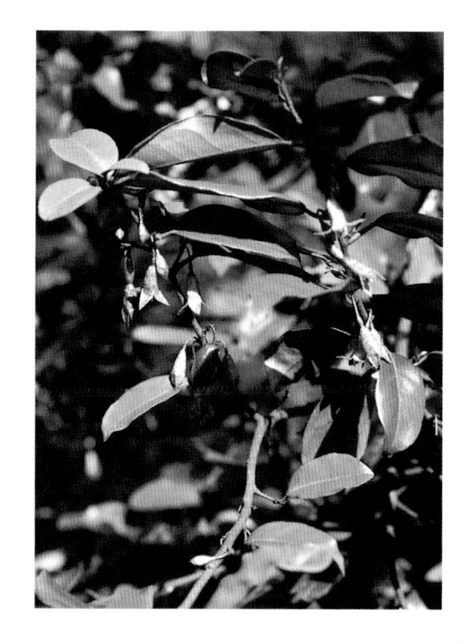

5220 拘那花

來源 千屈菜科植物南紫薇 Lagerstroemia subcostata Koehne 的花、根。

形態 落葉灌木或小喬木，高2~8m。根皮白色。葉對生或近對生，上部的互生，矩圓形或矩圓狀披針形，長4~8cm，全緣。圓錐花序頂生；花序軸被毛；花白色或淡紅色，徑約1cm；花萼半球形，長3~4mm，外面具10~12條微凸的縱肋，頂端5~6淺裂；花瓣5~6，近圓形，皺縮狀，邊緣有不規則缺刻，基部具長爪；雄蕊多數，2輪，外輪的較長；子房上位。蒴果，橢圓形或卵狀橢圓形。

分佈 多栽培。分佈於四川、湖南、湖北、安徽、江蘇、江西、浙江、廣東、廣西、台灣。

採製 5~8月採花，根四季可挖，曬乾。

成分 葉含鞣質、鞣花酸。

性能 花淡、微苦，有清香；敗毒，散瘀。

應用 花用於瘡癤爛肉，跌打瘀腫。根用於瘧疾，腹痛，中毒，毒蛇咬傷。用量9~15g。

文獻 《大辭典》上，2716；《新華本草綱要》三，187。

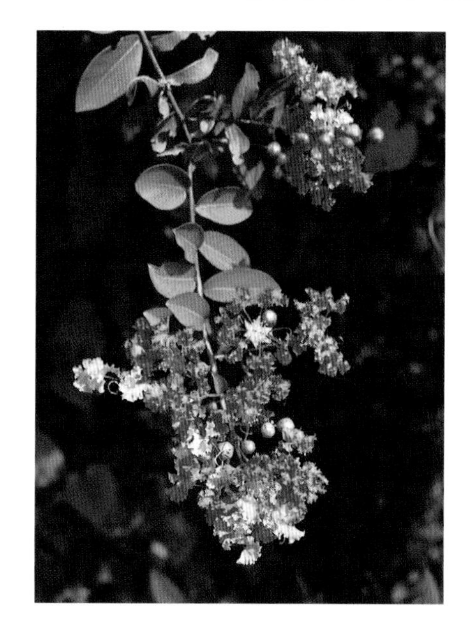

5221 馬鞍樹

來源 千屈菜科植物絨毛紫薇 Lagerstroemia tomentosa Presl. 的葉。

形態 落葉喬木，高達30m，幼枝微四稜形，密被淡黃色絨毛。葉近革質，橢圓狀披針形或卵狀披針形，長8~17cm，寬3.5~6cm，先端漸尖，基部鈍或圓形，兩面均被淡黃色絨毛，幼葉尤甚。頂生圓錐花序，長15~20cm，密被淡黃色絨毛；花萼鐘狀，裂片6，具縱稜12條；花瓣6，白色或淡藍色，長約12mm，爪纖細，長4~6mm，雄蕊多數，5~8成束；子房6室，外面被毛，花柱纖細，長達16mm。蒴果長圓形或橢圓形，長10~15mm，果瓣6，硬革質，萼宿存；種子連翅長6~9mm。

分佈 生於熱帶低山季雨林中，分佈於雲南南部。

採製 全年可採，通常鮮用。

應用 用於瘡癤腫痛，頑癬，疥瘡。適量搗爛外擦。

文獻 《傣藥誌》三，43。

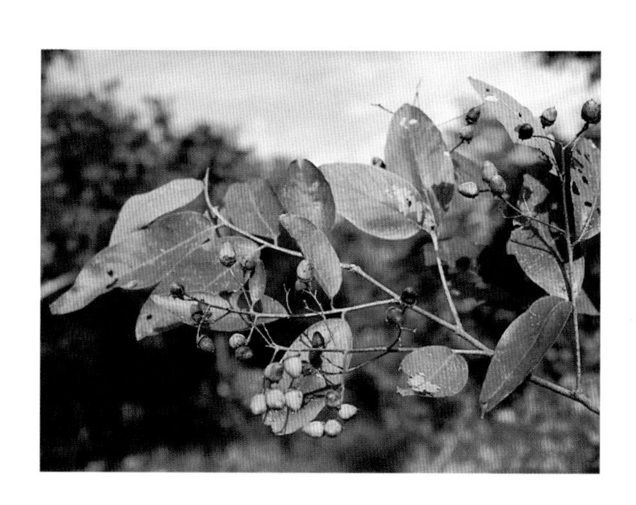

5222　割舌羅

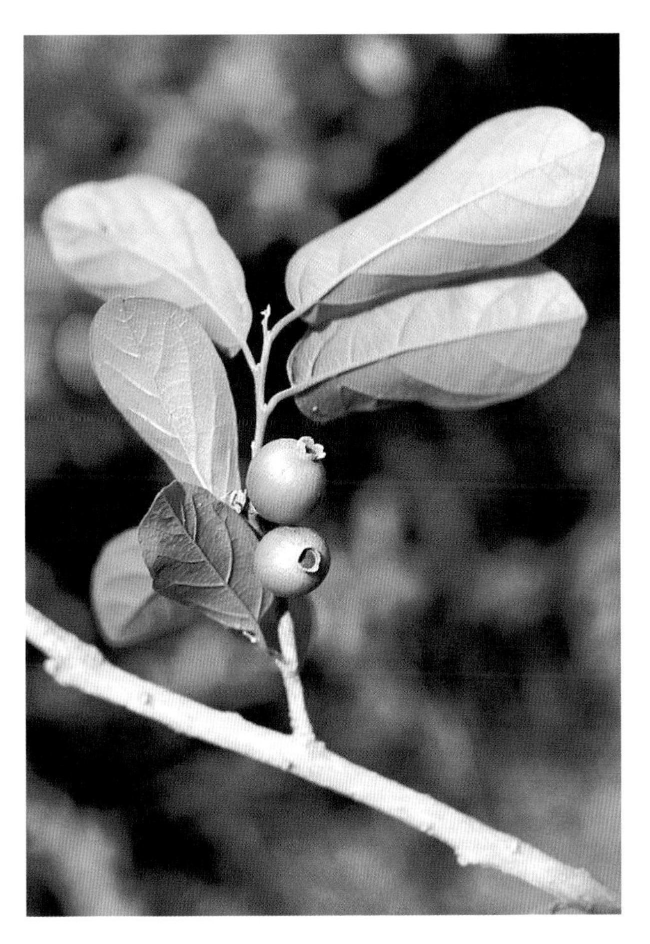

來源　八角楓科植物土壇樹 Alangium salviifolium (Linn. f.) Wang 的根及葉。

形態　喬木；大枝初被短柔毛，有時部分縮短為短尖的刺。葉倒卵狀橢圓形、倒卵形或長圓狀披針形，長7~13cm，下面脈腋內有簇生絨毛；葉柄被緊貼的短粗毛。花3~8朵組成聚傘花序，腋生；花萼被鏽色緊貼的絲毛；花瓣6~10，白帶綠色，綫形，外面被絲毛；雄蕊約為花瓣數的2~3倍，花柱長達2cm，柱頭頭狀，不明顯的2裂。核果橢圓形或卵圓形，直徑10~18mm。

分佈　生於低海拔至中海拔的疏林中或村旁。分佈於海南。

採製　全年可採，鮮用或曬乾。

成分　根含吐根酚鹼 (cephaeline)、吐根亞鹼 (psychotrine)、八角楓塊鹼 (tubulosine)、喜樹次鹼、吐根鹼、毒藜鹼等多種生物鹼。葉含南八角楓葉鹼、去氧八角楓塊鹼等。

性能　微苦、澀，涼。活血祛風，消腫止痛。

應用　用於風濕跌打，毒蟲、蜈蚣咬傷，亦可作嘔吐劑和解毒劑。

文獻　《廣東藥用植物手冊》，431。《新華本草綱要》二，346。

5223　桉葉

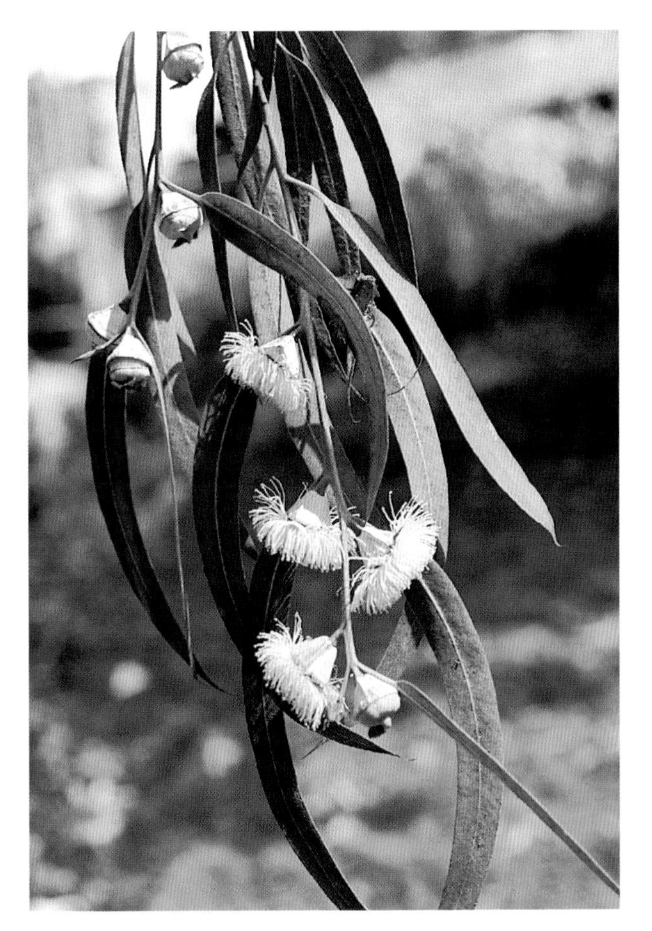

來源　桃金孃科植物藍桉 Eucalyptus globulus Labill. 的葉、果實。

形態　常綠喬木，高7~9m，全株各部有強烈香氣，富含揮發油，樹皮薄片狀剝落。枝和葉或多或少被白色蠟粉；幼枝方形，葉對生，卵形、無柄；老枝圓形，葉互生，鐮狀披針形，長12~30cm，寬2~3cm，具透明油點。花白色，徑約4cm，單生或2~3聚生，萼管和萼片與花瓣合生的帽狀體稍扁平，硬，具小瘤狀凸起，外面被白色蠟粉，中央呈圓錐狀凸出，早落；雄蕊多數，白色，有數列。蒴果盃狀，徑1.8~2.5cm，具四稜及不明顯的溝紋，果瓣4；種子數粒，發育成熟者黑色。

分佈　中國南部和西南部。常見栽培行道樹和荒山造林樹種。

採製　葉全年可採，果冬季採；陰乾用。

成分　揮發油中主要含1,8-桉葉素、蒎烯、香橙烯、枯醛、松香芹醇等。

性能　苦辛，涼。消炎殺蟲，發表祛風。

應用　用於預防感冒，瘧疾，痢疾，腸炎，腮腺炎，結膜炎，疥癬。用量：果2~3個或葉5~10g；外用煎水洗患處。

文獻　《大辭典》下，3676；《綱要》二，333。

5224 大葉桉

來源 桃金孃科植物大葉桉 Eucalyptus robusta Smith 的葉。

形態 常綠喬木，高5~15m；小枝淺紅色。葉互生，長卵形或卵狀披針形，長8~18cm，寬3.5~7.5cm，先端漸尖，基部圓，稍不對稱，側脈多數，細而明顯，有透明油點。腋生或側生的傘形花序，着花4~12，花白色，徑達18mm，總梗有稜，呈壓扁狀，長約2.5cm，萼管狹陀螺狀，下部漸狹成柄，花瓣、萼片合生成一帽狀體，雄蕊多數，分離。蒴果為宿存萼管包被，倒卵狀長圓形，果瓣3~4；種子細小，多數。

分佈 生於光照充足的山坡和路旁。分佈於中國南部和西南部。通常栽培。

採製 全年可採，陰乾。

成分 鮮葉含桉油精、百里香酚。

性能 微辛，微苦，平。疏風解熱，抑菌消炎，防腐止癢。

應用 用於預防流行性感冒，流行性腦脊髓膜炎；治上呼吸道感染，咽喉炎，支氣管炎，肺炎，急、慢性腎盂腎炎，腸炎，痢疾，絲蟲病；用量10~15g。燒、燙傷，蜂窩織炎，乳腺炎，癰腫，丹毒，水田皮炎，濕疹，腳癬等，適量煎水外洗。

文獻 《匯編》上，51；《綱要》二，344。

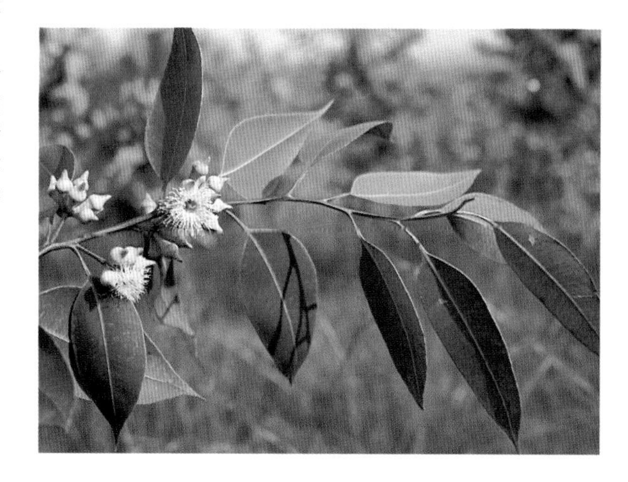

5225 赤楠

來源 桃金孃科植物赤楠 Syzygium buxifolium Hook. & Arn. 的根、根皮和葉。

形態 灌木，高1~6m，多分枝，樹皮茶褐色，幼枝四方形。葉對生，稀3葉輪生，倒卵形或寬卵形，長1~3cm，寬0.5~2.5cm，先端鈍，基部楔形，側脈細密，下面隆起，具散生腺點。聚傘花序頂生或腋生，長2~4.5cm，花白色，萼倒圓錐形，裂片4，雄蕊多數。漿果卵球形，徑約8mm，成熟時紫黑色，頂端具宿存萼檐，種子1顆。

分佈 生於山坡疏林或灌叢中。分佈於廣東、廣西、福建、台灣、浙江、安徽、江西、湖南、貴州。

採製 夏秋採收，曬乾。

性能 根：甘，平。健脾利濕，平喘，散瘀。葉：苦，寒。解毒消腫。

應用 用於浮腫，小兒哮喘，尿路結石，跌打損傷，燒、燙傷。用量15~30g，外用研末或搗敷。葉用於瘡癤，漆瘡，癰疽；搗敷或研末撒敷。

文獻 《大辭典》上，2221；《綱要》二，336。

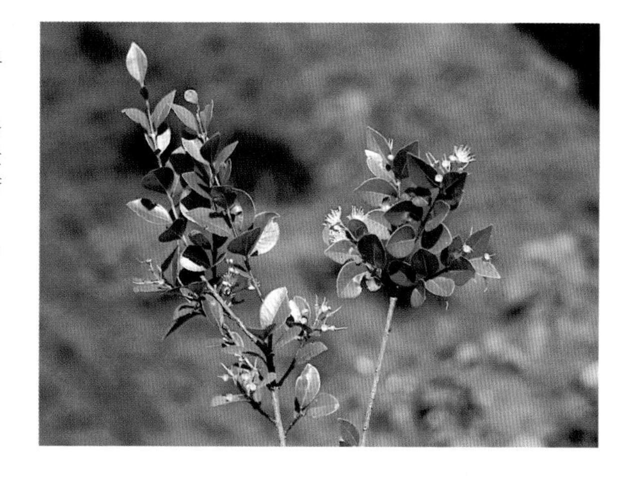

5226 野冬青果

來源 桃金孃科植物海南蒲桃 Syzygium cumini (L.) Skeels 的果實。

形態 喬木。嫩枝無毛。單葉對生，闊橢圓形，無毛，側脈纖細，在距邊緣1~2mm處連合1邊脈，邊全緣。花白色，組成腋生或頂生聚傘花序；萼管與子房合生，4齒裂；花瓣4；雄蕊多數。漿果卵狀球形，熟時暗紫色。

分佈 生於曠野、河旁。分佈於華南及雲南、福建。

採製 秋季果實成熟時採，曬乾。

成分 果實含葡萄糖、果糖、麥芽糖、芳香醛及酚性物質。種子含鞣花酸 (ellagic acid)、齊墩果酸 (oleanolic acid) 等。

性能 甘、酸、澀，平。潤肺定喘，祛痰止咳。

應用 用於肺結核，哮喘，氣管炎。用量15~30g。

文獻 《大辭典》下，4429；《廣西本草選編》　332。

附註 本種的樹皮用於腸炎，腹瀉，痢疾。

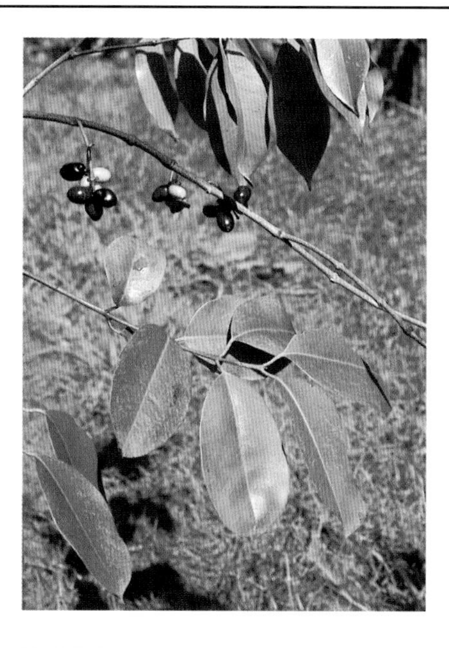

5227　桑勒草

來源　野牡丹科植物蜂斗草 Sonerila cantoniensis Stapf 的全草。

形態　草本，莖高7~15cm，有展開的長粗毛。葉對生，卵形或橢圓狀卵形，長1.5~4.5cm，先端急尖，基部楔形或近圓形，邊緣有細齒。單歧聚傘花序頂生，較少側生，花兩性，紅色；萼管被毛，頂端有3鈍齒；花瓣3，倒卵形，長6~7mm；雄蕊3，相等大，花藥頂端單孔開裂，基部2裂；子房下位，3室。蒴果漏斗形（連柄），頂端3瓣裂。

分佈　生於山谷潮濕處。分佈於雲南、廣西、廣東、海南及福建。

採製　全年可採，鮮用或曬乾。

性能　通經活絡。

應用　用於跌打腫痛，目生翳膜。

文獻　《廣東藥用植物手冊》，204。

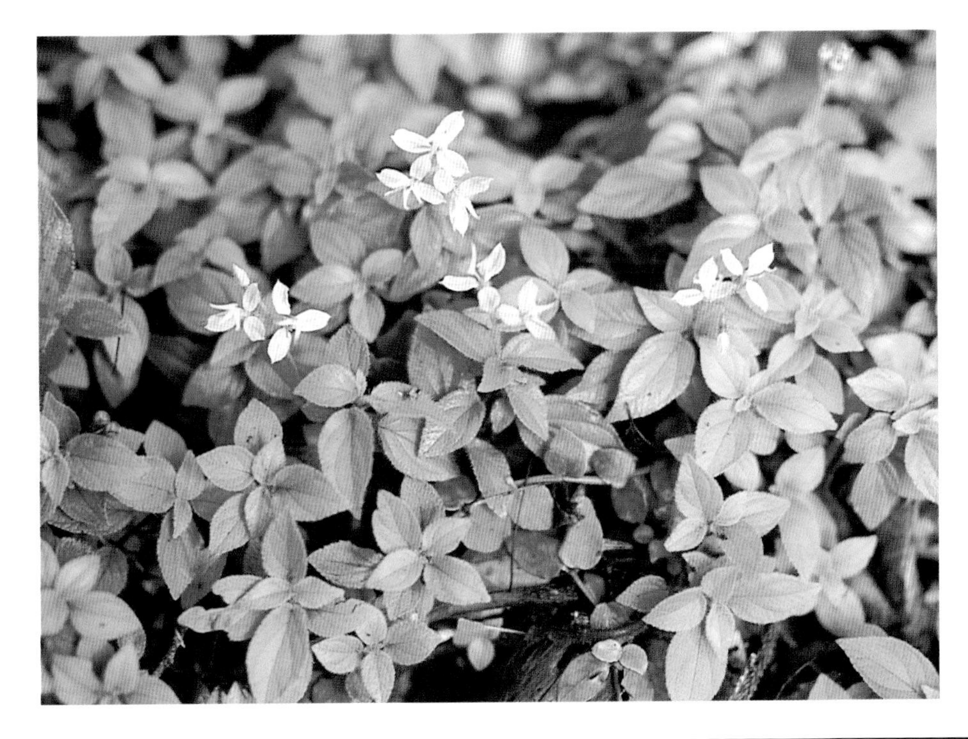

5228　細果野菱

來源　菱科植物細果野菱 Trapa maximowiczii Korsh. 的果實及果殼、果梗。

形態　一年生水生草本。根生於泥中。莖纖細。葉2型，葉柄長1~8cm。花兩性，單生於葉腋，花萼4深裂，宿存且於果時演變成角；花瓣4；雄蕊4；子房半下位，2室，柱頭頭狀。堅果倒三角形，綠色，左右兩側各有1個斜上的硬刺狀角。

分佈　生於池塘或水流緩慢的江河中。分佈於東北至長江流域以南各地。

採製　秋季採集曬乾或鮮用。

性能　甘、澀，平。解毒消腫，止血。

應用　用於胃潰瘍，乳房結塊，月經過多，痢疾，便血，瘡毒。用量30~60g。鮮菱梗外用適量。

文獻　《浙藥誌》下，886；《中國高等植物圖鑑》II，1012。

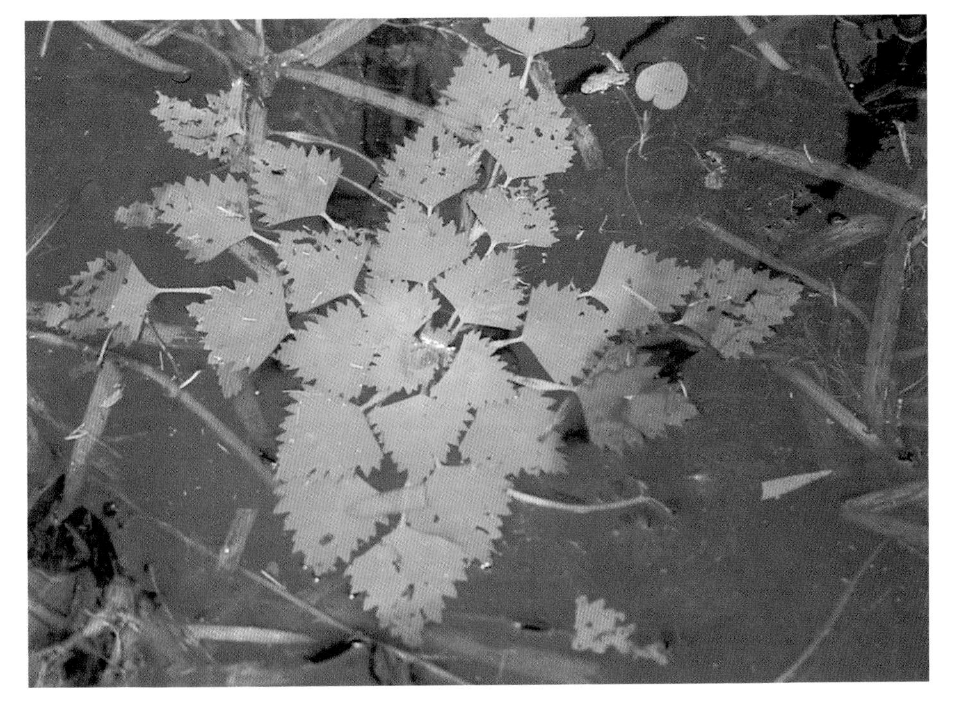

5229 高山露珠草

來源 柳葉菜科植物高山露珠草 Circaea alpina L. 的全草。

形態 多年生草本，高5~25cm。莖直立，有短柔毛。葉對生，卵狀三角形或寬狀心形，邊緣除基部外有粗鋸齒；葉柄與葉片近等長。總狀花序頂生或腋生，花序軸生短柔毛；苞片小；花小，兩性；萼筒卵形，裂片2，紫紅色，卵形，長約1~1.5mm；花瓣2，白色，倒卵形，與萼片近等長，頂端凹缺；雄蕊2；子房下位，1室。果實堅果狀，棒形，外面密生鈎狀毛。果柄比果實稍長。

分佈 生於林下和山地溝旁。分佈於東北、華北、西北、西南、華中、華東等地區。

採製 夏秋季採收，曬乾或鮮用。

功能 清熱解毒，消腫。

應用 用於治癰疽瘡瘍。外用量20~50g。

文獻 《吉林省中藥資源名錄》，109。

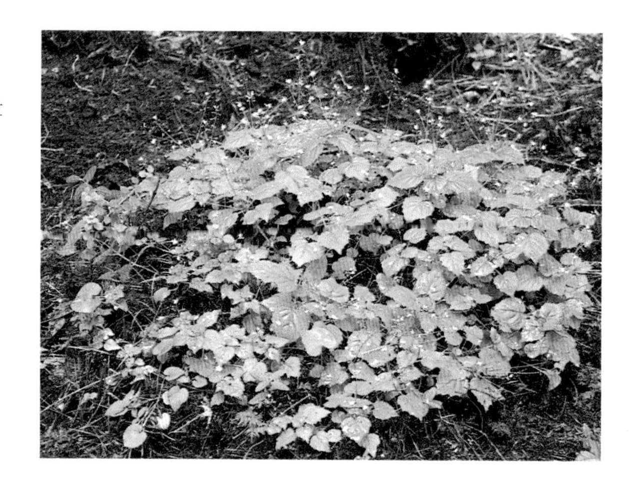

5230 牛瀧草

來源 柳葉菜科植物牛瀧草 Circaea cordata Royle 的全草。

形態 草本，高40~80cm。莖被毛，節常膨大。葉對生，卵形或卵狀心形，長4~8cm，邊緣具稀疏淺齒，兩面疏被短柔毛；葉柄長3~5cm。總狀花序頂生和腋生，長5~10cm，果期伸長，被毛；苞片小，早落；萼片長卵形，裂片2；花瓣2，寬倒卵形，長約1mm，比萼片短，白色；雄蕊2，花絲細；子房下位，2室，柱頭先端凹。果實堅果狀，倒卵狀球形，2.5~4mm，徑約3mm，有溝，密生黃白色鈎狀毛；果梗下傾，被毛；種子2。

分佈 生於陰濕灌叢草地、溝邊、林下。分佈於東北各地和河北、山西、陝西、安徽、四川、雲南、貴州、湖北、江西、浙江、台灣。

採製 春夏季採收，曬乾或鮮用。

性能 辛，涼，有小毒。清熱解毒，生肌。

應用 用於瘡疥，膿疱，刀傷。適量外用搗敷患處或研末菜油調搽。

文獻 《新華本草綱要》二，339；《大辭典》上，856。

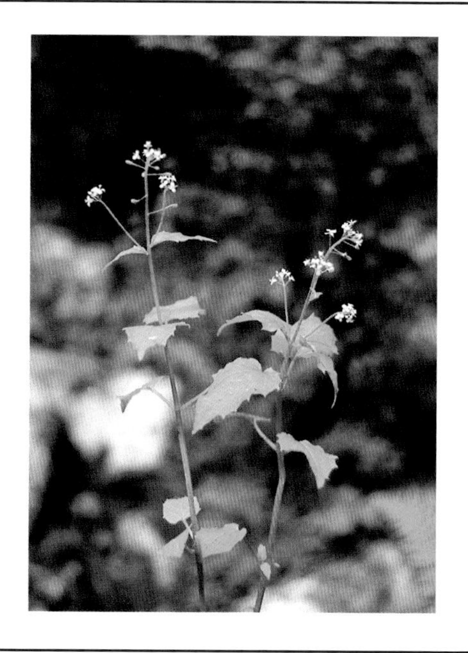

5231 過塘蛇

來源 柳葉菜科植物水龍 Ludwigia adscendens (L.) Hara 的全草。

形態 浮水或匍匐狀草本，其浮水莖的節上常有圓柱形、白色囊狀浮器，具多數絲狀鬚根。葉倒卵形至長圓狀倒卵形，長1.5~5cm，寬0.5~2.5cm，先端圓或鈍，基部漸狹，無毛。花單生葉腋，具長柄；花萼裂片5，外面被疏長毛，花冠裂片5，白色，基部淡黃色，倒卵形，長約1.2cm，雄蕊10，子房5室，柱頭頭狀，5淺裂。蒴果綫狀圓柱形，長2~3cm，徑約3mm，種子多數。

分佈 生於水田或溝渠中。分佈浙江、廣東、廣西、江西、四川和雲南。

採製 夏秋採收，曬乾。

成分 全草含黃酮甙(Flavonoid glycoside)酚類、氨基酸及糖類等。

性能 淡，涼。清熱解毒，去腐生肌，利尿涼血。

應用 用於燥熱咳嗽，黃疸，痢疾，淋病，麻疹，丹毒，乳腺炎，下肢潰瘍，癰腫疔瘡，帶狀疱疹，蛇、狗咬傷，咽喉腫痛，口腔炎，口腔潰瘍。用量10~30g，外用鮮品適量搗敷或煅灰調敷。

文獻 《大辭典》上，1757；《綱要》二，342。

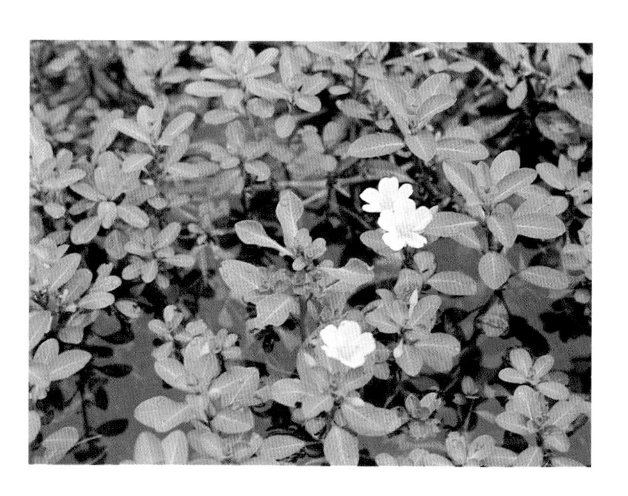

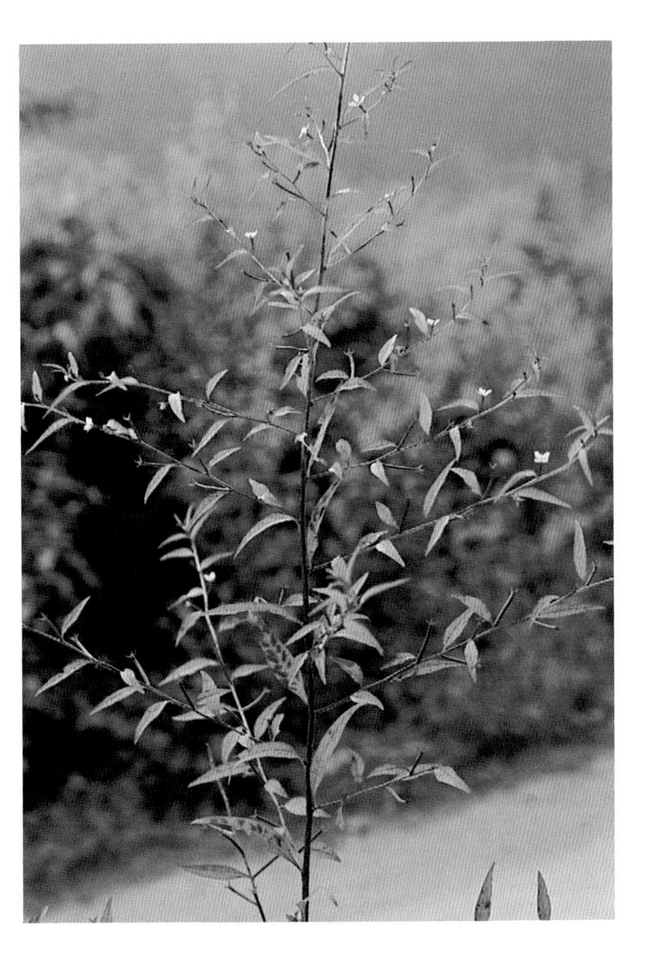

5232　黃花丁香蓼

來源　柳葉菜科植物黃花丁香蓼 *Ludwigia epiloboides* Maxim. 的全株。

形態　一年生草本，高20~50cm，多分枝，秋後常呈紫紅色。葉互生，披針形，長4~7.5cm，寬1~2cm，兩端漸狹。花1~2腋生，無梗；花萼和花冠4~5裂，萼宿存，花瓣黃色，橢圓形，先端鈍，基部漸狹成短爪狀，早落。蒴果條狀四棱形，直立或彎曲，4室，每室種子2列。

分佈　生於平壩田邊、水溝邊或潮濕的荒地上。分佈於江蘇、江西、湖南、福建、四川、貴州和雲南。

採製　夏秋採收，鮮用或切段曬乾。

性能　苦，涼。清熱解毒，利濕消腫。

應用　用於腸炎，痢疾，傳染性肝炎，腎炎水腫，膀胱炎，白帶，痔瘡。用量15~30g。外用於癰癤疔瘡，蟲蛇咬傷，鮮品適量搗敷。

文獻　《匯編》上，10；《綱要》二，342。

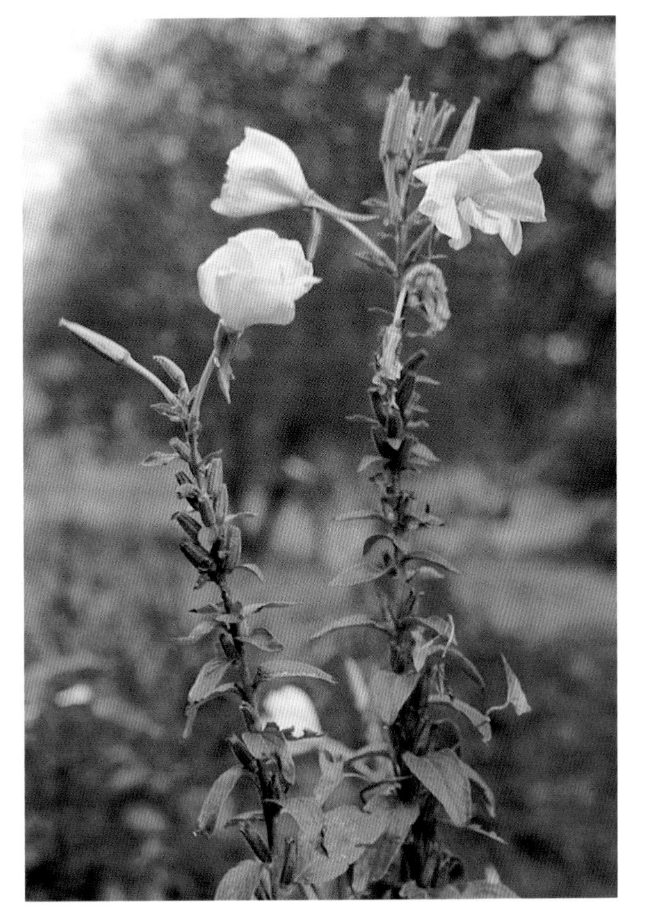

5233　黃花月見草

來源　柳葉菜科植物黃花月見草 *Oenothera glazioviana* Mich. 的種子油。

形態　宿根草本，主根粗壯，長3~4cm，粗2~3cm，向下分生2~3支根，長約10cm，鬚根少而纖細；莖叢生，高約1m。基生葉叢生蓮座狀，莖生葉螺旋狀散生，向上漸小，長圓狀披針形。花排列成總狀花序式，花序軸不斷伸長，通常10~20cm，花萼裂片粉紅色，外面密被短腺毛，花冠黃色，裂片寬倒卵形，長約4.5cm，先端平截，微凹，上部邊緣有不規則鋸齒，雄蕊8，柱頭4裂，子房有細小紫斑，被長柔毛和短腺毛，4室，胚珠多數。蒴果近圓柱形，長約2.5cm，粗約8mm，有紫色縱條紋，種子短楔形，具4稜。

分佈　從東北至西南、華南都有栽培或逸生。

採製　秋冬採收成熟種子，榨油。

性能　活血通脈，鎮靜安定，減肥。

應用　用於冠狀動脈梗塞，動脈粥樣硬化，腦血栓；並用於肥胖症，風濕性關節炎和精神分裂症。

文獻　《綱要》二，344。

5234 狹葉藤五加

來源 五加科植物狹葉藤五加 Acanthopanax leucorthizus (Oliv.) Harms var. scaberulus Harms & Rehd. 的莖皮或根皮。

形態 灌木，高2~4m。枝節上有刺，刺細長，直而不彎。掌狀複葉，小葉片較窄，寬2~3cm，下面脈上有黃色短柔毛，中脈和小葉柄有細刺。傘形花序常組成複傘形花序；花黃綠色，萼齒5；花瓣5，長卵形，雄蕊5；子房5室，花柱合生成柱狀。果實卵球形。

分佈 生於叢林中。分佈於安徽、浙江、湖南、湖北、陝西、甘肅、雲南、貴州。

採製 全年可採，剝皮曬乾。

成分 含有刺五加甙 (senticosides D)、紫丁香甙 (syringin) 及胡蘿蔔甙。

性能 辛，溫。祛風除濕，強筋壯骨。

應用 用於風濕痛，腰腿酸痛，半身不遂，跌打損傷，水腫。用量10~15g。

文獻 《匯編》上，147；《常用中藥整理及質量研究(五加皮)》39，199。

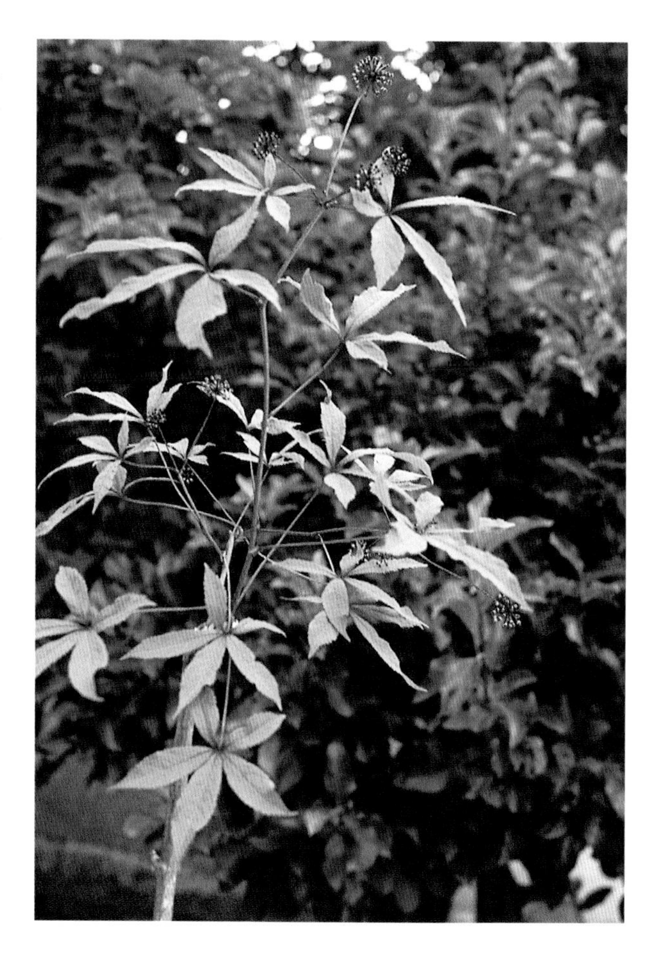

5235 刺通草

來源 五加科植物刺通草 Trevesia palmata (Roxb.) Vis 的葉、髓。

形態 常綠小喬木，高達8m。枝密被絨毛，疏生短刺。葉掌狀，5~9裂，幼樹常為掌狀複葉；葉柄長，疏生短刺；托葉與葉柄基部合生成2裂鞘狀，葉片先端長漸尖，邊緣有粗鋸齒，兩面有星狀毛或上面無花。傘形花序集成圓錐狀，苞片長圓形，花萼被鏽色絨毛，有10個不明顯萼齒；花瓣6~10；淡黃綠色，雄蕊6~10，子房下位，花柱合生成柱狀。果實卵球形。

分佈 生於林中。分佈於廣西、貴州、雲南等地。

採製 葉全年可採，劈下莖剝取髓部。

性能 淡，平。消腫，止痛，利尿。

應用 葉用於跌打損傷。髓用於小便不利。

文獻 《廣西藥園名錄》，232。

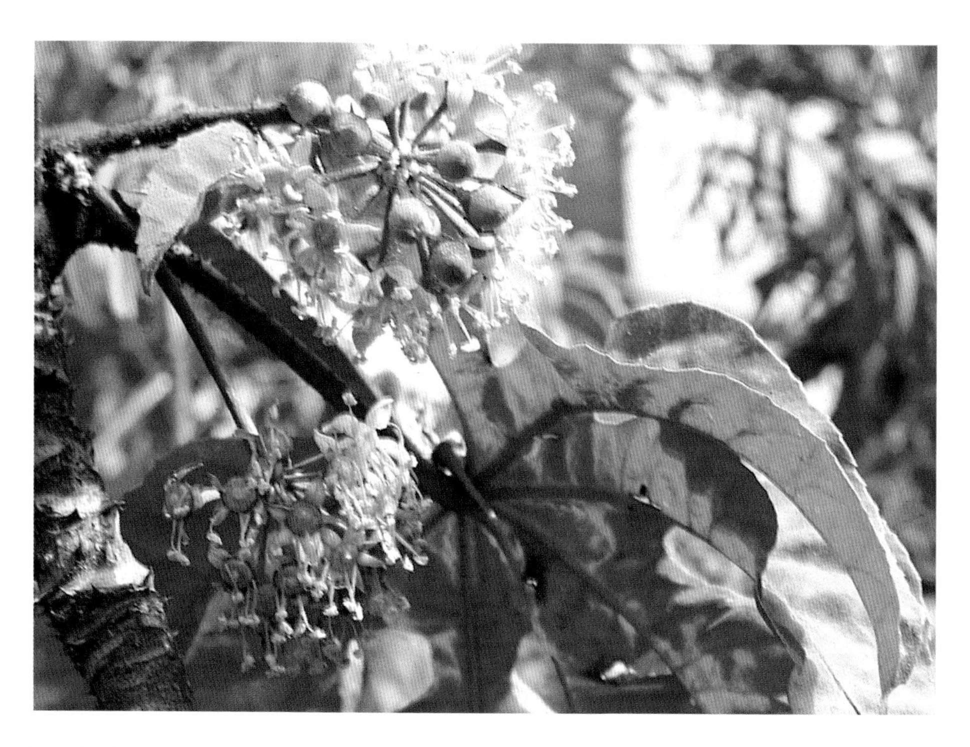

5236 拐芹

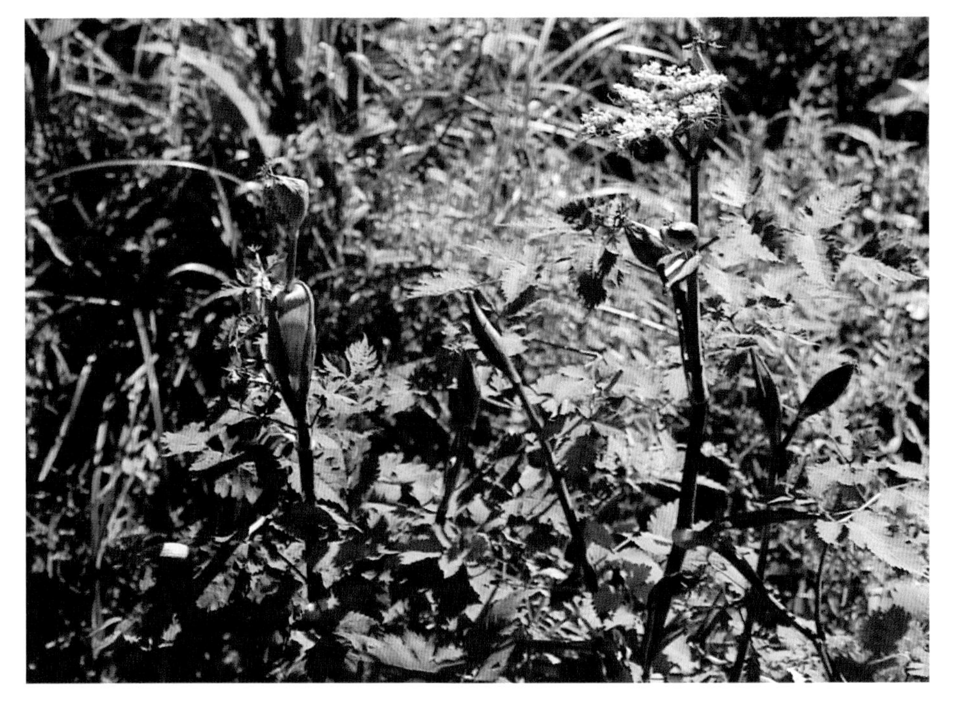

來源 傘形科植物拐芹 Angelica polymorpha Maxim. 的根。

形態 多年生草本。根圓錐形。葉寬三角形或三角狀寬卵形，2~3回羽狀全裂或複葉，小葉柄向上，成弧形彎曲，小葉邊緣具缺刻狀多裂重鋸齒及不整齊具芒牙齒；葉鞘長橢圓形，紫色。複傘形花序，小總苞片6~9；萼齒不明顯；花瓣白色。雙懸果長圓形，背腹扁平。

分佈 生於山溝陰濕處或灌叢間。分佈於東北及河北、山東、江蘇。

採製 夏秋季採挖，去地上部分，曬乾。

成分 含氧化前胡素、甲氧基歐芹酚等。

性能 辛，溫。祛風散寒，燥濕，消腫排膿，止痛。

應用 用於風寒感冒頭痛，鼻塞，眉棱骨痛，風濕酸痛，婦女赤白帶，癰疽，疥癬，皮膚瘙癢等。

文獻 《新華本草綱要》一，344。

5237 錐葉柴胡

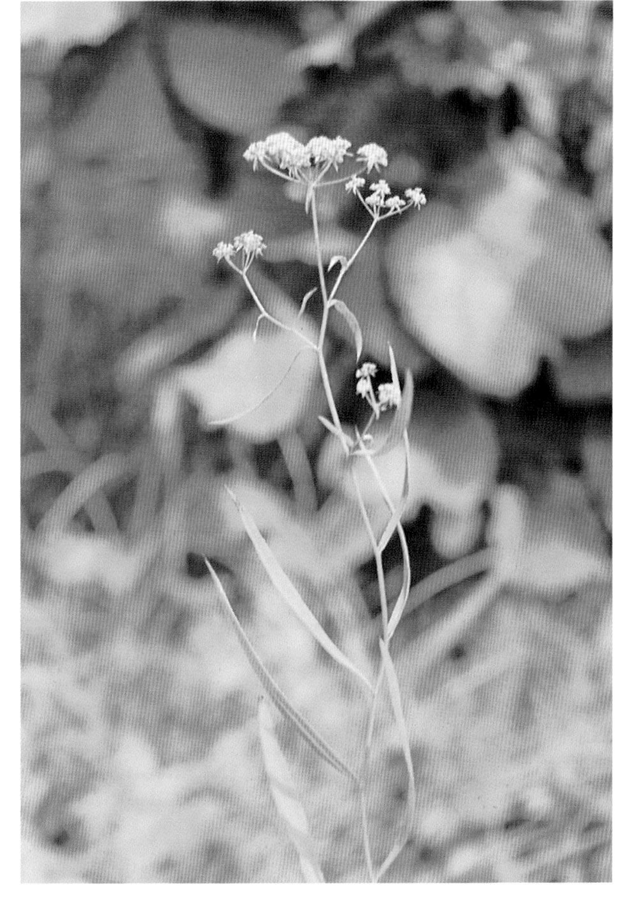

來源 傘形科植物錐葉柴胡（紅柴胡）Bupleurum bicaule Helm 的全株或根。

形態 多年生叢生草本，高12~20cm。直根發達，外皮深褐色或紅褐色，表面皺縮，根頸有較多分枝。莖細弱，縱棱明顯。葉全部綫形，先端漸尖，基部變狹成葉柄。複傘形花序少，總苞片常無或1~3，小總苞片5；花兩性；萼齒有明顯；花瓣5，鮮黃色；雄蕊5，花柱基深黃色。果廣卵形，兩側略扁，藍褐色；稜槽中油管3，合生面2~4。

分佈 生於山坡向陽地草原上和乾旱多礫石的草地上。分佈於內蒙古、河北、山西、陝西。

採製 春秋採挖根部，去除殘莖葉或夏秋採挖全株曬乾。

性能 根：苦，微寒。解表和裏，疏肝解鬱，升陽提氣。全株：清熱解毒。

應用 根：胸脅苦滿，口苦咽乾，上呼吸道感染，慢性肝炎，急性膽囊炎，膽石症，胰腺炎，胸膜炎，頭暈目眩，月經不調，氣虛脫肛，腹瀉，子宮脫垂，胃下垂；全株：治上呼吸道感染，心煩嘔吐，胸脅苦滿；用量5~15g。

文獻 《大興安嶺藥用植物》，332~335；《四川阿壩州中草藥資源報告》，167。

5238 窄葉飄帶草

來源 傘形科植物窄葉柴胡 Bupleurum candollei Wall. 的全草。

形態 草本，高約1m，具分枝。單葉互生，綫形至綫狀倒披針形，上部葉有時呈卵狀披針形，長2.5~8cm，寬2.5~4cm，先端短尖，基部略狹，抱莖。複傘形花序頂生和腋生，總苞具葉狀苞片2，花序梗不等長；小總苞5，有花4~6，花小，黃綠色，花瓣5，近菱形。

分佈 生於山溝、陰濕的草叢中。分佈於雲南。

採製 秋季採收，曬乾。

性能 苦、微辛，平。消炎解毒，祛風止癢。

應用 用於瘡毒癬子。用量10~15g；外用煎水洗患部。

文獻 《大辭典》下，4021；《匯編》下，683。

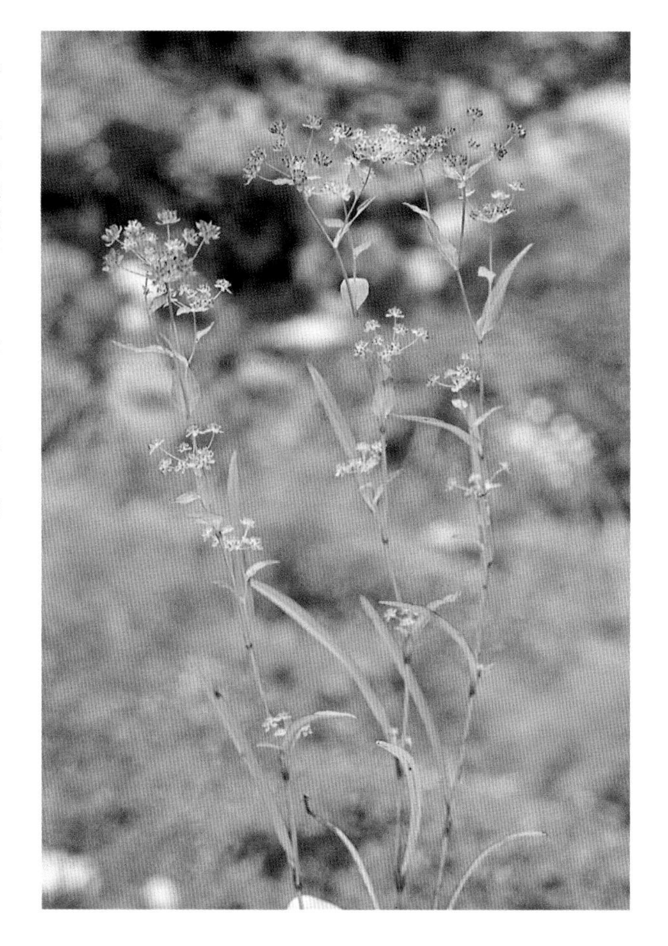

5239 小葉黑柴胡

來源 傘形科植物小葉黑柴胡 Bupleurum smithii Wolff var. parvifolium Shan et Li 的根。

形態 多年生草本，高達60cm。莖叢生，直立或斜上。基生葉密，狹長圓形、長圓狀披針形或倒披針形，基部抱莖，有長葉柄；莖中部葉狹長圓形或倒披針形。複傘形花序，總苞片1~2或無；傘輻4~9，不等長；小總苞片6~9，卵形或寬卵形，黃綠色；花黃色；雙懸果卵形，稜薄狹翅狀。

分佈 生於山坡草地或荒山坡。分佈於內蒙古、河北、山西、寧夏、甘肅、青海。

採製 春夏季採，去枝葉、泥土，曬乾。

性能 苦，微寒。和解退熱，疏肝解鬱，升提中氣。

應用 用於感冒發熱，寒熱往來，胸脅脹痛，頭痛目眩，瘧疾，膽道感染，肝炎，脫肛，子宮脫垂，月經不調。

文獻 《新華本草綱要》一，353。

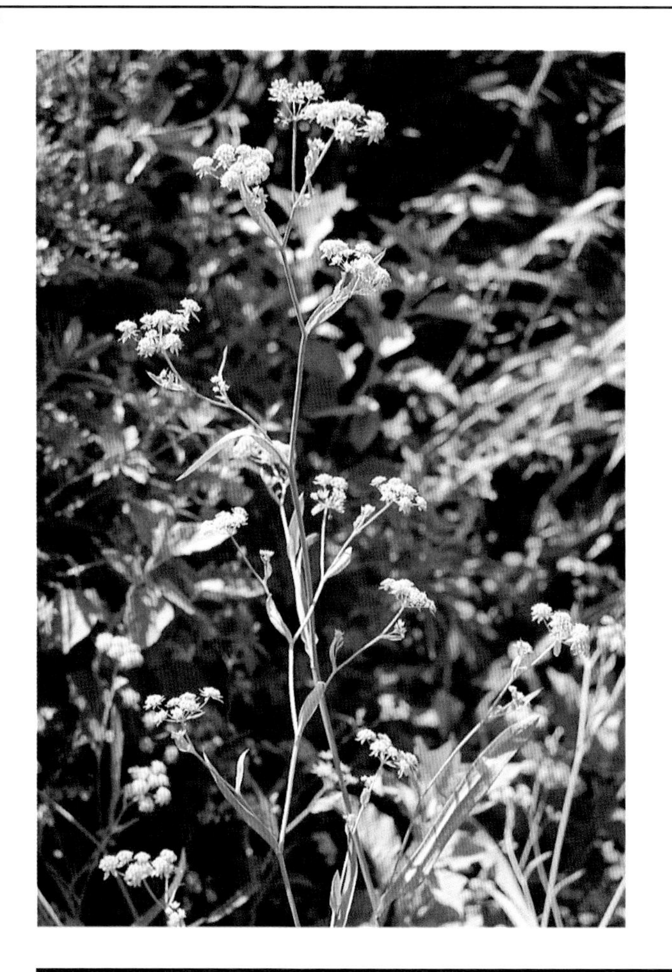

5240 天山柴胡

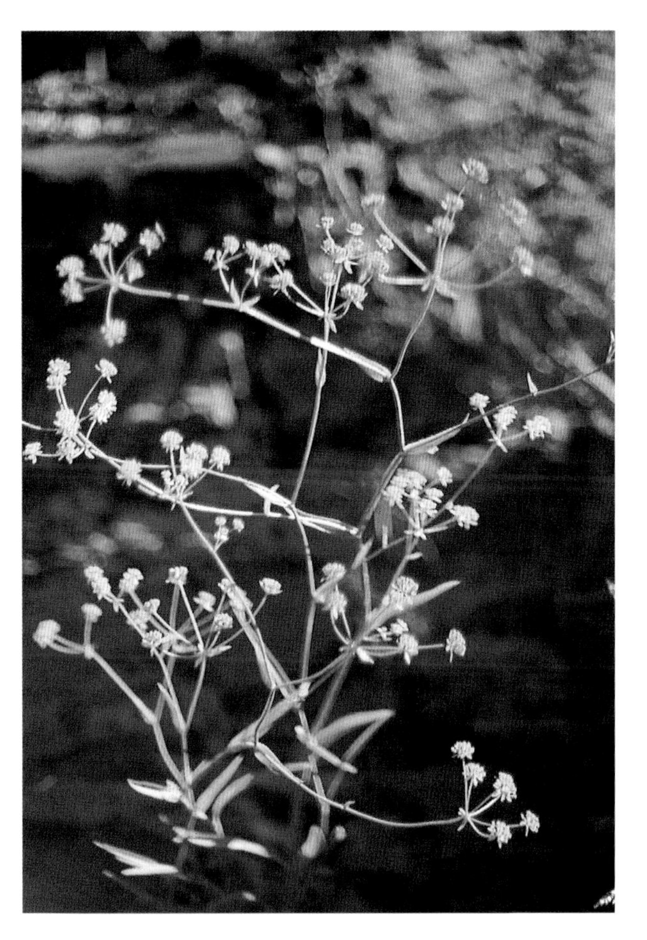

來源 傘形科植物天山柴胡 Bupleurum tianschanicum Freyn. 的根。

形態 多年生草本，高20~50cm。主根和莖基部稍木質化，莖上部分枝。基生葉綫形，長6~10cm，寬約2mm；中部葉綫狀披針形，上部葉寬披針形。複傘形花序3~7，總苞片2~3，小總苞片7~9，具明顯3條脈；花瓣棕黃色具黃色邊。雙懸果卵圓形，長約3mm，密集成頭狀。

分佈 生於海拔1700~2000m山地陽坡。分佈於新疆天山地區。

採製 春秋採挖，除去莖葉及泥土，曬乾。

性能 苦，微寒。發表和裏，疏肝解鬱，升提中氣。

應用 用於感冒寒熱往來，胸滿脅痛，口苦耳聾，頭痛目眩，下痢脱肛，子宮下垂等。用量3~10g。

文獻 《新疆藥植誌》二，90；《新華本草綱要》一，353。

5241 破銅錢

來源 傘形科植物破銅錢 Hydrocotyle sibthorpioides Lam. var. batrachium (Hance) Hand.-Mazz. ex Shan 的全草。

形態 多年生草本。莖細長而匍匐，平鋪地上成片生長，節上生根。單葉互生，圓形或圓腎形，3~5深裂達基部，裂片楔形，兩面無毛或下面略被毛；葉柄無毛或頂端有毛；托葉薄膜質。花綠白色，組成與葉對生的單傘形花序，單生於節上，無萼齒；花瓣5，卵形，長約1.2mm；雄蕊5。果實心狀圓形，無毛。

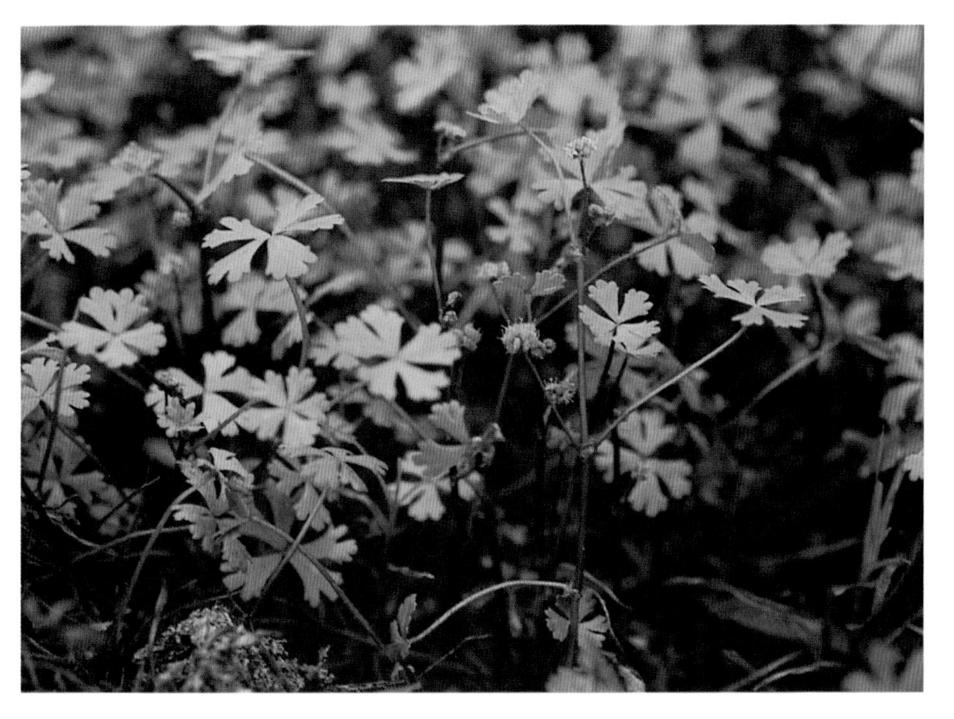

分佈 生於濕潤草地、溝邊、田基邊。分佈於華東、華南及四川、台灣。

採製 全年可採，除去雜質，曬乾。

性能 苦、辛，寒。清熱解毒，利濕退黃，止咳，散結消腫。

應用 用於濕熱黃疸，咳嗽，百日咳，咽喉腫痛，腎炎；外用於濕疹，帶狀疱疹，瘡癰腫毒，跌打瘀腫。用量10~15g；外用適量。

文獻 《廣西中藥材標準》，27；《大辭典》上，1913。

5242　竹葉防風

來源　傘形科植物竹葉防風 Seseli mairei Wolff 的根。

形態　多年生草本，高30~50cm。有長圓柱狀直根。莖單生或少數叢生，全體無毛。基生葉為3出羽葉，具長柄，裂片長梭形；莖生葉較小，葉柄基部抱莖，頂端葉為單葉。複傘形花序頂生或腋生；傘梗5~8，無總苞；小傘梗10~20，小總苞片數枚，狹披針形；萼齒短三角形；花瓣5，白色，內彎；雄蕊5，花絲彎曲，藥縱裂；子房卵形，花柱短。雙懸果卵形，果稜明顯。

分佈　生於山坡草叢或灌叢中，分佈於四川、雲南、貴州。

採製　秋季苗枯前採挖，洗淨，曬乾。

性能　辛，溫。解表，祛風，勝濕。

應用　用於感冒，風寒濕痹，癰腫瘡瘍。用量5~10g。

文獻　《大辭典》上，1826。

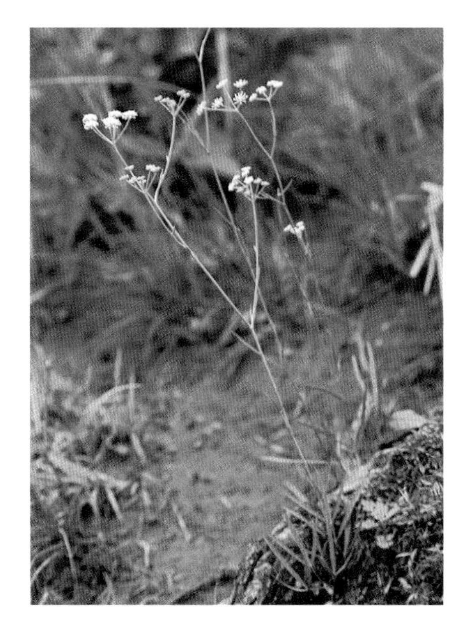

5243　松葉防風

來源　傘形科植物松葉防風 Seseli yunnanense Fr. 的根。

形態　多年生草本，高20~35cm，有長圓柱狀直根。莖多叢生，細弱。基生葉具長柄，3出複葉，葉片再作3出分裂，裂片綫形，長2~4cm。複傘形花序頂生或腋生，傘梗3~6，無總苞；小傘梗8~15，小總苞綫狀披針形；萼5齒；花瓣5，白色，內彎；雄蕊5，花絲彎曲；子房卵形，花柱短。雙懸果卵形，果稜明顯。

分佈　生於松葉林下或灌叢中。分佈於雲南、貴州、四川。

採製　秋季苗枯前採挖，洗淨，曬乾。

性能　同竹葉防風。

應用　同竹葉防風。

文獻　《大辭典》上，1826。

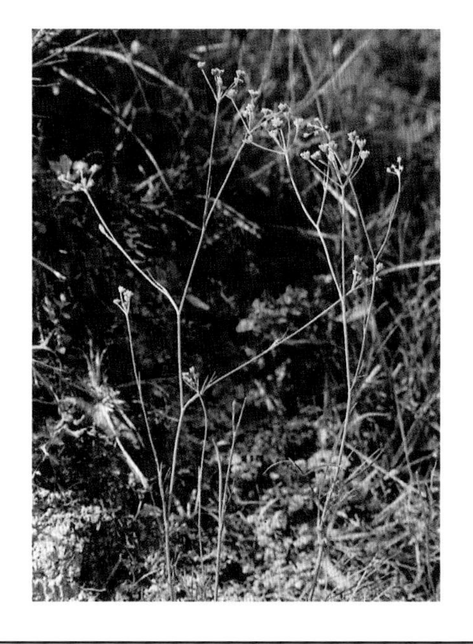

5244　江南山柳

來源　山柳科植物江南山柳 Clethra cavaleriei Lévl. 的葉。

形態　灌木或小喬木，高1~5m，幼枝密被星狀柔毛。葉橢圓形至橢圓狀披針形，長6~10cm，寬1.5~4cm，先端急尖或短漸尖，基部楔形，僅下面脈上被疏柔毛，邊緣有鋸齒。總狀花序單一，長9~15cm，苞片長於花梗，花白色，徑約1cm，花柱長，頂端深3裂。蒴果近球形，徑4~5mm，宿存花柱長約9mm。

分佈　生於山坡疏林下或林緣灌叢中。分佈於浙江、福建、廣東、廣西、湖南和貴州。

採製　夏秋採收，鮮用或曬乾。

性能　淡、微澀，平。止癢，祛風解毒。

應用　用於皮膚瘙癢，葉適量煎水洗患處。

文獻　《廣西藥用植物名錄》，341。

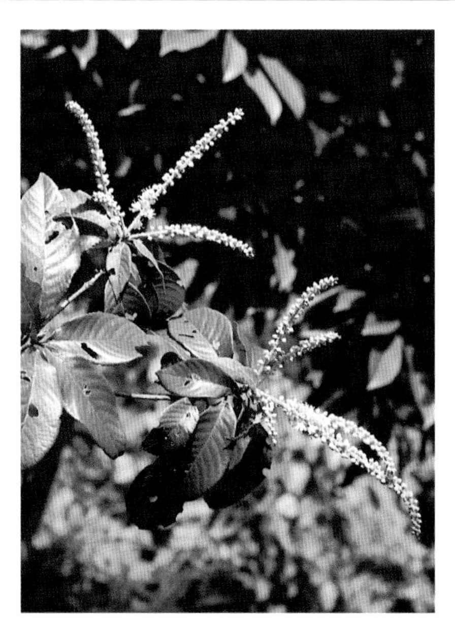

5245 梅笠草

來源 鹿蹄草科植物梅笠草 Chimaphila japonica Miq. 的全草。

形態 常綠半灌木，高10~20cm。地上莖直立，單一，少分枝，細長圓柱形。葉對生，3輪狀排列，與鱗狀葉互生，革質，葉片寬披針形，頂端急尖，有短尖頭，基部圓形或近急尖，邊緣有疏鋸齒；葉柄長6~8mm。花序總梗直立，上部有1~2個苞片，有乳頭狀凸起；花頂生，1~2朵，俯垂，白色，徑約1cm；萼膜質，邊緣有鋸齒；花瓣倒卵狀圓形；雄蕊10，下半部膨大並有睫毛，花藥2室，頂孔開裂；花柱短，倒圓錐形，柱頭圓形，5齒。蒴果扁圓球形。

分佈 生於林下及林緣。分佈於東北、華北、西北及四川、雲南、西藏、台灣。

採製 夏季採收，曬乾。

性能 滋補強壯，利尿消炎，鎮痛。

應用 用於治腎炎，膀胱炎，淋病，上呼吸道炎症等。用量10~20g。

文獻 《吉林省中藥資源名錄》，119。

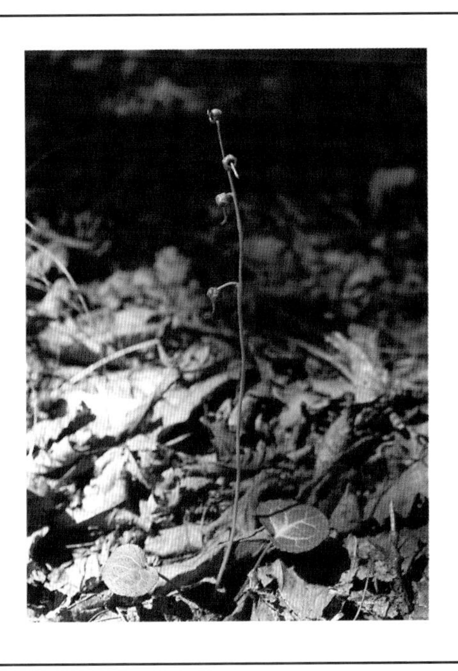

5246 腎葉鹿蹄草

來源 鹿蹄草科植物腎葉鹿蹄草 Pyrola renifolia Maxim. 的全草。

形態 多年生常綠小草本，高10~20cm。根狀莖細而橫生。基生葉2~5枚，稍革質，腎狀圓形或近腎形，長1~3cm，寬1.5~4cm，頂端寬圓形，基部深心形，邊緣有疏細齒；葉柄長2~5cm。花葶細，有時有1苞片；花2~5朵，徑1~1.2cm，白色至淡綠色，有短梗；苞片條狀披針形；萼片半圓形，頂端鈍至圓形；雄蕊與花瓣等長，長約6mm；花柱長，外露，外傾，先端向上彎，頂部加粗，無明顯的柱頭盤。蒴果扁圓球形，徑5~6mm。

分佈 生於陰濕的針葉林下。分佈於東北、河北、內蒙古。

採製 夏季及初秋採挖，曬乾。

成分 葉含傘形梅笠草素（Chimaphilin）、水晶蘭甙（Monotropein）、腎葉鹿蹄草甙（Renifolin）。

性能 苦，溫。祛風除濕，補腎壯骨，收斂止血。

應用 用於治風濕作痛，虛勞腰痛，腰膝無力，支氣管炎，子宮出血，毒蟲咬傷等。用量15~30g。

文獻 《長白山植物藥誌》，861。

5247 樹蘿蔔

來源 杜鵑花科植物樹蘿蔔 Agapetes burmanica W. Evans 的瘿狀根或樹皮。

形態 常綠附生灌木，根膨大，紡錘狀或念珠狀，幼枝通常被黑褐色柔毛。葉革質，近輪生，披針形或長圓狀披針形，長4~10cm，寬1.5~2.5cm，兩面無毛。花單生或2~10成簇，着生於老枝，下垂；花冠筒狀，淡紅色，上半部有羽狀條紋，長4~5cm，雄蕊10，花藥有距。漿果球形，花萼宿存，種子細小，多數。

分佈 生於石灰岩山潮濕的林中，附生於大樹上。分佈於雲南南部和西南部。

採製 秋冬採收，切片曬乾。

性能 苦、澀，涼。消炎利尿，活血，散瘀。

應用 用於水腫，跌打損傷，骨折，咳嗽，肺結核；用量：根30~60g，樹皮10~20g，外用研末調敷。

文獻 《大辭典》下，3213；《綱要》二，349；《傣醫傳統方藥誌》，213；《雲南中草藥選》下。

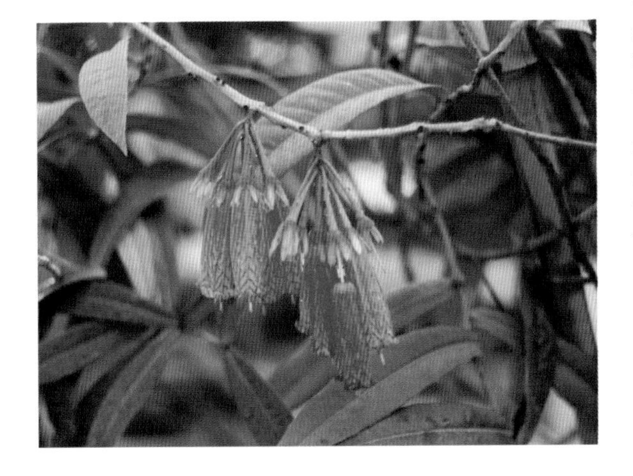

5248 狗腳草根

來源 杜鵑花科植物假木荷 Craibiodendron stellatum (Pierre) W. W. Sm. 的根。

形態 常綠小喬木，高4~6m，小枝棕色。葉互生，革質，橢圓形至倒卵狀披針形，長6~10cm，寬3.5~4.5cm，先端鈍圓，基部鈍或寬楔形，兩面無毛，散生極小的褐色腺點，葉柄長7~10mm。圓錐花序頂生，被微柔毛，長約20cm，花白色，芳香，花冠圓筒形，長3~4mm，裂片5，雄蕊10，子房5室，外面被毛。蒴果球形，徑9~10mm，具5棱，背室開裂為5果瓣；種子4~7，一側有翅。

分佈 生於向陽山坡疏林中；分佈於雲南。

採製 全年可採，洗淨，切片，曬乾。

成分 根含狗腳草毒素。

性能 抗炎，鎮痛。

應用 用於風濕性關節痛。

文獻 《大辭典》上，2969；《綱要》二，350。

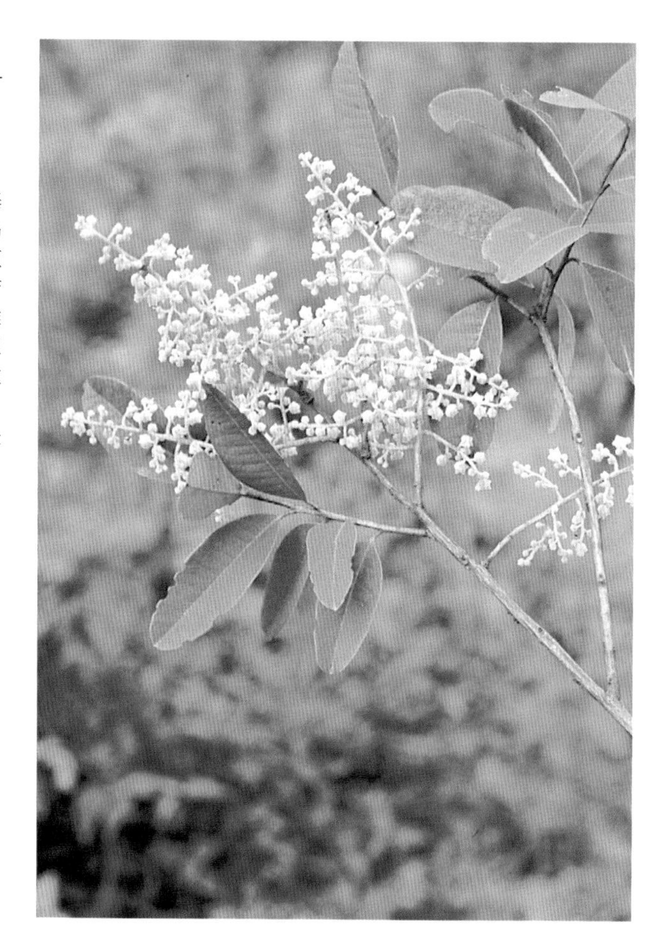

5249 馬醉木

來源 杜鵑花科植物馬醉木 Pieris polita W. W. Sm. et J. F. Jeff. 的根和葉。

形態 常綠灌木，高達3.5m。葉簇生枝頂，革質，披針形，條狀披針形或倒披針形，長7~12cm，寬1.5~2.8cm，頂端漸尖，上部有細鋸齒，中脈上面稍隆起，疏生腺狀微柔毛，葉柄無毛。總狀花序，簇生枝頂，花梗長約5mm；萼片長約4mm；花冠罈狀，白色，長7~8mm；雄蕊10；花柱長等於花冠。蒴果球形，徑達5mm，花萼宿存。

分佈 生於山地林中。分佈於福建、浙江、江西、安徽。

採製 全年可採，曬乾。

成分 含馬醉木毒素 (Asebotoxin) 等。

性能 苦，涼；有毒。清熱，止瀉，殺蟲。

應用 用於中暑吐瀉；外治疥瘡。用量9~15g。

文獻 《浙藥誌》下，959。

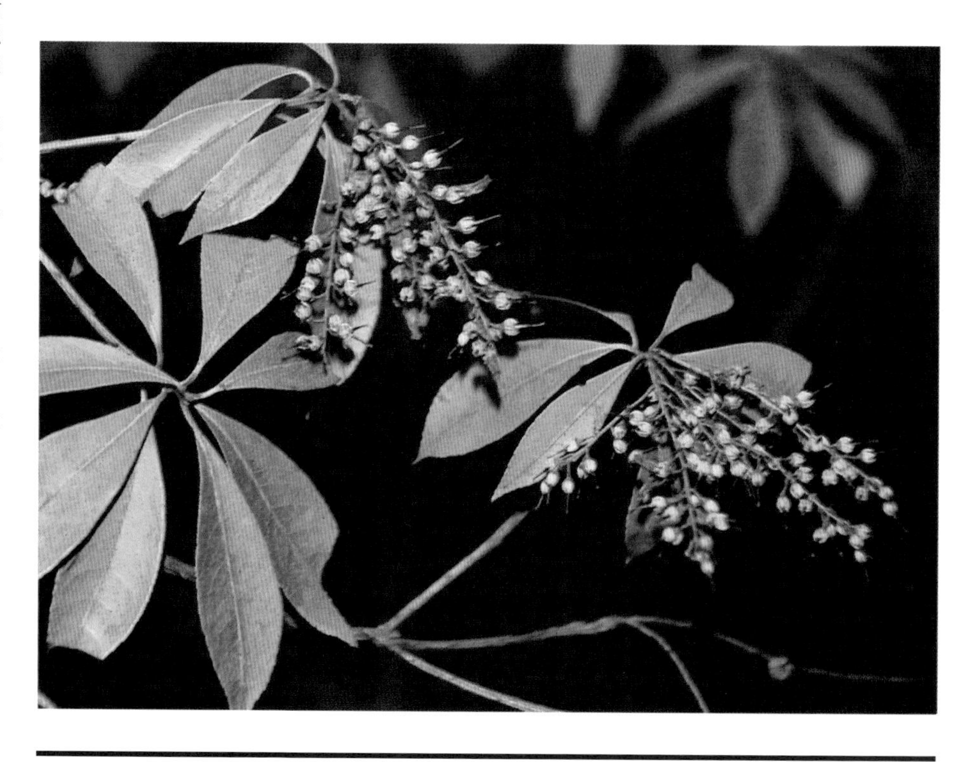

5250　紫花杜鵑

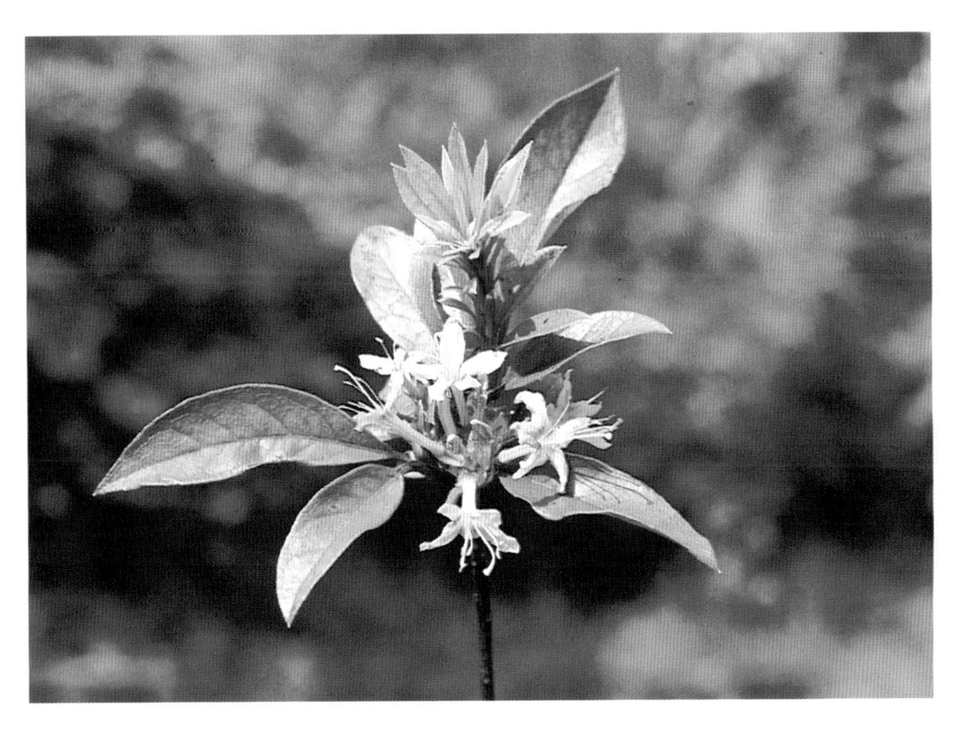

來源　杜鵑花科植物嶺南杜鵑 Rhododendron mariae Hance 的枝、葉及花。

形態　灌木，高1~3m；小枝被紅褐色剛毛。葉互生，橢圓形至橢圓狀長圓形，有時倒卵形，頂端短尖，基部楔形或稍鈍，兩面疏被糙伏毛。花紫色，12~15朵排成傘形花序；花梗長達1.5cm；萼齒5，被毛；花冠管圓筒狀，長約1cm，裂片5，與冠管近等長；雄蕊5，花絲白色；花柱細長，柱頭頭狀。蒴果卵狀，長約1cm，被毛，開裂為5果瓣。

分佈　多生於山地疏林或灌木叢中。分佈於中國南部各省區。

採製　春季採花，夏初採枝、葉。鮮用或曬乾。

成分　葉含黃酮類—紫花杜鵑甲、乙、丙、丁素，槲皮素；多種倍半萜成分及酚類、有機酸、鞣質等。

性能　鎮咳，祛痰，平喘。

應用　用於老年慢性氣管炎。用量鮮品100g或乾品50g，水煎服（分二次飯後服，十天為一療程）。

文獻　《常用中草藥彩色圖譜》二，222；《新華本草綱要》二，354。

5251　團葉杜鵑

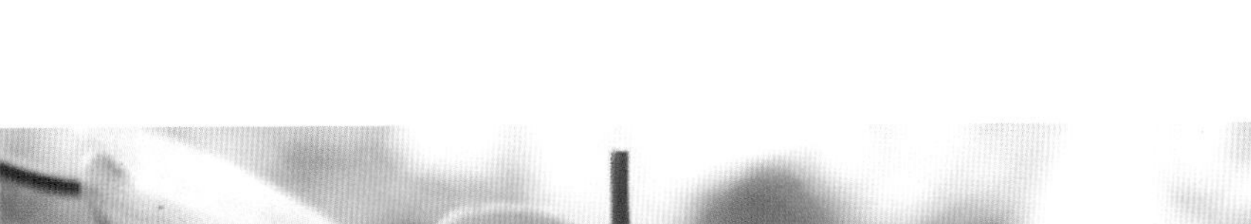

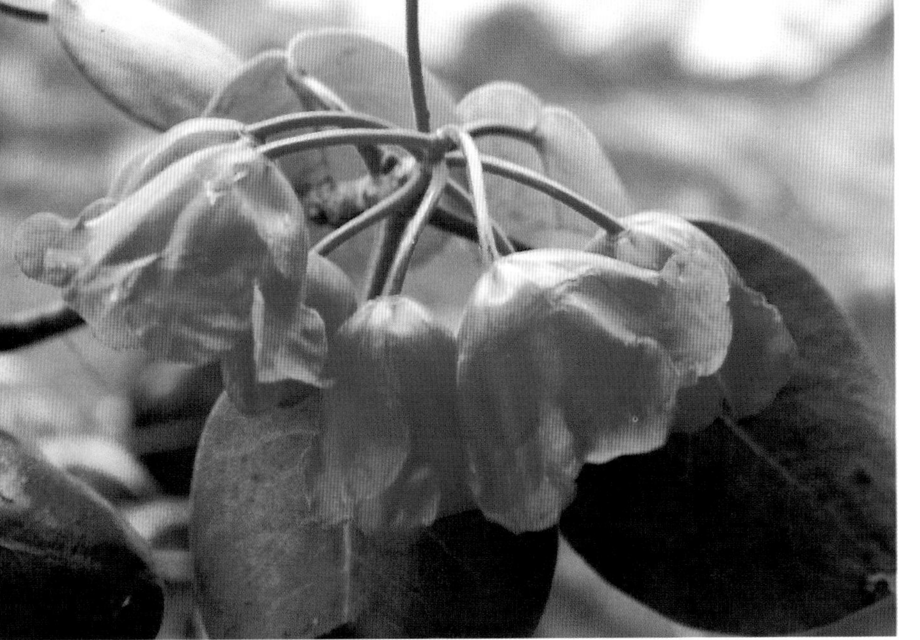

來源　杜鵑花科植物團葉杜鵑 Rhododendron orbiculare Decaisne 的花。

形態　灌木，高1~3m。葉厚革質，寬卵形至圓形，長5~10cm，頂端有凸尖頭，基部深心形，耳片彼此稍覆蓋，上面綠色，下面灰白色，網脈細密，中脈上面平坦或稍凹，下面強度隆起；柄長達6cm。頂生傘形花序疏鬆有花7~10朵；花下垂，薔薇色帶洋紅；花梗長2.5~3.5cm；花萼小，波狀淺裂，邊緣有腺體；花冠寬鐘狀，長3.5~4cm，7裂，裂片長1cm，近直立；雄蕊14，不等長，白色；子房有無柄腺體。蒴果圓柱形，彎弓，長達2cm。

分佈　生於高山林中。分佈於四川。

採製　夏季採摘，陰乾。

性能　微苦，平，有小毒。清肺瀉火，止咳。

應用　用於肺癰，氣管炎。用量3~9g。

文獻　《甘孜州中草藥名錄》二，73。

5252 羊角杜鵑

來源 杜鵑花科植物六角杜鵑 Rhododendron westlandii Hemsl. 的根。

形態 常綠灌木或小喬木，高3~6m。葉革質，寬倒披針形至橢圓狀披針形，長5~14cm，先端漸尖，基部楔形，中脈上面成狹溝，下面隆起；葉柄粗壯。傘形花序假頂生，有花5~8朵；花梗長約2cm；花萼盤狀，裂片不明顯波狀或略呈嚙蝕狀；花冠紅色或藍色，漏斗狀鐘形，長5~6cm，5裂；雄蕊10，長3.5cm；花柱稍長於雄蕊。蒴果圓柱形，長4~8cm，6棱，稍彎曲。

分佈 生於林緣。分佈於湖南、廣西、廣東、香港。

採製 四季可採挖，洗淨，曬乾。

性能 活血散瘀，消炎。

應用 用於肺結核，跌打損傷，水腫。用量9~15g。

文獻 《廣西藥用植物名錄》，343。

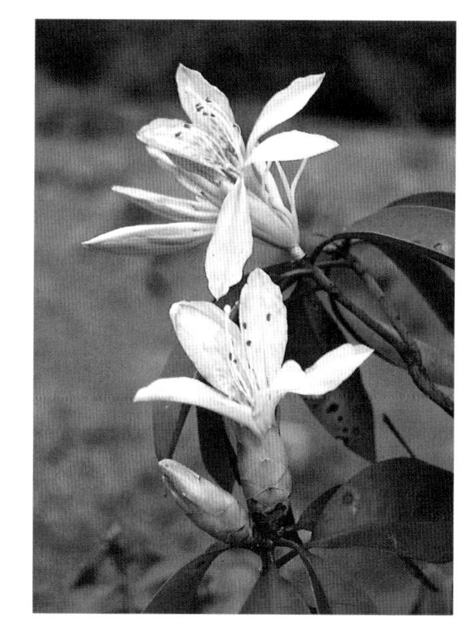

5253 大羅傘樹

來源 紫金牛科植物大羅傘 Ardisia hanceana Mez 的根。

形態 灌木，高2m，少有達6m。莖粗厚，灰褐色。葉互生，橢圓狀或長圓狀披針形，先端長急尖或漸尖，基部楔形，長10~17cm，邊全緣或具疏凸尖鋸齒，齒尖具邊緣腺點，下面近緣處通常具隆起的疏腺點和細鱗片；柄長1cm以上。複傘房狀傘形花序，生於頂端下彎的側生花枝尾端；花枝長8~24cm；花白色微紫，5數；萼片卵形；花冠裂片卵形，長6~7mm，具腺點，裏面近基部具乳頭狀凸起；花藥箭狀披針形，具少數大腺點。果球形，徑約9mm，深紅色，腺點不明顯。

分佈 生於山谷或林下陰濕處。分佈於安徽、湖南、廣西、廣東、香港。

採製 全年可採，洗淨，曬乾。

性能 祛風除濕，散瘀止痛，消腫，通經活絡。

應用 用於跌打損傷，風濕痹痛，經閉。華東地區有將本種代朱砂根入藥。用量9~15g。

文獻 《新華本草綱要》一，386；《廣西藥用植物名錄》，350。

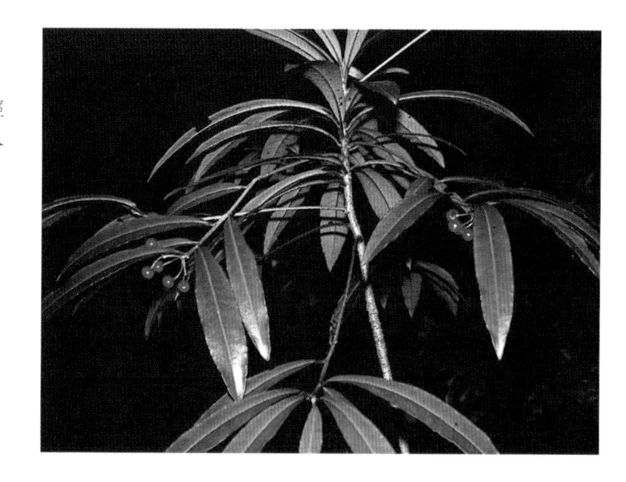

5254 落地金牛

來源 紫金牛科植物蓮座紫金牛 Ardisia primulaefolia Gardn. et Champ. 的全株。

形態 矮小灌木或近草本。莖短或無，被鏽色長柔毛。葉互生或呈蓮座狀，橢圓形或長圓狀倒卵形，長6~12（~17）cm，先端鈍或驟然短尖，基部圓形，邊緣具不明顯疏淺圓齒及腺點，兩面有時紫紅色，均被捲曲的鏽色長柔毛；側脈明顯；柄長0.5~1cm，被毛。聚傘花序或近傘形花序單生，從蓮座葉腋中抽出1~2個；總花梗長3~5.5（~19）cm，被毛；花粉紅色，5數；萼片長圓狀披針形，具腺點和緣毛，外面被鏽色毛；花冠裂片廣卵形，長4~6mm，具腺點，花藥披針形，背部具疏腺點；子房球形，微被毛。果球形，鮮紅色，有疏腺點。

分佈 生於林下陰濕處。分佈於雲南、江西、福建、廣西、廣東、香港。

採製 全年可採，洗淨，曬乾。

性能 補血，止咳，通絡。

應用 用於肺結核咳嗽，咳血，便血，崩漏，痛經，痢疾，黃疸，跌打損傷，風濕痹痛，瘡癤。用量9~15g。

文獻 《新華本草綱要》一，387；《廣西藥用植物名錄》，351。

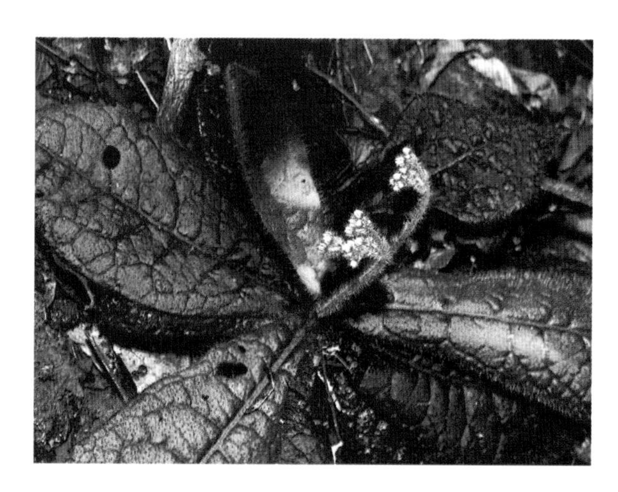

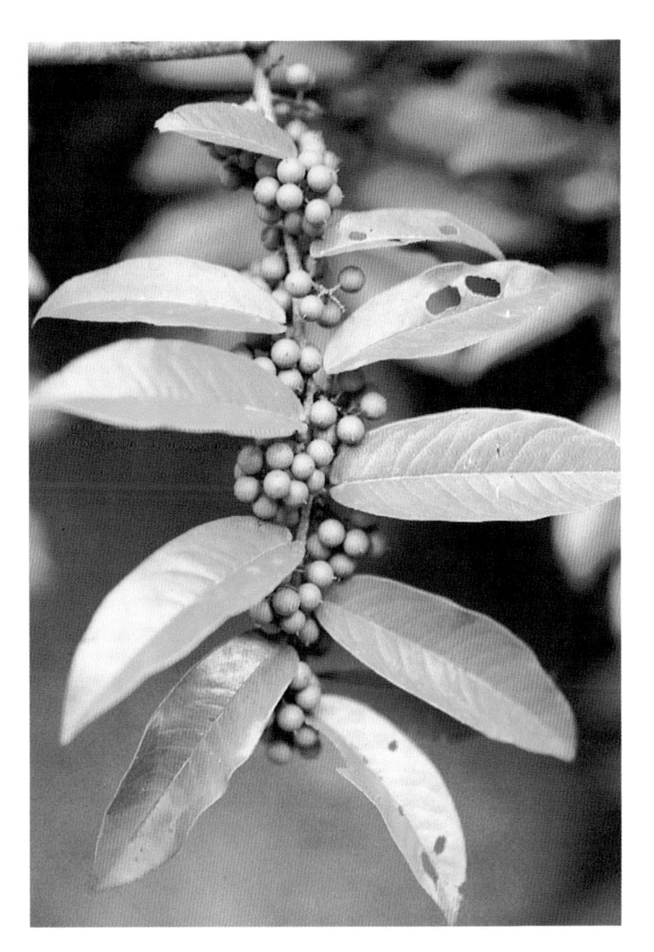

5255 多脈酸藤子

來源 紫金牛科植物多脈酸藤子 Embelia oblongifolia Hemsl. 的果實。

形態 攀援灌木；小枝被微柔毛；莖皮具瘤狀皮孔。葉片長圓形至橢圓狀卵形，長6~9cm，頂端急尖、漸尖或鈍，基部常心形，上半部具粗鋸齒。總狀花序腋生，被鏽色細柔毛；花萼片5，被緣毛；花冠淺綠色或白色，5裂，裂片長圓形或橢圓狀披針形，頂端圓，微凹；花絲無毛，花藥背部無腺點。果球形，直徑7~9mm，紅色，有斑點。

分佈 生於山谷、山坡、溪邊、河邊等處。分佈於廣東、廣西、海南，貴州及雲南。

採製 夏秋間採收，曬乾。

成分 含信筒子醌。

性能 甘、酸，平。驅蟲。

應用 用於驅蛔蟲、絛蟲。用量10~15g。

文獻 《匯編》下，800；《新華本草綱要》一，389。

5256 破頭風

來源 報春花科植物蓮葉點地梅 Androsace henryi Oliv. 的全草。

形態 草本，高8~15cm。根狀莖粗壯。葉基生，圓形，直徑3~7cm，基部心形，邊緣有不整齊圓鋸齒，葉脈掌狀，兩面有纖毛，主脈毛較多；葉柄長7~14cm，被剛毛。花葶被剛毛。傘形花序1輪生花葶頂部；苞片鑽狀披針形，長3~5mm，被纖毛；花梗長10~15mm；花萼深5裂，橢圓形，頂端鈍尖，有睫毛；花冠白色，盃狀，裂片倒卵形，頂端凹缺；雄蕊5，生於花管上；子房上位。蒴果陀螺形。

分佈 生於高山草甸。分佈於陝西、四川、湖北。

採製 6~8月採收，曬乾。

性能 祛風，止痛。

應用 用於頭痛，目痛。用量6~9g，浸酒服。

文獻 《新華本草綱要》二，362。

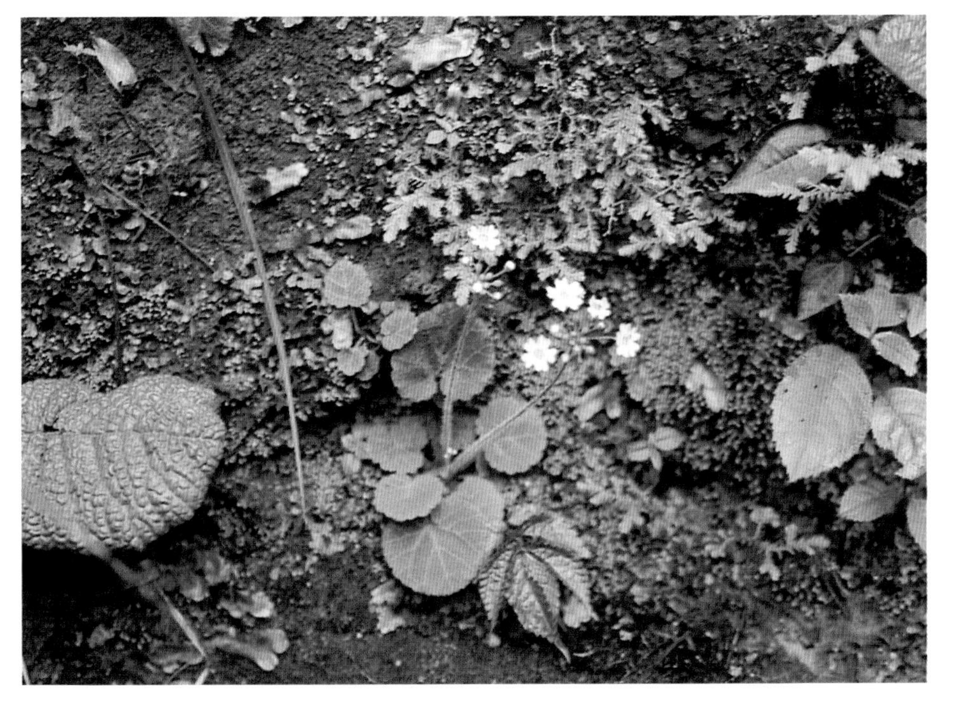

5257 水紅袍

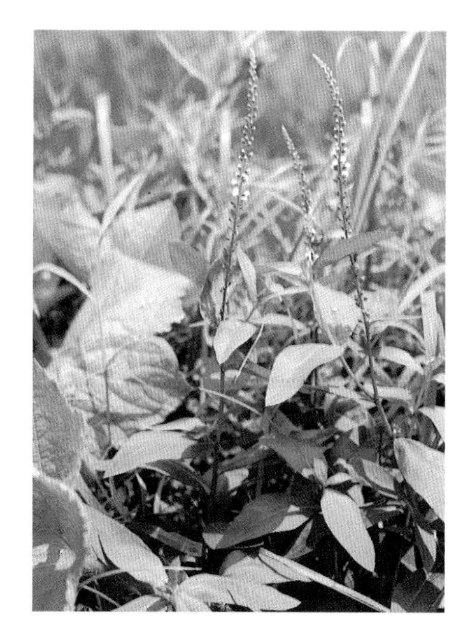

來源 報春花科植物露珠珍珠菜 Lysimachia circaeoides Hemsl. 的帶根全草。

形態 多年生草本，高30~50cm，莖單生或數株叢生，全株各部無毛。葉對生，長卵形或卵狀披針形，長3~7cm，寬1.5~2.5cm，先端漸尖，基部寬楔形，近無柄，葉下面沿邊緣具油腺斑點。總狀花序頂生，長5~13cm；花白色，萼5~6裂，宿存，雄蕊5~6，子房1室。蒴果近球形，種子多數。

分佈 生於田邊、溪旁。分佈於雲南、四川、貴州、陝西、湖南、湖北。

採製 花期帶根採收，鮮用或曬乾。

性能 苦、辛，寒。活血散瘀，消腫止痛，涼血止血，消炎生肌。

應用 用於骨折，跌打損傷，外傷出血，水、火燙傷，瘡瘍，乳癰，咽喉炎，蛇咬傷。用量5~15g，外用研末或搗敷患處。

文獻 《大辭典》上，1077；《綱要》二，365。

5258 峨山雪蓮花

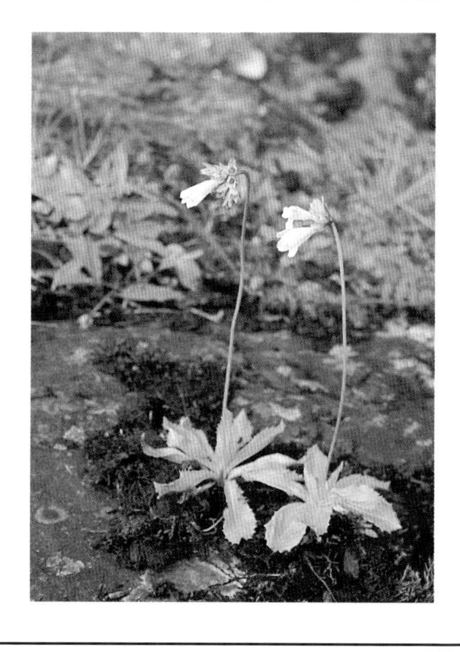

來源 報春花科植物峨嵋報春 Primula faberi Oliv. 的帶根全草。

形態 多年生草本，具短粗的地下莖和肉質白色鱗片，鬚根粗壯。葉基生。卵形或倒披針形，長5~10cm，寬1.5~3cm，先端鈍尖，基部漸狹成翅狀柄，葉片前部2/3具稀疏鋸齒。上面綠色，下面淺綠色並具斑點，葉柄長2~3cm。花葶高18~26cm，花5~12朵成傘形花序；苞片倒披針形，長於花萼；花萼鐘狀，裂片倒披針形；花冠黃色，鐘形，基部管狀，先端5裂，裂片倒卵形；雄蕊5，生於花冠管基部；子房卵形，花柱長1~2mm。蒴果卵形，與花萼近等長。

分佈 生於山地草坡或溪岸邊。分佈於四川。

採製 秋季採集全草，洗淨，曬乾。

性能 苦、辛，涼。除濕，止汗。

應用 用於五淋，男子白濁，女子白帶。用量5~10g。

文獻 《大辭典》下，3769。

5259 密花山礬

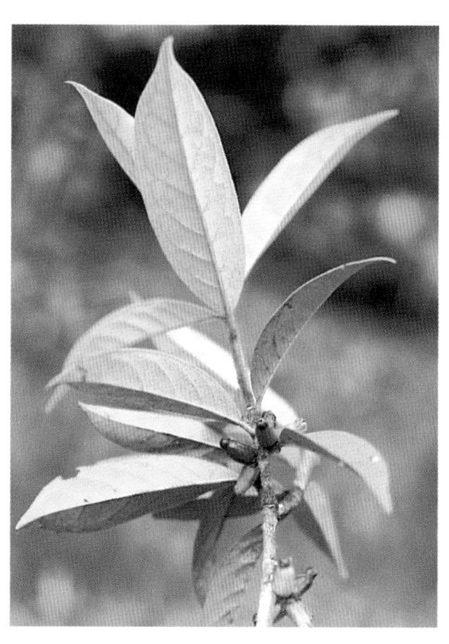

來源 山礬科植物密花山礬 Symplocos congesta Benth. 的根。

形態 喬木或灌木；幼枝、芽均被褐色皺曲的絨毛。葉革質，橢圓形、狹卵狀橢圓形或倒卵形，長8~10（17）cm，通常全緣。團傘花序集生於近枝端葉腋；苞片和小苞片均被褐色柔毛，邊緣有數枚腺點；萼筒被柔毛，裂片覆瓦狀排列；花冠白色，5深裂幾達基部；雄蕊約60，花絲基部合生成五體雄蕊；子房頂端無毛。核果圓柱形，長8~13mm，宿存萼裂片直立，核約有10條縱棱。

分佈 生於山地密林中。分佈於雲南、貴州、廣西、海南、廣東、湖南、江西、福建、台灣。

採製 全年可採，通常鮮用。

應用 用於跌打。

文獻 《廣東藥用植物手冊》，467。

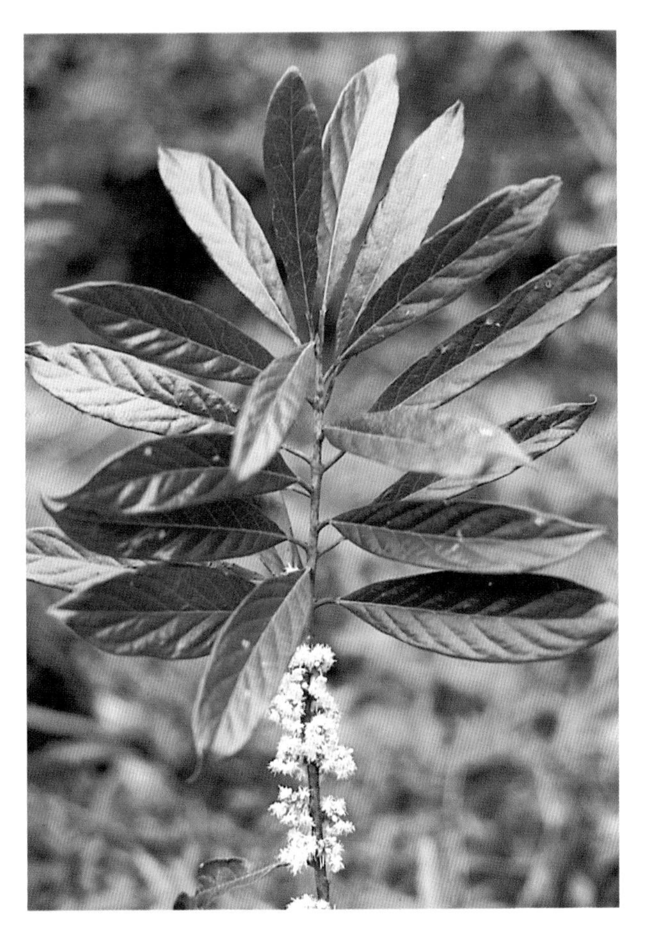

5260　粉葉山礬

來源　山礬科植物羊舌樹 Symplocos glauca (Thunb.) Koidz. 的樹皮。

形態　喬木；芽、嫩枝、花序均被褐色短絨毛。葉常生於小枝上端，狹橢圓形或倒披針形，長6~15cm，全緣或具細小的腺質鋸齒，下面蒼白色，乾後褐色。穗狀花序短縮呈團傘狀，基部常分枝；花萼裂片被絨毛；花冠淡黃色，冠筒長約1mm；雄蕊30~40，花絲基部合生成五體雄蕊；子房頂端無毛。狹果狹卵形，長15~20mm，宿存萼裂片直立。

分佈　生於中海拔至高海拔的林間。分佈於浙江、福建、台灣、海南、廣東、廣西及雲南。

採製　全年可採，鮮用或曬乾。

性能　散寒清熱。

應用　用於傷風感冒，口燥，身熱，頭痛等。

文獻　《廣東藥用植物手冊》，467。

5261　苦山礬

來源　山礬科植物黃牛奶樹 Symplocos laurina (Retz.) Wall. 的樹皮。

形態　喬木，高10~15m。芽、幼枝、花序軸被灰褐色柔毛。葉革質，卵形或狹橢圓形，長5~11cm，寬2~5cm，先端漸尖，基部楔形，邊緣有疏鋸齒。穗狀花頂生，基部常分枝；苞片和小苞片有柔毛。邊緣有腺點；花萼長約2mm；花冠長約4mm，5深裂，裂片長約3mm；雄蕊30枚，花絲基部合生成5體；子房頂端無毛。核果球形。

分佈　生於林中。分佈於華東、華南至西南各地。

採製　夏季採割，曬乾。

性能　苦、澀，涼。清熱，散寒。

應用　用於傷風頭痛，感冒身熱。用量6~12g。

文獻　《新華本草綱要》一，396。

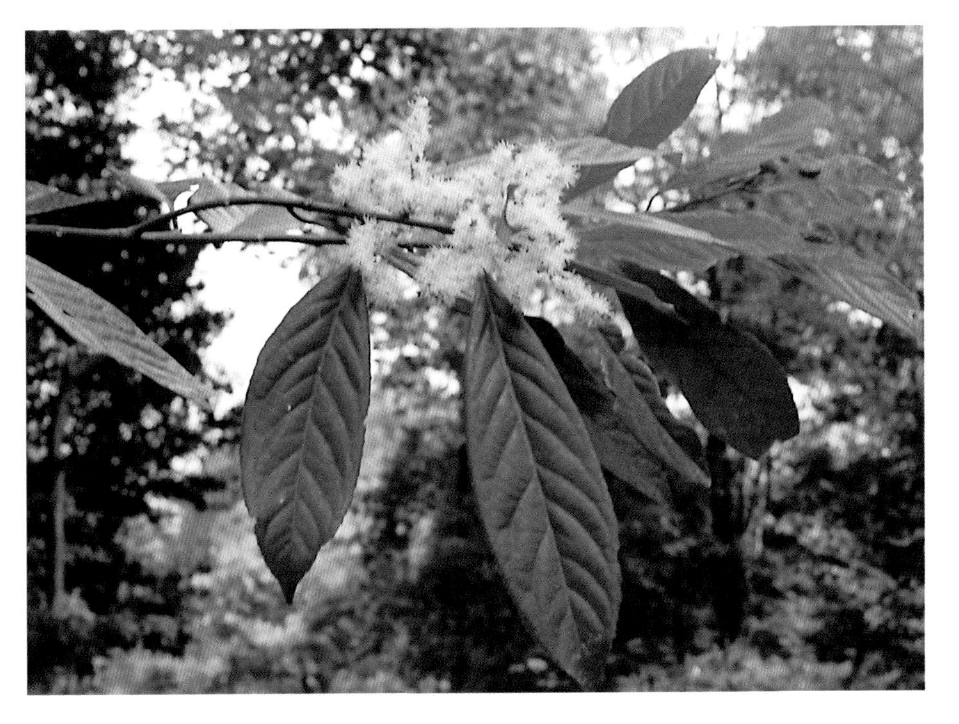

5262 洋白蠟樹

來源 木犀科植物美洲綠梣 Fraxinus pennsylyanica Marsh. var. lancelata (Borkh.) Sarg. 的樹皮。

形態 落葉喬木，高達25m，小枝灰褐色，幼時具毛，單數羽狀複葉對生，小葉5~9枚，橢圓形或卵狀披針形。長8~14cm。寬2.5~4cm，先端漸尖，基部廣楔形，邊緣具不整齊鋸齒，偶見風葉背主脈上具白柔毛。圓錐花序於去年枝上側生；雌雄異株，小花無花瓣，花萼筒狀，不規則淺裂；雄蕊2，花藥長於花絲；雌蕊柱頭長柱狀。翅果倒披針形，先端尖銳。

分佈 原產北美洲。中國瀋陽、青島、北京、天津、南京、西安等地有栽培。

採製 春夏採收，剝枝皮，曬乾。

成分 含微量馬栗樹皮甙（aesculin）、馬栗樹皮素（aesculetin）等。

性能 苦，寒。燥濕止帶，清肝明目。

應用 用於月經不調，紅崩，白帶，目赤紅腫。用量10~15g。

文獻 《新華本草綱要》三，243。

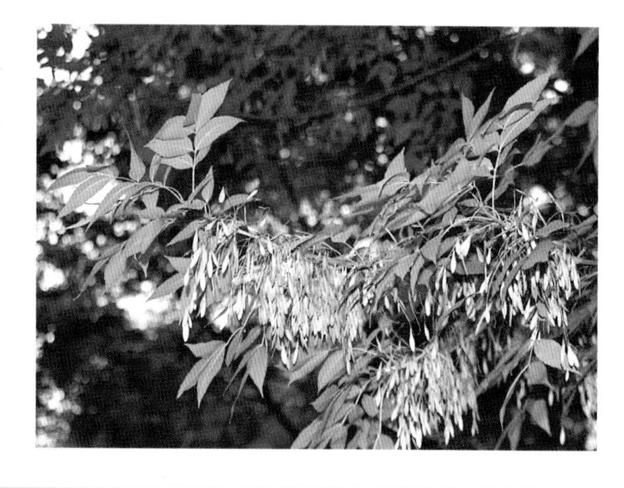

5263 破骨風

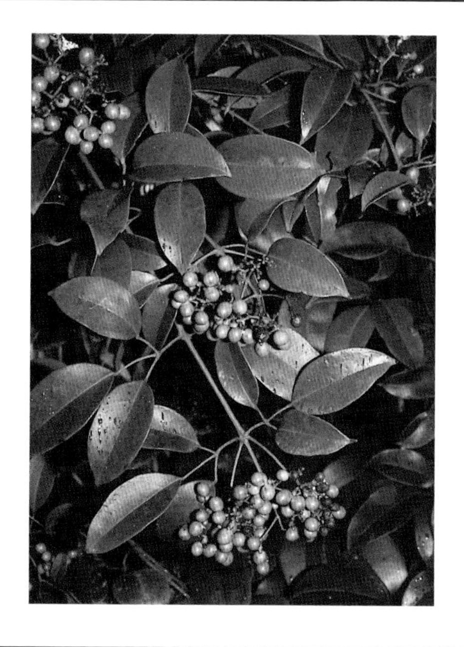

來源 木犀科植物北清香藤 Jasminum lanceolarium Raxb. 的莖藤。

形態 攀援狀灌木，高5~7m。幼枝有稜。葉對生，3出複葉，革質或近革質，小葉片卵形、橢圓形或披針形，長5~13cm，上面綠色，有光澤，下面有褐色斑點。3歧聚傘花序，頂生或腋生，花多，芳香；苞片綫形；花萼盃狀，長2~3mm，結果時增大，裂片5；花冠白色，筒長2~2.5cm，裂片4~5，卵狀長圓形或長圓形，長7~10mm。漿果球形或球狀橢圓形，長1~1.2cm，徑6~9mm。

分佈 生於灌木叢中、林下或溝邊。分佈於安徽、貴州、四川、湖北、湖南、雲南、江西、廣西、廣東、福建、台灣、香港。

採製 10~11月採收，曬乾。

性能 苦，溫。祛風除濕，活血止痛。

應用 用於風濕麻木，筋骨疼痛，偏正頭風痛，跌打損傷，瘡毒，癰疽。用量9~15g；外用適量，煎水洗。

文獻 《大辭典》下，3748；《萬縣中草藥》，464。

5264 總梗女貞（苦丁茶）

來源 木犀科植物總梗女貞 Ligustrum pedunculare Rehd. 的葉。

形態 常綠灌木，高3~5m，幼枝具短柔毛。葉薄革質，矩圓狀披針形或長橢圓形，長3~8cm，寬1.5~4cm，先端漸尖，基部漸狹。圓錐花序長1~4cm，花白色，花梗微被毛；花萼鐘狀，5齒裂；花冠筒狀，長6~8mm，筒為裂片長的2~3倍，裂片卵形；花冠短於花冠裂片。核果黑色，橢圓球形，長8~9mm。

分佈 生於水溝邊或灌叢中。分佈於四川。

採製 夏季葉茂時採集，曬乾，或蒸熟後壓製成餅，切塊，曬乾。

性能 苦，微寒。散風熱，除煩渴。

應用 用於頭痛，目赤，熱病煩渴。用量15~20g。

文獻 《大辭典》上，2630。

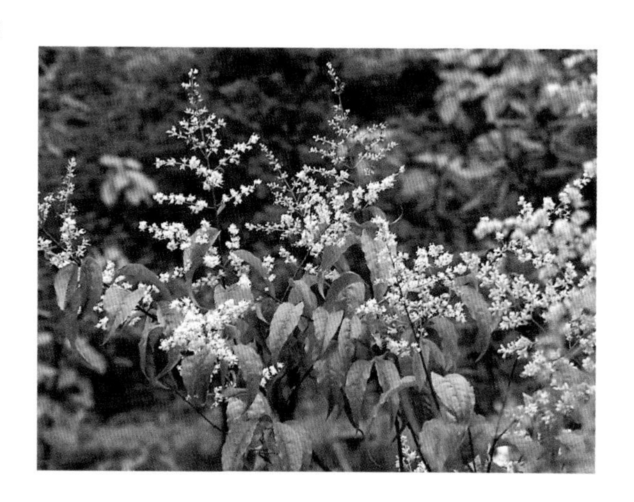

5265 黑骨藤

來源 馬錢科植物狹葉蓬萊葛 Gardneria angustifolia Wall. 的根。

形態 木質藤本，枝圓柱形；除花萼裂片邊緣被睫毛和花冠裂片內面被短柔毛外，全株均無毛。單葉對生，長圓形或披針形；葉柄間有連結的托葉綫。花5數，黃色或淡黃白色；花藥離生，4室。漿果圓球形，成熟時橙紅色。

分佈 生於山地林下或灌叢中。分佈於安徽、浙江、廣西、四川、貴州、雲南。

採製 秋季採挖，切片，曬乾。

性能 苦，溫。利濕祛風，活絡健脾。

應用 用於勞傷，風濕骨痛。用量10~15g。

文獻 《匯編》下，801。

附註 忌生冷食物，孕婦忌用。

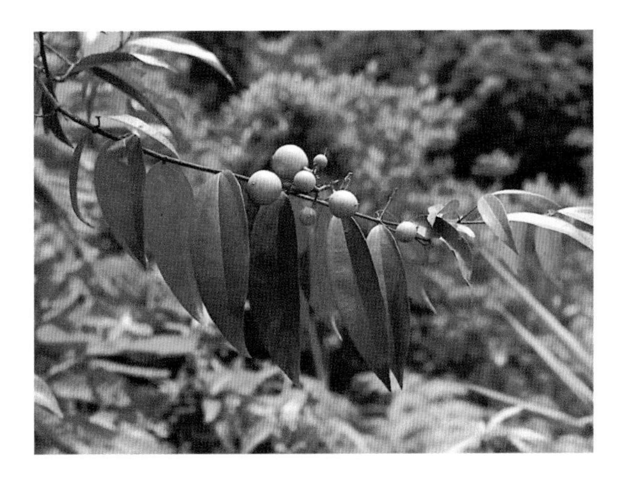

5266 華馬錢

來源 馬錢科植物華馬錢 Strychnos cathayensis Merr. 的根、種子。

形態 木質藤本。嫩枝、花序梗和花梗均被短柔毛。小枝常變態生成為成對的螺旋狀曲鈎。單葉對生。長橢圓形，長6~10cm，寬2~4cm，僅下面沿脈被柔毛。花白色，組成腋生或頂生聚傘花序；花5數；花冠管內無毛，花冠裂片遠比花冠管短。漿果球狀，直徑1.5~3cm，果皮薄殼質。種子圓盤狀，被短柔毛。

分佈 生於山地疏林下或林緣。分佈於華南及雲南、福建、台灣。

採製 種子於冬季果實成熟時採收，曬乾，用砂燙至棕褐色。根全年可採，曬乾。

成分 葉、種子含馬錢子鹼。

性能 甘、苦、辛，溫；有毒。祛風，解熱，止痛，止血。

應用 用於頭痛，心氣痛，瘧疾，風寒濕痹，水腫，刀傷。用量0.3~0.6g；外用適量。

文獻 《新華本草綱要》二，385；《中國植物誌》，61，238。

附註 孕婦禁用。種子不宜生用。

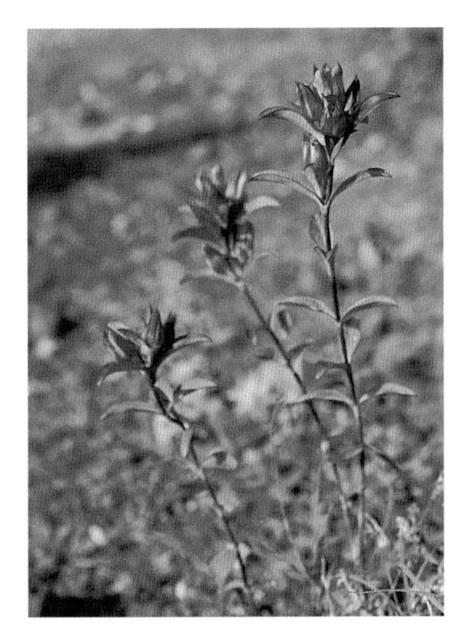

5267 龍膽草

來源 龍膽科植物堅龍膽 Gentiana rigescens Fr. 的根。

形態 多年生草本，高30~45cm，根莖短，下面簇生多數淡黃色細長的肉質根；莖直立或斜升，單一，稀2、3分枝，上部通常帶紫色。葉近革質，倒卵狀長圓形，長3~6cm，寬1~2cm，先端圓或鈍，基部下延成葉柄，全緣，基出3脈。聚傘花序頂生或腋生，花冠紫紅色，長約2cm，頂端5裂，裂間具皺褶。蒴果長圓形；種子多數，表面蜂窩狀。

分佈 生於荒山坡向陽的草地上或草叢中。分佈於湖南、貴州、廣西和雲南。

採製 秋冬季採挖，洗淨，切段，曬乾。

成分 根含龍膽苦甙（Gentiopicrin）。

性能 苦，寒。瀉肝火，明目，健胃。

應用 用於急、慢性肝炎，膽囊炎，急性結合膜炎，咽喉腫痛，高血壓，食慾不振。用量15~25g。

文獻 《雲南中草藥選》，228；《匯編》上，257。

5268 麻花秦艽（秦艽）

來源 龍膽科植物麻花秦艽 Gentiana straminea Maxim. 的根。

形態 多年生草本，高15~35cm，基部被殘葉纖維包裹。根粗壯，棕褐色。莖常斜升。營養枝的葉蓮座狀，披針形，長10~20cm，寬1~2.5cm，先端漸尖，基部下延成鞘；莖生葉對生，條狀披針形，長2.5~5cm，寬0.5~1cm。聚傘花序頂生或腋生；花萼白色，萼齒2~5，一側開裂；花冠鐘狀，黃白色，喉部及筒基有綠色斑點；雄蕊5；花柱短，柱頭2裂。蒴果矩圓形。

分佈 生於高山草地及林邊。分佈於甘肅、青海、四川、西藏。

成分 含秦艽鹼甲 (gentianine) 等多種生物鹼。

性能 辛、苦，平。祛風濕，清濕熱，止痹痛。

應用 用於風濕痹痛，筋脈拘攣，骨節疼痛。用量3~9g。

文獻 《中國藥典》1990，242；《大辭典》下，3627。

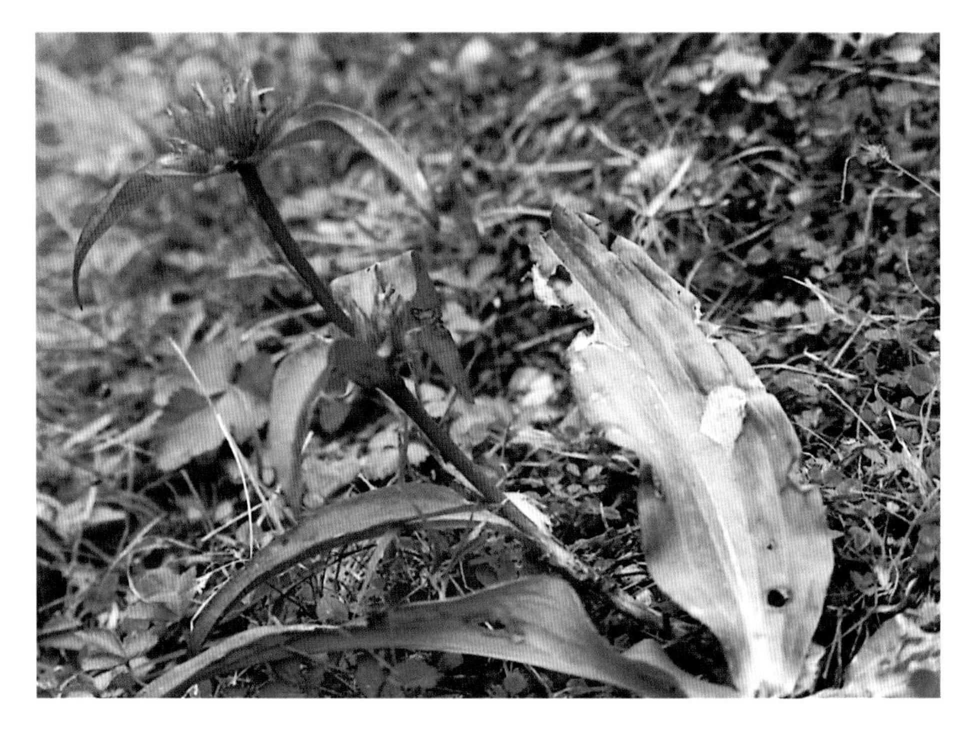

5269 阿利藤

來源 夾竹桃科植物鏈珠藤 Alyxia sinensis Champ. ex Benth. 的根或全株。

形態 藤狀灌木，具乳汁，長達3m。葉對生或3枚輪生，圓形至倒卵形，長1.5~3.5cm，頂端圓或微凹，邊緣反捲。總狀式聚傘花序腋生或近頂生，短；花長5~6mm，有小苞片；花萼5深裂，無腺體；花冠高腳碟狀，淡紅色漸變白色，裂片5，卵圓形，向左覆蓋，近喉部收縮；雄蕊5，着生於花冠筒中部以上；子房具長柔毛。核果卵形，長約1cm，2~3顆組成鏈珠狀。

分佈 生於矮樹林或灌木叢中。分佈於浙江、江西、福建、湖南、廣東、廣西、貴州、香港。

採製 夏秋採挖，曬乾。

性能 辛、苦，溫，有小毒。祛風利濕，活血通經。

應用 用於風濕關節痛，腰痛，風火牙痛，產後腰膝痛，腳氣，閉經，跌打損傷。用量9~12g。孕婦忌用。

文獻 《大辭典》上，2406；《新華本草綱要》二，409。

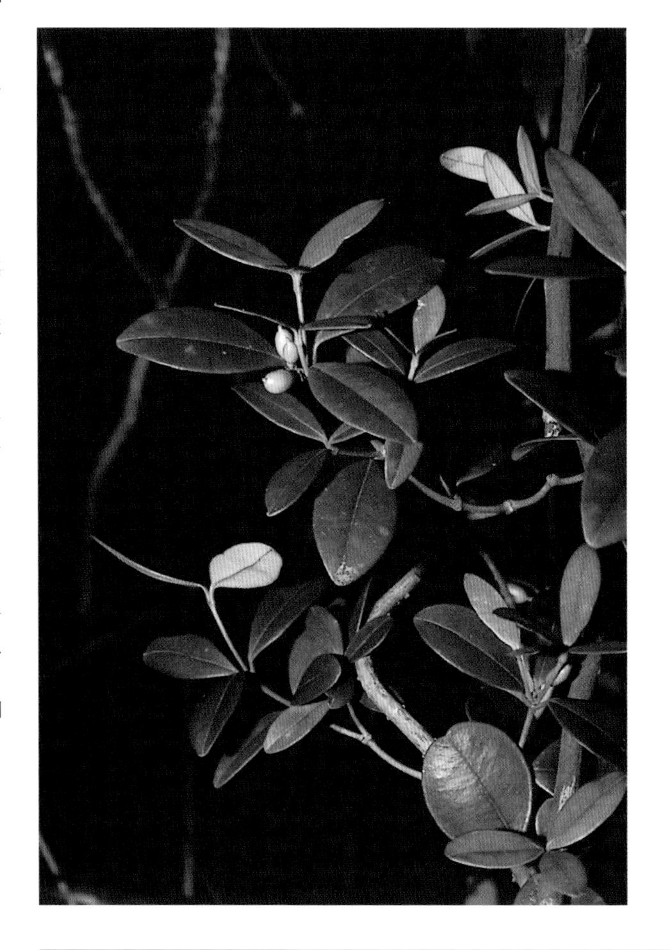

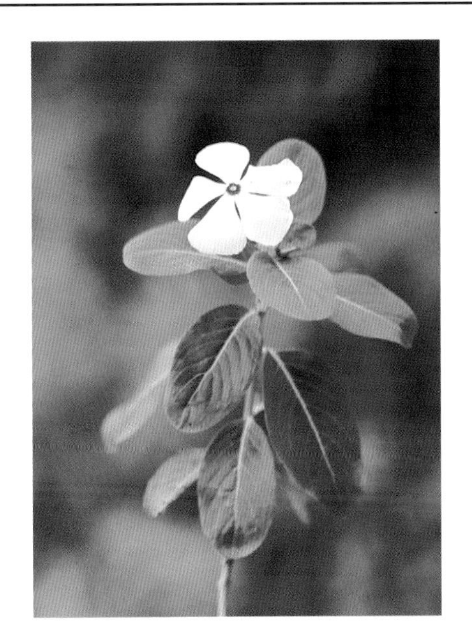

5270 白長春花

來源 夾竹桃科植物白長春花 Catharanthus roseus (Linn.) G. Don var. albus (Sweet) G. Don 的全草。

形態 亞灌木，高達60cm。葉膜質，倒卵狀長圓形，長3~4cm，頂端圓。花序頂生或腋生，有花2~3朵；花冠白色，高腳碟狀，冠筒內面被疏柔毛，喉部被毛較密，裂片寬倒卵形；花盤為2片舌狀腺體組成，與心皮互生；雄蕊5，着生於筒中部以上；雌蕊由2個離生心皮組成，花柱絲狀，柱頭頭狀。蓇葖雙生，直立；種子無種毛，具顆粒狀的小瘤狀凸起。

分佈 多為栽培。海南、廣東、廣西、福建等地有栽培。

採製 全年可採，鮮用或曬乾。

性能 微苦，涼；有毒。清熱解毒，平肝降壓，抗癌，鎮靜，安神。

應用 用於何杰金氏病，絨毛膜上皮癌，兒童淋巴性白血病：用全草提取長春鹼和長春新鹼製成注射劑注射；高血壓：有全草6~9g，水煎服；癰瘡腫毒，燒燙傷：用鮮葉搗爛外敷。

文獻 《廣西本草選編》下，1756。

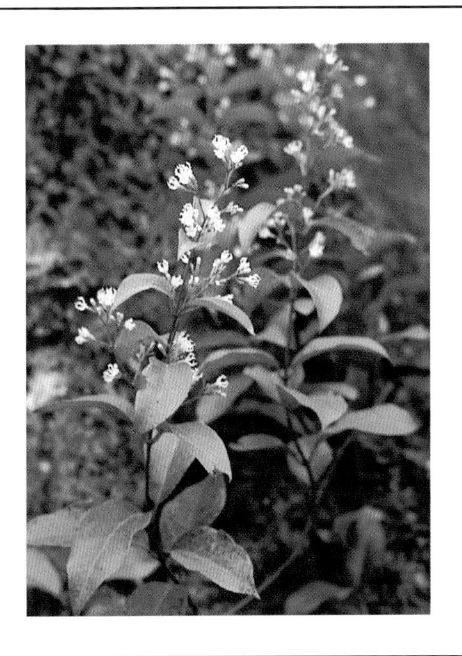

5271 腰骨藤

來源 夾竹桃科植物腰骨藤 Ichnocarpus fructescens (L.) W. T. Aiton 的種子、葉。

形態 木質藤本，含乳狀液汁。小枝、葉背、葉柄及總花梗均無毛，僅嫩枝被短柔毛。單葉對生，橢圓形，長5~10cm，寬3~4cm，邊緣全緣。花白色，組成頂生或腋生的總狀聚傘花序，長3~8cm；花萼5裂，內面腺體有或無；花冠高腳碟狀，5裂，喉部被柔毛；無副花冠；雄蕊5；花盤5深裂，裂片綫形，比子房長。蓇葖雙生，叉形，一長一短，細圓筒狀，被短柔毛。種子綫形，具種毛。

分佈 生於灌叢中。分佈於華南及雲南、湖南、福建。

採製 種子冬季採收；葉全年可採，曬乾。

性能 祛風除濕，止痛。

應用 種子用於風濕痛。葉用於消化不良。用量：種子10~15g；葉15~20g。

文獻 《匯編》下，804；《廣西藥用植物名錄》，366。

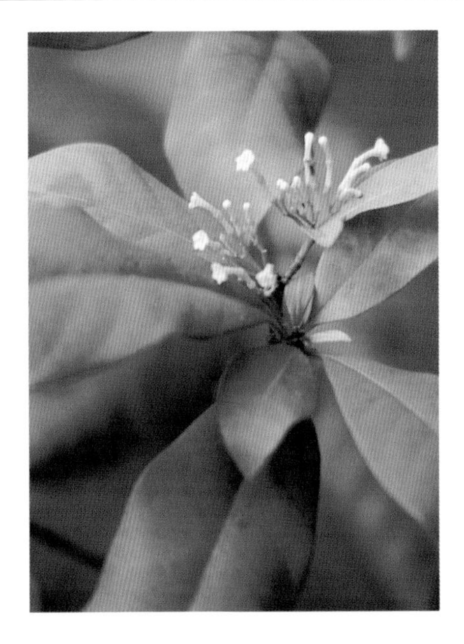

5272 雲南蘿芙木

來源 夾竹桃科植物雲南蘿芙木 Rauvolfia yunnanensis Tsiang 的根。

形態 常綠灌木，高達3m。根淡黃色，外皮較厚，鬆泡，縱紋粗糙，葉輪生，長6~25cm，寬2~9cm。聚傘花序通常腋生，花序密，花多達150朵；花萼小，萼齒淺；花冠筒內被濃密長柔毛。核果長橢圓形，成熟後紅色。

分佈 生於山坡草叢、樹下或灌木叢中。分佈於廣西、貴州、雲南。

採製 全年均可採收，將植物連根挖起，除去地上部及泥土，曬乾。

成分 根含利血平、育亨賓鹼、蘿芙木鹼、蛇根鹼等。

性能 苦，寒。有小毒。降壓鎮靜，活血止痛，清熱解毒。

應用 用於高血壓，頭暈，失眠，癲癇，跌打損傷，毒蛇咬傷等。

文獻 《中藥誌》一，532 (1979)。

5273 雙剪菜

來源 蘿藦科植物長葉吊燈花 Ceropegia dolichophylla Schltr. 的根。

形態 草質藤本，長約1m。根肉質，細長，叢生。莖柔細，纏繞。葉對生，膜質，條狀披針形，長5~12cm，頂端漸尖，全緣。花單生或2~3朵集生；花萼5裂，裂片條狀披針形，內面基部具腺體；花冠褐紅色，筒狀，裂片5，頂端黏合；副花冠2排，外面一排具10齒，內面一排具5枚舌片，比外面一排副花冠長1倍；雄蕊5，與雌蕊合生成柱狀，花粉塊每室1個，直立。蓇葖果狹披針形，長約10cm，徑約5mm；種子頂端具白絹質種毛。

分佈 生於林中、草地。分佈於西藏、四川、貴州、廣西。

採製 夏秋採挖，洗淨，曬乾。

性能 辛、微苦，溫。驅風除濕，補虛。

應用 用於腳氣病，勞傷虛弱。用量9~15g。

文獻 《大辭典》上，1043。

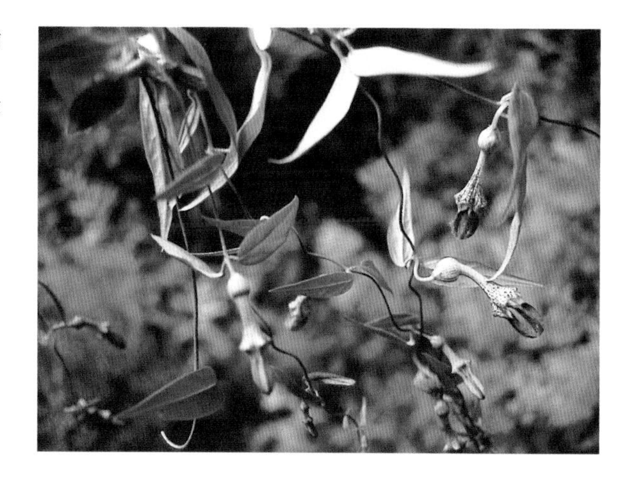

5274 刺瓜

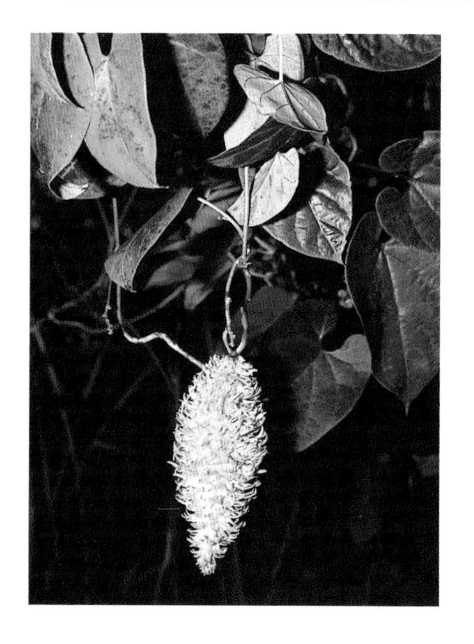

來源 蘿藦科植物刺瓜 Cynanchum corymbosum Wight 的全株。

形態 草質藤本。塊根粗壯。莖的幼嫩部分被兩列柔毛。葉對生，卵形或卵狀長圓形，長4.5~8 (~20) cm，全緣，基部心形，下面蒼白色。傘房狀或總狀聚傘花序腋外生，有花約20朵；花萼被毛，5深裂；花冠綠白色，近輻狀；副花冠盃狀或高鐘狀，先端10齒（5個圓形，5個尖銳），內面有10個褶被；雄蕊5，與雌蕊黏合，花粉塊每室1個，下垂。蓇葖果長9~12cm，紡錘形，外果皮具彎刺；種子卵形，先端具長3cm的白色絹質毛。

分佈 生溪河邊灌木叢中及疏林潮濕處。分佈於四川、雲南、福建、廣東、廣西、香港。

採製 夏季採收，曬乾。

性能 甘，平。催乳，解毒，補精血。

應用 用於乳汁少，神經衰弱，慢性腎炎，睾丸炎，血尿，閉經，肺結核，肝炎。用量9~15g。

文獻 《新華本草綱要》三，260；《廣東藥用植物名錄》，491。

5275 纖冠藤

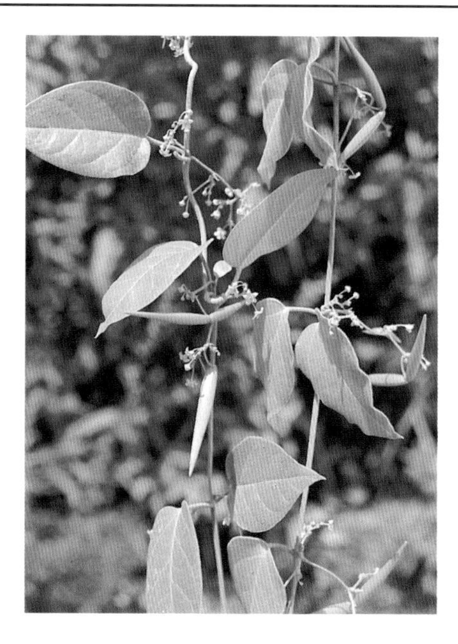

來源 蘿藦科植物纖冠藤 Gongronema nepalensis (Wall.) Decne 的全株。

形態 藤本，基部木質，各部具白色乳汁。葉對生，橢圓形或卵圓形，長6~14cm，寬2~8cm，先端短漸尖，基部圓形或微心形，兩面無毛，葉柄頂端具叢狀腺體。傘形狀聚傘花序腋生，2~3歧，花淡黃色，花萼裏面具腺體5。蓇葖果雙生，披針狀圓柱形，長4.5~8cm，徑5~7mm，無毛；種子長卵形，頂端種毛長約2.5cm。

分佈 生於低山坡林緣陰濕處，分佈於兩廣、貴州和雲南。

採製 全年可採；切段，曬乾。

性能 祛風活血，通乳。

應用 用於腰肌勞損，關節風痛，乳汁不下，子宮脫垂，用量15~30g。

文獻 《匯編》下，807；《廣西藥用植物名錄》，375。

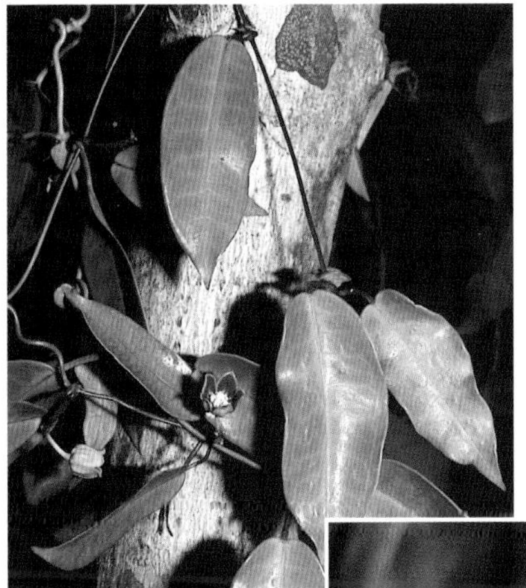

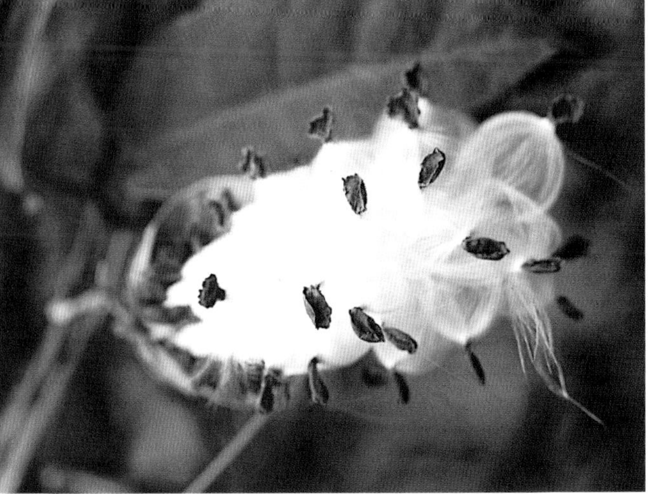

5276 天星藤

來源 蘿藦科植物天星藤 Graphistemma pictum (Champ.) Benth. et Hook. f. ex Maxim. 的全株。

形態 木質藤本，具乳汁。葉對生，矩圓形，長6~20cm，全緣，側脈每邊約10條；托葉葉狀；葉柄扁平，頂端叢生小腺體。單歧或2歧短總狀式聚傘花序，腋生；花萼5裂，內面基部有腺體；花冠近輻狀，外面綠色，內面紫紅色，邊黃色，裂片向右覆蓋；副花冠生於合蕊冠上，比花藥短，環狀5深裂，裂片側向外捲；雄蕊5，生花冠基部，花絲合生成筒，花藥頂端有膜片貼蓋柱頭，花粉塊每室1個，下垂；心皮2，柱頭5角狀。蓇葖果披針形，木質，長9~11cm；種子卵圓形，棕色，邊緣膜質，頂端具長4cm的白色絹質毛。

分佈 生於疏林或灌木叢中。分佈於廣西、廣東。

採製 全年可採，曬乾。

性能 駁骨，催乳。

應用 用於喉痛，跌打損傷，乳汁不足。用量9~15g。

文獻 《新華本草綱要》三，266。

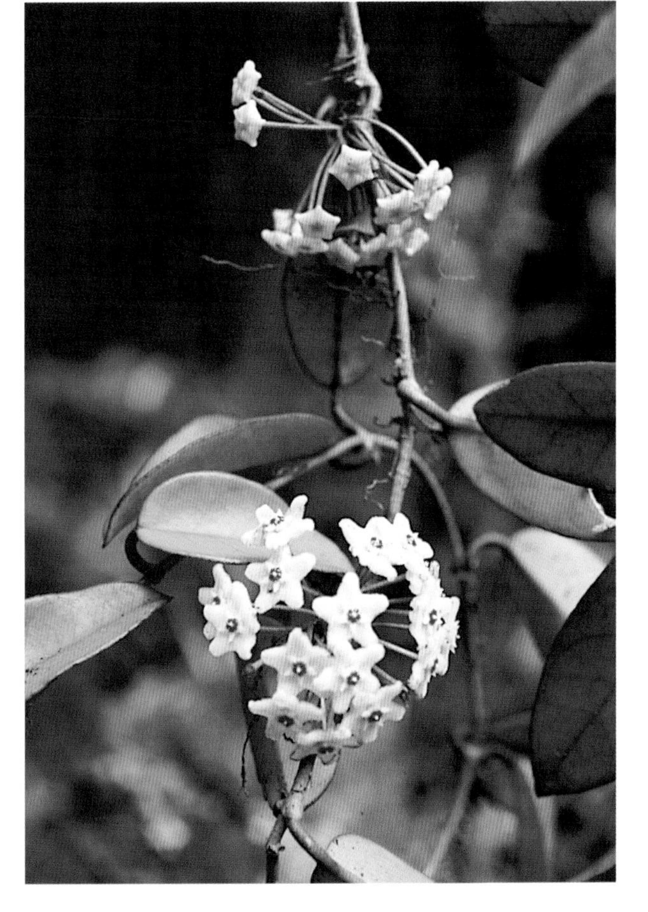

5277 球蘭

來源 蘿藦科植物球蘭 Hoya carnosa (L. f.) R. Br. 的葉。

形態 攀援灌木。莖節上生氣根。葉對生，肉質，卵圓形至卵狀長圓形，長3.5~12cm；側脈不明顯，每邊4條。聚傘花序傘形狀，腋生，有花約30朵；花白色，徑約2cm；花萼5深裂；花冠輻狀，內面具乳凸；副花冠星狀，外角急尖，中脊隆起，邊緣反折成孔，內角急尖，直立；花粉塊每室1個，伸長，側邊透明。蓇葖果綫形，光滑，長7.5~10cm；種子頂端具白色絹質毛。

分佈 生於樹上或石上，亦有栽培。分佈於雲南、廣西、廣東、福建、台灣、香港。

採製 全年可採，鮮用或曬乾。

成分 含春日菊醇 (leucanthemifol)、球蘭甙 (Hoyin)、谷甾醇、脂肪油、生物鹼。

性能 苦，寒。清熱解毒，祛風利濕。

應用 用於流行性乙型腦炎，肺炎，支氣管炎，扁桃腺炎，中耳炎，眼結膜炎，風濕性關節炎，小便不利，睪丸炎，瘰癧，癰腫。用量6~9g；鮮者30~90g，搗汁服。外用適量，搗敷患處。

文獻 《大辭典》下，4065；《新華本草綱要》三，268。

5278 婆婆針綫包

來源 蘿藦科植物翅果藤 Myriopteron extansum (Wight) K. Schum. 的根。

形態 木質藤本，長3~6m，具白色乳汁。葉對生，卵形或寬卵形，長8~18cm，寬4~11cm，先端急尖或渾圓，基部圓或微心形，兩面被短柔毛，下面尤密。花小，白綠色，組成疏散的圓錐狀聚傘花序，腋生，長12~26cm，萼小，裏面基部有腺體，花冠輻狀。蓇葖果橢圓狀長圓形，長約7cm，外果皮具多數膜質縱翅。種子頂端有白色絹毛。

分佈 生於低山林緣或路邊灌叢中。分佈於廣西、貴州和雲南。

採製 全年可採，曬乾。

性能 甘、苦、辛，平。補中益氣，止咳，調經。

應用 用於感冒，咳嗽，月經過多，子宮脱垂，脱肛。用量15~30g。

文獻 《匯編》下，808；《廣西藥用植物名錄》，378。

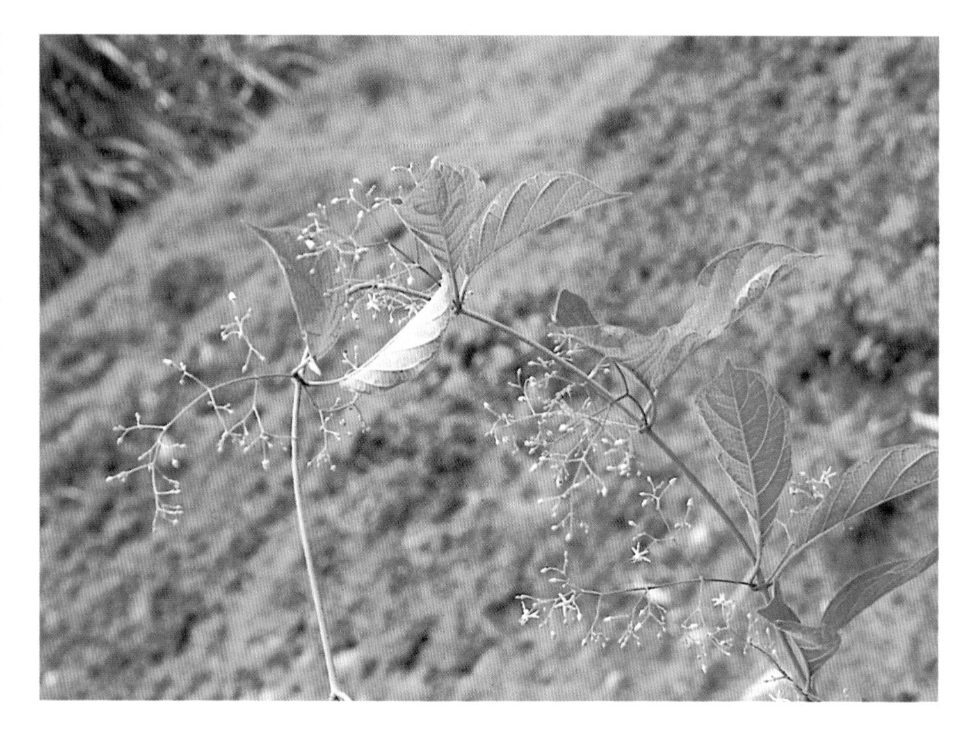

5279 石蘿藦

來源 蘿藦科植物石蘿藦 Pentasacme championii Benth. 的全株。

形態 草本，高30~80cm。節間長1.5~3cm，通常不分枝。葉對生，狹披針形，長4~16cm；中脈兩面凸起；葉柄極短。傘形狀聚傘花序腋生，比葉短，有花4~8朵；花小，白色，花萼5裂，內面具腺體；花冠近鐘狀或輻狀，裂片5，狹披針形，遠較冠筒長；副花冠成5鱗片，先端具細齒；花藥頂端具膜片，內折覆蓋着柱頭基部；花粉塊每室1個，卵圓形，直立，先端有透明鈎狀小尖頭，中部與花粉塊柄連結；柱頭盤狀五角形，先端2裂。蓇葖果雙生，圓柱狀披針形，長約6cm；種子小，頂端具長1.5cm的白絹毛。

分佈 生於疏林下、溪邊、石縫潮濕處。分佈於廣東、香港。

採製 夏季採收，曬乾。

性能 苦，涼。清熱解毒。

應用 用於肝炎，風火眼痛。用量9~15g。

文獻 《新華本草綱要》三，271

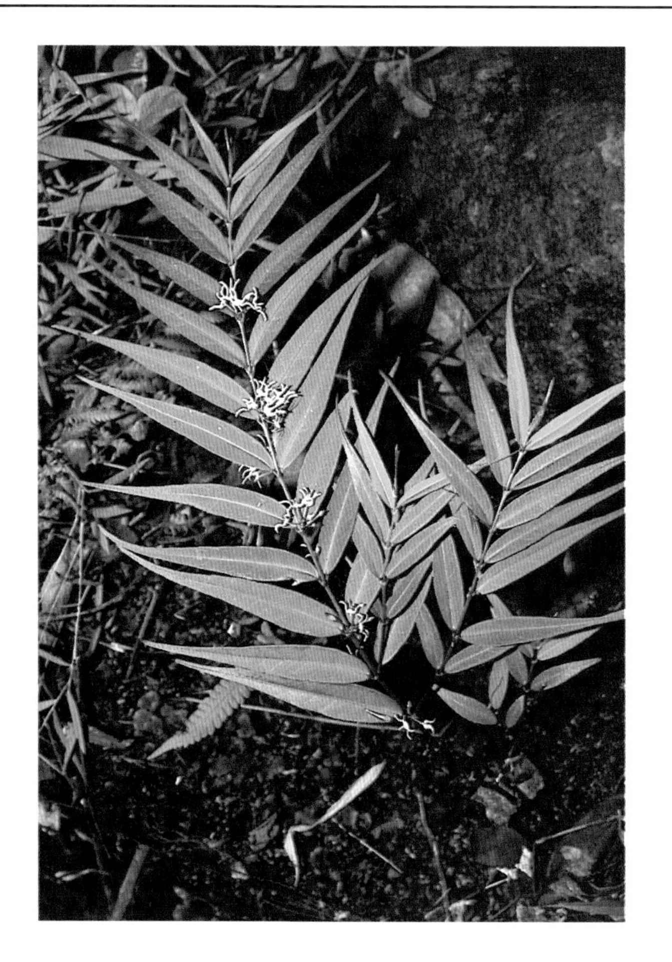

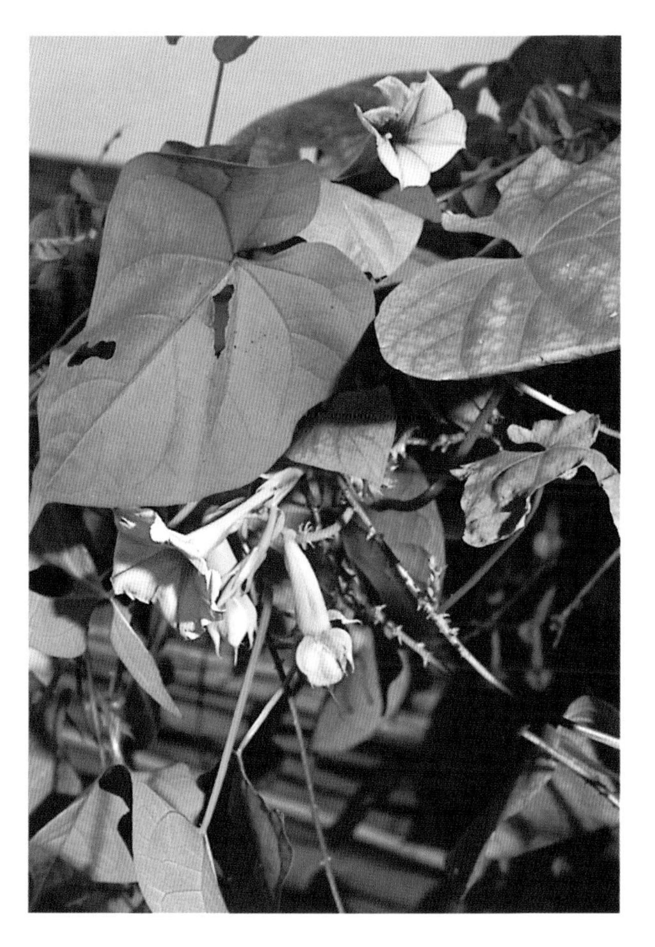

5280　跌打豆

來源　旋花科植物丁香茄 Calonyction muricatum (L.) G. Don 的種子。

形態　一年生纏繞草本，有乳汁。莖圓柱形，具側扁的小瘤體。單葉互生，心形，上面被平展微柔毛或無毛，下面具密集的露狀小點。花淡紫色，腋生，單生或為短聚傘花序；花梗棒狀，果熟時增粗；萼片5，卵形，無毛，具直立的芒，果熟時萼顯著增大，花冠長2~3cm，冠檐近漏斗狀，淺的5圓裂；雄蕊5。蒴果卵狀球形，具銳尖頭。種子4，近三棱形，平滑無毛，乳白色。

分佈　生於灌叢中或河漫灘乾燥，或栽培。分佈於雲南。廣西、湖南、湖北、河南有栽培。

採製　秋季果實成熟時採收，曬乾，收取種子。

成分　種子含麥角醇 (lysergol)、裸麥角鹼 (chanoclayine) 等。

性能　散瘀消腫，止痛。

應用　外用於跌打損傷。外用適量。

文獻　《新華本草綱要》二，466；《廣西藥用植物名錄》，459。

附註　菲律賓民間用種子作蛇藥，瀉藥。葉用於胃脘痛。

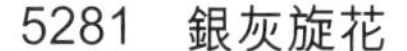

5281　銀灰旋花

來源　旋花科植物銀灰旋花 Convolvulus ammannii Desr. 的全草。

形態　多年生矮小草本，全株密生銀灰色絹毛。高約5~12cm，莖斜生或平臥。葉互生，條形或狹披針形，長0.5~6cm，寬0.2~0.5cm，先端銳尖，基部漸狹，無柄。花小。單生枝端，具細花梗；萼片5，長3~6mm，不等大，外萼片矩圓形或矩圓狀橢圓形，內萼片較寬，卵圓形，頂端其尾尖，密被貼生銀色毛；花冠小，直徑8~20mm，白色、淡玫瑰色或白色帶紫紅色條紋，外被毛；雄蕊5，基部稍大；子房無毛，2室，柱頭2，條形。蒴果球形，2裂；種子圓卵形，淡褐紅色，光滑。

分佈　生長在荒漠草原，也散見於山地陽坡及石質丘陵地。分佈於中國東北、華北、西北及青藏地區；蒙古、俄羅斯聯邦也有。

採製　夏季開花期採集，除去泥土，曬乾。

性能　辛，溫。解表，止咳。

應用　治療外感風寒，咳嗽。用量9~15g。

文獻　《匯編》下，829；《大興安嶺藥用植物》，374。

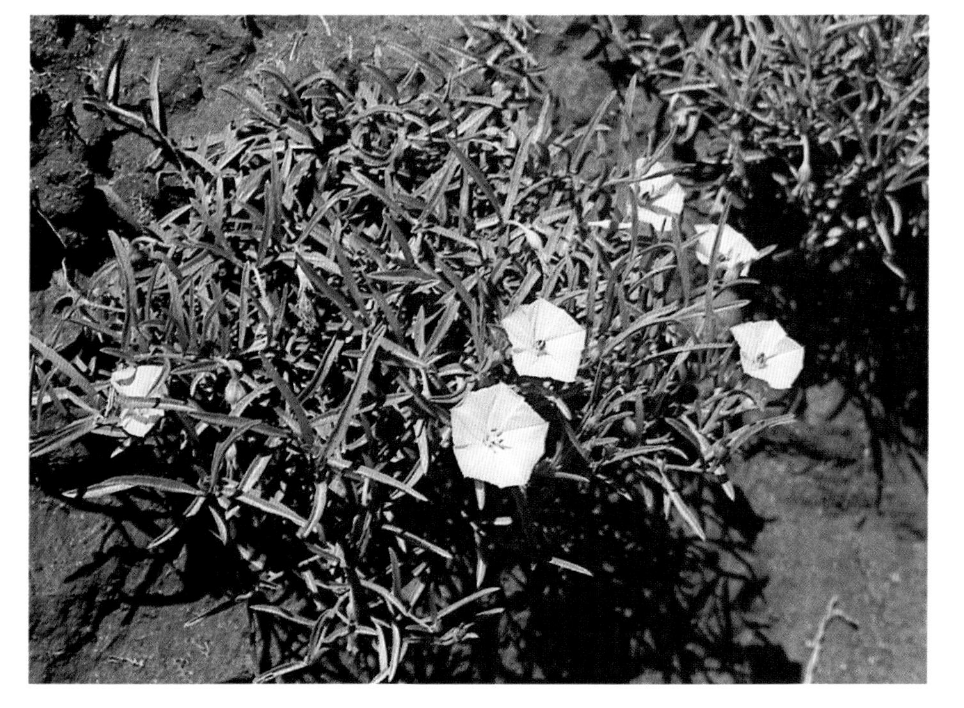

5282 丁公藤

來源 旋花科植物丁公藤 Erycibe obtusifolia Benth. 的莖。

形態 木質藤本；老莖有稍鬆軟的外皮，淡灰褐色。單葉互生，葉片長圓形至橢圓形，長8~15cm，頂端鈍圓或急尖，全緣，兩面無毛，光亮，乾時常有白霜。花白色，多朵組成腋生聚傘、圓錐花序或總狀花序；萼片5，外面被褐色柔毛；花冠淺鐘狀，5深裂，裂片2裂；雄蕊5，着生於花冠管上；子房1室，胚珠4。漿果球形，直徑1.5~2cm。種子1粒。

分佈 常生於山谷林中。分佈於海南、廣東、廣西。

採製 全年可採，切片曬乾。

成分 含丁公藤碱II、東莨菪素、6-甲氧基-7-羥基香豆素、東莨菪甙等。

性能 辛，溫；有毒。驅風濕，止痛，強力發汗。

應用 用於風濕痹痛，半身不遂，跌打腫痛。

文獻 《常用中草藥彩色圖譜》三，270；《新華本草綱要》二，470。

附註 本品主供配方浸製風濕跌打藥酒用，《馮了性》藥酒即以此為主要原料。因有毒，服用過量可致虛脱。

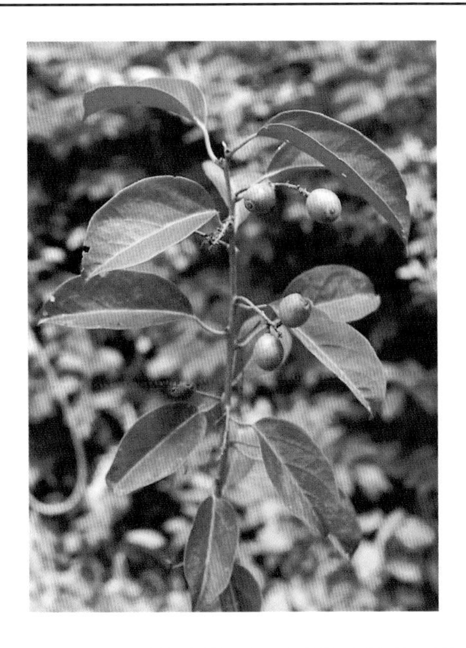

5283 藤商陸

來源 旋花科植物七爪龍 Ipomoea digitata L. 的塊莖。

形態 纏繞藤本。根肉質，粗大。莖灰綠色，有稜。單葉互生，長7~18cm，指狀5~7裂，裂片披針形或橢圓形，全緣或不規則波狀；葉柄長3~11cm。聚傘花序有花3至數朵，腋生，花序梗通常比葉長；苞片早落；萼片5，不等長；花冠淡紅色或紫紅色，漏斗狀；長5~6cm，基部有一短筒，頂端5淺裂；雄蕊5，花絲基部被毛；子房3室，花柱長，柱頭2裂。蒴果卵球形，4瓣裂；種子黑褐色，基部被黃褐色長綿毛。

分佈 生於林中或溪邊灌木叢中。分佈於廣東、香港、台灣及沿海島嶼。

採製 全年可採，洗淨，切片，曬乾。

成分 含β-谷甾醇，1.3%不揮發油，其組成包括：8.15%棕櫚酸、60.10%油酸、19.38%亞麻酸。

性能 苦，寒，有毒。清熱解毒，逐水消腫。

應用 用於瘡癰瘰腫，瘰癧，水腫腹脹。孕婦、體虛者忌用。用量3~6g，外用適量搗敷。

文獻 《大辭典》下，5659；《新華本草綱要》二，471。

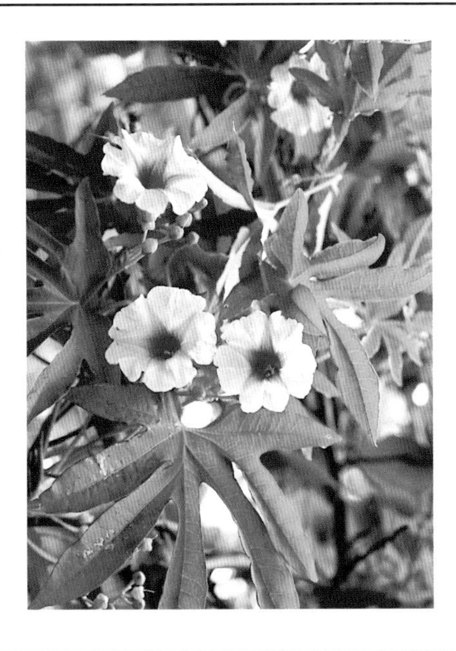

5284 土瓜

來源 旋花科植物土瓜 Ipomea hungaiensis Lingelsh. et Borza. 的塊根。

形態 多年生纏繞草本，塊根類球形，有乳狀黏液。單葉互生，柄長1~2cm；葉片寬卵形或矩圓形，長3~5cm，寬1.5~3.5cm，先端短尖，基部圓形。花單生葉腋或成聚傘花序，花梗長為葉柄的2~3倍；萼片5，卵形；花冠黃色，漏斗狀，長約4cm，直徑3~4.5cm；雄蕊5，花藥白色；雌蕊基部有黃色蜜腺，花柱長於花絲。蒴果扁球形，種子多數。

分佈 生於山坡灌叢中。分佈於雲南、四川、貴州。

採製 秋季採挖。洗淨，切片，曬乾。

性能 甘，平。清肝利膽，潤肺止咳。

應用 用於黃疸，慢性肝炎，肺熱咳嗽，帶下。用量10~15g。

文獻 《大辭典》上，0136。

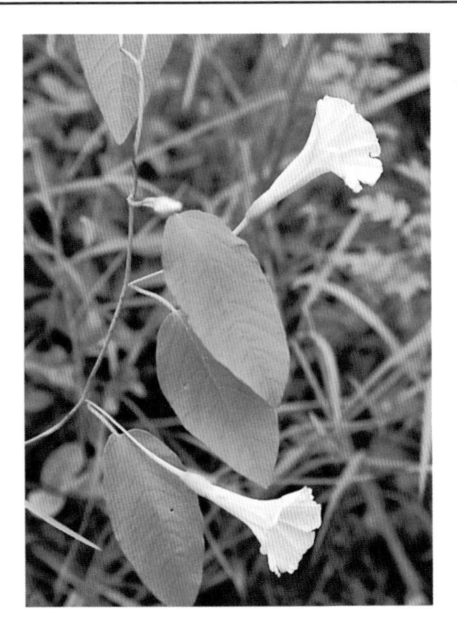

5285 野山螞蟥

來源 紫草科植物多苞斑種草 Bothriospermum secundum Maxim. 的全草。

形態 草本。全株被硬刺毛。莖上部分枝。葉橢圓狀披針形或卵狀披針形，兩面具長刺毛。總狀花序，苞片多數，卵形，依次排列而略偏於一邊；花萼5裂，裂片綫狀披針形，外被粗毛；花冠淡藍色，5裂，喉部具5個鱗片狀附屬物；雄蕊5；子房4裂，花柱內藏。小堅果卵狀橢圓形，內面具縱凹陷。

分佈 生於路旁、山坡或荒地草叢中。分佈於東北、華北及江蘇、湖南、四川。

採製 春夏季開花時採收，曬乾。

性能 苦，平。祛風，解表，殺蟲。

應用 用於遍身暴腫，瘡毒。

文獻 《大辭典》下，4425。

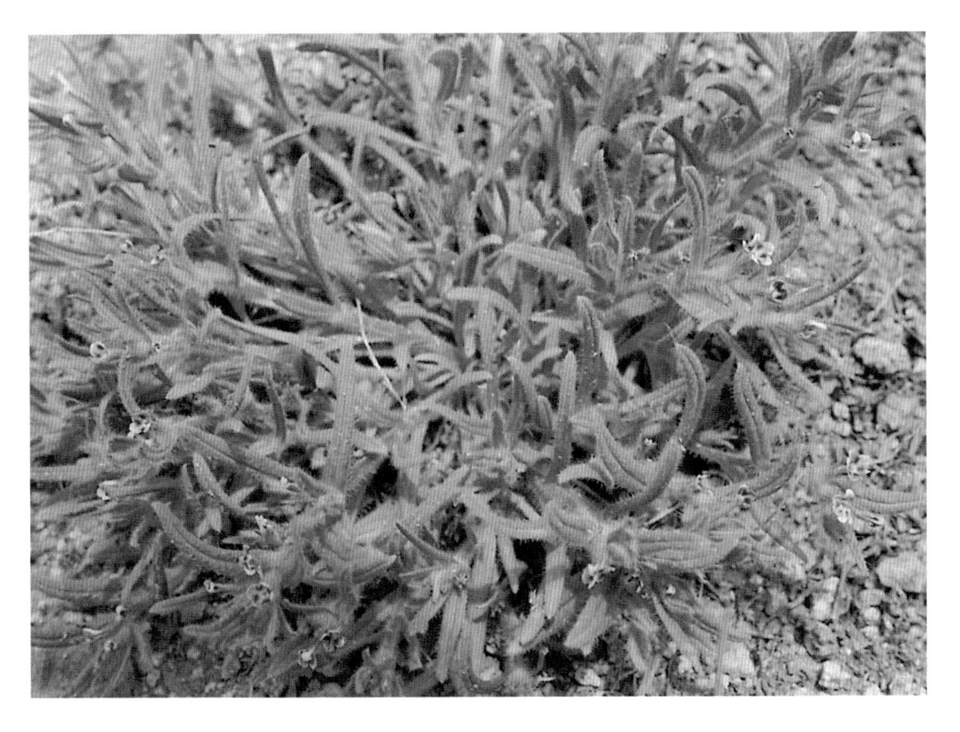

5286 雲南厚殼樹

來源 紫草科植物雲南厚殼樹 Ehretia dicksonii Hance 的樹皮。

形態 喬木，高達9m。葉紙質，闊卵形或倒卵狀橢圓形，長9~18cm，寬5~10cm，先端短銳尖或鈍形，基部闊楔形或略為心形，邊緣有牙齒，上面粗糙，有粗糙伏毛，下面密生短柔毛。傘房狀圓錐花序，有短毛；花萼長約4mm，裂片5，裂至中部，有短毛；花冠白色，漏斗形，裂片5。長橢圓形，長約3.5mm，花冠筒長約6.5mm；雄蕊5，伸出花冠外，花柱2裂。核果近球形，黃色，直徑約1.5cm。

分佈 生於低山雜木中，亦見生於山谷、平灘上或房舍旁。分佈於廣東、福建、台灣、江西、湖南、貴州、四川、湖北、陝西、安徽、江蘇。

採製 8~9月採皮，曬乾。

性能 微苦、辛，性涼。散瘀消腫。

應用 用於跌打損傷。

文獻 《廣西藥用植物名錄》，451。

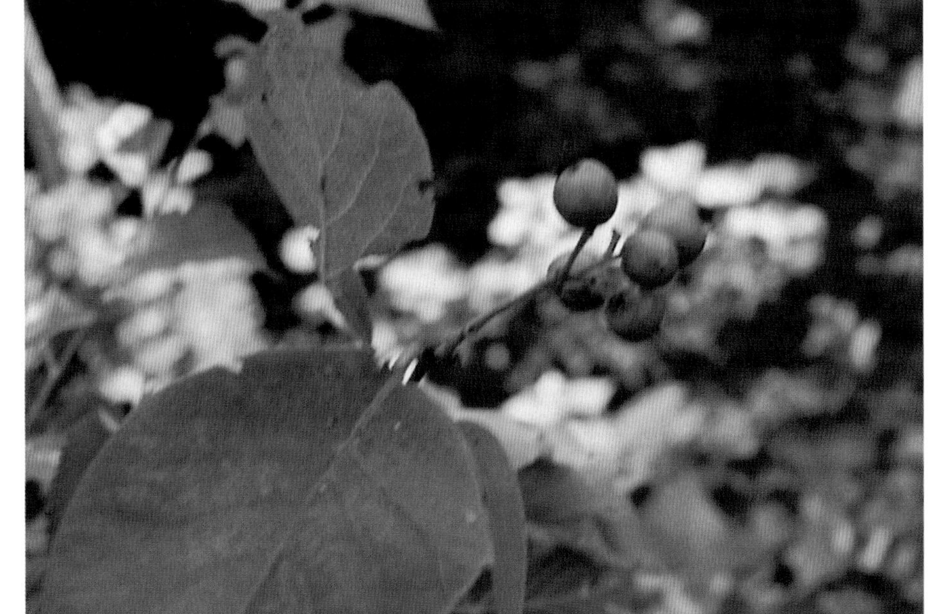

5287 藍梅（齒緣草）

來源 紫草科植物石生齒緣草（藍梅）Eritrichium rupestre (Pall.) Bunge 的花和葉。

形態 多年生草本，高10~20cm，全株密被絹狀細剛毛，呈灰白色。根粗壯，直徑達1cm。莖數條叢生或簇生，基部有短分枝。基生葉狹匙形，基部漸狹下延成柄；莖生葉狹披針形至條形，先端尖或鈍圓，基部漸狹，無柄。花序頂生，有2~4個花序分枝，每花序有花10餘朵；花萼5裂，花期直立，果期開展；花冠藍色，輻狀，裂片5，喉部具5個附屬物，半月形；子房4裂。小堅果陀螺形，背面有小疣狀凸起，沿棱有三角形小齒。

分佈 生於石質山坡、岩石裂縫處或乾燥草坡。分佈於河北、內蒙古、山西及甘肅。

採製 夏秋採收，陰乾備用。

性能 苦、甘，寒。清熱解毒。

應用 溫熱病，感冒，脈管炎。用量3~5g。

文獻 《大興安嶺藥用植物》，380。

附註 帶花全草入蒙藥，用治感冒發燒，流行性感冒，溫疫症。

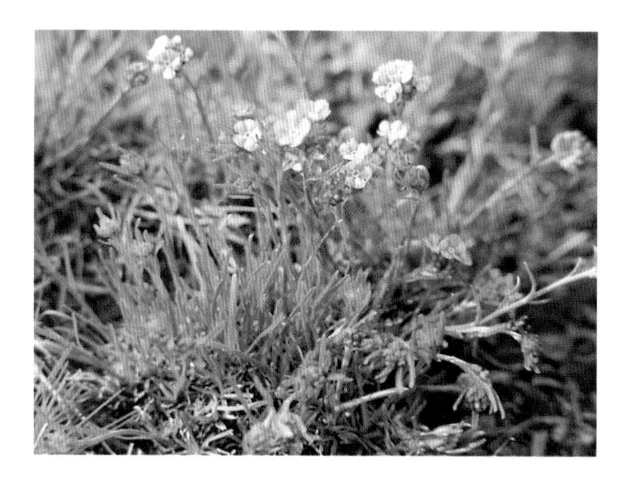

5288 藍刺鶴虱

來源 紫草科植物藍刺鶴虱 Lappula consanguinea (Fisch. et C. A. Mey) Gürke 的乾燥果實。

形態 一或二年生草本，高約60cm，全株密被開展和貼伏的剛毛。莖直立，上部分枝，斜升。基生葉條狀披針形；莖生葉披針形或條狀披針形。花序果期伸長達18cm；花梗很短，果期伸長達2mm；花萼5裂，裂至基部；花冠藍色，稍帶白色，漏斗狀，5裂，喉部具5凸起的附屬物；花藥矩圓形；子房4裂，柱頭扁球形。小堅果4，卵形，背面稍平，具小瘤狀凸起，腹面具龍骨狀凸起，兩側具小瘤狀凸起，果稜緣具2行錨狀刺，每側8~10個，外行刺極短。

分佈 常生於山地灌叢、草原及田野。分佈於內蒙古、甘肅、青海、新疆及四川。

採製 8~9月採收成熟果實，曬乾。

性能 苦，平。驅蟲，消積。

應用 驅蛔蟲，蟯蟲，蟲積腹痛。用量3~6g。

文獻 《新疆中藥資源名錄》，87；《內蒙古植物誌》，146~147。

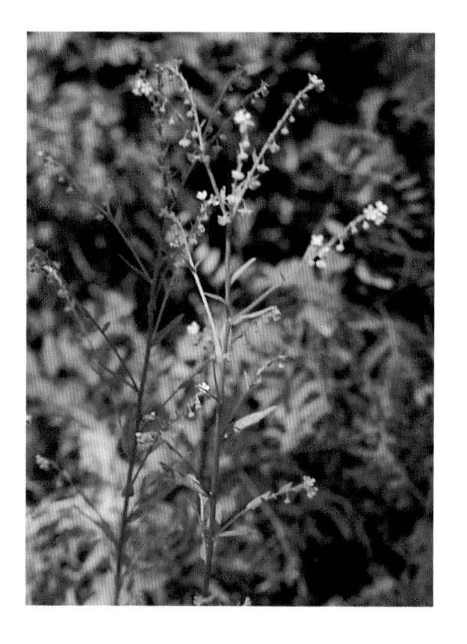

5289 老鴉糊葉

來源 馬鞭草科植物老鴉糊 Callicarpa bodinieri Lévl. var. giraldii (Rehd.) Rehd. 的葉.

形態 落葉灌木，高達3m。小枝常有短柔毛。單葉對生，闊卵形至披針形，長5~10cm，寬1.5~4cm，先端漸尖，基部楔形，邊緣具牙齒，葉背疏生星狀毛及腺點。聚傘花序密生，總梗有短柔毛；花萼鐘狀；花冠水紅色，筒狀，4裂；雄蕊4，長4mm，花藥廣橢圓形；雌蕊子房4室。核果堇紫色，直徑3~4mm。

分佈 生於山坡灌叢。分佈於陝西、湖北、江西、安徽、江蘇、浙江、福建、四川、雲南、廣東。

採製 夏季採收，鮮用或曬乾。

性能 辛、苦，涼。祛風除濕，消腫，止血。

應用 用於風濕關節腫痛，跌打損傷，外傷或內傷出血。用量20~25g，外用適量。

文獻 《大辭典》上，1693。

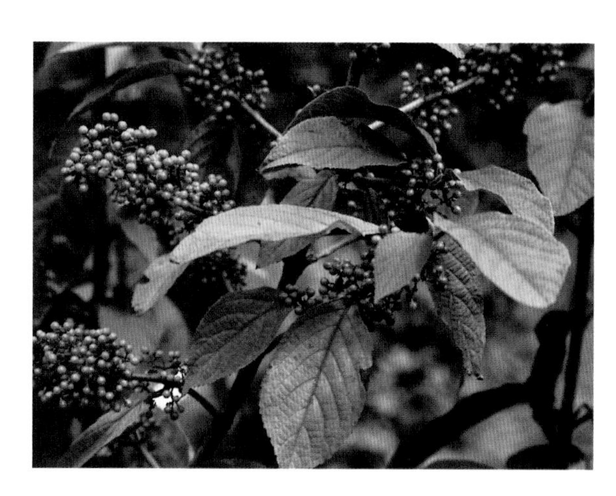

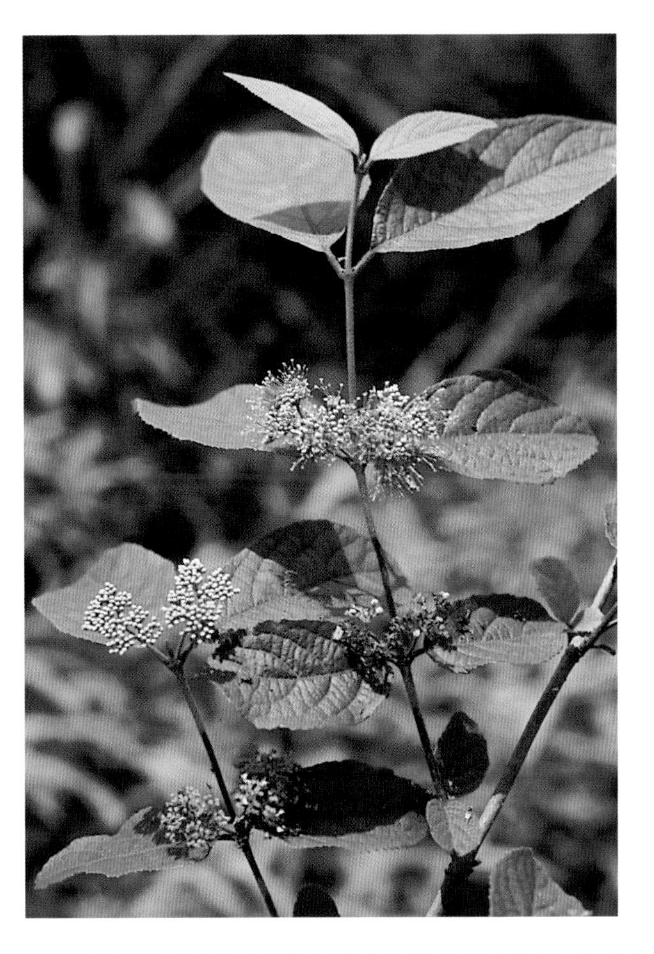

5290　杜虹花

來源　馬鞭草科植物杜虹花 Callicarpa formosana Rolfe 的葉。

形態　灌木，高1~3m。小枝、葉柄、花序均密被灰黃色星狀毛和分枝毛。葉卵狀橢圓形或橢圓形，長6~15cm，邊緣有鋸齒，上面被短硬毛，下面密生灰黃色星狀毛和腺點，柄粗，長1~2.5cm。聚傘花序腋生，5~7次分歧，總花梗長1.5~2.5cm；苞片小；萼盃狀；花冠淡紫或紫色，先端4裂；雄蕊4，伸出；子房無毛。果近球形，藍紫色，徑約2mm。

分佈　生於山坡、林邊或灌叢中。分佈於江西、浙江、福建、廣西、廣東、台灣、香港。

採製　夏秋採收，鮮用或曬乾。

成分　含一種黃酮類縮合鞣質、中性樹脂糖、羥基化合物、鈣、鎂、鐵等。

性能　微苦、澀，平。止血鎮痛，散瘀消腫。

應用　用於上呼吸道感染，扁桃體炎，肺炎，支氣管炎，咳血，吐血，鼻出血，創傷出血。用量9~15g。

文獻　《常見中草藥彩圖詳解》一，128；《新華本草綱要》一，402。

附註　根治風濕痛，扭挫傷，喉炎，結膜炎。

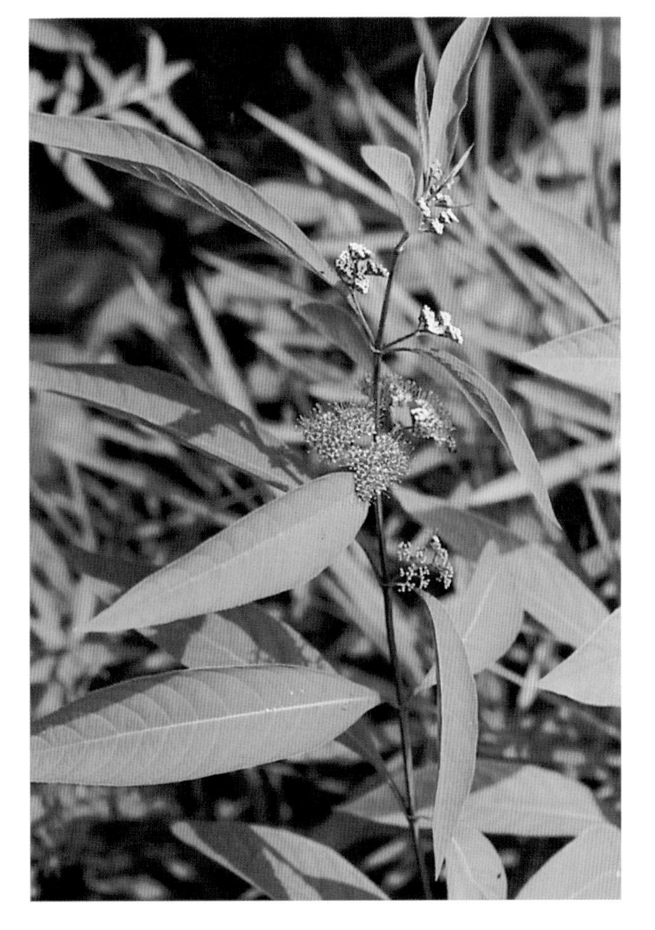

5291　廣東紫珠

來源　馬鞭草科植物廣東紫珠 Callicarpa kwangtungensis Chun 的莖及葉。

形態　灌木，高0.8~2m；小枝略被星狀毛。葉紙質，對生，狹橢圓狀披針形，長10~22cm，先端銳尖或長銳尖，基部狹楔形，邊緣有細鋸齒。下面密生金黃色腺點；葉柄長約1cm。聚傘花序腋生，花序柄及花柄，均密被短茸毛；苞片披針形；花萼筒4淺裂；花冠近白色，管狀；雄蕊 4，花藥長圓形，頂端孔裂；子房上位，無毛而有腺點，4室。核果球形，徑約3mm，成熟時紫色。

分佈　生於山坡。分佈於福建、江西、湖南、貴州、廣西、廣東。

採製　全年可採，鮮用或曬乾。

性能　酸、澀，溫。止痛，止血，截瘧。

應用　用於麻疹，吐血，胸痛，偏頭痛，胃痛，外傷出血，瘧疾。用量9~50g；外用，鮮葉適量，搗爛外敷，或曬乾研末，撒於傷處。

文獻　《湖南藥物誌》二，18。

5292 長管假茉莉

來源 馬鞭草科植物長管假茉莉 Clerodendron indicum (L.) O. Ktze. 的全株。

形態 亞灌木，高0.5~1m，莖上部有稜，髓中空。葉對生或3~4葉輪生，狹披針形，長6~16cm，寬1~3cm，先端漸尖，，基部漸狹成柄，兩面無毛。聚傘花序2~4，對生或輪生於莖上部葉腋至枝頂，聚傘花序2歧分枝，着花3~8；花萼鐘狀，長1~1.3cm，具鱗片狀小腺體，花冠白色至淡黃色，外面有腺體，管長5.5~8cm，雄蕊及花柱稍凸出。果2~4裂，包藏於增大的宿萼內。

分佈 生於田邊空地或小土坎上。分佈於雲南南部。

採製 全年可採，曬乾。

成分 葉含粗毛豚草素 (hispidulin)、乙酰 (triacety) 等。

性能 苦，涼。消炎利尿，活血消腫，祛風除濕，截瘧。

應用 用於尿路感染，膀胱炎，跌打損傷，風濕骨痛，瘧疾。用量10~15g，外用鮮品搗敷。

文獻 《大辭典》上，924，《綱要》一，408。

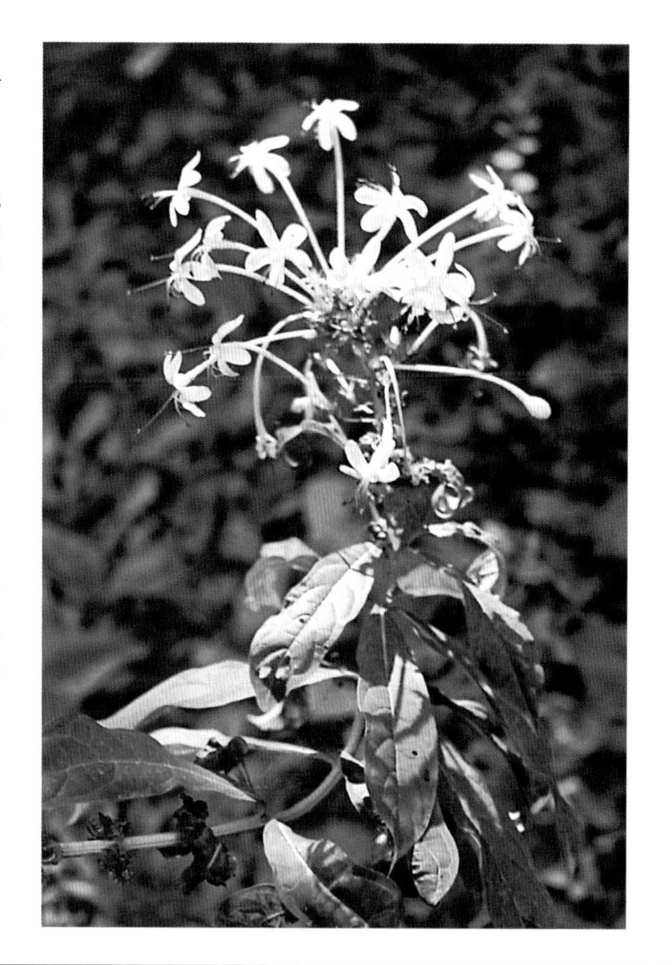

5293 海通

來源 馬鞭草科植物滿大青 Clerodendron mandarinonum Diels 的根、莖皮。

形態 小喬木，高約3m，小枝微四稜形，密被黃褐色絨毛。葉卵狀披針形，長15~18cm，寬6~13cm，先端漸尖，基部圓或微心形，上面疏生細柔毛，下面密被淡黃色絨毛，沿葉脈尤甚。圓錐花序頂生，長12~20cm，花萼盃狀，先端5裂；花冠管狀，長7~10mm，白色，裂片5，長卵形，外面被短柔毛；雄蕊5，與花柱伸出花冠之上，柱頭2裂。核果近球形，成熟時藍黑色，宿存花萼增大，包藏果實1/2以上。

分佈 生於箐溝、溪旁的疏林中。分佈於四川、貴州、廣東、廣西、雲南、湖北及江西。

採製 全年可採，曬乾。

應用 用於半邊不遂，小兒麻痹症。用量15~30g。

文獻 《大辭典》下，3973；《綱要》一，409。

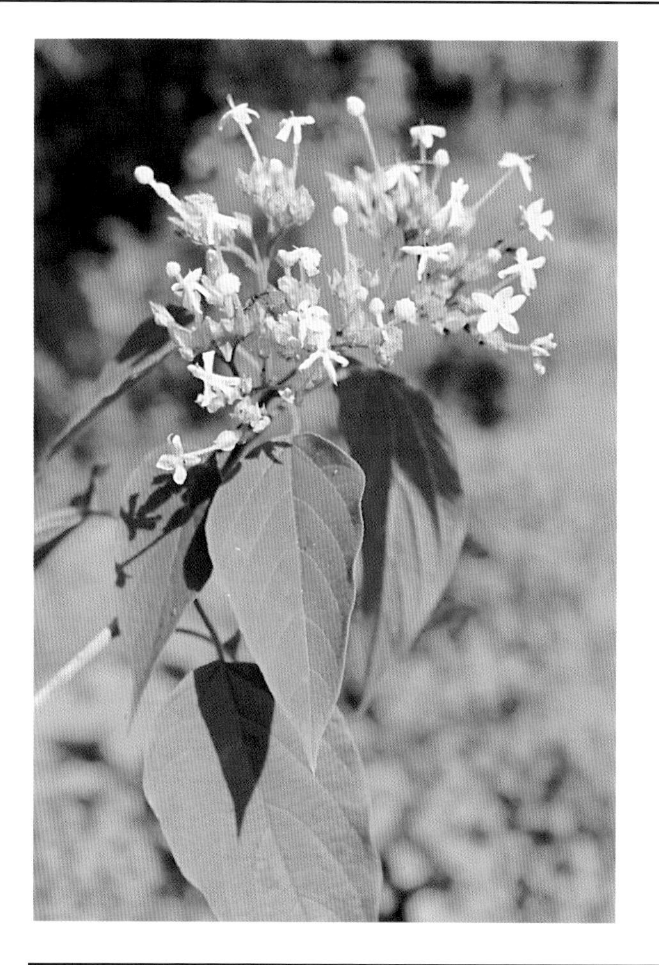

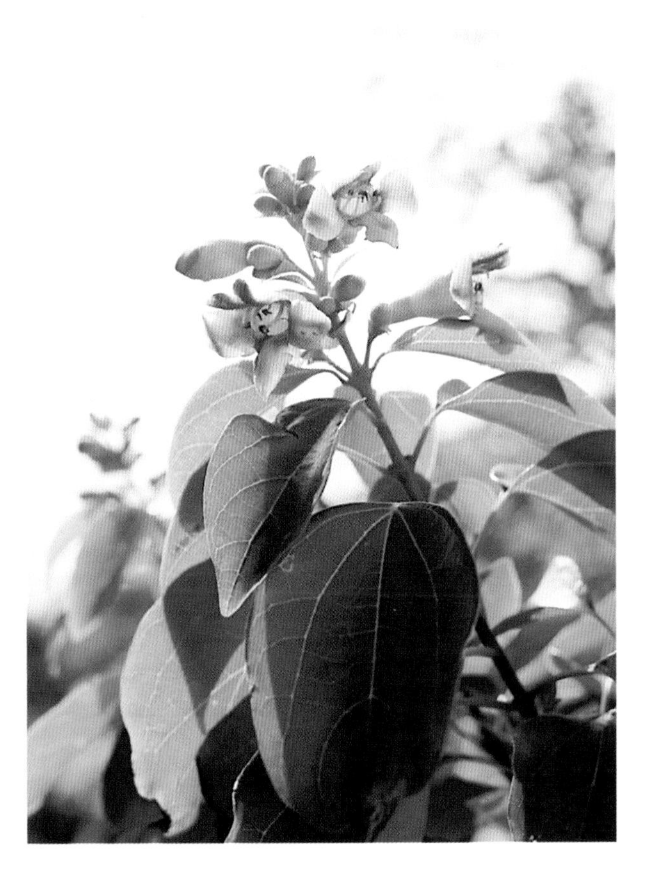

5294 華石梓

來源 馬鞭草科植物石梓 Gmelina chinensis Benth. 的根。

形態 喬木，高4~12m。樹皮暗灰色，小枝幼時被黃褐色絨毛。葉對生，卵形或卵狀橢圓形，長5~15cm，全緣；柄長2~5.5cm。聚傘花序組成頂生的圓錐花序，總花序梗長5~10cm，被毛；萼片早落；花萼鐘狀，外被毛和密腺點，平截或微4齒，花冠漏斗狀，白色稍帶粉紅色，長3~3.5cm，先端4~5裂；雄蕊4，2強；子房上部密被毛。核果倒卵形，長2.2cm。

分佈 生於林中。分佈於貴州、雲南、福建、廣東、廣西、香港。

採製 四季可採，洗淨，曬乾。

性能 甘、微苦、辛，微溫。有小毒。活血祛瘀，去濕止痛。

應用 用於閉經，風濕。孕婦忌服。

文獻 《廣東藥用植物手冊》，629；《新華本草綱要》一，411。

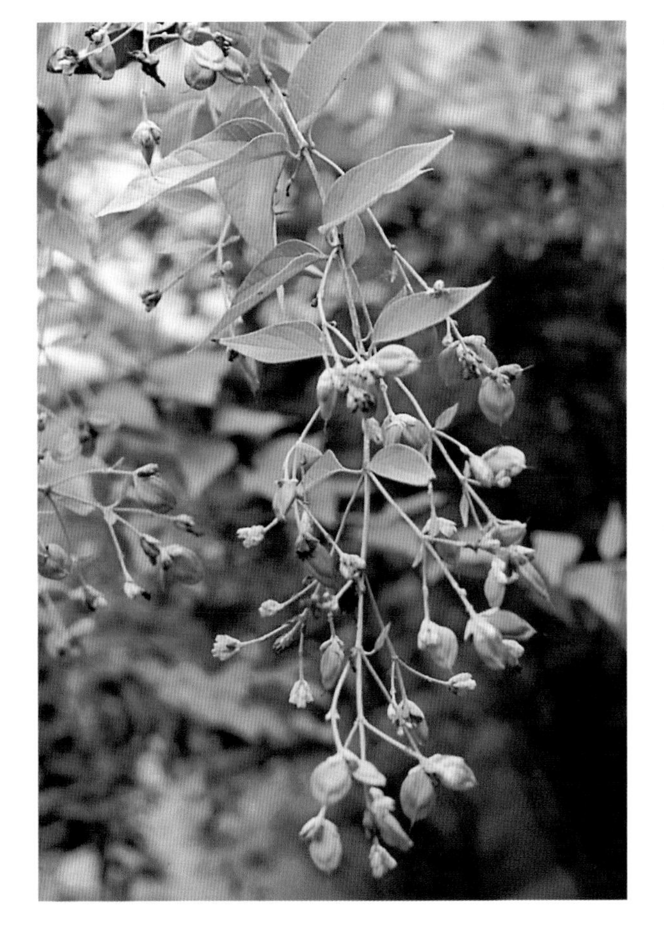

5295 夜花

來源 馬鞭草科植物夜花 Nyctanthes arbor-tristis Linn. 的莖、葉。

形態 灌木或小喬木，高2~10m，小枝四稜形，密被極細的刺毛。葉對生，卵形，長4~11cm，寬2~6cm，先端漸尖，基部微心形、圓形至寬楔形，全緣，有時中上部具1~2尖鋸齒，上面幼時密被細伏狀刺毛，老時脱落，留有白色瘤凸狀基座，從而葉面粗糙，背面有稀疏短刺毛及星狀顆粒，離基3出脈外，側脈約4對。頭狀花序排成具葉的圓錐狀3歧聚傘花序，每頭狀花序下有總苞片4，花萼淡紅色，管狀；花冠白色，中心黃色，高腳碟狀，裂片4~8，雄蕊2。蒴果成熟時紅色，扁平，倒心形或倒卵形，長1.5~2cm，兩側具翅，下面承以宿存、不規則開裂的果萼。

分佈 通常栽培於園圃或緬寺中，僅見於中國雲南南部。

採製 全年可採，曬乾。

性能 微甘，涼。

應用 用於胸腹痛，毒蟲咬傷，全身酸痛，婦女產後消瘦，惡露不清，用量10~15g。

文獻 《傣醫傳統方藥誌》，114。

5296　美花筋骨草

來源　唇形科植物美花筋骨草 Ajuga calantha Diels 的全草。

形態　草本，高3~6（~12）cm。葉2~3對，寬卵形或近菱形，長4~6cm，先端鈍或圓形，基部楔狀下延，邊緣在中部以上具波狀或不整齊圓齒，具緣毛，上面被具節糙伏毛，下面脈上有毛，穗狀輪傘花序頂生，幾成頭狀，長2~3cm；苞葉大；花萼管狀鐘形，長5~8mm，具緣毛，齒5；花冠紅紫至藍色，長1.5~2（~3）cm，筒狀，外被毛，內面近基部有毛環，冠檐2唇形，上唇2裂，下唇3裂，中裂片扇形，雄蕊4，2強；花柱先端2裂。小堅果4。

分佈　生林間空地。分佈於甘肅、四川、西藏。

採製　夏季採挖，曬乾。

性能　活血祛瘀，消腫止痛。

應用　用於跌打損傷，骨折，腰部扭傷。用量9~15g，或鮮品適量搗敷患處。

文獻　《甘孜州中草藥名錄》二，124。

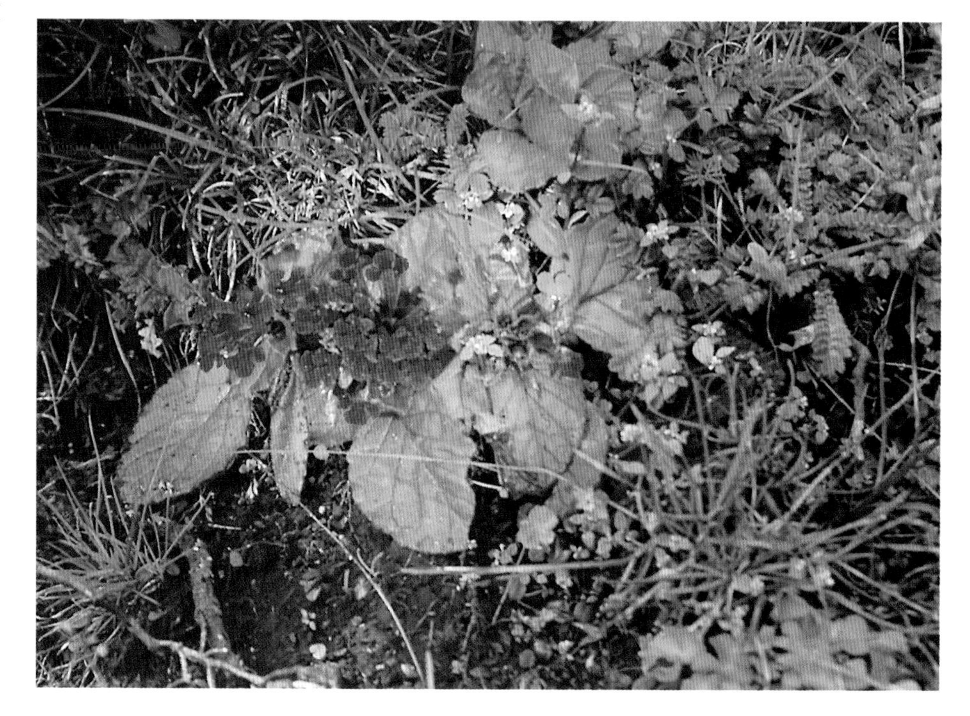

5297　火把花

來源　唇形科植物火把花 Colquhounia coccinea Wall. var. mollis (Schlecht.) Prain 的花。

形態　灌木，高1~2m，枝密被鏽色星狀毛。單葉對生，葉片卵形至披針形，長7~11cm，寬3~5cm，被星狀毛，葉背尤密。輪傘花序具6~20花，常在枝端密集成穗狀或總狀；苞片條形，花萼筒狀，被星狀毛，萼齒寬三角形；花冠橙紅至朱紅色，2唇形，被星狀毛，上唇微2裂，下唇3裂。小堅果倒披針形，頂端具膜翅。

分佈　生於多石草坡或灌叢中，分佈於雲南。

採製　夏季採摘，陰乾。

性能　甘，微寒。清肝明目。

應用　用於目赤、昏花。用量6~12g。

文獻　《新華本草綱要》一，430。

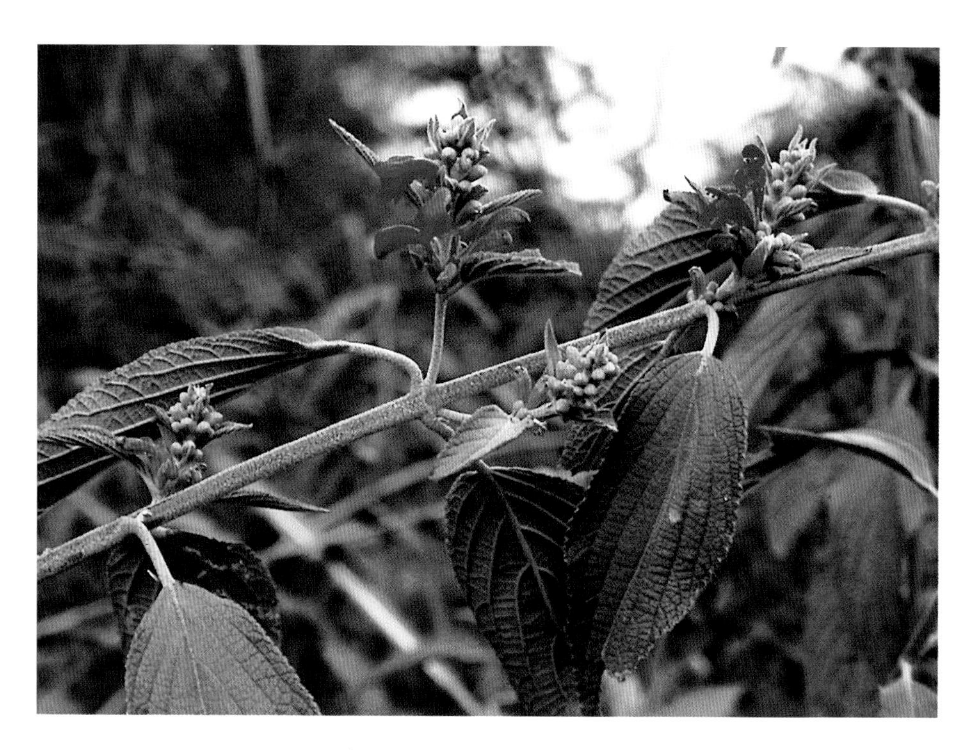

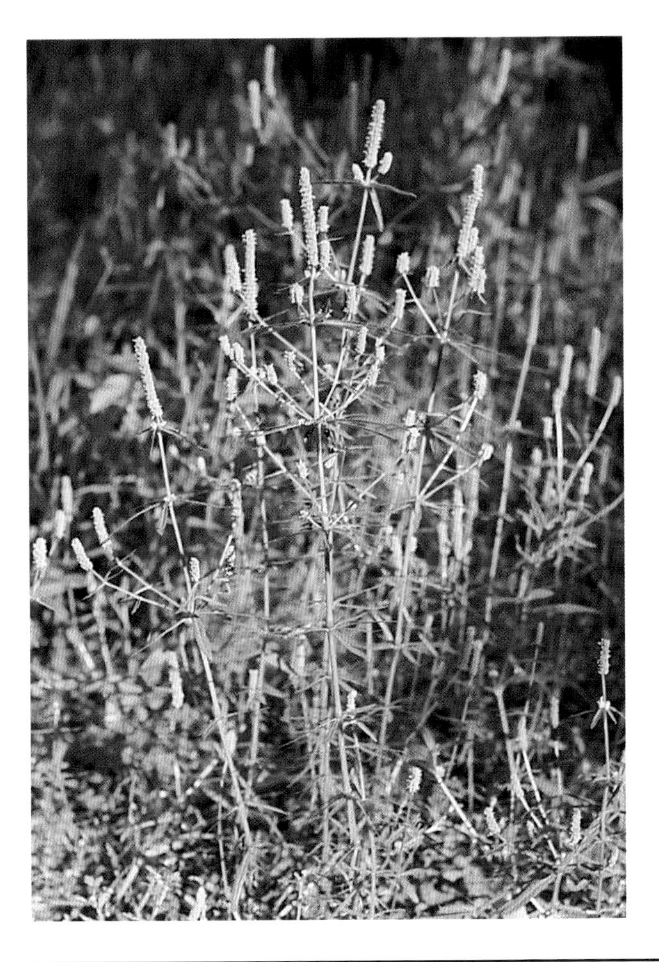

5298 水箭草

來源 唇形科植物水虎尾 Dysopylla stellata (Lour.) Benth. 的全草。

形態 草本；莖高15~40cm，於中部以上具輪狀分枝，節上有時被灰色柔毛。葉4~8片輪生，綫形，長2~7cm，頂端急尖，下面灰白色，邊緣具疏齒或無齒；葉無柄。輪傘花序再組成的穗狀花序長0.5~4.5cm，直徑約5mm，極密而不間斷；苞片披針形，明顯較萼長；萼密被灰色絨毛；花冠紫紅色。小堅果倒卵形，極小，棕褐色。

分佈 生於溝邊及沼澤處。分佈於安徽、浙江、福建、江西、湖南、海南、廣東及雲南等。

採製 夏秋採收，鮮用或曬乾。

性能 淡，平。散血毒。

應用 用於皮膚紅腫。

文獻 《廣東藥用植物手冊》，637。

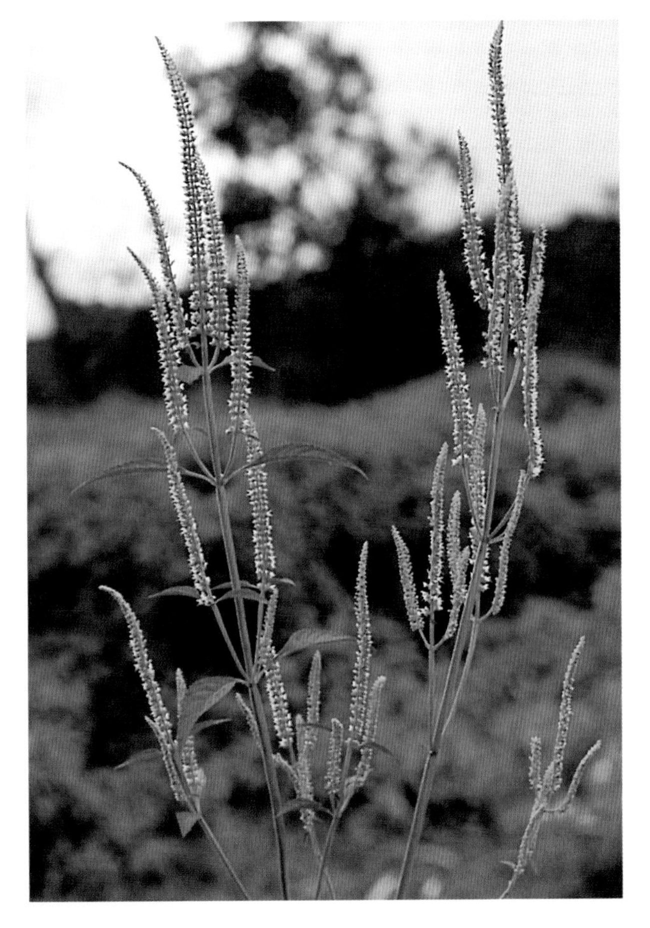

5299 雞肝散

來源 唇形科植物四方蒿 Elsholtzia blanda (Benth.) Benth. 的全草。

形態 一年生草本，高1~1.5m，全株有香氣。莖四稜形，被微柔毛，基部木質化。葉對生，披針形或橢圓狀披針形，長7~16cm，寬2.5~4cm，邊緣中部以上有鋸齒，近基部全緣，漸狹下延至葉柄，上面或多或少被毛，下面除葉脈外幾無毛。輪傘花序排列成假穗狀花序，頂生或腋生，花小，白色，密生於花軸的一側；萼齒5，花冠2唇形。小堅果深褐色，細小。

分佈 生於山坡、曠野、路邊的灌、草叢中。分佈於雲南、貴州、廣西。

採製 夏秋或冬初採收，陰乾或鮮用。

性能 苦、辛，涼。清熱，消炎，止痛，清肝明目。

應用 用於腎盂腎炎，肝炎，腸炎，痢疾，牙痛，感冒，結合膜炎，創傷出血。用量5~15g；外用搗汁塗擦或研末撒敷。

文獻 《大辭典》上，2442；《雲南中草藥選》，630。

5300 山蘭

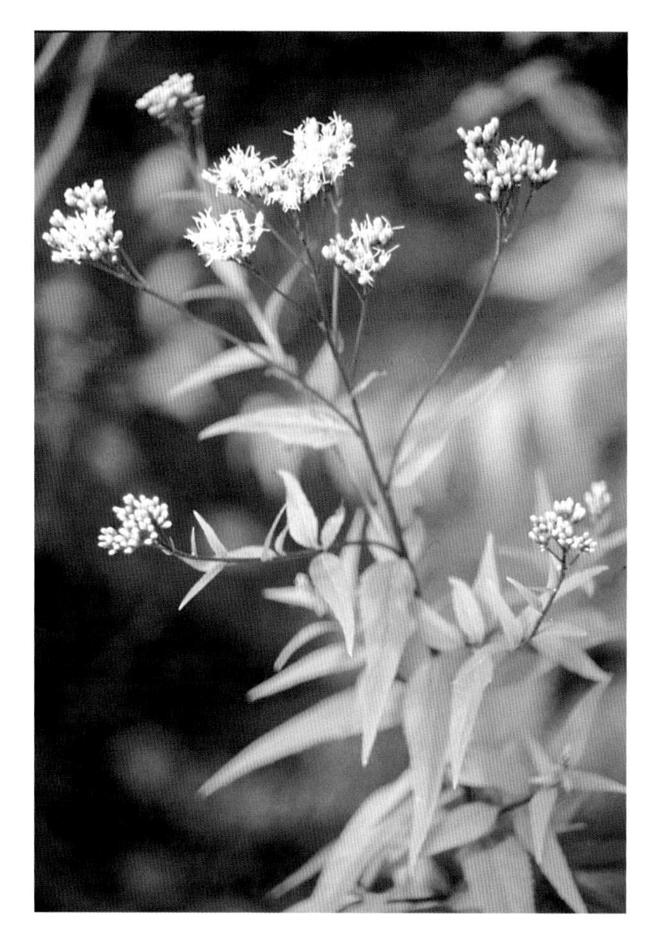

來源 唇形科植物澤蘭 Eupatorium japonicum Thunb. 的全草或根。

形態 多年生草本，高1~2m，莖上部被細柔毛。葉對生，橢圓形或矩橢圓形，長7~12cm，寬2~5cm，邊緣有鋸齒，下面被柔毛而沿脈的毛較多並有腺點。頭狀花序多數，在莖頂或分枝端排成傘房狀；總苞鐘狀；頭狀花序含5個兩性筒狀花；冠毛與花冠等長。瘦果有腺點及柔毛。

分佈 生於山坡向陽處草叢中及溝旁。除新疆、西藏外，廣佈全國各地。

採製 夏秋季採，曬乾。

性能 苦、辛，平。發表散寒，透麻疹。

應用 治脫肛，麻疹不透，寒濕腰痛，風寒咳嗽。用量9~15g。

文獻 《大辭典》下，3849；《中國高等植物圖鑑》IV，410。

5301 細葉益母草

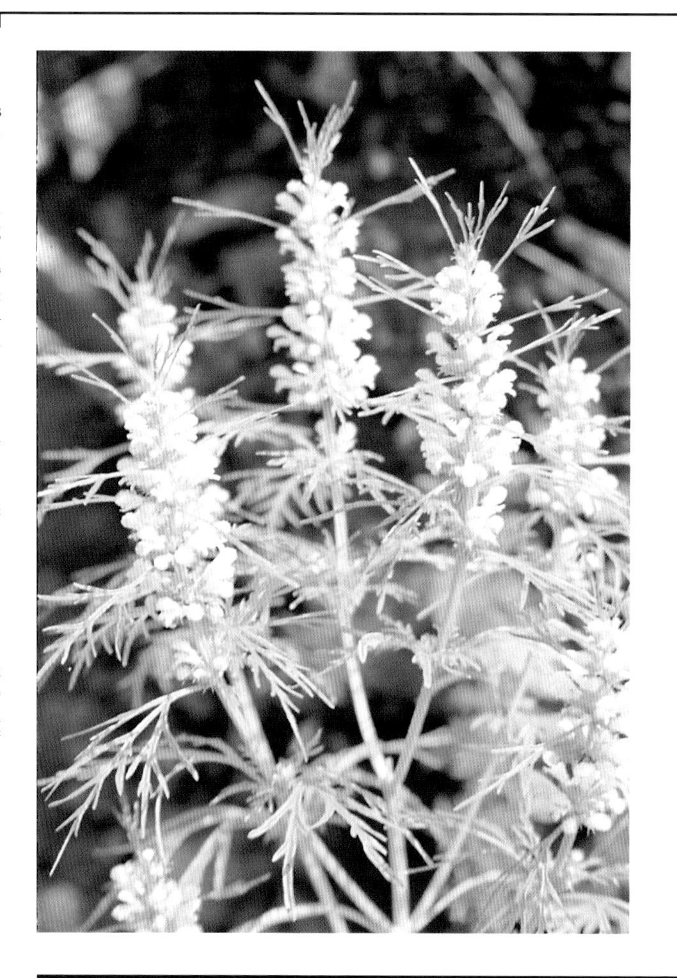

來源 唇形科植物細葉益母草 Leonurus sibiricus L. 的地上部分（益母草）和種子（茺蔚子）。

形態 一或二年生草本，高可達1m；有短而貼生的糙伏毛。基生葉略圓形，莖中部葉輪廓為卵形，掌狀3全裂，裂片再分裂成條狀小裂片，花序上的葉明顯3全裂，中裂片複3裂，全部小裂片均條形。輪傘花序輪廓圓形；花萼筒狀鐘形，齒5；花冠筒內有毛環，檐部2唇形。小堅果矩圓狀3棱形，褐色。

分佈 生於山坡、丘陵坡地。路旁、村邊。分佈於內蒙古、河北、山西及陝西。

採製 夏秋花盛開時割取地上部分。秋季採收種子，簸淨，曬乾。

性能 益母草：辛、苦，微寒。調經活血，清熱利水。茺蔚子：辛、甘，微溫。清肝明目，降血壓。

應用 益母草：產後腹痛，月經不調，急性腎炎，子宮出血，乳腺炎，丹毒，癰腫。用量9~18g。茺蔚子：高血壓，結膜炎，角膜炎。用量6~9g。

文獻 《內蒙古中草藥》，390。

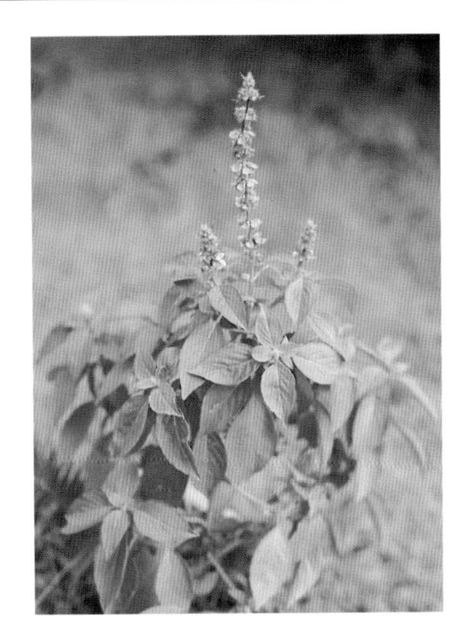

5302　香花菜

來源　唇形科植物留蘭香 Mentha spicata Linn. 的全草。

形態　多年生草本，高可達1m；莖四稜形，小枝方柱形或圓柱形。葉對生，卵圓形或卵狀長圓形，長3~7cm，先端急尖，基部圓形或楔形，邊緣有鋸齒。輪傘花序聚生於莖及分枝頂端，組成長4~10cm，間斷的圓柱形的假穗狀花序；小苞片條形；花萼鐘狀，具腺點，萼齒5；花冠淡紫色，無毛，裂片4，上面裂片大，長圓形，下面裂片較小，3裂；雄蕊4，伸出花冠外；花柱着生於子房底部。小堅果橢圓形，平滑。

分佈　栽培於路旁。河北、江蘇、浙江、四川、廣西、廣東等有栽培。

採製　全年可採，鮮用或陰乾。

成分　全草含揮發油，油中主要為藏茴香酮(葛縷酮)，其次為二氫藏茴香醇，此外尚含檸檬烴、水芹香油烴等。

性能　辛、甘，微溫。祛風散寒，止咳，消腫解毒。

應用　用於感冒咳嗽，胃痛，腹脹，神經性頭痛；外用治跌打腫痛，眼結膜炎，小兒瘡癤。用量15~50g；外用適量，搗爛敷患處。

文獻　《匯編》下，509。

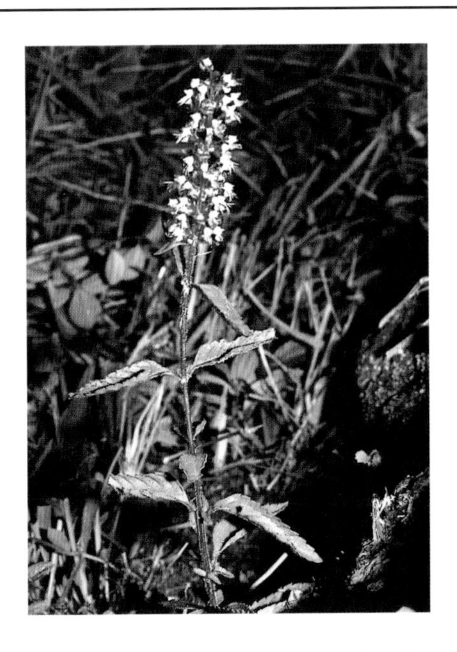

5303　涼粉草

來源　唇形科植物涼粉草 Mesona chinensis Benth. 的全草。

形態　草本，高15~100cm，全株被脫落的疏柔毛或細剛毛。葉對生，狹卵形、寬卵形至近圓形，長2~5cm，邊緣具鋸齒；葉柄長2~15mm。輪傘花序多數，組成長2~13cm頂生的狹圓錐花序；苞片卵形，尾狀凸尖；花萼鐘狀，長2~2.5mm，2唇形，上唇3裂，下唇全緣，結果時筒狀；花冠白色或淡紅色，長約3mm，上唇寬，具4齒，下唇舟狀；雄蕊4，花絲凸出；花盤一邊膨大。小堅果橢圓形。

分佈　生於草叢中。分佈於中國南部。

採製　夏秋收割地上部分，曬乾，或曬至半乾，堆燜使其發酵變黑，再曬乾。

成分　含植物膠、β-谷甾醇、豆甾醇和β-谷甾醇葡萄糖甙等。

性能　甘，涼。清熱利濕，涼血，解暑。

應用　用於中暑，消渴，高血壓，肌肉關節疼痛。用量30~60g。

文獻　《新華本草綱要》一，447。

附註　本植物煎汁與米漿混合，冷卻後即成黑色膠狀物，以糖、奶拌食，作消暑食品，香港稱為“涼粉”。

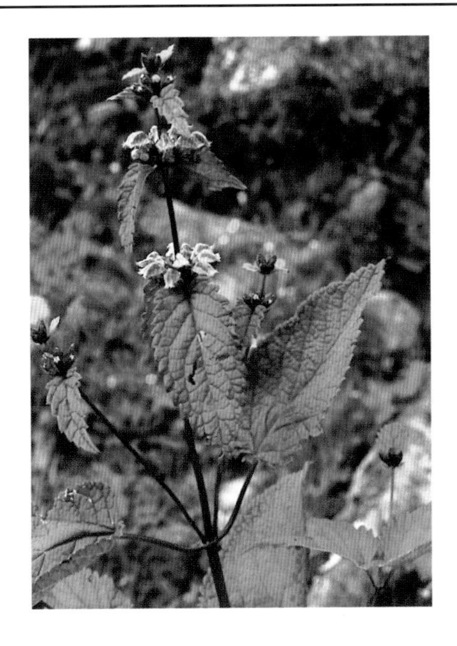

5304　假秦艽

來源　唇形科植物假秦艽 Phlomis betonicoides Diels 的根及塊根。

形態　草本，高30~80cm。根肥厚，疙瘩狀串聯。基生葉卵形、卵狀披針形、三角形或卵圓形，長7.5~14cm，先端鈍或急尖，基部圓至心形，莖生葉卵圓形至披針形，長5~9cm，邊緣具圓齒或牙齒，上面密被中枝特長的星狀糙伏毛或單毛， 下面沿網脈密被中枝特長的星狀疏柔毛及單毛；葉柄長 (1) 3~15cm。輪傘花序多花；苞片深紫色，刺毛狀；萼長約10mm，上半部及脈上被具節剛毛，齒刺毛狀；花冠粉紅色，長約1.8cm，外密被星狀短硬毛，冠檐2唇形，上唇邊緣為不整齊齒狀，內具髯毛；雄蕊4，後對具短距狀附屬物。小堅果4。

分佈　生於林下、草坡。分佈於四川、雲南、西藏。

採製　夏季採挖，洗淨，曬乾。

成分　含甜味甙及苦味甙。

性能　甘、苦，涼。清熱解毒，理氣健脾。

應用　用於消化不良，腹脹，咽喉疼痛。用量9~15g。

文獻　《新華本草綱要》一，454。

5305 不育紅

來源 唇形科植物不育紅 Rabdosia yunnanensis (Hand.-Mazz.) Hara 的塊狀根莖。

形態 多年生草本，高25~50cm，全體被灰白色微柔毛，根莖匍匐狀，肥大，通常鮮紅色，長5~10cm，節上具長而纖細的鬚根。莖直立，四稜形，綠色或紫色。葉對生，通常聚生莖基部，卵形或長圓形，長3.5~7.5cm，寬1.5~4cm，先端鈍，基部楔形，邊緣有圓鋸齒，上面被糙毛。頂生圓錐花序，花冠2唇形，上唇紫紅色，下唇黃白色。小堅果4。

分佈 生於松林或松櫟混交林下、林緣草地上。分佈於雲南、四川。

採製 秋季採收，曬乾。

性能 苦、微辛，溫。舒筋活血，止痢，明目。

應用 用於婦女血崩，用量6~10g；紅、白痢疾，3~6g；赤目，適量蒸雞肝食用。

文獻 《雲南中草藥選》續編，104；大理州中藥資源調查資料。

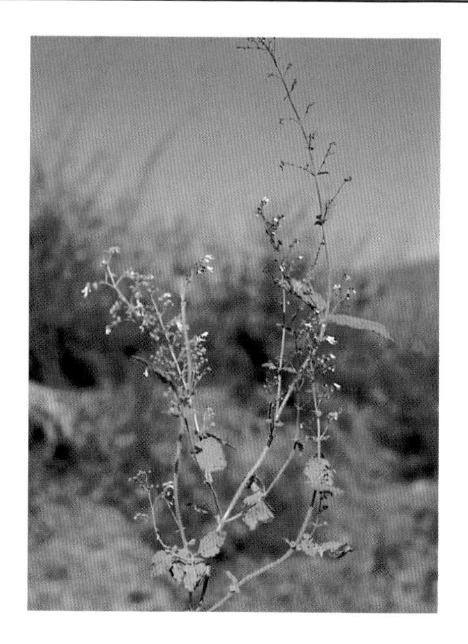

5306 川黃芩

來源 唇形科植物川黃芩 Scutellaria hypericifolia Lévl. 的根。

形態 多年生草本，高10~30cm。根較細，莖四方形，稜上疏被柔毛，節上有髯毛。單葉對生，近無柄，葉片卵形或矩圓形，長2~3.5cm，疏生柔毛。總狀花序頂生，苞片卵形，花萼盾片高1mm，果時增大；花冠紫藍色或更淺，亦或白色，下唇中裂片卵形；雄蕊4，2強；花盤環狀，前方微隆起。小堅果卵球形，具瘤。

分佈 生於高山林緣或草坡。分佈於四川。

採製 秋季採挖，去除莖葉和鬚根，曬乾。

成分 含黃芩甙(baicalin)、漢黃芩甙(wogonoside)等。

性能 苦，寒。清熱燥濕。

應用 用於發熱煩渴，肺熱咳嗽，濕熱黃疸，目赤紅腫及上呼吸道和胃腸道感染。用量3~10g。

文獻 《大辭典》下，4147；《中藥誌》一，546。

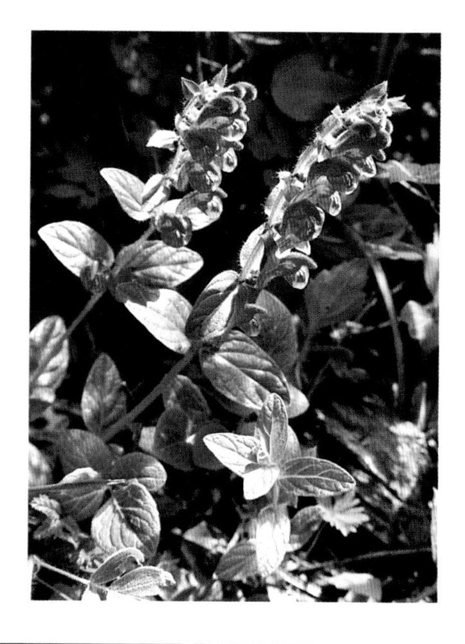

5307 偏花黃芩

來源 唇形科植物偏花黃芩 Scutellaria tayloriana Dunn 的根。

形態 草本，高8~30cm，全體被白色具節柔毛。莖四稜形，直立或匍匐。葉通常3~4對，初時蓮座狀，後漸伸長呈交互對生，中部的最大，橢圓形或寬卵狀橢圓形，長4.5~5.5cm，邊緣具淺圓齒，下面有橙色腺點；葉柄長1~5cm。花對生，於莖頂上排成背腹向的總狀花序；苞片小，卵圓形；花冠2唇形，淡紫至紫藍色，長1.5~3cm，基部曲膝狀，向上漸寬，外面疏被微柔毛，內面僅下唇及冠筒中部後方被微柔毛，上唇盔狀，先端微凹，下唇3裂。

分佈 生於草坡、灌木叢中。分佈於湖南、貴州、廣東、廣西、香港。

採製 四季可挖，洗淨，曬乾。

性能 苦，寒。止咳，止血，清熱。

應用 用於咳嗽，吐血，紅白痢疾。用量6~12g。

文獻 《新華本草綱要》一，437；《常見中草藥彩圖詳解》四，124。

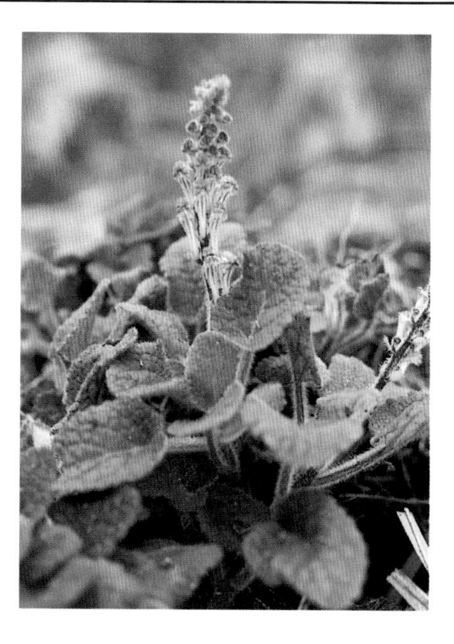

5308 水藿香

來源 唇形科植物穗花香科 Teucrium japonicum Willd. 的全草。

形態 多年生草本，高50~80cm。單葉對生，葉片長卵形或橢圓形，長5~10cm，寬1.5~4.5cm，先端漸尖，基部圓形或心形，邊緣鋸齒。假穗狀花序頂生，苞片條狀披針形，花萼筒5齒裂，花冠白色或淡黃色，筒長為花冠的1/4，檐部單唇形，5裂，中裂片最大，雄蕊伸出花冠外，花盤邊緣微波狀。小堅果倒卵形。

分佈 生於原野草叢中。分佈於江蘇、浙江、江西、湖南、四川、貴州、廣東。

採製 秋季採割地上部分，陰乾。

性能 辛、苦，溫。發表散寒。

應用 用於風寒感冒。用量10~15g。

文獻 《新華本草綱要》一，475。

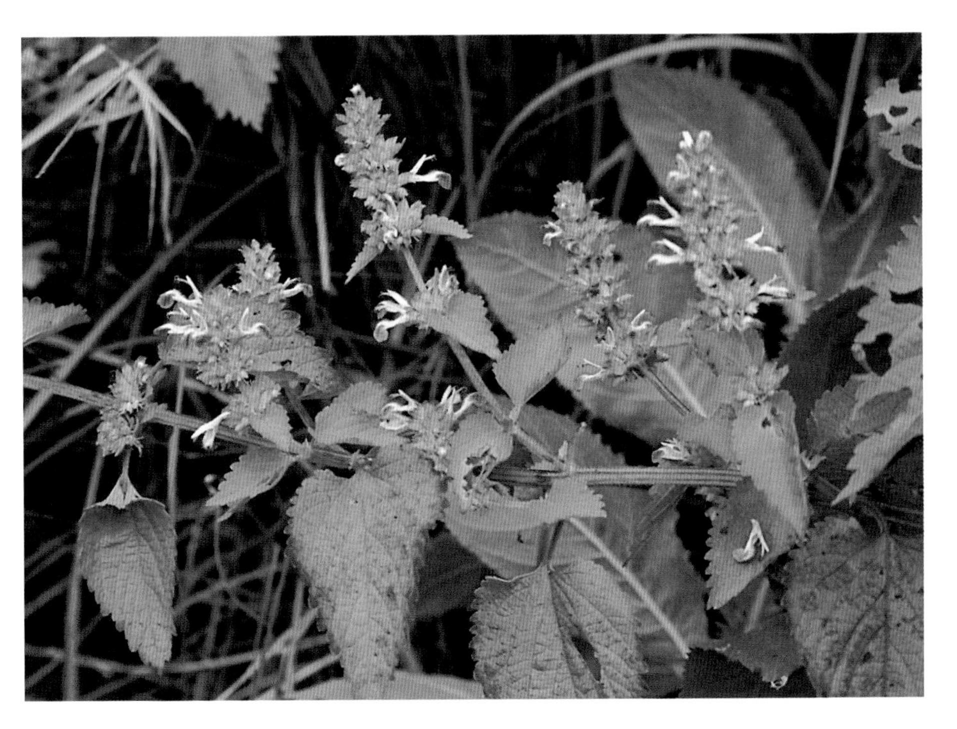

5309 青杞

來源 茄科植物青杞 Solanum septemlobum Bge. 的全草。

形態 草本或半灌木狀。莖有稜，被白色彎曲短柔毛。葉卵形，5~7裂，裂片多為披針形，兩面被疏短柔毛；以葉脈及葉緣較密。2歧聚傘花序，頂生或腋外生，花梗細，花萼小，盃狀，萼齒三角形；花冠藍紫色，裂片矩圓形；雄蕊5；子房卵形。漿果近球形，熟時紅色。種子扁圓形。

分佈 生於山坡及村旁。分佈於東北、華北、西北及山東、河南、安徽、江蘇、四川。

採製 夏秋季採，洗淨，曬乾。

性能 苦，寒。有小毒。清熱解毒。

應用 用於咽喉腫痛，目昏目赤，皮膚瘙癢等。

文獻 《新華本草綱要》三，299。

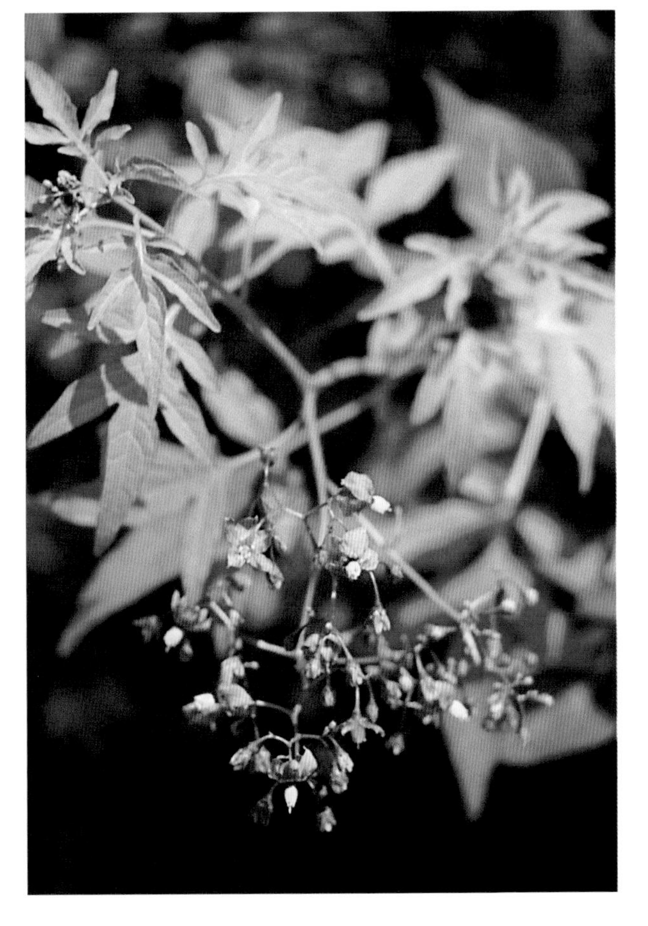

5310 大苦溜溜

來源 茄科植物旋花茄 Solanum spirale Roxb. 的全株。

形態 亞灌木，高約1m，嫩枝略有稜，具白色皮孔。葉互生，橢圓形，先端漸尖，基部漸狹下延成葉柄，兩面無毛。傘房花序着生於分枝上，有時與葉對生；花白色，花梗長約1cm，花萼長約2.5cm，5淺裂，花冠裂片5，長卵狀披針形，子房2室。漿果球形，直徑3~4mm，成熟時橙黃色；種子多數。

分佈 生於路邊、村旁，也栽培於園圃。分佈於雲南、廣西。

採製 夏秋採收，鮮用或切段曬乾。

性能 苦，寒。清熱解毒，利濕消炎。

應用 用於濕熱腹瀉，赤痢，小便結痛，喉痛，瘡瘍腫毒；用量10~15g，與車前草配伍用於膀胱炎。外用搗敷。

文獻 《大辭典》上，0262；《匯編》下，829。

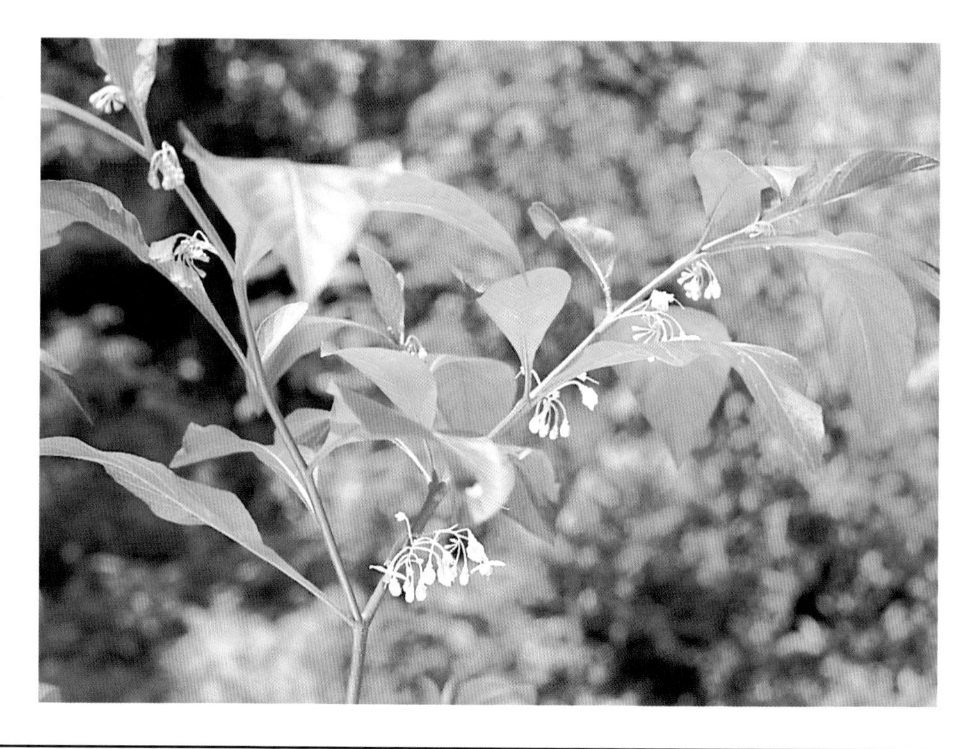

5311 貓花

來源 玄參科植物來江藤 Brandisia hancei Hook.f. 的全株。

形態 常綠灌木，高0.6~1m，嫩枝被黃褐色星狀毛。葉對生，披針形，長3.5~11cm，寬1~3.5cm，先端漸尖，基部心臟形，上面無毛，下面被淡褐色絨毛。花腋生，單一或成對，小苞片2，綫狀披針形，萼鐘狀，5裂，具5稜，長約1.5cm，被淡褐色絨毛，花冠暗紫色，長約2.5cm，漏斗狀，外面被絨毛，2唇形，上唇2裂下唇3裂，雄蕊4，2強，花柱綫形， 柱頭單一。蒴果卵球形，長約1.2cm；種子細小，具膜質延長的翅。

分佈 生於山坡林下或石岩縫隙的草叢中。分佈於雲南、四川、貴州、湖北、江蘇。

採製 全年可採，切段，曬乾。

性能 微苦，涼。祛風利濕，清熱止血。

應用 用於風濕，浮腫，瀉痢，黃疸，吐血，心悸，骨髓炎。用量12~24g。

文獻 《大辭典》下，4571；《雲南中草藥選》，658。

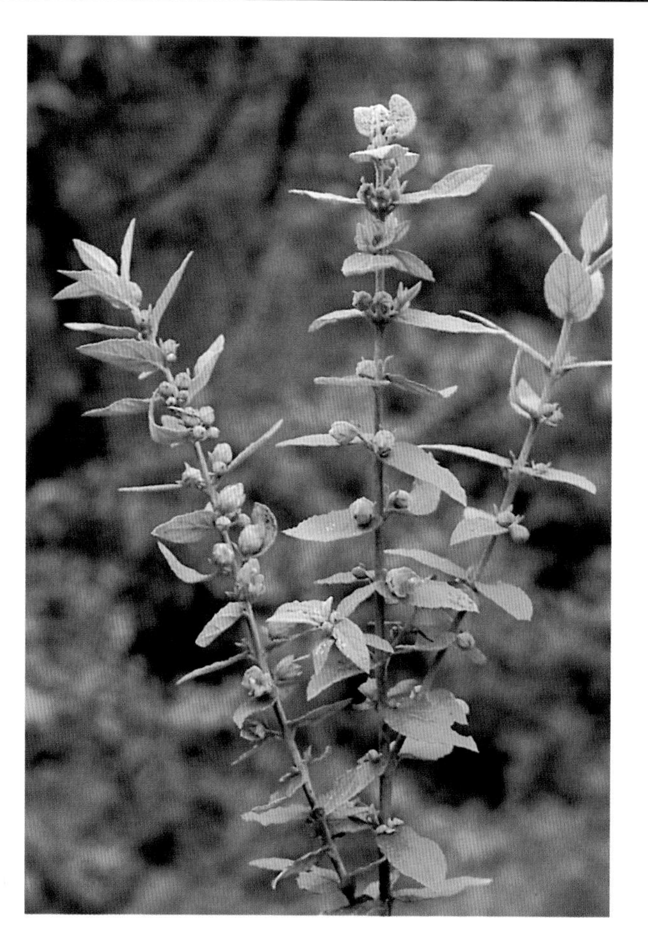

5312 鬼羽箭

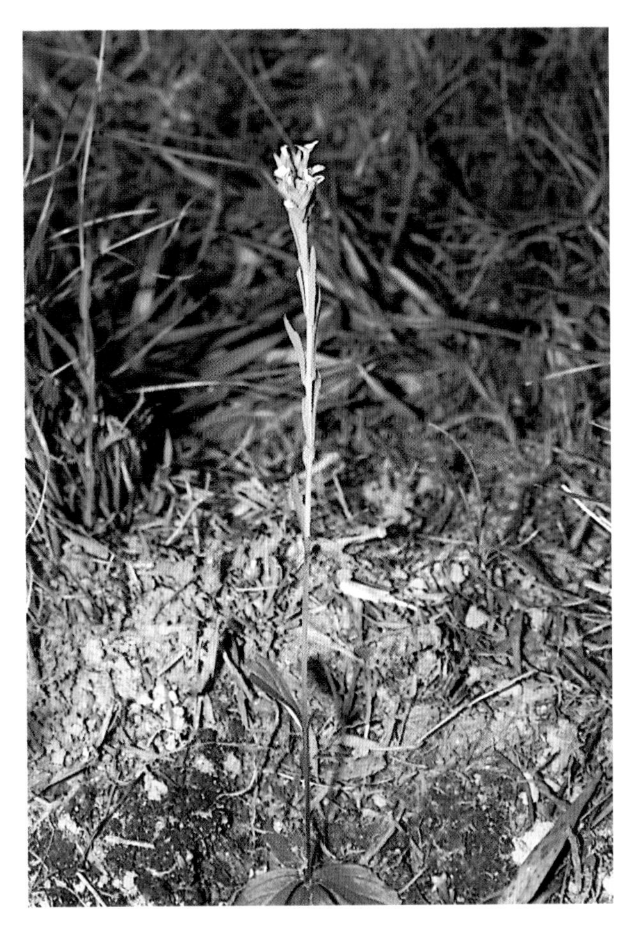

來源 玄參科植物黑草 Buchnera cruciata Hamilt. 的全草。

形態 草本，高15~45cm，乾時黑色，全體多少被柔毛。根短小。莖纖細，中空，上部略呈四方形。下部葉對生，根部葉近蓮座狀，長圓形，長2~5cm，上部葉有時互生，披針形至條形，全緣，偶有齒。穗狀花序頂生，四稜形，長2~5cm，花密集，無梗；苞片披針形；花萼下有1對鑽狀小苞片；萼筒狀，短5裂，花冠紅色或紫藍色，高腳碟狀，長約1cm，裂片5，倒卵形；雄蕊4，內藏，花絲淺紫色，花藥黑色；雌蕊1。蒴果長圓形，室背開裂；種子多數，黑色，細小。

分佈 生於山坡、路旁、草地。分佈於四川、貴州、雲南、湖南、江西、廣東、廣西、福建、香港。

採製 全年可採、曬乾。

性能 淡、微苦，涼。清熱解暑。

應用 用於流行性感冒，中暑腹痛，蛛網膜下腔出血，蕁麻疹等。用量6~15g。體虛寒及孕婦忌服。

文獻 《大辭典》下，3490；《新華本草綱要》三，306。

5313 紅骨草

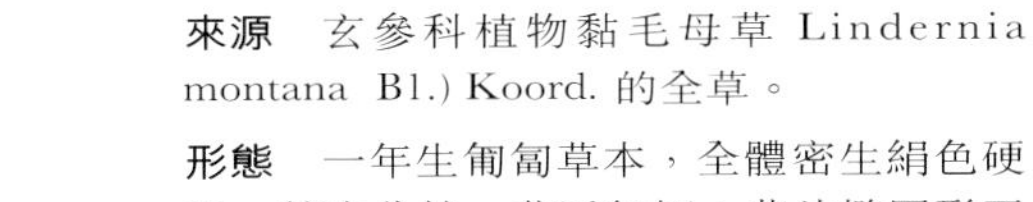

來源 玄參科植物黏毛母草 Lindernia montana Bl.) Koord. 的全草。

形態 一年生匍匐草本，全體密生絹色硬毛。較少分枝。葉近無柄；葉片橢圓形至卵形，頂端鈍或急尖，基部楔形，邊緣具圓齒或鋸齒。總狀花序腋生或頂生，有時單花。花冠紫色或黃白色，上唇直立，2淺裂，下唇3裂。蒴果長卵形，種子有格狀瘤凸。

分佈 生於田邊、溝邊、溪旁及潤濕草地。分佈於雲南南部、廣西、廣東、江西南部。

採製 全年可採，洗淨，曬乾。

性能 微苦，涼。清熱解毒。

應用 用於治毒瘡，乳腺炎。內服9~30g。外用適量。

文獻 《中國高等植物圖鑑》IV，28；《廣東藥用植物手冊》，598；《廣西藥用植物名錄》(1984)，567。

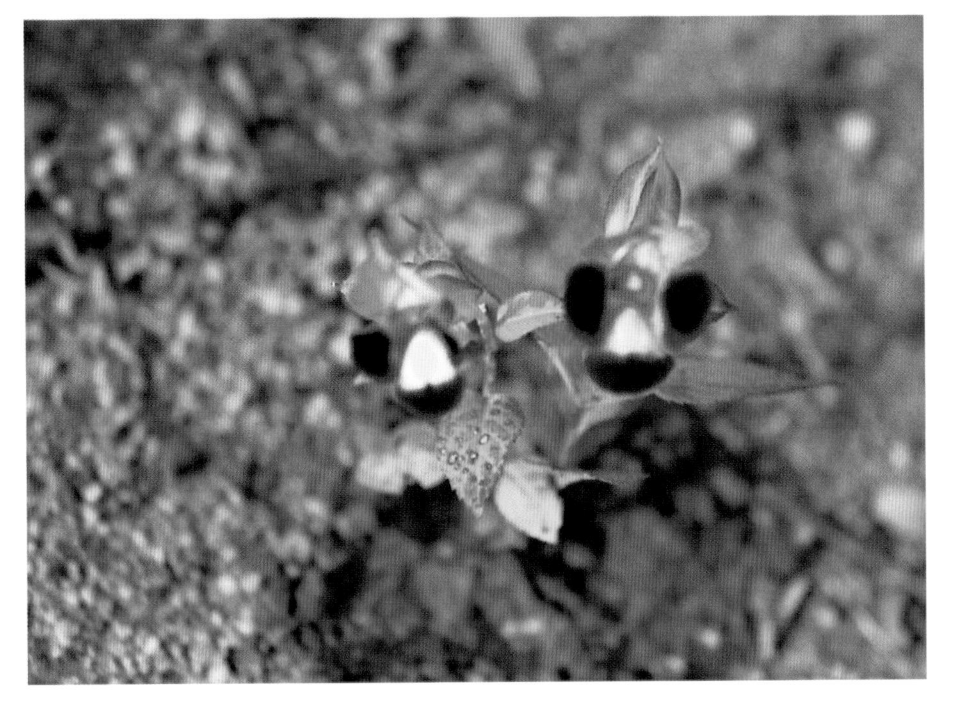

5314 四川溝酸漿

來源 玄參科植物四川溝酸漿 Mimulus szechuanensis Pai 的全草。

形態 草本，高可達60cm，有時疏被柔毛。根狀莖長。莖四方形，稜具狹翅。葉卵形，長2~6cm，邊緣有疏齒；葉柄長約1.5cm。花單生葉腋，花梗長1~3cm，細；萼筒狀，長1~1.5cm，果期囊泡狀，五稜，稜處及口緣有多細胞睫毛，口斜截形，萼齒5枚，後方1枚略大；花冠黃色，喉部有紫斑，長約2cm，略呈唇形，上唇2裂，下唇3裂，有兩條縱毛列；雄蕊4；子房上位。蒴果長橢圓形；種子多數，有網紋。

分佈 生於路旁、溝邊、田坎。分佈於西南及甘肅、陝西、湖北、湖南。

採製 夏季採收，曬乾。

性能 清熱，解毒，利濕。

應用 用於濕熱痢疾。用量12~24g。

文獻 《峨嵋山藥用植物研究》一，86。

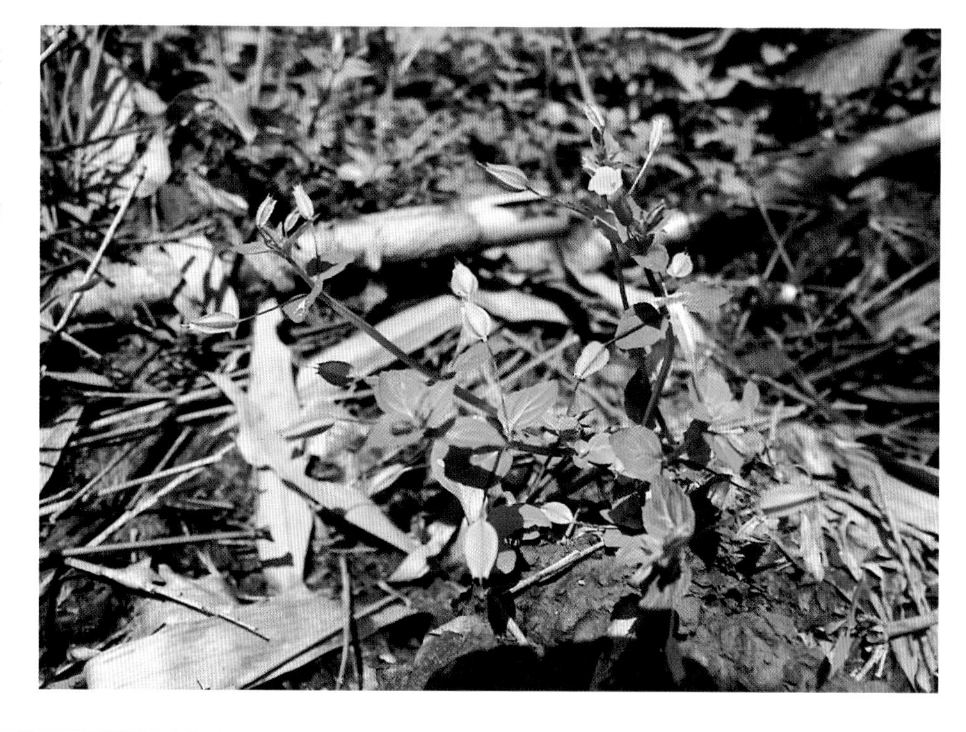

5315 川泡桐

來源 玄參科植物川泡桐 Paulownia fargesii Franch. 的根。

形態 喬木，高達10m，全體密被棕黃色星狀絨毛，枝條及葉上面漸變無毛。葉心形，長可達20cm以上，全緣或淺波狀；柄長。聚傘圓錐花序下部有1~2對發達的側枝；小聚傘花序下部者具短總花梗，上部者無梗，有花3~5朵；花萼鐘狀，長1.5cm，5裂至中部，裂片卵形；花冠白色有紫色條紋，外被腺毛，長6~7cm，漏斗狀鐘形，近基部突然擴大，稍向前駝曲，上部5裂，略呈2唇形，雄蕊4，2強；子房2室。蒴果卵形，長4cm，外果皮革質。

分佈 生於灌叢及林中。分佈於雲南、貴州、四川、湖北。

採製 四季可採，洗淨，曬乾。

性能 淡，平。除風濕，解熱毒。

應用 用於風濕骨痛，腸風下血，痔瘡腫痛，跌打骨折。用量25~50g。

文獻 《萬縣中草藥》，1132。

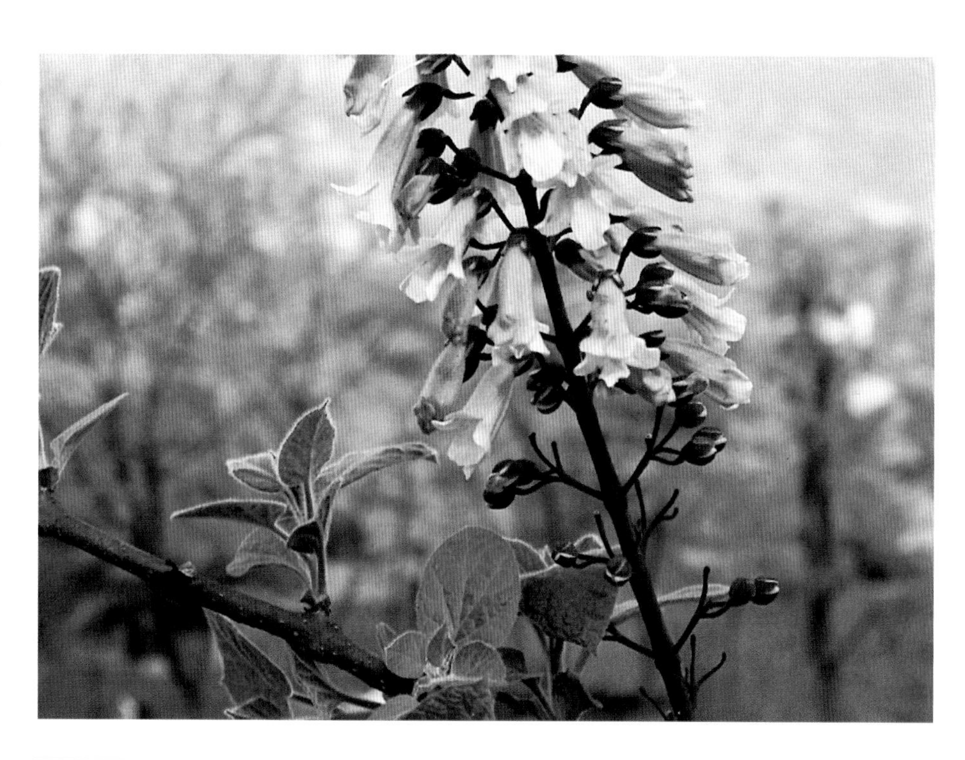

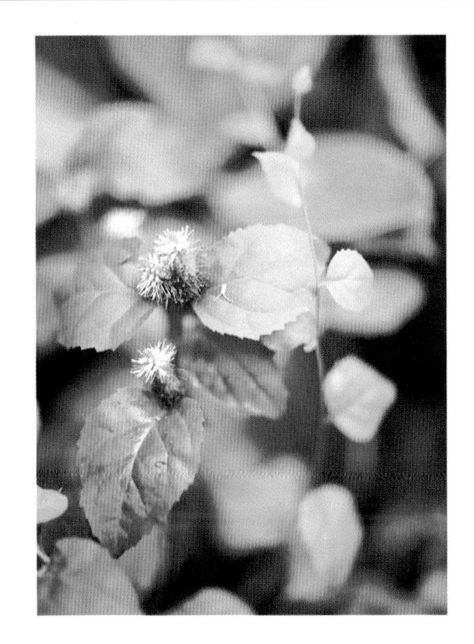

5316 腹水草

來源 玄參科植物腹水草 Veronicastrum stenostachyum (Hemsl.) Yamazaki ssp. Plukenetii (Yamazaki) Hong 的全草。

形態 草本。根狀莖短而橫走，根密被褐黃色茸毛。莖弓曲細長，長達1m，先端常着地生根，中、上部密被黃色捲毛。葉互生，卵形至卵狀披針形，長7~15cm，基部圓形至寬楔形，先端漸尖，邊緣具鋸齒；柄短。穗狀花序腋生，近無柄，長1.5~3cm，花密集；苞片鑽形，長4~6mm，有睫毛；萼5深裂，裂片不等長，鑽形；花冠筒狀，白或紫紅色，長5~6mm，檐部佔全長1/5，裂片稍不等；雄蕊2，伸出，下部被毛，子房上位。蒴果。

分佈 生於山谷陰濕處或林下。分佈於湖南、江西、廣東、福建。

採製 夏秋採挖，曬乾。

性能 苦、辛，微寒。行水，散瘀，消腫，解毒。

應用 用於水腫，小便不利，肝炎，月經不調，疔瘡癰腫，跌打損傷，燙火傷，血吸蟲病。用量9~15g，或鮮品適量搗汁搽、搗敷患處。

文獻 《大辭典》下，5223；《廣東藥用植物手冊》，605。

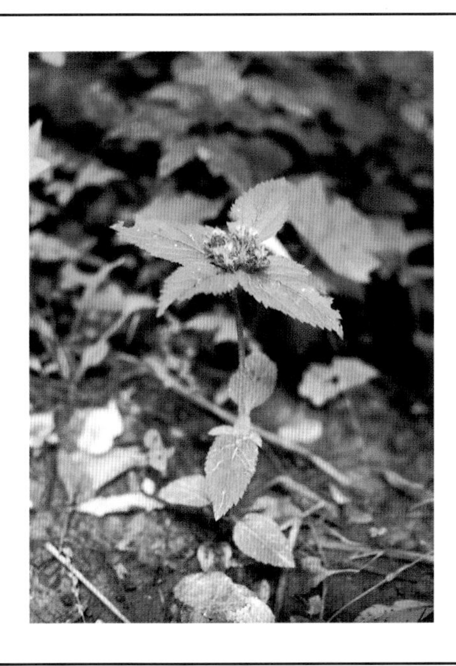

5317 四川婆婆納

來源 玄參科植物四川婆婆納 Veronica szechuanica Batalin 的全草。

形態 草本，高（5）15~30cm。根狀莖細長而橫走。莖有兩列柔毛。葉對生，具短柄，葉片卵圓形至卵形，長1.5~4cm，邊緣具鈍齒，兩面多少被柔毛。總狀花序極短，2至數枝側生於頂端葉腋，莖頂節間縮短，葉密集，故花序集成頭狀；苞片條形，疏被睫毛；花萼4深裂，裂片條狀矩圓形，有毛；花冠白色或淡紫色，長約5mm，4深裂，喉部疏被柔毛。蒴果扁平，基部楔形，長4~5mm，寬6~7mm，邊緣有腺毛。

分佈 生於溝谷、山坡、草地、林緣。分佈於甘肅、陝西、四川、雲南。

採製 夏季採收，曬乾。

性能 清熱解毒，祛風利濕。

應用 用於膽囊炎，肝炎，風濕痛，蕁麻疹。用量9~15g。

文獻 《甘孜州中草藥名錄》二，155。

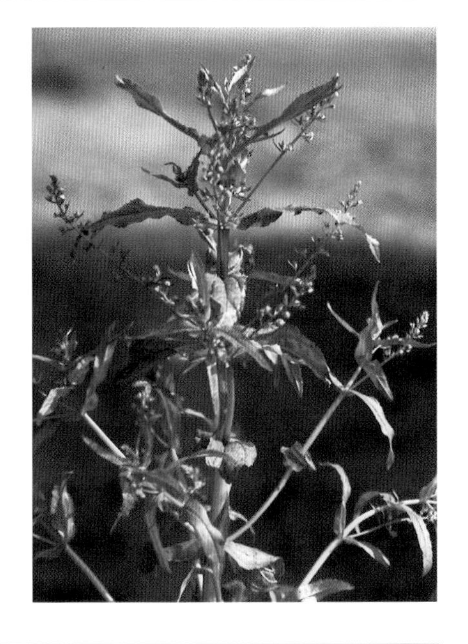

5318 仙桃草

來源 玄參科植物水苦蕒 Veronica undula Wall. 以帶蟲癭果的全草。

形態 一年或二年生草本，高25~90cm，全體無毛。根狀莖傾斜，多節。莖直立，中空。葉對生，無柄；長圓狀披針形或長圓狀卵形，全緣或具波長細齒。春夏季開花，穗形總狀花序腋生；花萼4深裂；花冠淡紫色或白色，先端4裂；雄蕊2個。蒴果近圓形，先端微凹。種子多數，長圓形，扁平。花梗、花萼與果具毛。

分佈 生於水溝邊、田邊或山坡濕地。中國南、北各地均有分佈。

採製 夏季採集有蟲癭的全草，洗淨，曬乾。

性能 苦，平。活血止血，解毒消腫。

應用 用於咽喉腫痛，肺結核咯血，月經不調，跌打損傷。用量1.5~3g；外用適量。

文獻 《匯編》上，186。

5319 煙筒花

來源 紫葳科植物老鴉煙筒花 Millingtonia hortensis Linn. f. 的樹皮和葉。

形態 喬木，高8~12m，樹皮栓皮狀。葉對生，2~3回羽狀複葉，小葉卵形，長5~7cm，寬2~4cm，先端急尖，基部近圓形，偏斜，兩面無毛。頂生圓錐花序；萼小，盃狀，5齒裂，花冠白色，管極長，稀微彎，長3~5.5cm，裂片5，卵狀披針形，裏面邊緣密被細柔毛，雄蕊4，2強，子房卵球形，花柱細長，微伸出花冠管外。蒴果綫形，壓扁狀；種子扁平，有闊翅，排成數列。

分佈 僅見於雲南南部村寨栽培。

採製 全年可採，鮮用或曬乾。

成分 鮮葉含黃芩素甙（Scutellarein）和粗毛豚草素（Hispidulin）。

性能 苦，涼。除風止癢，驅蟲解毒，止咳祛痰。

應用 用於蕁麻疹，濕疹及各種皮膚過敏症，蛔蟲，咳嗽痰喘。用量10~15g，外用葉煎水洗患處。

文獻 《大辭典》上，2416；《綱要》二，478。

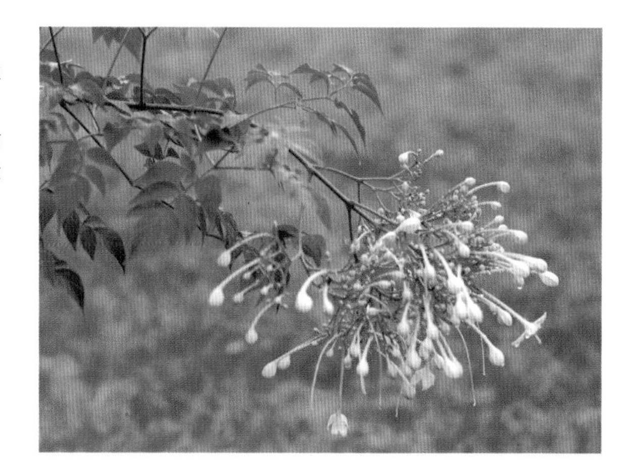

5320 枇杷芋

來源 列當科植物丁座草 Xylanche himalaica G. Beck 的塊莖。

形態 寄生草本，高15~30cm，全株無毛。塊莖近球形，莖肉質，單一，圓柱狀。鱗葉覆瓦狀排列，三角狀卵形，先端鈍，長1~1.8cm。莖上部為穗狀花序，花梗極短；萼盃狀，不規則5裂；花冠2唇形，長1.2~2cm，下唇較短，不明顯3齒裂；雄蕊凸出於花冠外；心皮3。蒴果卵圓形，3瓣裂。

分佈 生於高山杜鵑花林下。分佈於陝西、甘肅、湖北、四川、雲南。

採製 夏季發苗時採集，曬乾。

性能 澀、微苦，溫。有小毒。能溫腎，消脹，止痛。

應用 用於腹脹，胃痛，疝氣，血吸蟲病腹水。用量5~10g。

文獻 《大辭典》上，2542。

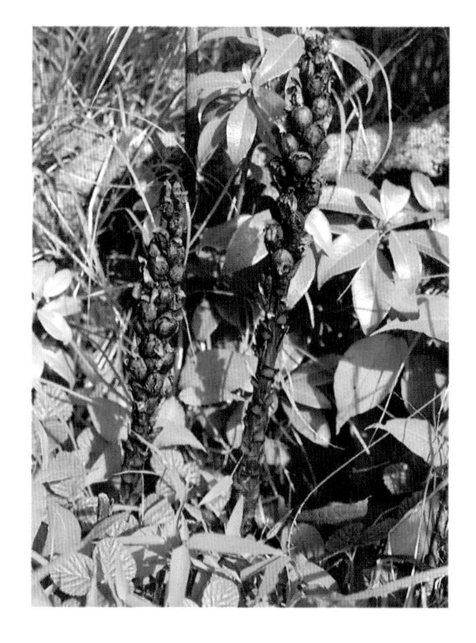

5321 石上蓮

來源 苦苣苔科植物 Oreocharis benthamii Clarke 的全草。

形態 草本。莖極短。葉叢生，長達19cm；葉片橢圓形或卵狀橢圓形，長8~12cm，邊緣有小牙齒或近全緣，上面有短伏毛。下面初生褐色短絨毛；葉柄有褐色絨毛。花葶3~4，高約20cm，有絨毛，聚傘花序；苞片鑽形；花萼長約4.5mm，5裂近基部；花冠紫色，長1~1.5cm，筒部筒狀鐘形，檐部短，不明顯二唇形；雄蕊4，2強，與花冠等長或2個伸出；子房無毛。蒴果，長2.8~4cm。

分佈 生於低山林下石上。分佈於廣東、廣西、香港。

採製 夏季採收，曬乾。

性能 活血，止咳。

應用 用於跌打損傷，咳嗽。用量9~15g。

文獻 《廣西藥用植物名錄》，480。

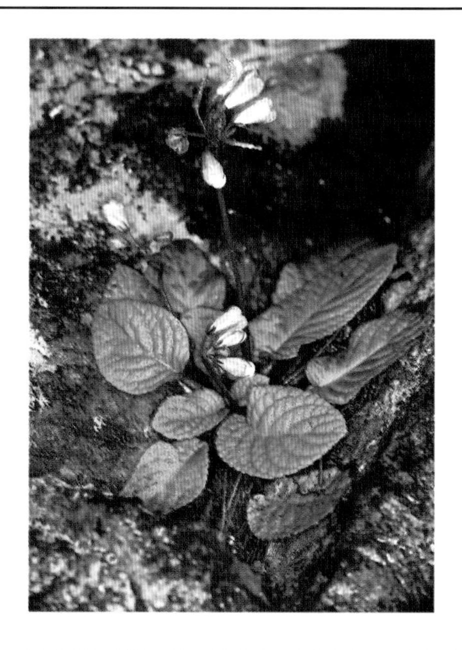

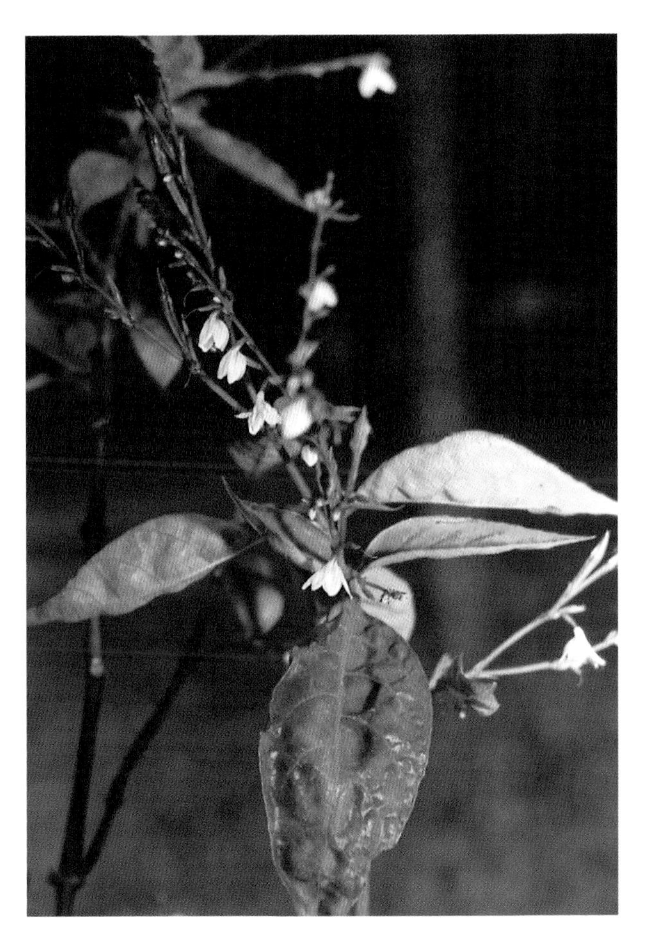

5322 盜偷草

來源 爵床科植物盜偷草 Asystasia coromandelinus Nees 的全草。

形態 草本，莖少分枝。葉披針形，頂端漸尖至長尖。花序總狀，頂生，花多單生而偏向一側，花萼裂片5；花冠白色，筒狀鐘形。蒴果長形。

分佈 生於林下。分佈於廣東、廣西、雲南。

採製 全年可採，洗淨，曬乾。

性能 淡，涼。散瘀，止血，止痛，駁骨。

應用 用於跌打，骨折，外傷出血。用量15~30g。

文獻 《廣西藥用植物名錄》（1974），324。

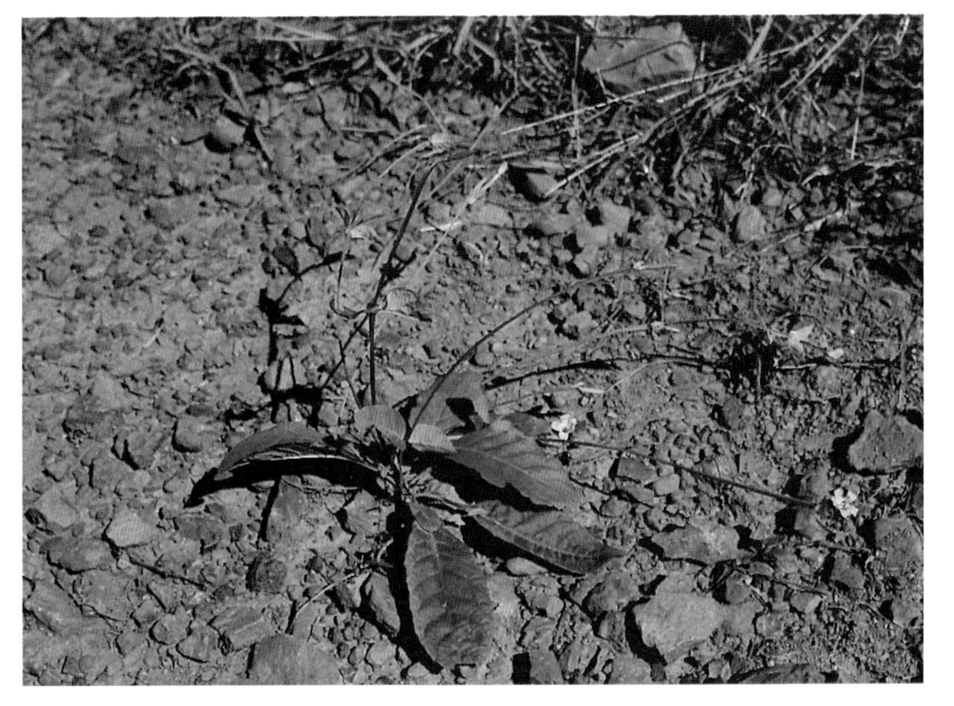

5323 羊叉七

來源 爵床科植物鞭穗地皮消 Pararuellia flagelliformis (Roxb.) Bremek. 的根。

形態 草本，高10~15cm。鬚根圓柱形，白色。莖短縮。葉基出蓮座狀，近無柄，矩圓形或倒卵狀矩圓形，長3~15cm，，先端鈍或尖，邊緣淺波狀，兩面生粗毛。花葶長3~10cm，花序具3~6（10）節，總苞片葉狀，對生，花數朵簇生其腋間；苞片卵狀披針形，被毛；花萼5深裂達中部，裂片狹披針形；花冠淡紫色，長約16mm，漏斗狀，裂片5，筒部稍長於裂片；雄蕊4，2強。蒴果，長約2cm；種子10餘粒。

分佈 生於灌叢、山坡、草地。分佈於湖北、四川、雲南、貴州、廣西、廣東。

採製 秋冬採集，曬乾。

性能 苦，溫。散寒發表，止痛。

應用 用於小兒感冒風寒，胃寒腹痛。用量3~6g。

文獻 《萬縣中草藥》，29。

5324 地皮消

來源 爵床科植物地皮消 Pararullia delavayana (Baill.) E. Hossain 的全草。

形態 多年生草本，高10~15cm。葉基生，蓮座狀，葉片倒卵形或矩圓形，長3~15cm，寬1~8cm，先端鈍或尖，邊緣淺波狀；兩面生粗毛，花葶常生2節花，或退化呈頭狀，總苞片葉狀，對生，苞片披針形，有白色綿毛；花萼5深裂，裂片狹披針形；花冠淡紫色或白色，長約16mm，漏斗狀，裂片5，稍短於花冠；雄蕊2強。蒴果柱狀，長約2cm，種子遇水現白色絨毛。

分佈 生於山坡灌叢或草地。分佈於四川、雲南。

採製 秋季採集，洗淨，曬乾。

性能 甘，微寒。消炎拔毒。

應用 用於瘡癤腫痛。用量10~12g。

文獻 《中國高等植物圖鑑》IV，155。

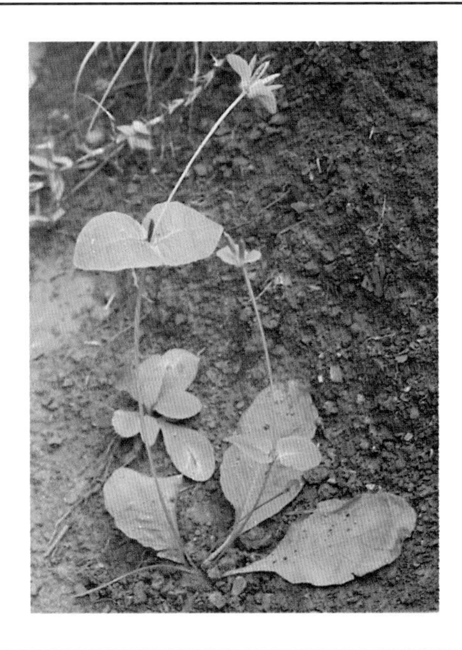

5325 孩兒草

來源 爵床科植物孩兒草 Rungia pectinata (Linn.) Nees 的全草。

形態 細弱草本，高50cm。莖下部匍匐，上部多分枝。葉對生，橢圓狀矩圓形至矩圓狀披針形，長1.5~5cm，全緣。穗狀花序頂生或腋生，近無柄，長1~2.5cm，花偏生於一側；苞片2型，有花苞片倒卵狀橢圓形，長約3mm，背面有毛，邊緣寬膜質並有睫毛，無花苞片橢圓狀披針形，篦齒狀排列；小苞片2；萼5裂，稍短於苞片；花冠白色帶淡紫色，2唇形，下唇3淺裂；雄蕊2，2藥室不等高，較低一室有小距。蒴果，長約3mm，種子4顆。

分佈 生於草地、路旁水濕處。分佈於雲南、廣西、廣東、台灣。

採製 夏冬採挖，洗淨，曬乾。

性能 甘、苦，涼。清肝明目，消積止痢。

應用 用於肝炎，急性結膜炎，小兒食積，痢疾，頸淋巴結核。用量9~15g。

文獻 《大辭典》下，3596。

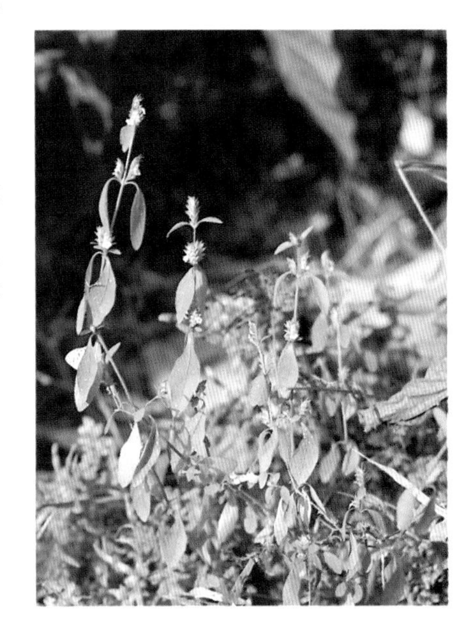

5326 苦檻藍

來源 苦檻藍科植物苦檻藍 Myoporum bontioides (Sieb. et Zucc.) A. Gray 的根。

形態 灌木；高達1.5m。葉互生，肉質，倒披針形至矩圓形，長6~9cm，全緣或先端有少數淺鋸齒，兩面無毛。花1~3朵腋生；花梗細，長1.5~2cm；花萼短鐘狀，裂片5，宿存；花冠淡紫色，裂片5，矩圓形，有紫色斑點；2強雄蕊，生於花冠筒基部；花柱1，柱頭頭狀，子房卵形。核果球形，直徑1~1.5cm，頂端尖，4~8室，每室有1種子。

分佈 生於海邊潮界綫上。分佈於廣東、福建、台灣、浙江。

採製 全年可採，曬乾。

應用 用於肺病。

文獻 《廣東藥用植物手冊》，619；《新華本草綱要》三，337。

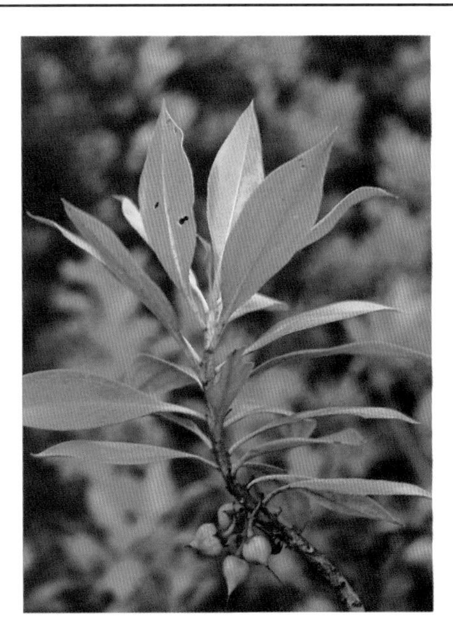

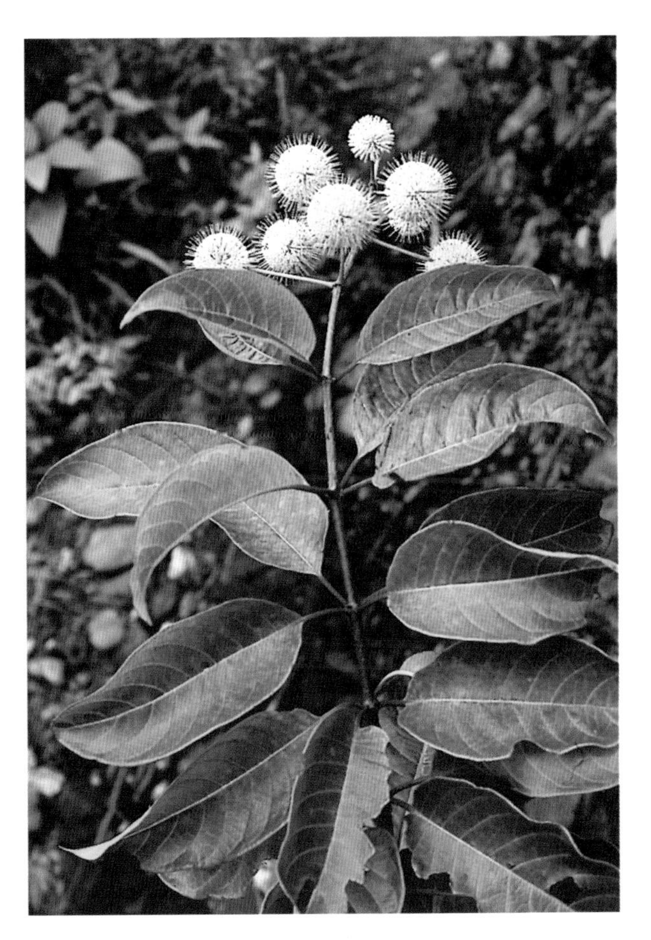

5327 風箱樹

來源 茜草科植物風箱樹 Cephalanthus occidentalis L. 的葉和嫩芽。

形態 灌木或小喬木，高1~4m。小枝幼時被毛，略扁，微四棱柱形，成長後圓形，褐色。葉對生和3枚輪生，矩圓形至矩圓狀披針形，長10~15cm，下面被毛；葉柄長5~10mm；托葉三角形，常具黑腺點。頭狀花序球形，單一或排成總狀，生於枝頂或上部葉腋，盛開時直徑3~3.5cm，總花梗長2.5~6cm，略被毛，花微香，4數，長8~10mm，花冠漏斗形，白色，裂片4，內被柔毛，萼檐裂片與花冠裂片間常具黑腺體。乾果略扁，長4~6mm，種子具翅。

分佈 生於略陰蔽處或灌木叢中。分佈於長江以南各省區和台灣、香港。

採製 全年可採，曬乾。

性能 苦，涼。清熱解毒，收濕止癢。

應用 用於皮膚癢瘡，對口瘡，天泡瘡，爛腳趾，跌打，牙痛，痢疾，腸炎。用量9~15g；外用適量。

文獻 《大辭典》上，984。

附註 本植物根清熱解毒，散瘀消腫；用於流感，上呼吸道感染，咳嗽，尿路感染，風濕性關節炎，瘡癧等。

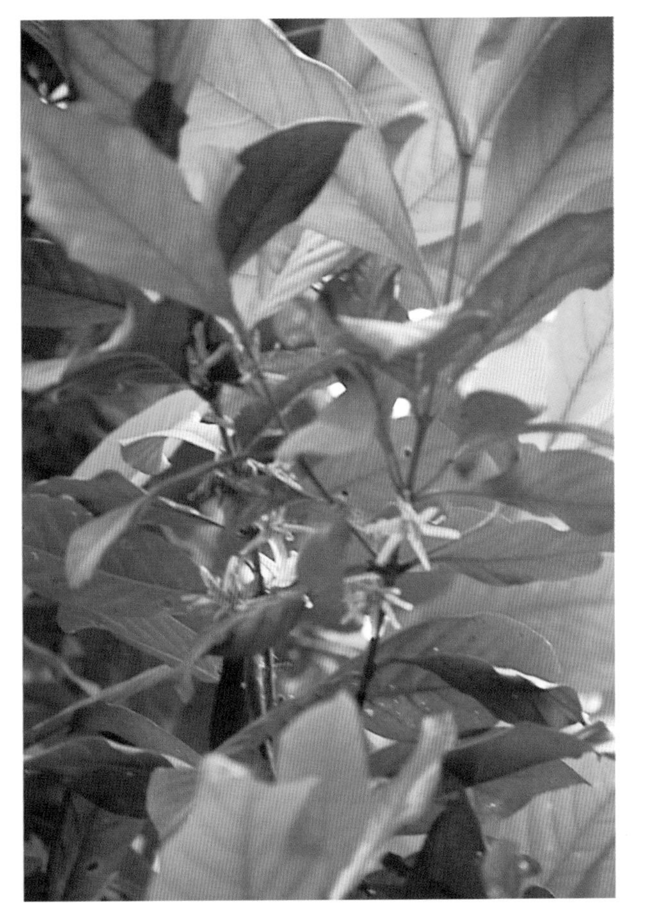

5328 大粒咖啡（咖啡）

來源 茜草科植物大粒咖啡 Coffea liberica Bull 的成熟種子。

形態 大灌木或小喬木。葉薄革質，橢圓形，倒卵狀橢圓形或披針形。托葉基部闊合生，闊三角形。聚傘花序短小，簇生於葉腋或老枝上。漿果大，闊橢圓形，成熟時鮮紅色或最後變黑色，種子長圓形，平滑。

分佈 雲南和廣東有栽培。

採製 夏秋季果熟時採，取種子炒後碾碎。

成分 含咖啡因。

性能 苦、澀，平，芳香。助消化，興奮，利尿。

應用 用於頭痛目昏，嗜睡，食積油膩，小便不通。用量3g。

文獻 《海南植物誌》三，350；《華南植物園植物名錄》，196。

5329 香果樹

來源 茜草科植物香果樹 Emmenopterys henryi Oliv. 的根或樹皮。

形態 落葉喬木，高達30m。枝皮灰褐色，皮孔長圓形。單葉對生，橢圓形或卵形，長11~21cm，寬5~11cm，先端漸尖，基部楔形，葉背脈腋有淡黃色柔毛；葉柄長2~6cm，被柔毛；托葉三角狀卵形，早落。傘房狀圓錐花序頂生；花萼盃狀，5齒裂，其中一裂片常擴大呈花瓣狀，初白色，果時粉紅色，宿存；花冠漏斗狀，5裂片被細柔毛；雄蕊5，生於花冠管喉部；花盤環狀；柱頭2裂。蒴果木質，長卵形，紅色，有縱稜。

分佈 生於山地林中或路旁。分佈於陝西、河南、湖北、湖南、浙江、安徽、福建、四川、雲南、貴州。

採製 春夏季採收，曬乾。

性能 甘，平。和胃止嘔。

應用 用於反胃嘔吐。用量6~8g。

文獻 《新華本草綱要》二，437。

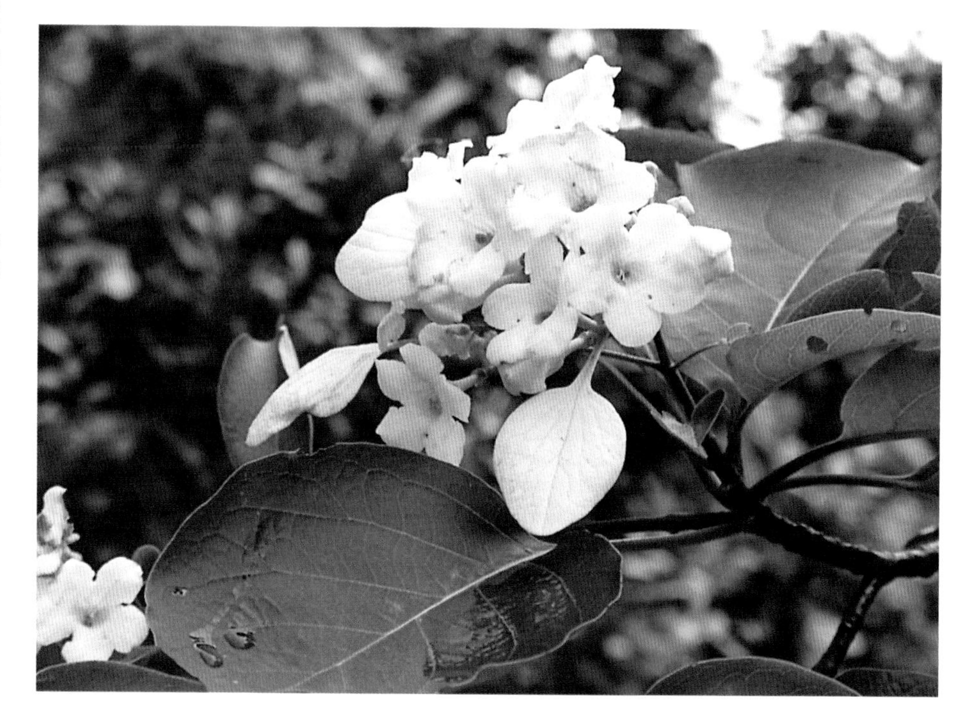

5330 黃梔子

來源 茜草科植物大花黃梔子 Gardenia sootepense Hutch. 的果和根。

形態 落葉喬木，高6~10m，樹皮環狀脱落；小枝粗壯。葉對生，寬橢圓形，先端急尖，基部鈍圓，兩側不等，長10~25cm，寬5~15cm，上面無毛，有光澤，下面密被短絨毛。花單生或成對，通常開於葉前，芳香，着生枝頂的葉腋；萼管倒圓錐形，長約1.2cm，密被柔毛；花冠管長達6.5cm，上部稍寬，花冠金黃色，裂片卵狀橢圓形，長約3.5cm，花柱長約6cm，柱頭棒頭狀，2裂。果長圓形，兩端尖，長達6cm，徑約3cm，外面有6~9條稍明顯的縱稜和多數細小的皮孔。

分佈 生於低山次生雜木林中。分佈於雲南南部。

採製 果夏季採收，根全年可採，切片曬乾。

性能 苦，寒。消腫止痛，涼血，消炎，祛風除濕。

應用 用於黃疸，水腫，牙痛，風濕性關節炎，跌打腫痛，扭傷挫傷，用量15~20g，外用適量搗敷。

文獻 據傣族、哈尼族民間用藥調查資料。

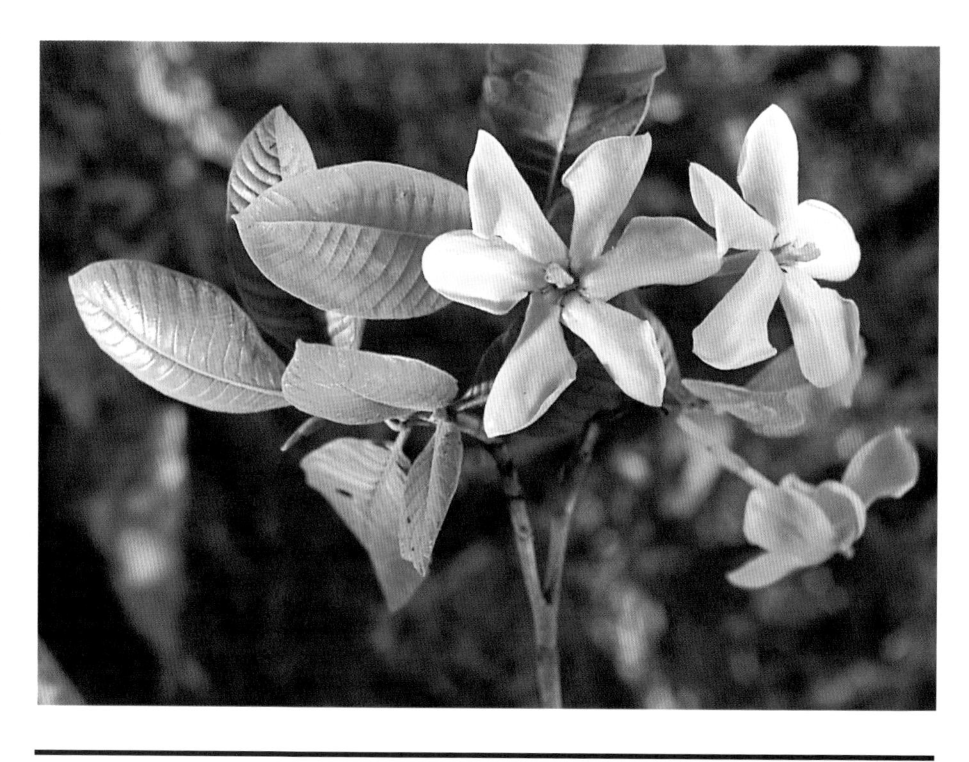

5331　金草

來源　茜草科植物金草 Hedyotis acutangula Champ. 的全草。

形態　灌木狀草本。莖幾不分枝，銳四稜形或具翅。葉對生，披針形，長5~12cm；近無柄；托葉三角形，基部合生，上部全緣或具小齒。聚傘花序頂生，常圓錐狀或傘房狀排列；小苞片廣展；花4數，無梗；萼筒陀螺狀，長約1mm，裂片卵形；花冠筒狀，喉部稍擴大，裂片披針形；雄蕊內藏，生於花冠筒喉部。蒴果倒卵形，長2~2.5mm，頂端平或微凸，具宿存裂片，兩裂開裂。

分佈　生於山坡灌木叢中。分佈於廣東、海南、香港。

採製　夏秋採收，曬乾。

成分　葉含有山小橘萜 (arborinone)、異山小橘醇 (isoarborinol)、豆甾醇、γ-谷甾醇；全草含熊果酸 (ursolics acid)。

性能　甘，微苦，性涼。清熱解毒，涼血，利尿。

應用　用於肝炎，咽喉腫痛，咳嗽，尿路感染，淋瀝赤濁，結膜炎。用量9~15g。

文獻　《新華本草綱要》二，441。

附註　本品亦作獸藥，用於豬丹毒。

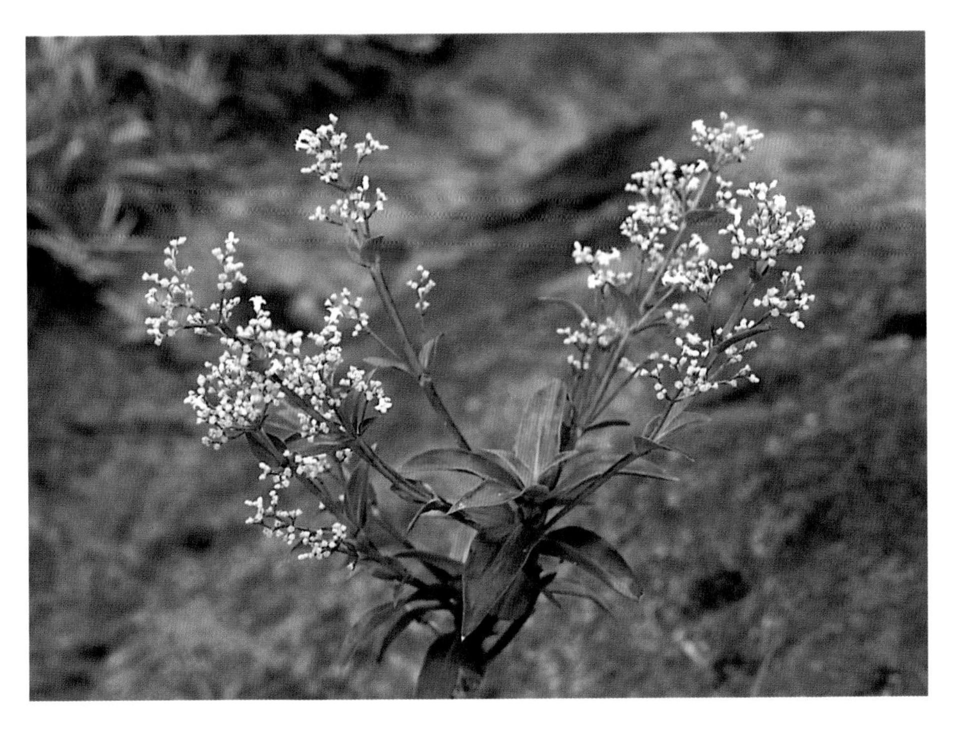

5332　鶺哥舌

來源　茜草科植物松葉耳草 Hedyotis pinifolia Wall. 的全草。

形態　披散草本，高10~25cm；枝銳四稜形。葉叢生，很少對生，無柄，堅硬而挺直，綫形長12~25 (~40) mm，兩面粗糙，僅具中脈1條；托葉下部合生成一短鞘，頂端分裂成長短不等的刺毛數條。團傘花序有花3~10，頂生和腋生，無總花梗，有披針形的苞片；花梗長0.8~1mm；萼管倒圓錐形，被疏粗毛，裂片銳尖，具睫毛；花冠筒狀，裂片矩圓形；雄蕊生於花冠筒喉部。蒴果近球形，被毛，有宿存萼片。

分佈　生於曠野或海灘沙地上。分佈於海南、廣東、廣西。

採製　全年可採，鮮用或曬乾。

性能　淡、甘，平。消腫止痛，消食，止血。

應用　用於瘡癤癰疽，小兒疳積，蛇咬傷，跌打腫痛，潮熱。用量鮮品50~75g或適量。

文獻　《新華本草綱要》二，444。

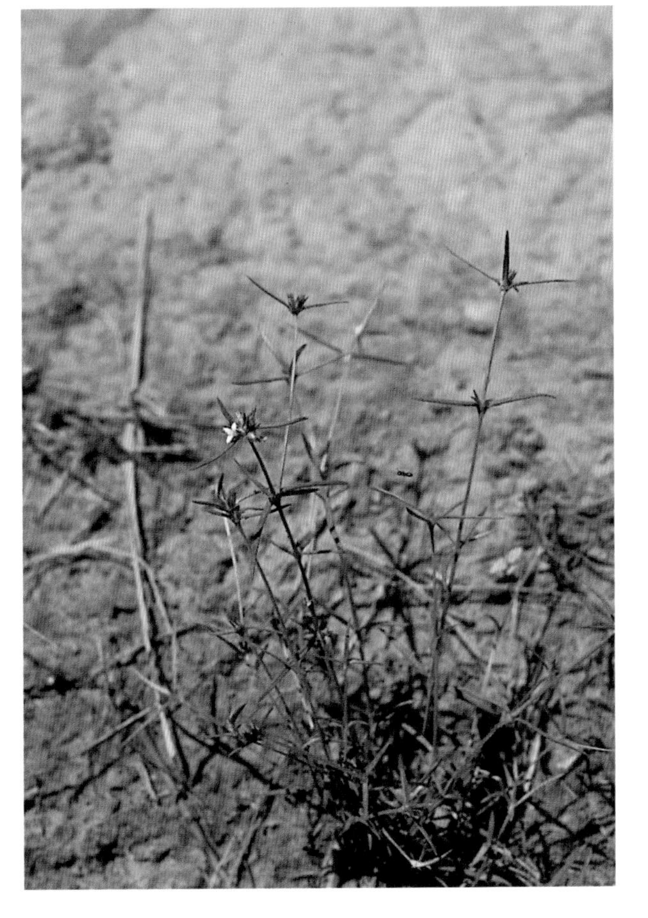

5333 紅花茜草

來源 茜草科植物紅花茜草 Rubia podantha Diels 的根。

形態 草本，攀援狀或披散狀；主根木質，紅褐色；莖和分枝均有直槽，密被倒向小刺狀糙毛。葉4片輪生，紙質，披針形，邊緣反捲，兩面脈上及邊緣均被糙毛，3脈。聚傘花序頂生或腋生，疏散；總花梗長而直；花小，紅色或粉紅色，花冠輻狀，裂片3，三角形。

分佈 生於林中。分佈於雲南西北部。

採製 春秋採挖，除去莖苗及鬚根，洗淨，曬乾。

成分 根含茜草素 (Alizarin)、紫茜素 (Purpurin)、大葉茜草甙 A、B。

性能 苦，寒。行血止血，通經活絡。

應用 用於吐血，衄血，尿血，便血，血崩，經閉，風濕痹痛，跌打損傷，黃疸等。

文獻 《大辭典》下，3276。

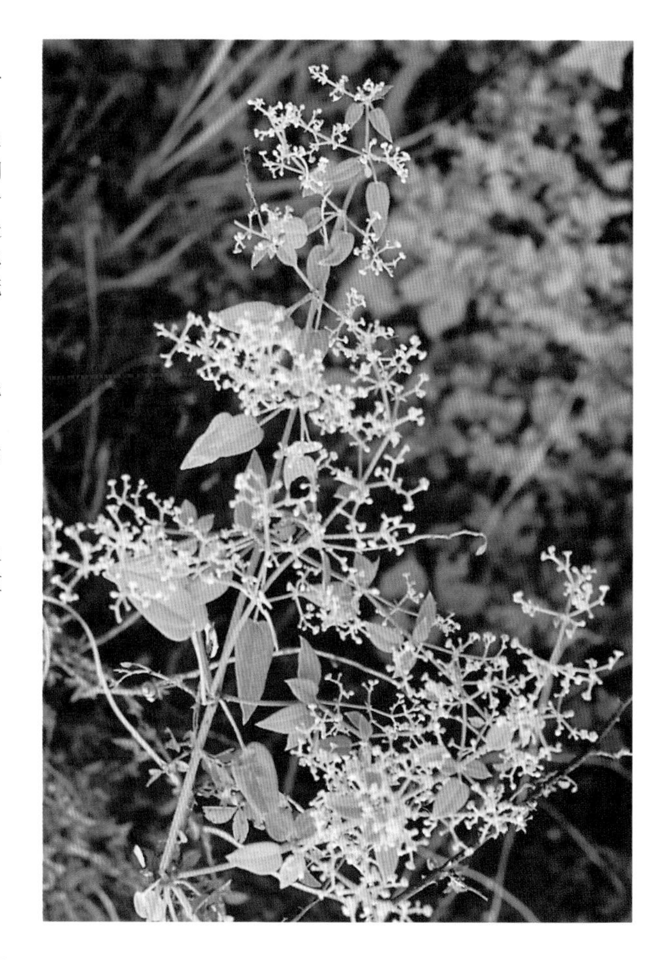

5334 光莖茜草

來源 茜草科植物光莖茜草 Rubia wallichiana Decne. 的根。

形態 多年生草本。莖明顯具4稜，無毛或於稜上生小倒刺。葉4片輪生，葉柄長達7cm；葉片堅紙質至革質，淡綠色常帶紅色，毛少。聚傘花序組成的圓錐花序長5~10cm；花綠、淡黃、黃或暗紫色，直徑3.5~4mm，花冠裂片5，卵狀披針形；果較大，成熟後黃紅色，乾時變紅色。

分佈 生於海拔1,500~3,080m 的林緣或灌叢中。分佈於雲南、西藏。

採製 春秋採挖，除去莖苗及鬚根，洗淨，曬乾。

性能 苦，寒。行血止血，通經活絡。

應用 用於吐血，衄血，尿血，便血，血崩，閉經，風濕痹痛，跌打損傷，黃疸等。

文獻 《天然產物研究與開發》(1991. 4)，7。

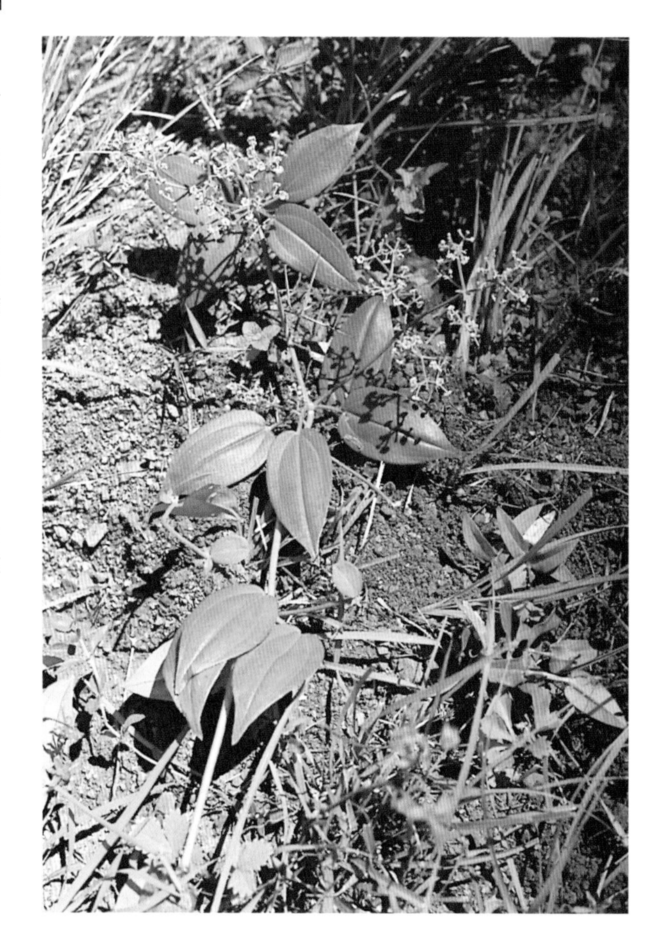

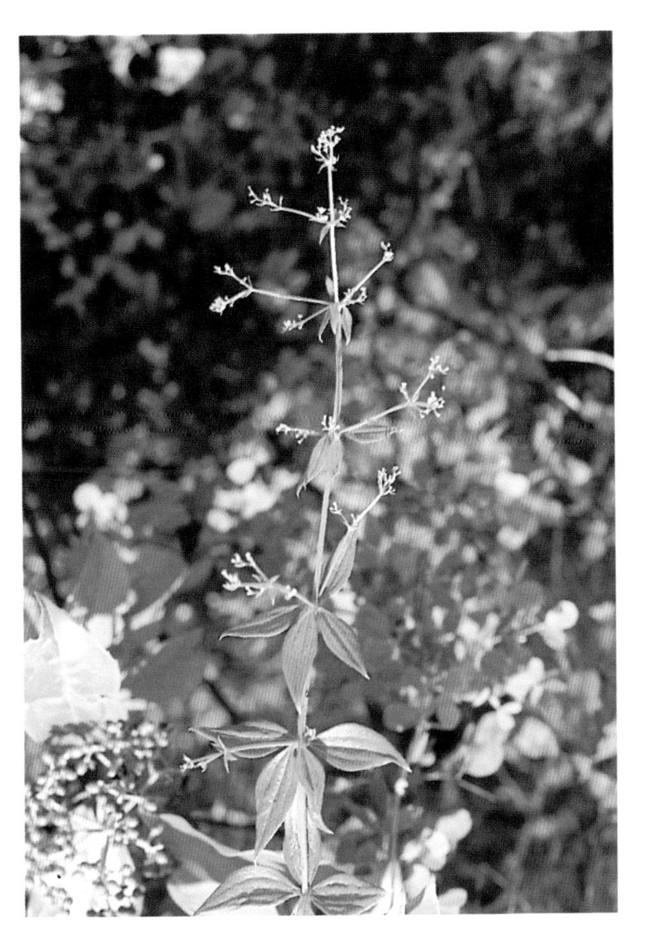

5335　小紅參

來源　茜草科植物小紅參 Rubia yunnanensis Diels 的根。

形態　草本，近直立；根簇生，細長柱狀，肥厚。葉4片輪生，無柄或近無柄，近革質，3脈，上面稍凹入，下面隆起。聚傘花序頂生和腋生；花小，綠黃色，有短梗；花冠近輻狀，裂片狹卵形，頂端尖銳，內彎。漿果小，黑色。

分佈　生於海拔2,000～3,000m的山地林中，分佈於雲南西部和西北部。

採製　秋冬季採挖，洗淨，曬乾。

成分　根及根莖含茜草甙、大葉茜草甙、茜草素、紫茜素。

性能　甘，溫。補血活血，祛風除濕。

應用　用於頭暈，失眠，肺結核，吐血，風濕，跌打損傷，月經不調。

文獻　《大辭典》上，0501。

5336　毛花柱忍冬（金銀花）

來源　忍冬科植物毛花柱忍冬 Lonicera dasystyla Rehd. 的花蕾或帶初開的花。

形態　攀援狀灌木。嫩枝被微柔毛。單葉對生，紙質，卵形或卵狀長圓形，莖下部葉有時不規則的羽狀3~5中裂，兩面無毛或下面被氈毛；葉柄被微柔毛。花雙生於葉腋，集合成總狀花序；總花梗長4～12mm，密被微柔毛；苞片和小苞片極小；花5數；萼筒無毛；花冠白色，後變黃色，長2~3.5cm，外面被微柔毛或無毛，裏面密被短柔毛；花絲基部被疏柔毛；花柱通常被疏柔毛。果實成熟時黑色。

分佈　生於水邊灌木叢中。分佈於華南。

採製　夏初花開放前採收，乾燥；或用硫磺薰後乾燥。

成分　花含綠原酸等。

性能　甘，寒。清熱解毒，涼散風熱。

應用　用於風熱感冒，溫病發熱，癰腫疔瘡，喉痹，丹毒，熱血毒痢。用量6~15g。

文獻　《中國藥典》(1990)，191。

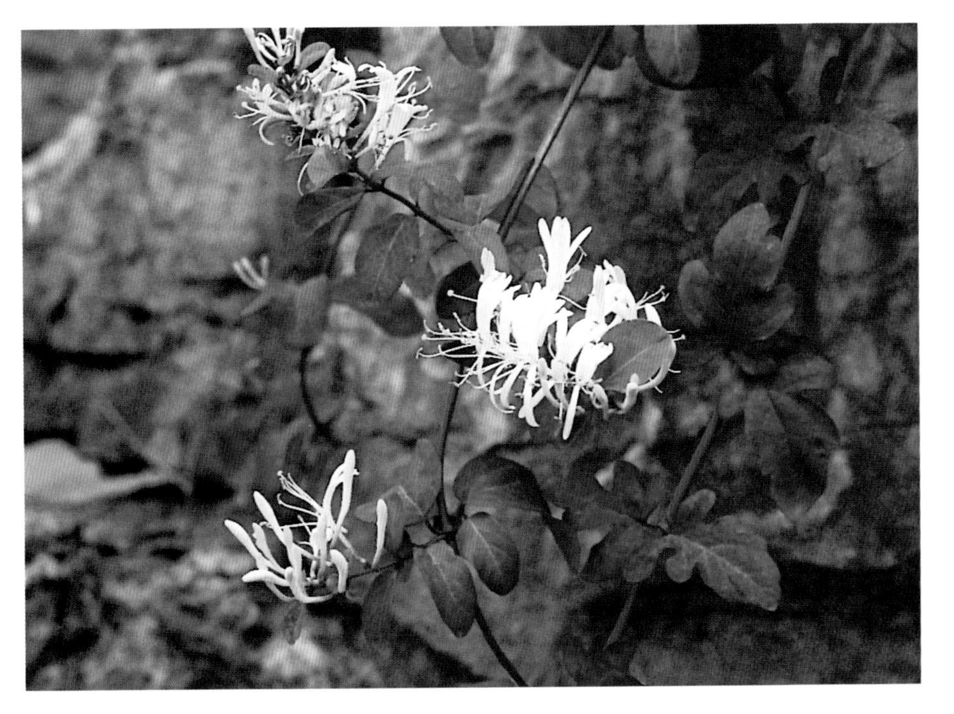

5337 紅白忍冬（金銀花）

來源 忍冬科植物紅白忍冬 Lonicera japonica Thunb. var. chinensis (Wats.) Bak. 的花蕾。

形態 半常綠灌木，幼枝紫黑色。葉對生，紙質，卵形至卵狀矩圓形，全緣，幼葉兩面被毛。花成對腋生，苞片2，葉狀；小苞片比萼筒狹；花萼短，具5齒；花冠外面紫紅色，內面白色，上唇裂片較長，裂隙深超過唇瓣的1/2。漿果球形，熟時黑色。

分佈 生於山坡上。分佈於安徽；江蘇、浙江、江西和雲南等地有栽培。

採製 3~5月採花蕾，曬乾。

成分 花蕾含木犀草素等。

性能 甘，寒。清熱解毒。

應用 溫病發熱，咽喉腫痛，瘟疹丹毒，腸炎，痢疾，急性腎炎，瘡癤疔癰。

文獻 《浙江藥用植物誌》下，1233。

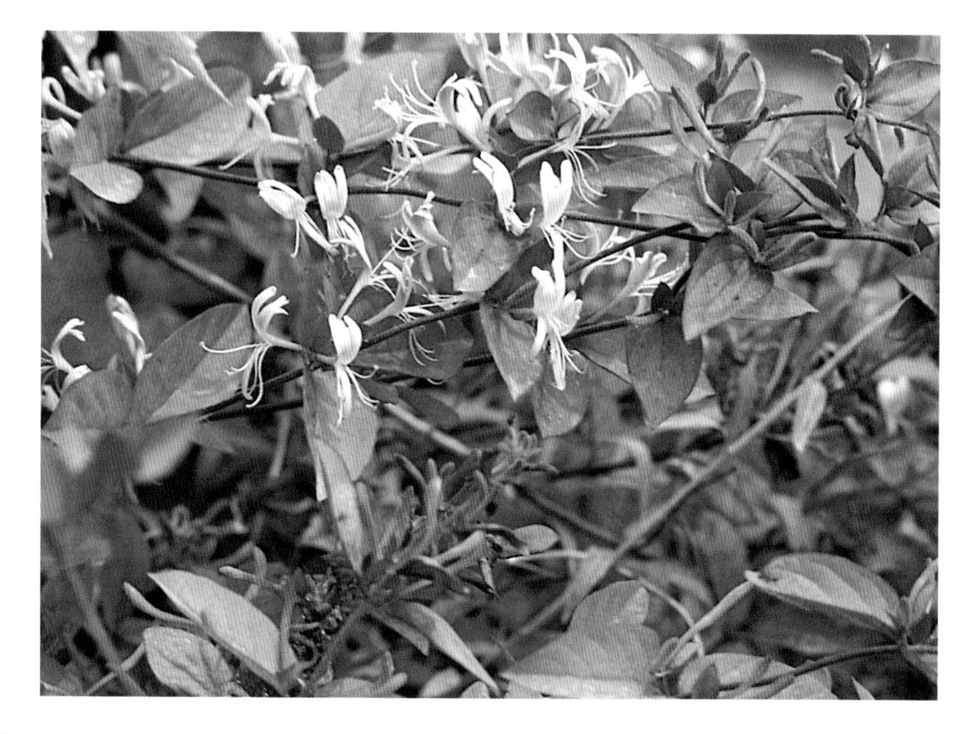

5338 合軸莢蒾

來源 忍冬科植物合軸莢蒾 Viburnum sympoiale Graebn. 的莖葉。

形態 灌木至小喬木，高達10m。幼枝有星毛狀鱗片，二年生小枝平滑而棕褐色，合軸生長，冬芽無鱗片。葉卵形至橢圓狀卵形，長7~13cm，基部圓形或心形，邊緣有鋸齒，下面脈上有星狀鱗片，側脈達齒端。花序無總梗，複傘形，徑5~9cm；邊花白色，大型，不孕，芳香；萼筒狀，齒5，有星狀毛；孕花白色微紅，輻狀，長約2mm；雄蕊5，長約為花冠之半；子房下位。核果橢圓狀，紫紅色，長6~8mm；核略扁，背具1淺槽，腹具1深溝。

分佈 生於林下。分佈於陝西、甘肅、四川、貴州、湖北、湖南、江西、浙江、福建、廣西。

採製 夏季採摘，曬乾。

性能 調經通乳。

應用 用於乳汁不通，月經不調。用量9~15g。

文獻 《宜賓地區中草藥植物名錄》，269。

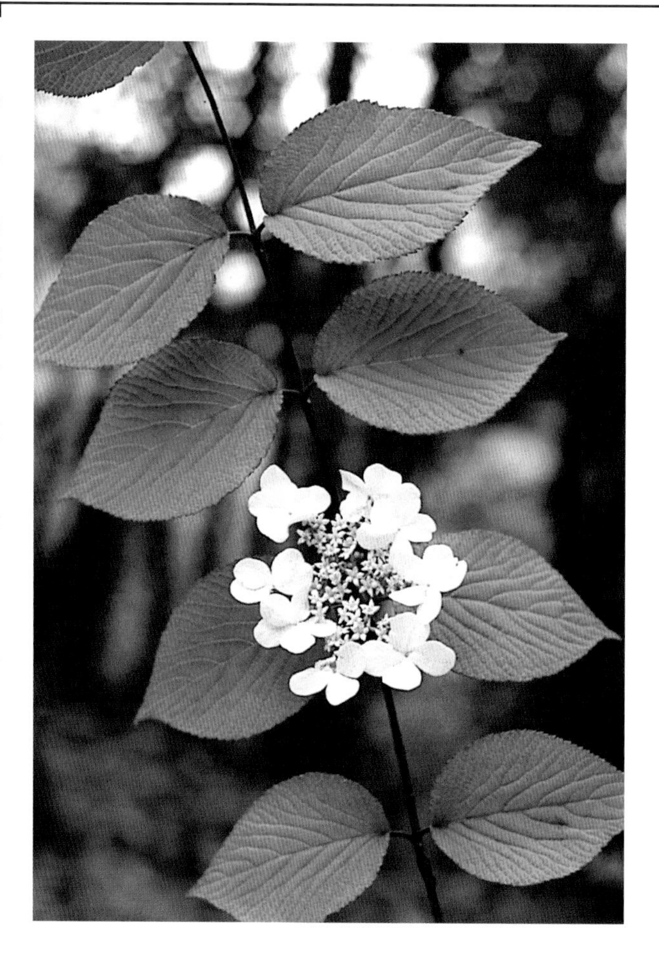

5339　煙管莢蒾

來源　忍冬科植物煙管莢蒾 Viburnum utile Hemsl. 根或全株。

形態　常綠灌木。幼枝密被淡灰褐色星狀毛，冬芽無鱗片。葉對生，革質，橢圓狀卵形至卵狀矩圓形，全緣，下面被灰色星狀氈毛。花序複傘形狀，有星狀毛；花萼筒狀，5齒，花冠白色，未開放前略帶粉紅色；雄蕊5，着生於近花冠筒基部。核果橢圓形，先紅熟黑，核扁，背具2、腹具3淺槽。

分佈　生於山坡、林下或灌叢中。分佈於湖北、湖南、四川、貴州等。

採製　全年可採，洗淨，曬乾。

性能　酸、澀，平。清熱利濕，祛風活絡，涼血止血。

應用　用於痢疾，痔瘡出血，風濕筋骨疼痛，跌打損傷，瘀血腫痛。

文獻　《新華本草綱要》三，350。

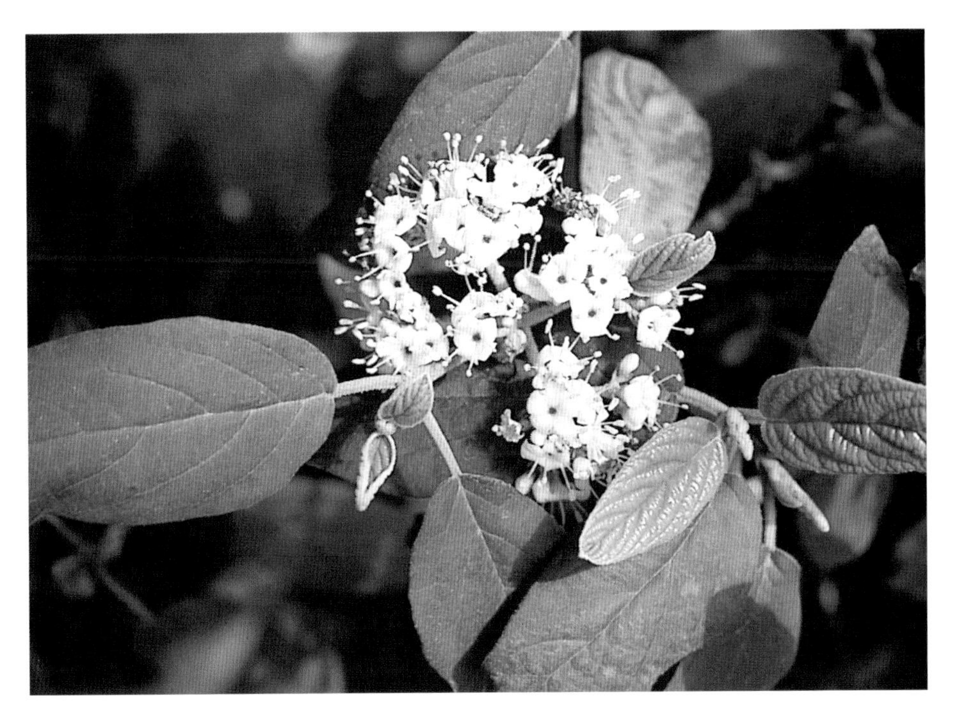

5340　楊櫨

來源　忍冬科植物水馬桑 Weigela japonica Thunb. var. sinica (Rehd.) Bailey 的全株。

形態　灌木至小喬木。幼枝有2列柔毛。葉卵形至橢圓形，邊緣有鋸齒，兩面被短柔毛，葉柄長8~12mm。聚傘花序1~3花，生於短枝葉腋，花大，白色至紅色；萼筒長10~12mm，裂片5，有柔毛；花冠漏斗狀鐘形裂片5；雄蕊5，着生於近花冠中部；花柱稍伸出花冠外。蒴果頂有短柄喙，2瓣室間開裂。

分佈　生於山坡、溪溝邊、雜木林中。分佈於安徽、浙江、江西、福建、湖北、湖南、廣東、廣西、貴州、四川。

採製　夏秋季採，曬乾。

性能　微苦，涼。清熱解毒。

應用　用於癰疽，惡瘡。

文獻　《新華本草綱要》三，351。

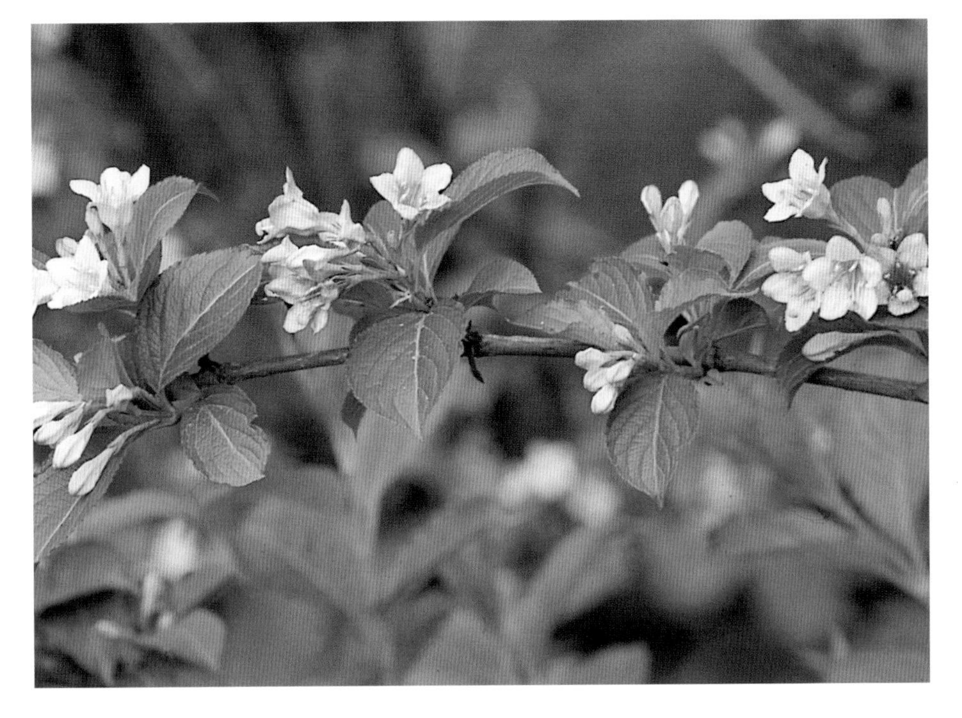

5341　金瓜

來源　葫蘆科植物越南裸瓣瓜 Gymnopetalum cochinchinensis (Lour.) Kurz 的全草。

形態　草質藤本，莖柔弱，捲鬚不分叉，稀2叉。葉五角形或3~5中裂，長寬均4~8cm，兩面粗糙，邊緣有小齒，葉柄長3~5cm。花單性，雄花單生或3~8組成總狀花序，苞片菱形，分裂，花托狹筒狀，長約2cm，花冠白色，裂片5，長約1.5cm，雄蕊3，藥室S形彎曲；雌花單生，花柱長，柱頭3。果長圓狀卵形，成熟時橙紅色，長4~5cm，具縱稜10條。

分佈　生於路邊灌叢或草地上。分佈於雲南和廣西。

採製　夏秋採收，鮮用或曬乾。

應用　用於婦科病，週身疼痛，手腳痿縮。

文獻　《新華本草綱要》二，317。

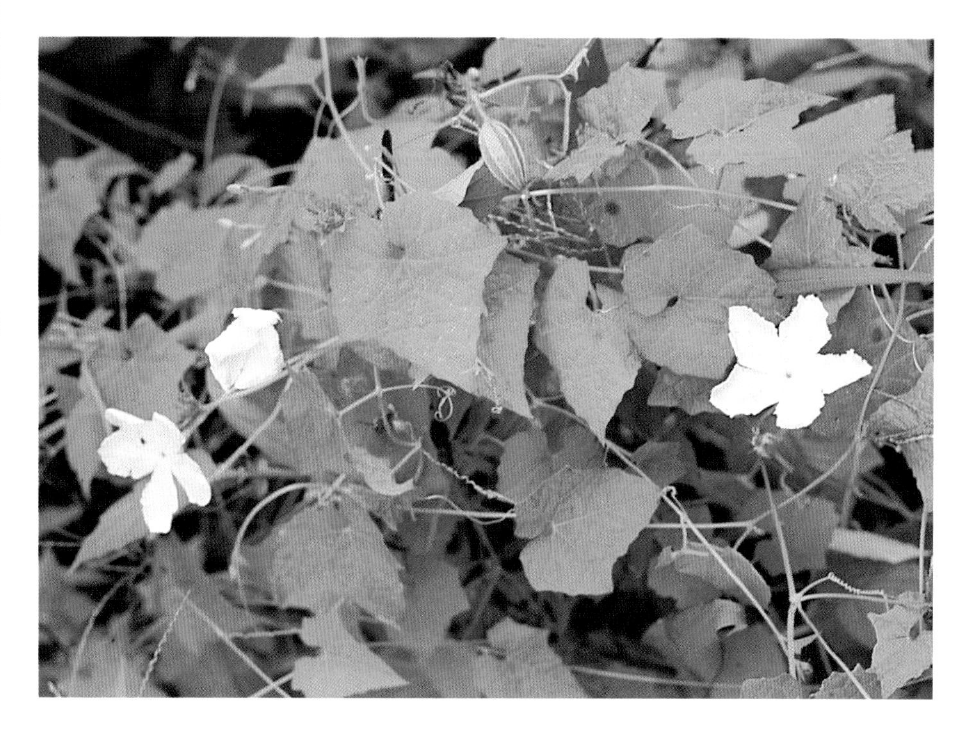

5342　三葉絞股藍

來源　葫蘆科植物三葉絞股藍 Gynostemma laxum (Wall.) Cogn. 的全草。

形態　多年生攀援草本。莖無毛或疏被微柔毛。葉互生，鳥足狀，具小葉3，紙質，中央小葉卵狀披針形，側生小葉卵形，邊緣具淺波狀鈍齒，兩面無毛；葉柄和小葉柄均無毛。雌雄異株；花黃綠色，5數；雄圓錐花序頂生或腋生；花冠無毛；雄蕊花絲合生，花藥着生其頂端；雌花序同雄花。漿果球形，直徑8~10mm，無毛。種子闊卵形，兩面具乳突。

分佈　生於溝谷密林或石灰岩山地混交林中。分佈於華南及雲南。

採製　全年可採，曬乾。

性能　清熱解毒。

應用　用於肝炎，咳嗽。用量15~30g。

文獻　《中國中藥雜誌》1992 (1) 6。

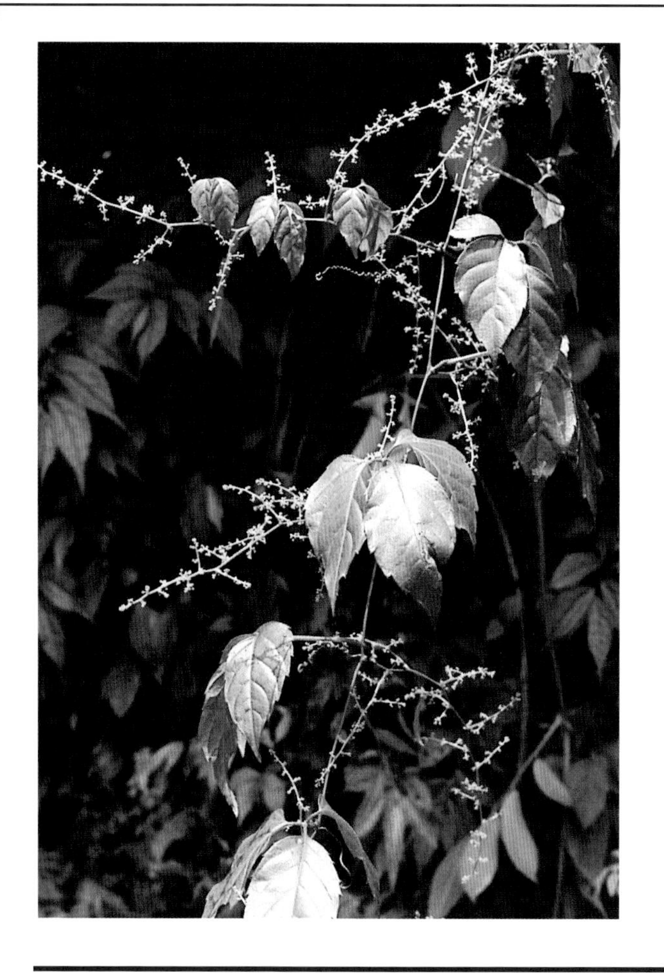

5343 麻錫嘎

來源 葫蘆科植物大葉木鼈子 Momordica macrophylla Gagnep. 的根、果實。

形態 多年生攀援藤本，塊根粗壯；莖有縱稜，捲鬚不分枝，先端螺旋狀。葉寬卵形，長10~12cm，寬8~10cm，先端漸尖，基部心形，邊緣波狀，葉柄長4~5cm，頂端通常具1~2對腺體。花單性同株，腋生，花冠淡黃色，中央灰黑色。果卵球形，成熟時深紅色，直徑6~8cm，表面有肉質刺狀凸起；種子扁圓形，棕黑色，有明顯的網紋和不規則的凸起。

分佈 生於平壩或低山路邊灌叢中或攀援於籬笆上面。分佈於雲南南部。

採製 全年可採，通常鮮用。

性能 苦，涼。消腫止痛。

應用 用於全身水腫，濕疹瘙癢，頑癬不癒；鮮根或果搗爛如泥，外敷患處；亦有用果瓤調芝麻油外敷患處。

文獻 《傣藥誌》III，6 。

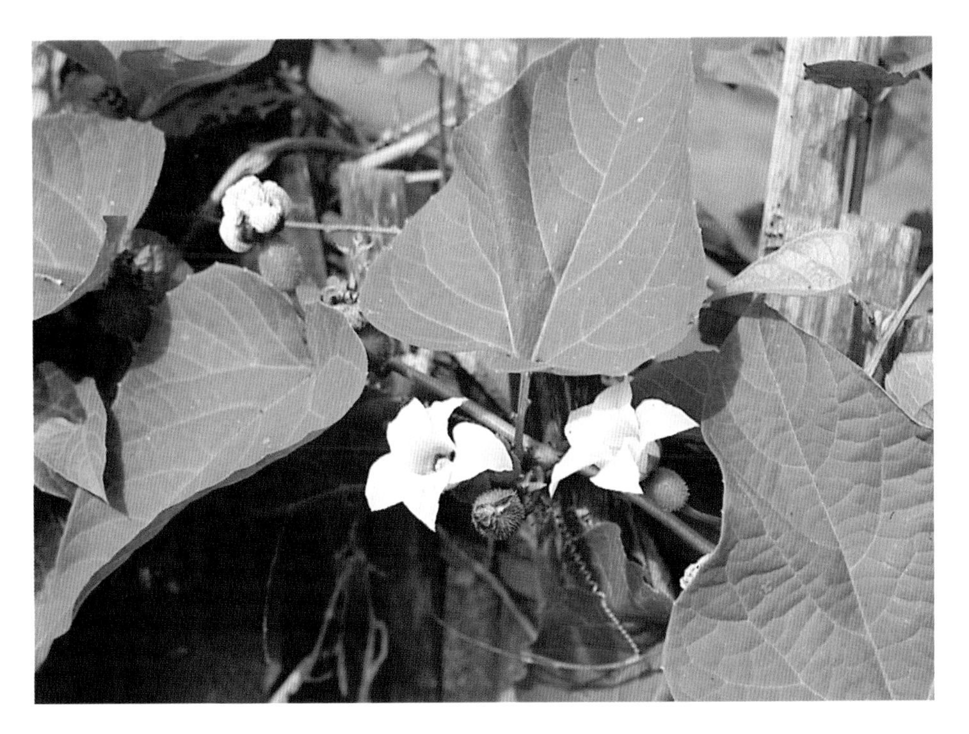

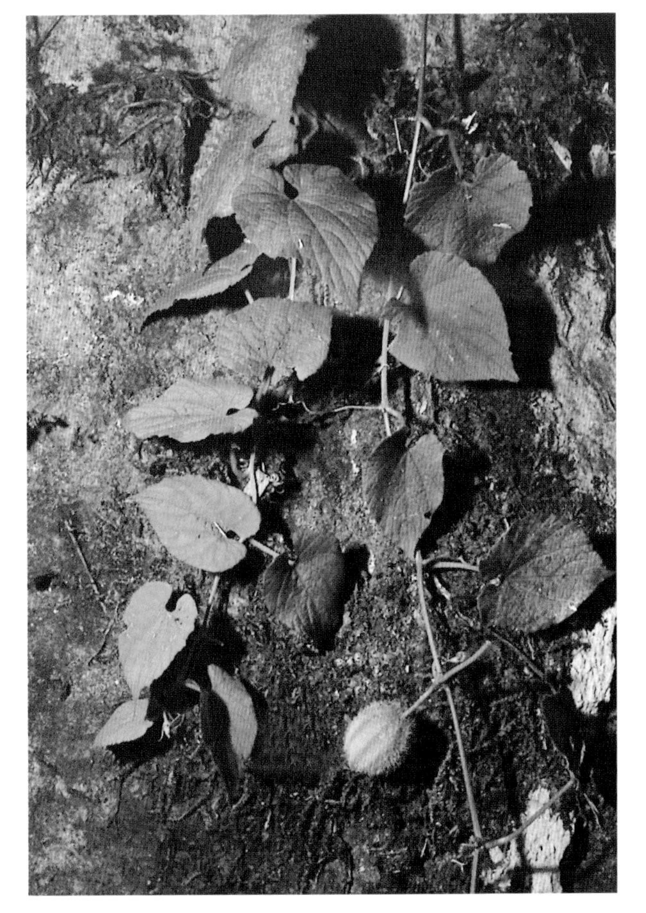

5344 球果赤瓟

來源 葫蘆科植物球果赤瓟 Thladiantha globicarpa A. M. Lu et Z. Y. Zhang 的全草。

形態 攀援藤本。莖、枝初時被微柔毛，後變無毛。捲鬚側生葉柄基部，單1，近無毛。單葉互生，卵狀心形，長3~10cm，寬1.6~6cm，邊緣有疏齒，上面初時被短剛毛，後成疣狀凸起，僅脈上被微柔毛，下面被微柔毛。花黃色，雌雄異株；雄花序腋生，常3~5朵聚生於花序梗頂端；苞片扇形，邊緣銳裂；花5數；雌花單生於葉腋；花柱3裂，柱頭深2裂。果球形，直徑1.8~2.3cm，被毛。種子三角狀卵形，具皺紋。

分佈 生於林下或溝旁灌木叢中。分佈於華南及貴州、湖南。

採製 夏秋季採，鮮用或曬乾。

性能 清熱解毒。

應用 用於深部膿腫，各種化膿性感染。用量15~30g；外用適量。

文獻 《廣西藥用植物名錄》，147。

5345 瓜葉栝樓

來源 葫蘆科植物瓜葉栝樓 Trichosanthes cucumerina Linn. 的根、果、種子。

形態 一年生攀援藤本，捲鬚2~3歧，塊根小，多鬚根，莖細弱。葉圓心形，長7~12cm，寬5~9.5cm，3~7中裂或深裂，裂片不規則，通常披針形，先端圓鈍或寬三角形，邊緣具疏齒，基部裂片常靠近，凹入約3cm，葉上面被微毛，下面密被短柔毛，葉柄長3~7cm，密被短柔毛和刺狀毛，花單性同株，雄總狀花序長12~18cm，着花約10，花冠白色，裂片與流蘇等長；雌花單生於雄花序基部，花梗長不及1cm。果卵狀橢圓形，長5.5~7.5cm，先端有彎曲喙狀柱基；種子7~10，長9~12mm，一端漸狹，另端平截或微凹。

分佈 生於低山盆地的村寨附近或園圃栽培。分佈於雲南、廣西的南部。

採製 夏秋採收，曬乾。

應用 根用於頭痛，氣管炎；果用於胃痛，消渴，氣喘；種子用於解熱和殺蟲。

文獻 《新華本草綱要》二，327。

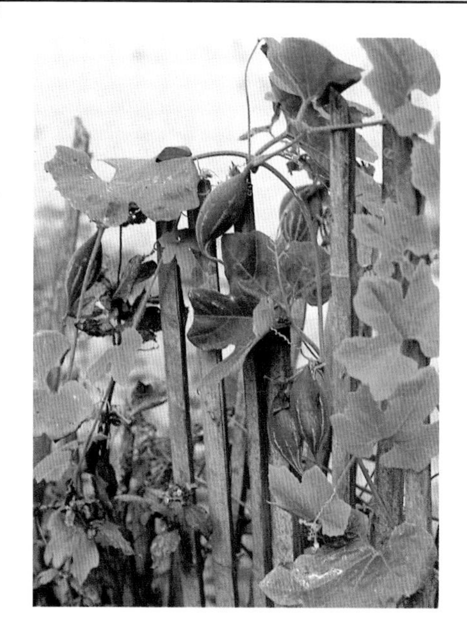

5346 王瓜

來源 葫蘆科植物王瓜 Trichosanthes cucumeroides (Ser.) Maxim. 的果實。

形態 攀援性草本。塊根肥大，紡錘形。莖較細，疏生短柔毛，捲鬚不分叉或2叉。葉互生，掌狀，3~5淺裂或5深裂，長6~11cm，邊緣有不規則鋸齒，葉面粗澀有毛茸；柄長3~6cm。雌雄異株；雄花3~15朵聚成短總狀；總花梗長2~10cm；苞片小；花托細筒狀，長約6cm，萼5裂，裂片條形；花冠白色，5裂，裂片長圓形，邊緣流蘇狀；雄蕊3；雌花單生於葉腋，花萼、花冠和雄花相似；子房下位。瓠果長圓形，熟時帶紅色；種子褐色，中央有隆起的環帶。

分佈 生於草叢或灌叢中。分佈於長江以南。

採製 7~9月採成熟果實，懸掛晾乾。

成分 含β-胡蘿蔔素、番茄烴 (Lycopene)、豆甾烯-7-醇 (Stigmast-7-en-3)、α-菠菜甾醇 (α-Spinasterol) 等。

性能 苦，寒。清熱，生津，消瘀，通乳。

應用 用於消渴，黃疸，噎膈，反胃，經閉，乳少，癰腫，腸風下血，慢性咽喉炎。用量10~15g，燒存性研末入丸、散。

文獻 《大辭典》上，633；《綱要》二，327。

附註 本植物根苦，寒，有小毒。清熱解毒，利尿消腫，散瘀止痛；種子酸、苦，平。清熱涼血。

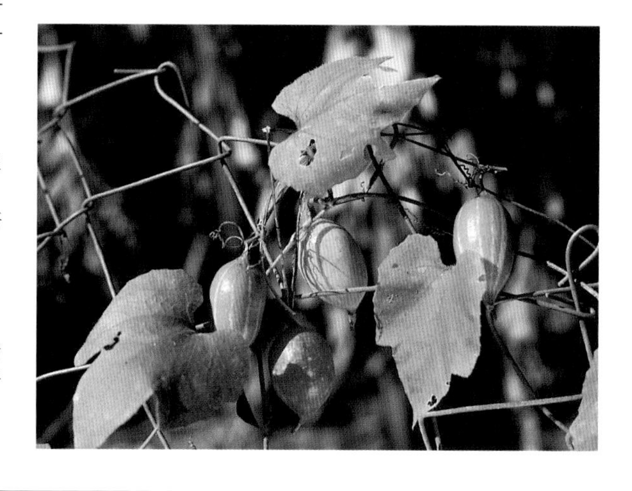

5347 馬乾鈴栝樓

來源 葫蘆科植物馬乾鈴栝樓 Trichosanthes lepiniana (Naud.) Cogn. 的根、果實、種子。

形態 攀援藤本。莖無毛。捲鬚側生葉柄基部，3歧，無毛。單葉互生，近圓形，長9~20cm，寬近於長，3~5淺裂，裂片三角形，邊緣具細齒，兩面粗糙，僅沿脈被毛；葉柄無毛，具糙點。花白色，雌雄異株；雄花苞片近圓形，徑約4cm，邊緣具銳裂齒；萼5裂，裂片狹卵形，長約15mm，寬約4mm，邊緣具2~5長銳裂片；花冠裂片具條狀流蘇；雄蕊3；雌花單生。果實卵球形，徑約9cm，無毛，先端尖，熟時紅色。種子長方卵形，無毛。

分佈 生於山谷或山坡灌叢中。分佈於廣西、雲南、西藏。

採製 秋冬季採收，分別曬乾。

性能 甘，寒。生津止渴，理氣化痰，消腫止咳。

應用 根用於糖尿病，口渴，黃疸，乳腺炎，瘡毒；果實、果皮用於肺熱咳嗽，咽喉腫痛，胸痛；種子用於便秘。用量10~15g。

文獻 《新華本草綱要》二，329。

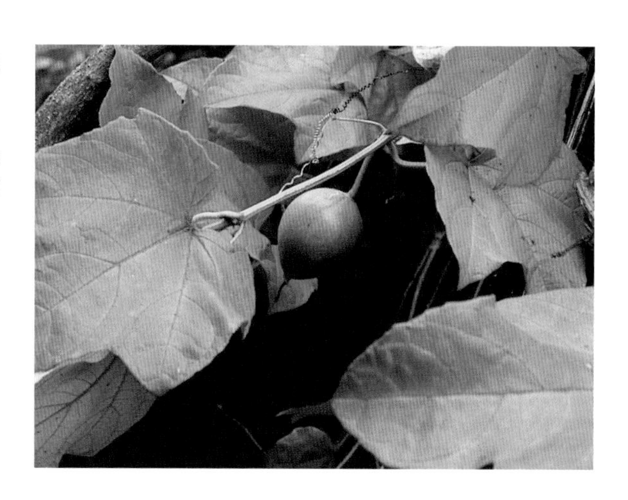

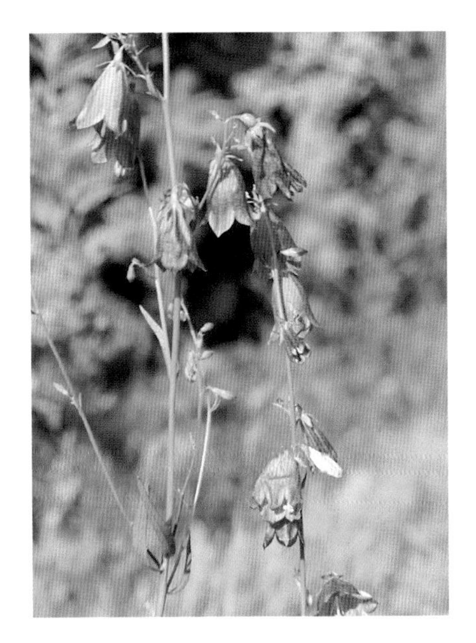

5348 狹葉沙參

來源 桔梗科植物狹沙參 Adenophora gmelinii (Spreng.) Fisch. 的根。

形態 多年生草本，高40~60cm。根直立，肉質，具皺紋。莖單一，直立。莖生葉互生，集中於中部，條形，長2~12cm，寬1~5mm，全緣或偶有疏齒，兩面無毛，無柄。花序總狀或單生，通常1~10朵，下垂；花萼裂片5；花冠藍紫色，寬鐘狀；雄蕊5，離生，花絲密被白色柔毛；花盤短筒狀，被疏毛或無毛，花柱內藏。蒴果橢圓形；種子橢圓狀，黃棕色，有一條翅狀棱，長1~2mm。花果期7~9月。

分佈 生於林緣、山地草原及草甸草原。分佈於華北、東北、甘肅。

採製 9~10月採挖根，曬乾。

性能 甘、苦，涼。養陰清肺，祛痰止咳。

應用 用於肺熱燥咳，虛勞久咳，陰傷，咽乾喉痛。用量9~15g。

文獻 《大興安嶺藥用植物》，447。

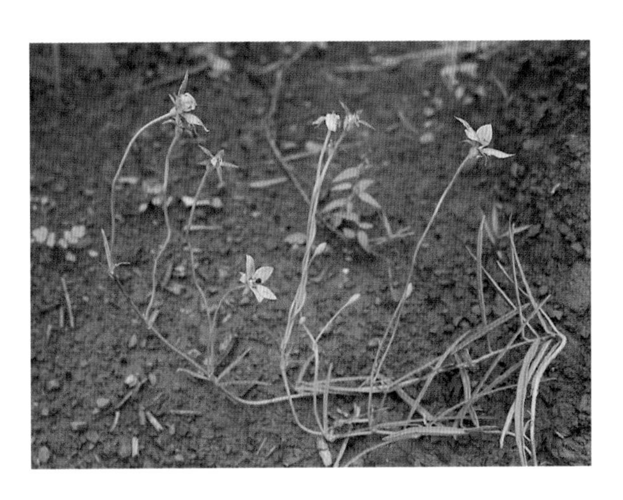

5349 雞蛋參

來源 桔梗科植物金綫吊葫蘆 Codonopsis convolvulaced Kurz 的塊根。

形態 多年生纏繞草本，具乳汁，長60~120cm。塊根肉質，近球形，直徑1~2cm。莖纖細，上端分枝，稍帶紫色。單葉對生，葉片卵形至披針形或綫形，長2~5cm，寬0.5~1.5cm，先端長漸尖，基部鈍圓或平截。花單生莖頂；花萼鐘狀，5齒裂；花瓣5，淺藍紫色，卵狀披針形。蒴果倒卵形，種子多數。

分佈 生於山坡草叢、山野箐溝。分佈於雲南、四川。

採製 秋冬季採挖，洗淨，切片，曬乾或鮮用。

性能 甘、苦，微溫。補肺益腎。

應用 用於肺虛咳嗽，體虛自汗，疝氣。用量15~25g。

文獻 《大辭典》上，2461。

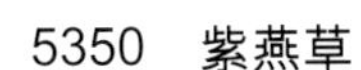

5350 紫燕草

來源 桔梗科植物紫燕草 Lobelia hybrida C. Y. Wu 的全草。

形態 多年生草本，高30~40cm，莖紫色，自基部多分枝。葉互生，下部早落，披針形，長1.5~3.5cm，寬0.5~1.5cm，兩面無毛，邊緣有細鋸齒。花單生葉腋，淡紫色，萼5裂，花冠左右對稱，2唇形，上唇2裂，分裂至基部，下唇3裂，雄蕊5，子房下位，2室；蒴果成熟時頂裂為2果瓣，萼宿存；種子細小，多數，黑褐色。

分佈 生於向陽的田邊、小溪邊或沙灘上。分佈於雲南。

採製 夏秋採收，曬乾。

性能 微苦，平。止血接骨。

應用 用於刀、槍傷，骨折；外用研末撒敷。

文獻 《大辭典》下，4904；《匯編》下，827。

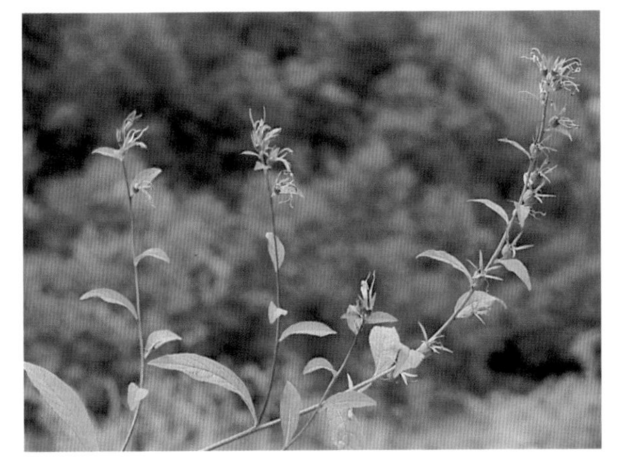

5351 破天菜

來源 桔梗科植物西南山梗菜 Lobelia seguinii Levl. et Vant. 的全草。

形態 多年生草本，高1~2m，含白色液汁。根粗壯。莖中空。單葉互生，紙質，長圓形或披針形，長5~20cm，寬1.2~4cm，邊緣具細鋸齒，兩面無毛。花淡藍或紫藍色，組成頂生或腋生總狀花序；花萼與子房合生，無毛；花冠5裂成唇形，冠管內面被毛，長25~30mm；雄蕊5，合生，下面2花藥頂端具髯毛。蒴果橢圓形，萼片宿存。

分佈 生於曠野山間濕地或林緣。分佈於西南及廣西、湖北。

採製 夏秋季採收，切段，乾燥。

成分 根及全草含山梗菜鹹。

性能 辛，寒；有大毒。祛風止痛，清熱解毒，殺蟲。

應用 外用於風濕關節痛，跌打損傷，癰腫疔瘡，腮腺炎。外用適量。

文獻 《廣西中藥材標準》，76；《匯編》上，669。

附註 本品有大毒，忌內服。

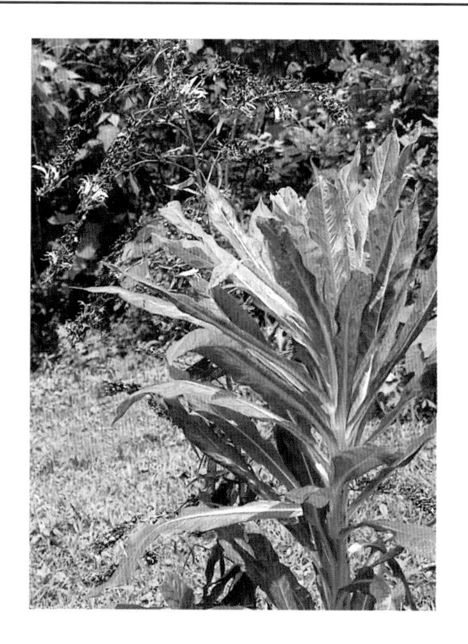

5352 白花桔梗

來源 桔梗科植物白花桔梗 Platycodon glandiflorum (Jacq.) A. DC. f. album (Makino) Nakai 的根。

形態 多年生草本，高40~70cm。全株有白色乳汁。根長圓錐狀，長達25cm，皮黃褐色。莖直立，無毛。葉3枚輪生或互生，無柄或有短柄；葉片卵形至披針形，長2~7cm，寬0.5~3.2cm，頂端尖銳，基部寬楔形或圓形，邊緣有尖鋸齒，下面有白粉。花1至數朵生莖頂或枝端；花萼有白粉，無毛，裂尾5，三角形；花冠全部白色，寬鐘形，徑約5cm，5淺裂；雄蕊5，花絲基部變寬，內面有短柔毛；子房下位，5室，花柱5裂。蒴果倒卵圓形，頂部5瓣裂。

分佈 吉林省延邊地區多有栽培。

採製 秋季採挖，洗淨，曬乾。

性能 苦、辛，微溫。宣肺祛痰，清咽，排膿。

應用 用於治咳痰不爽，咽喉腫痛，支氣管炎，咳嗽。用量5~15g。

文獻 《吉林省中藥資源名錄》，151。

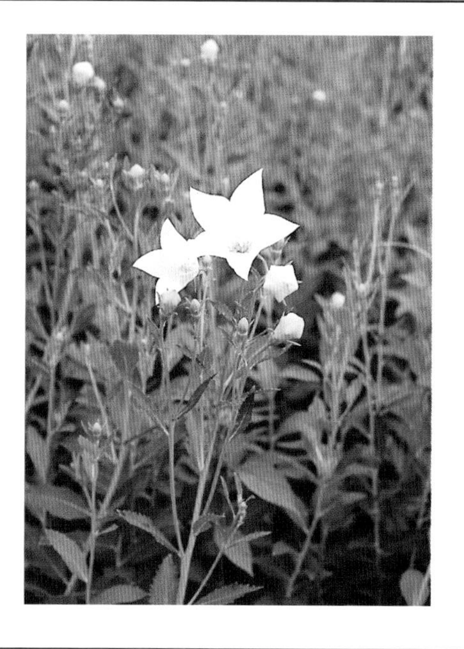

5353 山黃菊

來源 菊科植物山黃菊 Anisopappus chinensis Hook. et Arn. 的花。

形態 草本，高40~100cm，全株被毛。莖具縱稜。基、下部葉花期枯萎，中部葉卵狀披針形或狹矩圓形，長3~6cm，脈3出。頭狀花序單生或少數排成頂生傘房狀；總苞半球形；總苞片3層，披針形或寬條形；托片龍骨狀，膜質，長5mm；雌花舌狀，黃色，先端3齒；兩性花筒狀，先端5齒裂。瘦果圓柱形，雌花的較長，兩性花的稍壓扁；冠毛膜片狀，4~5個，先端伸長成細芒狀。

分佈 生於山坡、沙地、瘠土、荒地、路旁及林緣。分佈於雲南、廣東、廣西、福建、香港。

採製 秋季採，曬乾。

性能 苦，涼。清熱化痰。

應用 用於感冒頭痛，慢性氣管炎。用量6~10g。

文獻 《匯編》，下，815；《廣東藥用植物手冊》，529。

附註 本植物全草有小毒；祛頭風，降逆止吐。

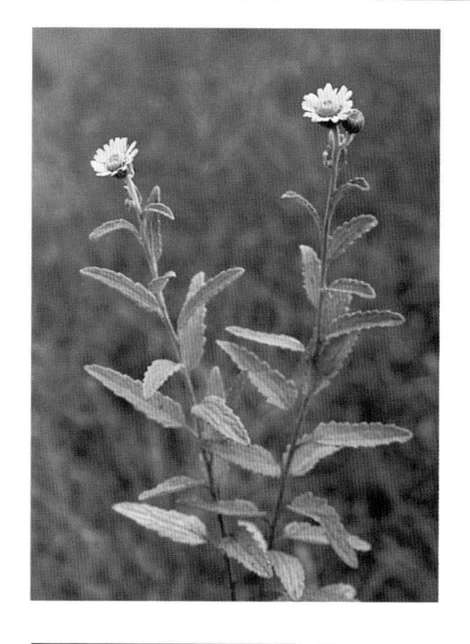

5354　冷蒿

來源　菊科植物冷蒿 Artemisia frigida Willd. 的全草。

形態　半灌木，高8~35cm。全株密被灰白色或黃白色絹毛；根狀莖橫走；莖叢生。葉具短柄，2~3回羽狀全裂，長1~1.5cm，寬5~14mm，小葉片披針狀條形，先端銳尖，全緣，基部的裂片抱莖成托葉狀；上部葉小，3~5羽狀或掌狀全裂，花序枝上的葉不裂，條形。頭狀花序半球形，邊緣小花雌性，9~12枚，花冠細管狀，黃白色，中央小花兩性，花冠管狀鐘形，淡黃色。花托凸起，有托毛。瘦果矩圓形，長約1mm，褐色。

分佈　廣佈於草原帶和荒漠草原帶，多生長在沙質土壤。分佈於我國東北、華北、青海、新疆。蒙古、俄羅斯聯邦西伯利亞也有。

採製　春季或初夏季割取地上部分，幼苗期最好，曬乾。

性能　辛，溫。燥濕，殺蟲。蒙藥名：阿格，止血，消腫之用。

應用　帶花全草主治膽囊炎，驅蛔蟲、蟯蟲，內服用量15~25g。

文獻　《大興安嶺藥用植物》，464；《東北藥用植物》，1120。

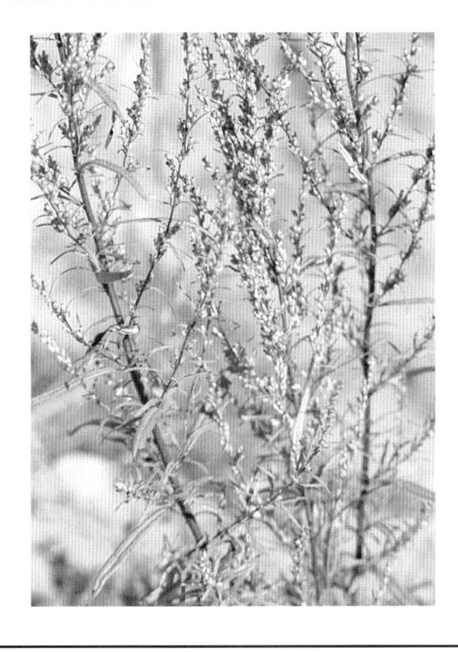

5355　蒙古蒿

來源　菊科植物蒙古蒿 Artemisia mongolica Fisch. et Bess. 的全草。

形態　多年生草本，高20~90cm。莖直立，單一，具縱條棱，常帶紫褐色，多少被柔毛或無毛，上部有斜升的花序枝。基生葉在花期枯萎；中部葉具短柄，基部半抱莖，有1~2對條狀披針形假托葉，葉長3~10cm，羽狀深裂或2回羽狀深裂，邊緣有少數鋸齒或全緣。頭狀花序矩圓狀鐘形，長3~5mm，直徑2~2.5mm，花後直立，多數在莖頂排列成狹窄或稍開展的圓錐狀，有條形苞片；總苞3~4層，密被毛。邊緣小花雌性，3~8枚，花冠狹管狀，中央小花兩性，4~11枚；花冠管狀鐘形，紫紅色；花托凸起，裸露。瘦果矩圓形，深褐色。

分佈　生長在沙地、河谷、撂荒地上。分佈於東北、華北及西北各地。

採製　夏秋採收，陰乾。

性能　苦、辛，溫。散寒除濕，溫經止痛，安胎止血。

應用　虛寒性月經不調，腹痛，功能性子宮出血，皮膚瘙癢等症。用量3~6g。

文獻　《內蒙古中草藥》，368；《新疆中藥資源名錄》，107。

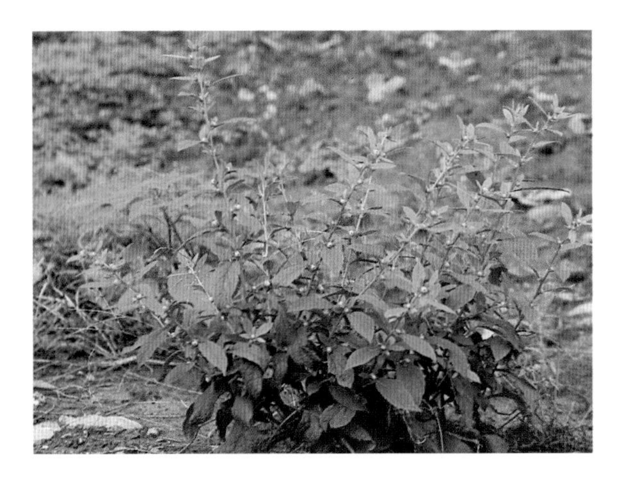

5356　天名精

來源　菊科植物天名精 Carpesium abrotanoides L. 的根及莖葉。

形態　草本，高30~100cm，有臭味。莖上部多分枝，有毛。葉寬橢圓形或橢圓形，長10~15cm，寬5~8cm，上面有短貼毛，下面有短毛和腺點，全緣或有不規則鋸齒，基部漸狹成具翅的葉柄，上部葉漸小。頭狀花序多數，沿莖枝腋生，近無梗，徑6~8mm；總苞鐘形或球形；總苞片3層，外層短，卵形，中層和內層長橢圓形；花全部管狀，黃色，外圍雌花花冠絲狀，3~5齒裂，中央兩性花花管筒狀，5齒裂；雄蕊5；聚藥；柱頭2裂。瘦果條形，長3~5mm，具細縱條和短喙，有腺點。

分佈　生於路旁、山坡、全國各地。

採製　夏秋採集，鮮用或曬乾。

性能　微辛、甘，寒。消炎，止血，催吐，祛痰，瀉下，殺蟲。

應用　用於各種充血性炎症，喉頭炎，氣管炎，潰瘍，蟲蛇咬傷，蟲積，皮膚癢疹，衄血等。用量9~15g，或外用適量搗敷、薰洗。

文獻　《新華本草綱要》三，398；《大辭典》上，651。

附註　本種的果實即鶴虱，苦、辛，涼，有毒。用於蟲積。

5357 野薊

來源 菊科植物野薊 Cirsium maackii Maxim. 的全草。

形態 多年生草本，高40~80cm。莖直立，具縱溝稜，下部被褐色多細胞的皺曲毛，上部多少被蛛絲狀捲毛，不分枝或有分枝。基部葉較大，橢圓形或披針狀橢圓形，長15~30cm ，寬6~15cm，基部漸狹成具翅的短柄，羽狀深裂或半裂，具不規則缺刻狀牙齒，裂片、齒端及邊緣具短刺，上面深綠色，下面灰綠色；莖生葉矩圓狀橢圓形，先端漸尖，基部抱莖，羽狀深裂，有刺尖，上部葉小。頭狀花序直徑3~5cm，總苞球形，7~8層，被微毛和腺點，花冠紫紅色，長19~24mm。瘦果矩圓形，冠毛白色。

分佈 生長在草原地帶和森林草原、丘陵坡地、河谷階地。分佈於中國東北、內蒙古東部。俄羅斯聯邦遠東地區也有。

採製 夏季花期割取地上全草，切碎，曬乾。

性能 甘，涼。涼血，止血，祛瘀。

應用 全草主治咯血，衄血，尿血，功能性子宮出血，傳染性肝炎，外傷性出血，痢疾；外用治癰腫瘡毒；根莖治肝炎。用量內服全草8～15g，根莖鮮品50~100g，外用搗爛敷或煎水洗。

文獻 《大興安嶺藥用植物》，480；《東北藥用植物》，1163。

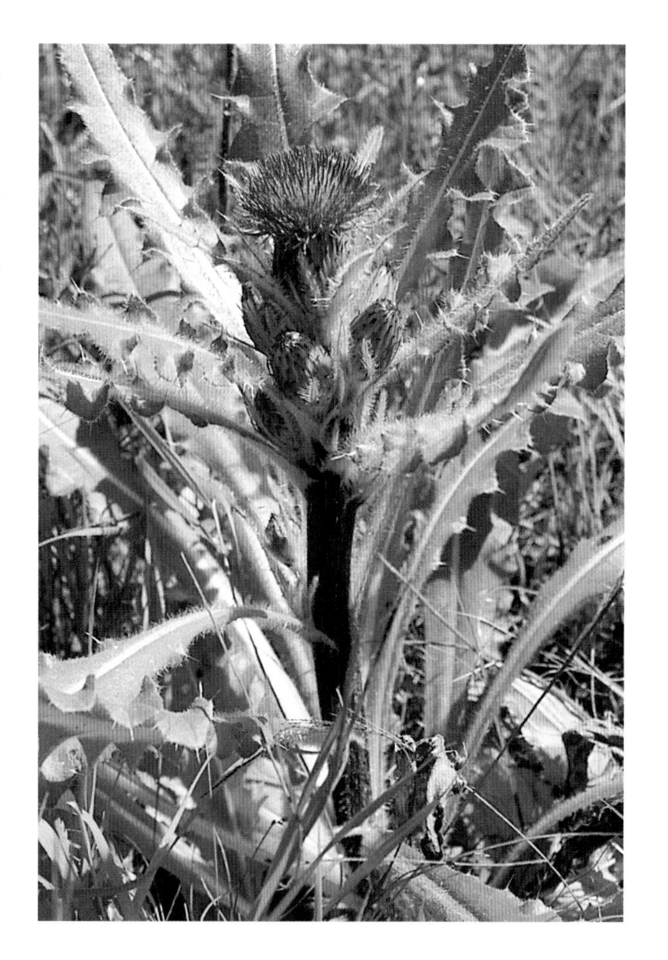

5358 小紅菊

來源 菊科植物小紅菊 Dendranthema chanetii (Levl.) Shih 的全草。

形態 多年生草本。莖直立或基部彎曲，自基部或中部分枝；中部莖生葉腎形、半圓形或寬卵形，通常羽狀淺裂；根生葉及下部莖生葉與莖中部葉同形，但較小；上部莖葉橢圓形，或長橢圓形。頭狀花序3~12個，在莖頂排成疏鬆的傘房花序；舌狀花白色或粉紅色，管狀花黃色。瘦果。花期7~10月。

分佈 生於草原、山坡、林緣。分佈於東北、西北、華北。

採製 夏秋間採收，曬乾。

性能 苦，寒。清熱解毒，涼血消腫。

應用 用於癰腫瘡毒，丹毒。用量9~5g。

文獻 《包頭市藥用植物初步調查與整理》，66。

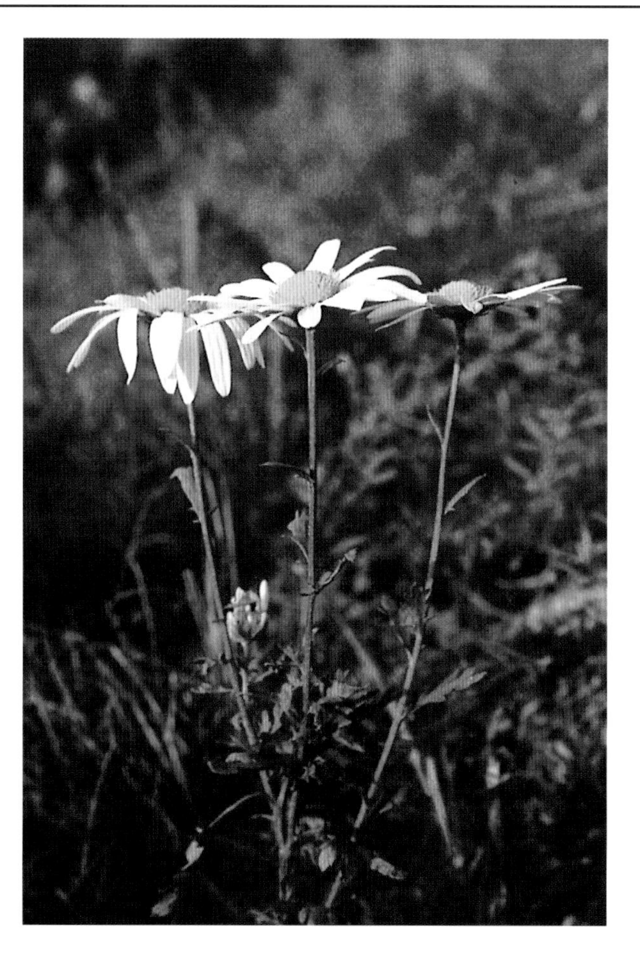

5359 菊花

來源 菊科植物菊花 Dendranthema morifolium (Ramat.) Tzvel. 的花。

形態 多年生草本，高30~90cm。莖直立，莖部稍木質化。葉卵形至披針形，邊緣有粗大鋸齒或深裂，基部楔形，具葉柄。頭狀花序單生或數個集生於莖頂；外層總苞片綠色，邊緣膜質；舌狀花白色、黃色或淡紅色。瘦果不發育。

分佈 藥用菊花主要栽培於河北、河南、山東、安徽、江蘇、浙江、四川。

採製 花盛開時採，烘乾或蒸後曬乾。

成分 含菊油環酮、菊醇、菊甙等。

性能 甘、苦，微寒。清熱解毒，清肝明目，抗菌，降血壓。

應用 用於外感風熱，目赤腫痛，結膜炎，咽喉炎，乳腺炎，癰疽瘡疔，高血壓。

文獻 《大辭典》下，4127。

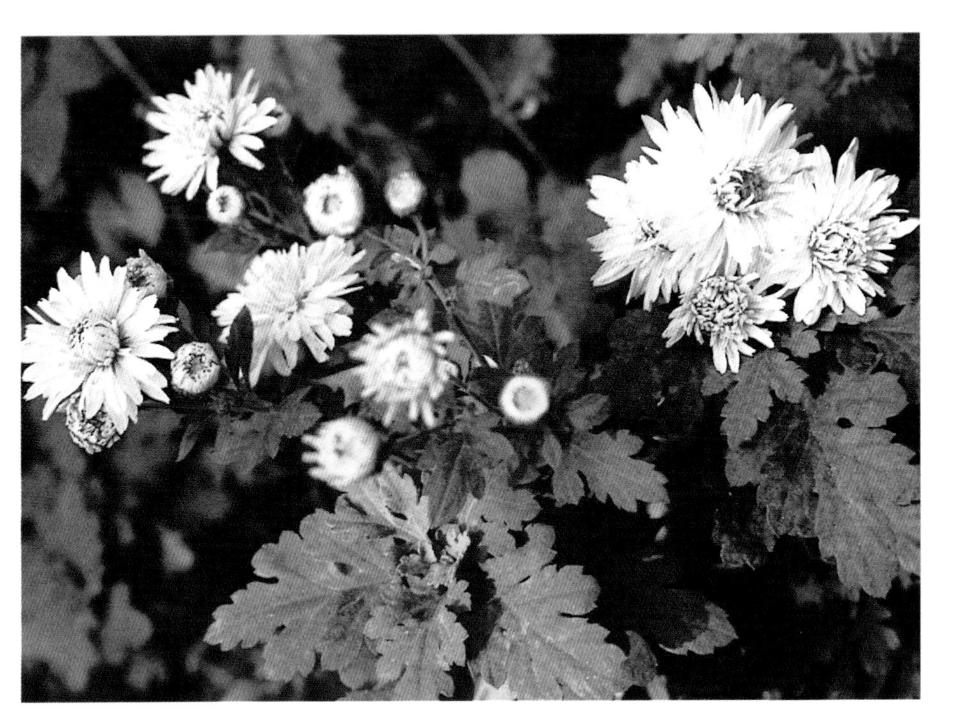

5360 鹿角草

來源 菊科植物香茹 Glossogyne tenuifolia Cass. 的全草。

形態 草本，高15~30cm。莖有縱稜。基生葉長4~8cm，羽狀深裂，裂片條形，長7~15cm；葉柄長2~4.5mm；莖中部葉互生，長2.5~4cm，羽裂；上部葉細小，條形。頭狀花序徑6~8mm，單生枝端，外圍有一層雌性舌狀花，舌片黃色，先端有3寬齒，中央有多數兩性筒狀花，先端4齒；雄蕊5，花藥聯合；子房下位，花柱分枝有長附器；花全部結實。瘦果黑色，扁平，長7~8mm，上端有2個長1.5~2mm的被倒刺毛的芒刺。

分佈 生於堅硬的砂土、空曠沙地及海邊。分佈於廣東、廣西、福建、台灣、香港。

採製 夏秋採，鮮用或曬乾。

性能 甘、微苦，涼。清熱解毒，利濕消腫。

應用 用於急性扁桃體炎，牙齦炎，氣管炎，腸炎，尿道炎，浮腫。用量30~60g。

文獻 《新華本草綱要》三，421。

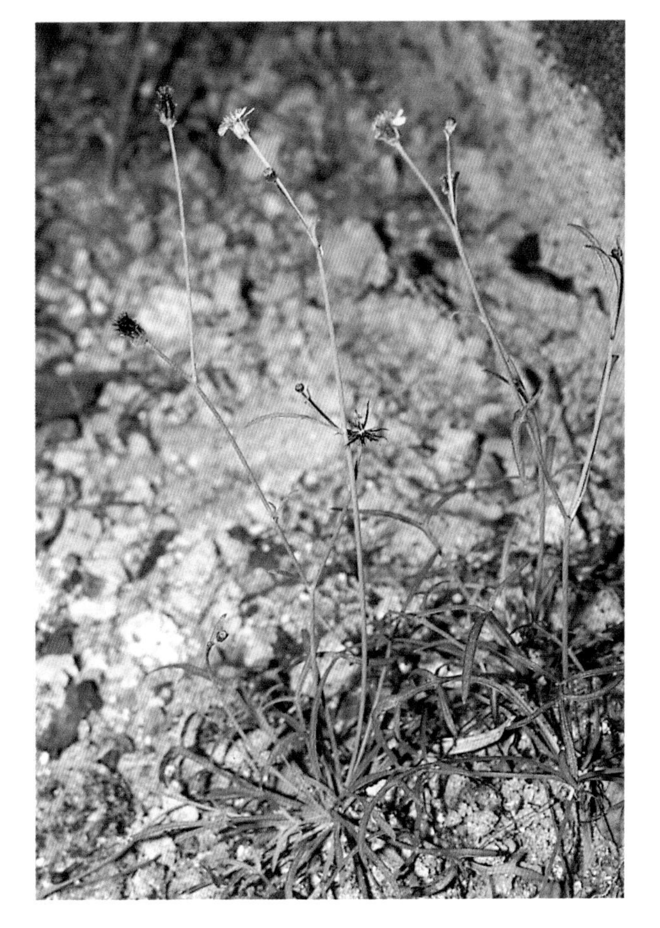

5361 箐跌打

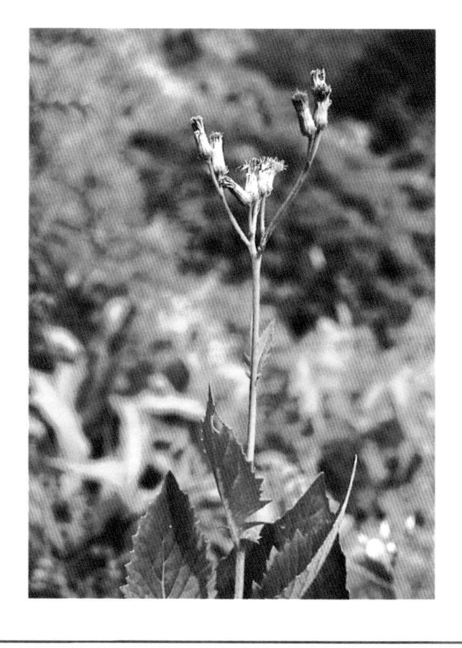

來源 菊科植物西藏三七草 Gynura cusimbua (D. Don) S. Moore 的全草。

形態 草本，高1m。莖具疏柔毛，不分枝或上部有傘房狀分枝。莖下部披針形，向基部漸狹成柄；莖上部葉長圓形或倒披針形，長10~21cm，頂端短漸尖，基部耳狀抱莖，邊緣具三角狀鋸齒，下面沿脈有疏毛。頭狀花序8~20個，排成頂生的傘房狀花序；總苞筒狀，直徑6~10mm；總苞片約14枚，長圓條形，長9~11mm，邊緣膜質；小花多數，全部管狀，長約1.2mm，下部極狹窄，檐部膨大，5齒，黃色，雄蕊5，聚藥，花柱分枝細長，頂端有鑽狀附屬物。瘦果長圓狀，具稜，冠毛白色。

分佈 生於山坡闊葉林中。分佈於西藏、四川、雲南。

採製 7~8月採，曬乾。

性能 甘、苦，平。接筋續骨，消腫散瘀。

應用 用於骨折，跌打扭傷，風濕性關節炎。用量25～50g。

文獻 《新華本草綱要》三，424。

5362 白子菜

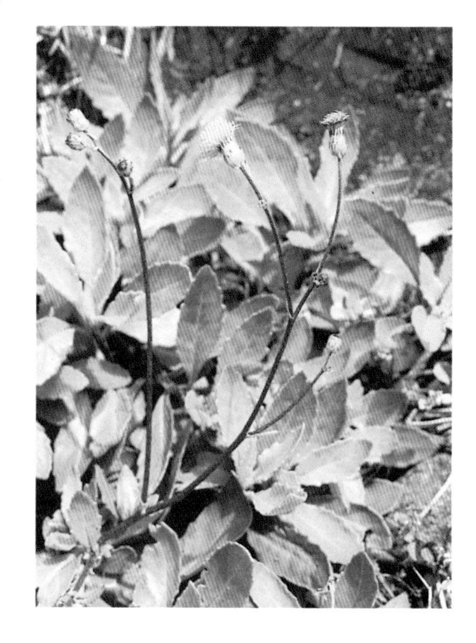

來源 菊科植物白子菜 Gynura divaricata (L.) DC. 的全草。

形態 草本，高30~50cm。根狀莖塊狀。莖紫紅色，被短毛。葉根生，長卵形或矩圓狀倒卵形，長9~15cm，基部楔形，有時具耳，邊緣具不規則缺刻及鋸齒，有緣毛，上面無毛或疏被灰色短毛，下面淺綠色或紫紅色，疏被短毛，網脈乾時黑色；葉柄短或無。頭狀花序數朵頂生，徑1~1.5cm；總苞2輪，總苞片綫狀披針形，被毛；花全部管狀，金黃色；雄蕊5。花藥聯合，內藏；雌蕊花柱細長，外露，柱頭2裂。瘦果深褐色，具稜，冠毛白色。

分佈 生於陰濕處。分佈於雲南、貴州、四川、浙江、廣東、廣西、台灣、香港。

採製 夏秋採挖，洗淨，切片，曬乾。

性能 甘、淡，寒。有小毒。清熱解毒，涼血止血。

應用 用於支氣管肺炎，小兒高熱，百日咳，目赤腫痛，風濕關節痛，崩漏，跌打損傷，骨折，外傷出血，乳腺炎，瘡瘍癰腫，燒、燙傷。用量10~15g。外用適量鮮品搗敷。

文獻 《匯編》下，198。

5363 綿毛歐亞旋覆花

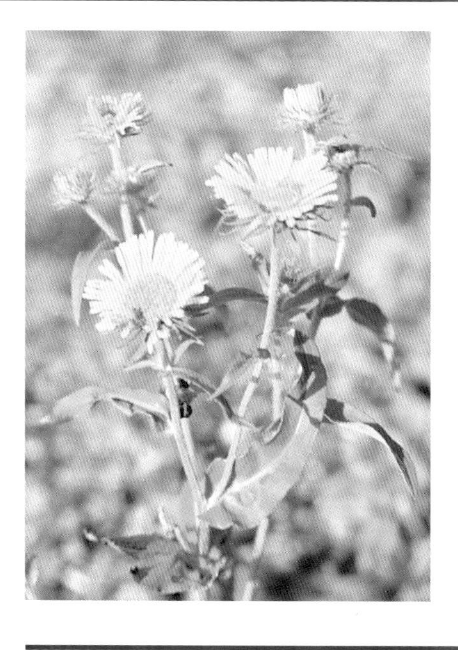

來源 菊科植物綿毛歐亞旋覆花 Inula britanica L. var. sublantha Kom. 的花序。

形態 多年生草本，高25~70cm。莖直立，多單生，具細溝槽，有時被毛。葉互生，葉片長圓狀披針形或橢圓狀披針形。頭狀花序多數，在莖或枝端密集成傘房狀；總苞球狀鐘形；總苞片5層，乾膜質，金黃色；花黃色，外圍的雌花絲狀，中央的兩性花筒狀，具5裂片。瘦果矩圓形，有細點；冠毛污白色。

分佈 生山坡草地、林緣或路旁。分佈於東北及內蒙古、山西、河北、新疆。

採製 6~8月當花開放時摘取頭狀花序；去淨枝葉，曬乾。

性能 鹹，溫。有止咳祛痰的功能。

應用 用於氣管炎等。用量15~20g。

文獻 《新華本草綱要》三，428；《東北藥用植物》，1188。

附註 本品的花及地上部分、根亦作藥用。

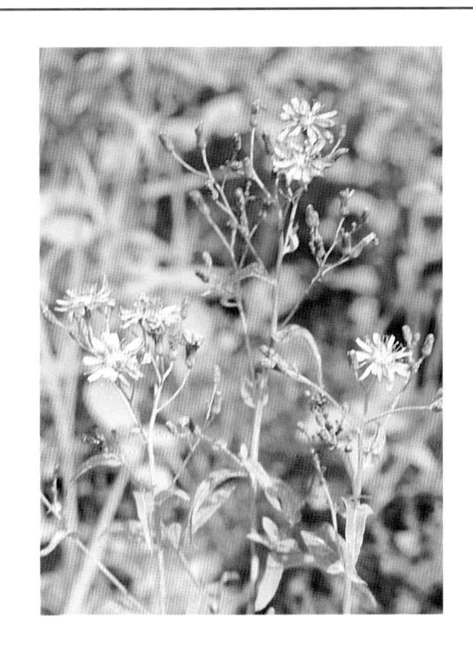

5364　蒙古山萵菊

來源　菊科植物蒙古山萵菊 Lactuca tatarica (L.) C. A. Mey. 的根及全草。

形態　多年生草本，高30~100cm。莖分枝下部葉矩圓形，羽狀或倒向羽狀深裂或淺裂；中部葉不分裂，全緣，披針形；上部葉全緣，抱莖。頭狀花序多數，有20個小花；舌狀花紫色或淡紫色。瘦果矩圓狀條形，灰色至黑色，略有不明顯的狹窄邊緣，有5~7條縱肋，佔全部果面排列；冠毛白色，全部同形。

分佈　生於黏土或沙質土壤上，常見於河邊、湖邊。分佈於東北、華北及西北。

採製　春秋採挖根，夏季採挖全草，曬乾。

應用　清熱解毒，涼血，活血。用量9~15g。

文獻　《大興安嶺藥用植物》，500。

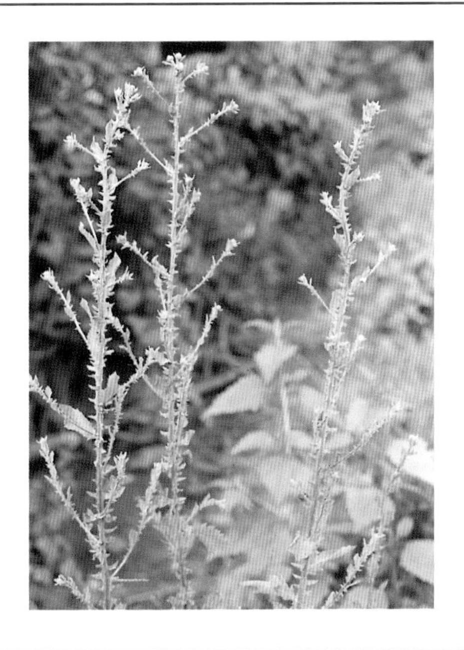

5365　臭靈丹

來源　菊科植物臭靈丹 Laggera pterodonta (DC.) Benth. 的葉。

形態　多年生草本，高0.5~1.5cm，全株各部密被綠色頭狀腺毛，有強烈的臭氣。莖直立，具5~8列不規則缺刻的翅。葉互生，橢圓形至長卵形，長10~25cm，寬5~12cm，先端漸尖，基部寬楔形或截形，沿葉柄漸狹，復沿莖下延成翅，邊緣具不規則波狀鋸齒，側脈12~15對。聚傘狀圓錐形複花序，每分枝頂端為頭狀花序；總苞有苞片5~6，綫狀披針形，綠而帶暗紫色，花冠筒狀，白而帶紫色，先端5裂，週花多數，單性，中央為兩性花，約15~20，柱頭玫瑰紅色。瘦果長橢圓形，長約1.5mm，頂平截，外被短柔毛；冠毛1列，白色。

分佈　生於荒地或村旁。分佈於雲南、四川、西藏。

採製　夏秋採收，切段，陰乾或鮮用。

性能　苦、辛、寒。清熱解毒，消腫。

應用　用於上呼吸道感染，扁桃體炎，咽喉炎，口腔炎，支氣管炎，瘧疾，瘡癤。用量10~15g，鮮品搗敷。

文獻　《大辭典》下，3884；《雲南中草藥》，656。

5366　小紫菀

來源　菊科植物細莖橐吾 Ligularia hookeri (C. B. Clarke) H.-M. 的帶根全草。

形態　草本，高25~45cm。莖直立，纖細，上部被褐色柔毛。基生葉卵狀心形或腎形，長1.5~4.5cm，寬1.5~6cm，先端圓，邊緣具尖齒，葉柄細長，基部稍擴大；莖生葉小，1~2個，葉柄膨大，鞘狀。花序短總狀；頭狀花序1~5，多少下垂，有條形苞葉；總苞鐘狀，長約1cm；總苞片條形，10餘個，被蛛絲狀毛；舌狀花約10個，，高，達形或狹矩圓形；管狀花多數，長7~8mm；雄蕊5，聚藥；花柱上部2裂。瘦果圓柱形，長約4mm，有縱溝；冠毛黃褐色，長5~8mm。

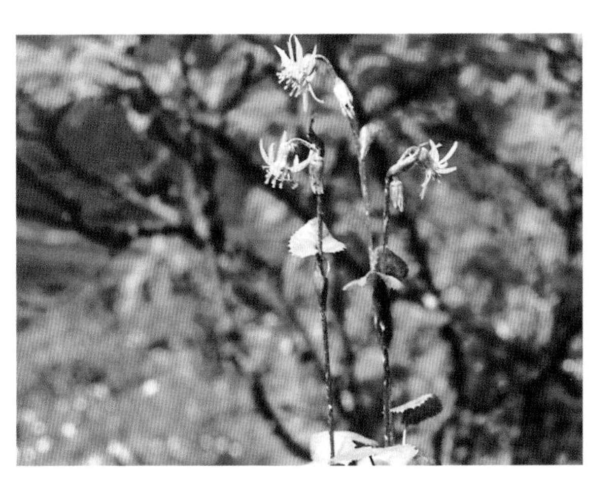

分佈　生於草坡、林下、溝邊。分佈於陝西、甘肅、青海、西藏、四川、雲南。

採製　夏季採挖，曬乾。

性能　止咳化痰。

應用　用於氣管炎，肺癰。用量9~15g。

文獻　《新華本草綱要》三，440。

5367 油頭草

來源 菊科植物無喙齒冠草 Myricatis nepalensis Less. 的全草。

形態 一年生草本，高可達1m，分枝斜升。葉長圓形或卵狀長圓形，長4~10cm，寬2.5~4.5cm，上面無毛，下面沿脈有疏柔毛，邊緣具粗大的齒或圓鋸齒，基生葉常具淺或深裂，莖生葉基部常抱莖。頭狀花序半球形，徑1~1.5cm，單生於莖或枝頂端，總苞片2~3層，花小，外圍有多數舌狀雌花，舌片頂端2齒裂，中央有少數兩性筒狀花，頂端4齒裂。瘦果壓扁狀，無喙和冠毛。

分佈 生於山坡林下或林緣灌叢中。分佈於西藏、雲南、四川、貴州和湖南。

採製 秋季採收，切段曬乾。

性能 微辛，涼。消炎，止痛。

應用 用於痢疾，腸炎，慢性中耳炎，牙痛，關節腫痛。用量10~15g。

文獻 《匯编》下，821。

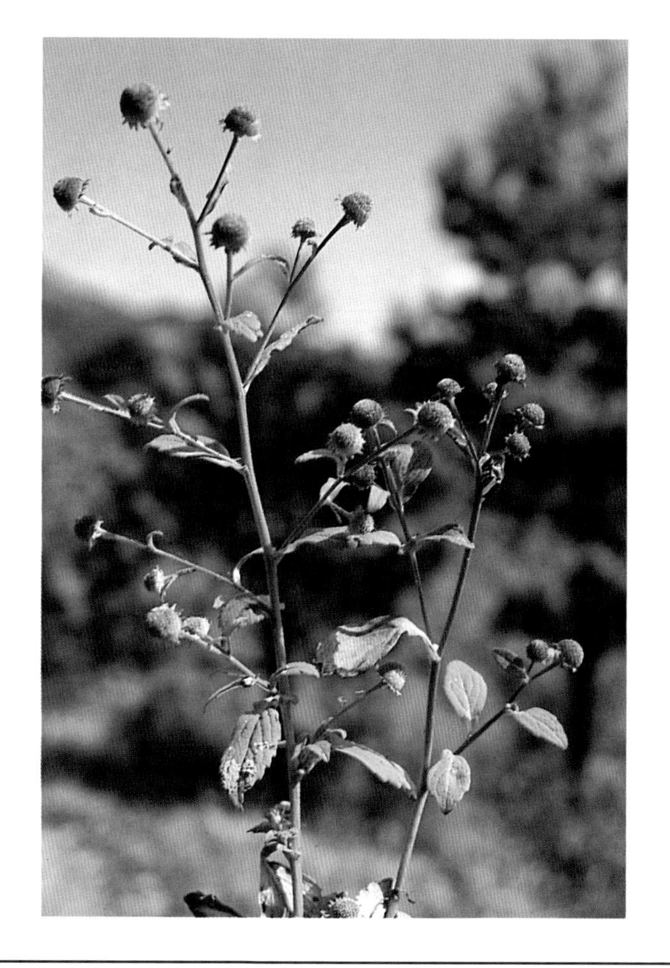

5368 多枝鰭薊

來源 菊科植物多枝鰭薊 Olgaea leucophylia (Turcz.) Iljin var. aggregata Ling 的地上全草 。

形態 多年生草本，植株高15~70cm，根粗壯，暗褐色。莖粗而堅硬，具縱溝稜。密被白色棉毛，自基部以上多分枝。葉矩圓狀披針形，長5~25cm，寬2~4cm，先端尖，具長針刺，基部沿莖下延成或寬或窄的翅。邊緣具不規則的疏牙齒成羽狀淺裂，齒端均具不等長的刺；上面綠色，葉脈明顯，下面被灰綠色或白色氈毛。頭狀花序較大，直徑3~5cm，單生於枝端，或枝端有側生頭，總苞片多層，條形，先端具尖刺，呈卵狀鐘形；管狀花粉紅色。瘦果矩圓形，長約1cm，有縱紋及褐斑。

分佈 生於荒漠草原的固定沙地。分佈於東北、西北、內蒙古、甘肅、寧夏。

採製 夏季花期割取地上部分，陰乾。

性能 苦，涼。清熱解毒，消腫，止血。

應用 治療癰瘡腫毒，瘰癧，各種出血。用量9~15g，水煎內服。

文獻 《大興安嶺藥用植物》，505。

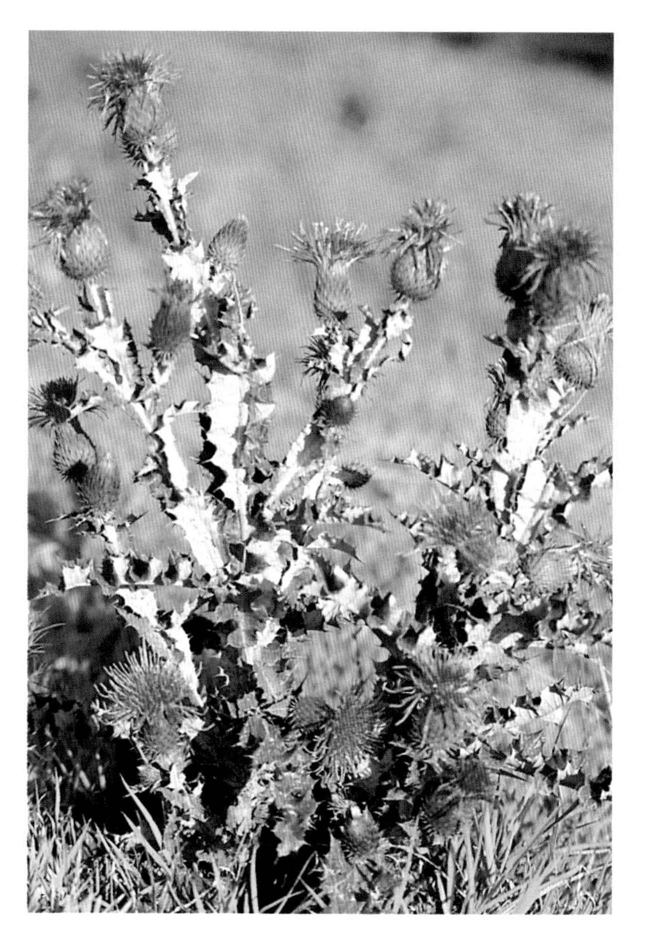

5369　高山款冬

來源　菊科植物毛裂蜂斗菜 Petasites tricholobus Franch 的花蕾。

形態　草本，全株被較厚的蛛絲狀白綿毛。鬚根粗。根狀莖短。葉基生，心形，長2~8cm，邊緣具齒，兩面具白色綿毛；葉柄長7~17cm。花莖先於葉生，雌雄異株，雌株高27~60cm，苞葉卵形披針形，長3~4cm；雌頭狀花序徑8~12mm，在花莖頂端排成較密的聚傘圓錐花序；總苞鐘狀，1層，外具小苞片；總苞片10~12，長圓形，花筒狀，黃色，頂端4~5裂，花柱伸出；雄頭狀花序疏散傘房狀或圓錐形；雄花有雄蕊5及柱頭狀退化雌蕊。瘦果長圓狀，具棱，冠毛淡黃色。

分佈　生於河谷、草坡和林緣。分佈於陝西、甘肅、青海、西藏、四川、雲南。

採製　夏初採摘，晾乾。

性能　止咳化痰。

應用　用於氣管炎咳嗽。用量1.5~9g。

文獻　《新華本草綱要》三，446。

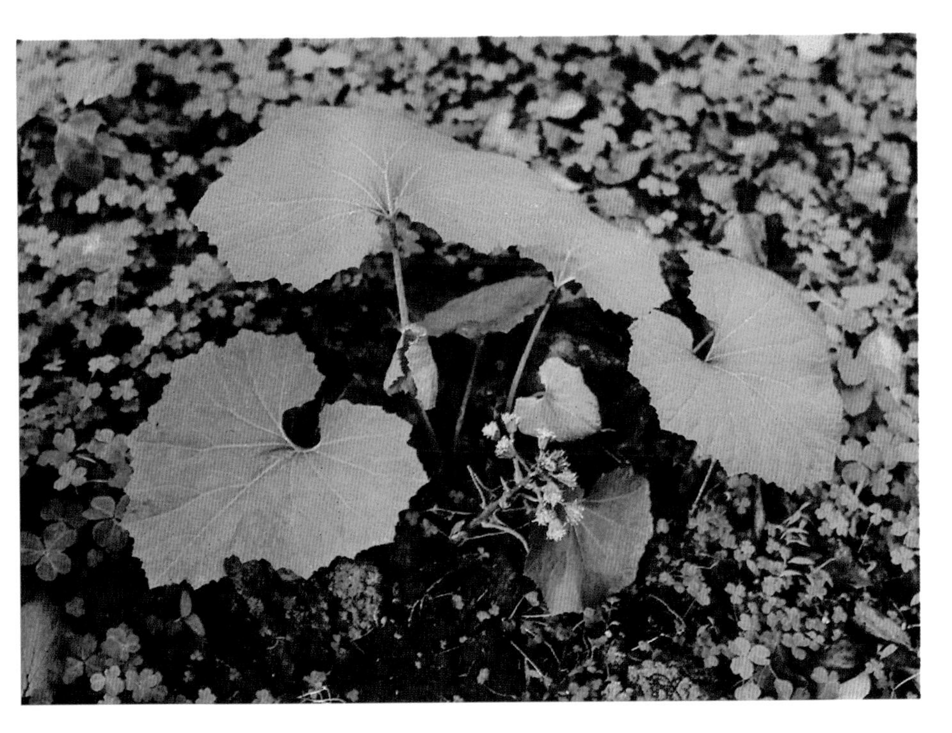

5370　毛大丁草

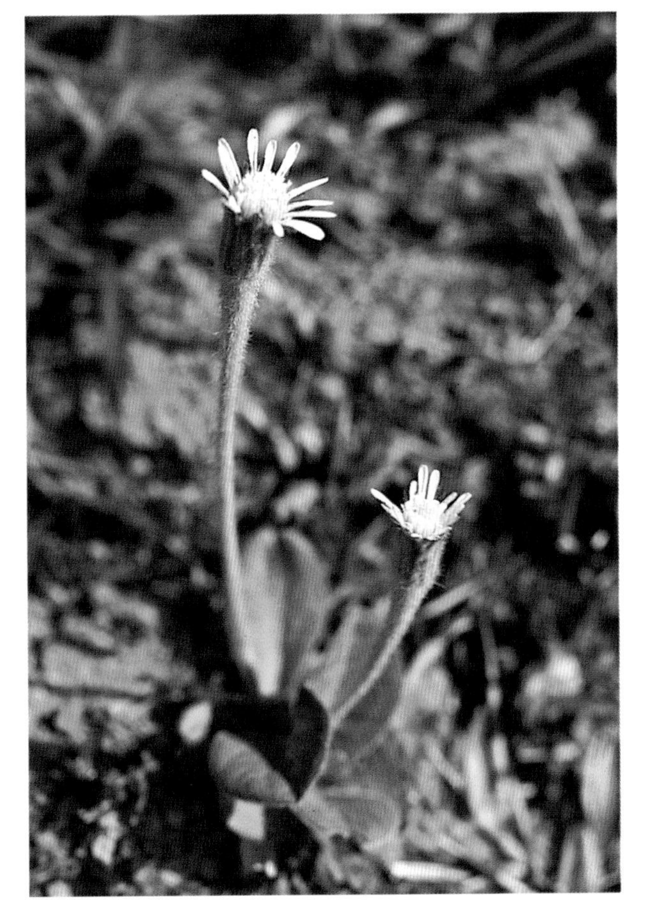

來源　菊科植物毛大丁草 Piloselloides hirsuta (Forssk.) C. J. Jeffr. ex Cufod. 的全草。

形態　草本。根狀莖粗壯，密生白色綿毛。葉基生，矩圓形至倒卵形，長5~10cm，先端圓鈍，基部楔形，全緣，幼時上面有柔毛，下面密生灰白色綿毛。花莖單一，長15~40cm，被淡褐色綿毛；頭狀花序單生花莖頂端，徑約3.5cm；總苞片2層，條狀披針形，背面被淡褐色綿毛；花雜性；邊花舌狀，雌性，白色，舌片條形，長約8mm；中央筒狀花兩性，雄蕊5，聚藥。瘦果條狀披針形，有縱肋和柔毛；冠毛淡紅色。

分佈　生於山坡草地、林邊。分佈於雲南、四川、湖北、江蘇、浙江、福建、廣西、廣東、台灣、香港。

採製　夏秋採收，洗淨，曬乾。

性能　微苦，平。清熱解毒，止咳化痰。

應用　用於感冒發熱，咳嗽痰多，痢疾，小兒疳積，跌打損傷，毒蛇咬傷。用量15~25g。外用適量，鮮品搗爛敷患處。

文獻　《匯編》上，193；《新華本草綱要》三，447。

5371　金仙草

來源　菊科植物金花蚤草 Pulicaria chrysantha (Diels) Ling 的全草。

形態　半灌木，高30~60cm。根狀莖粗，具簇生而被密毛的芽。葉條狀披針形至矩圓狀披針形，基部圓或稍心形，半抱莖，邊緣有三角形齒或圓齒，上面被短糙毛，下面被柔毛和腺點。頭狀花序單生於莖端和枝端，直徑15~35mm；總苞片多層，外層稍短，上部葉質，下部革質，外部被腺點和柔毛；內層除中脈外膜質；舌狀花黃色，頂端3齒；兩性花細筒狀，外面有腺點。瘦果圓柱形，有細條紋，被毛；冠毛白色，後稍黃，外層具膜片。

分佈　生於路旁、山坡、田邊。分佈於四川、雲南、廣西。

採製　7~8月採收，曬乾。

性能　苦，涼。消炎解毒，止咳退熱。

應用　用於感冒，咳嗽，小兒肺炎，氣管炎。用量9~15g。

文獻　《新華本草綱要》三，448。

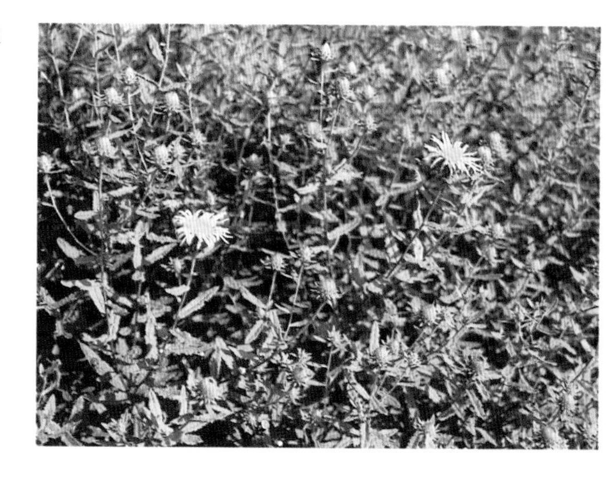

5372　座地菊

來源　菊科植物裸柱菊 Soliva anthemifolia R. Br. 的全草。

形態　矮小草本；莖短於葉。葉互生，葉柄長5~10cm，2或3回羽狀分裂，裂片條形，全緣或3裂，被長柔毛或近無毛。頭狀花序無梗，聚生於短莖上，近球形，直徑6~12mm，總苞片約2層；花托扁平；花異型；外圍的雌花數層，無花冠；中央的兩性花筒狀，有2或3個齒裂，常不結實。瘦果扁平，邊緣有橫皺紋的翅，頂部冠以宿存的芒狀花柱和蛛絲狀毛。

分佈　生於荒地或田野。分佈於海南、廣東、福建及江西。

採製　夏秋季採收，通常鮮用。

性能　清熱解毒。

應用　用於癰瘡腫毒。

文獻　《廣東藥用植物手冊》，558。

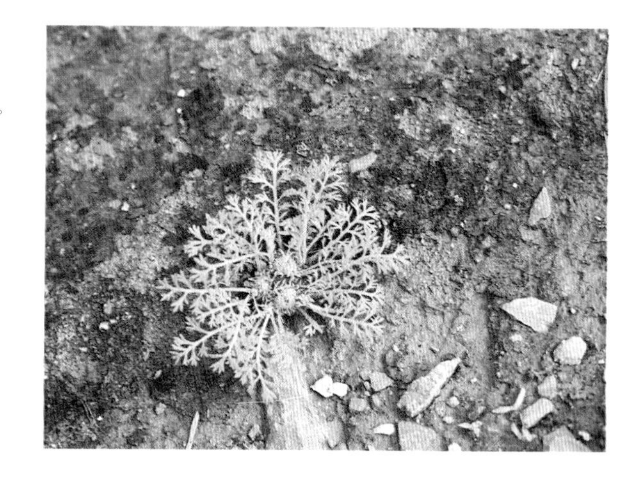

5373　霧靈蒲公英（蒲公英）

來源　菊科植物霧靈蒲公英 Taraxacum cuspidatum Dahlst. 的全草。

形態　多年生草本。根頸部有褐色殘葉基。葉綫狀披針形或倒披針形，兩面疏被蛛絲狀柔毛，羽狀深裂，頂裂片三角形或三角狀戟形，側裂片4～7對。花葶長於葉；總苞鐘狀，外層苞片，紅紫色，肥厚或具角狀突起；內層苞片綫形，肥厚或具短角突起。舌狀花黃色。瘦果上部有刺狀突起，喙長5mm。

分佈　生於原野或路旁。分佈於東北及華北。

採製　春夏季開花前或剛開花時連根挖取，除淨泥土，曬乾。

性能　苦、甘，寒。清熱解毒，利尿散結。

應用　用於急性乳腺炎，淋巴腺炎，瘰癧，疔毒瘡腫，急性結膜炎，感冒發熱，急性扁桃腺炎，急性支氣管炎，胃炎，肝炎，膽囊炎，尿路感染，乳少。

文獻　《新華本草綱要》三，470。

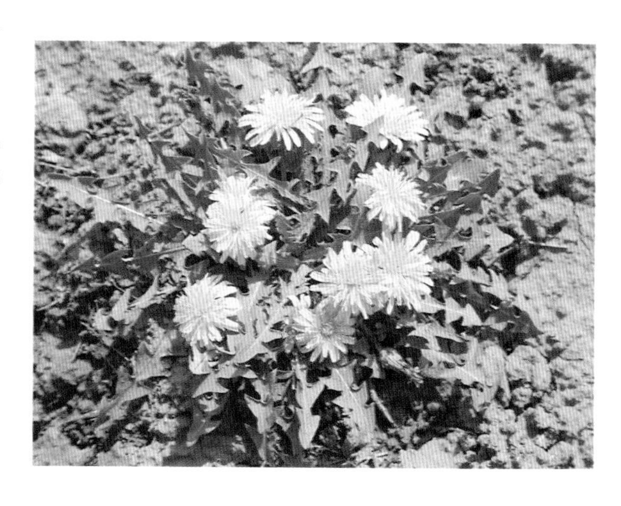

5374　柳葉斑鳩菊

來源　菊科植物柳葉斑鳩菊 Vernonia saligna (Wall.) D. C. 的根、葉或全草。

形態　多年生草本，高達1m。莖有條紋，密生腺毛，單葉互生，橢圓形至披針形，長5~12cm，寬1.5~3cm，先端漸尖，基部楔形，邊緣有銳鋸齒，兩面有褐色糙毛。頭狀花序6~8個，在葉腋或枝端排成傘房狀；4層，頂端常紫色；花筒狀，6~8個，紅紫色。瘦果有10條縱肋，肋間有腺點，冠毛白色。

分佈　生於山坡灌叢或河邊。分佈於四川、雲南、貴州、廣東、廣西、香港。

採製　秋季採挖，洗淨，曬乾。

性能　苦，寒。清熱，截瘧。

應用　葉用於感冒發熱，全草截瘧，根用於墮胎。用量8~15g。

文獻　《新華本草綱要》三，475。

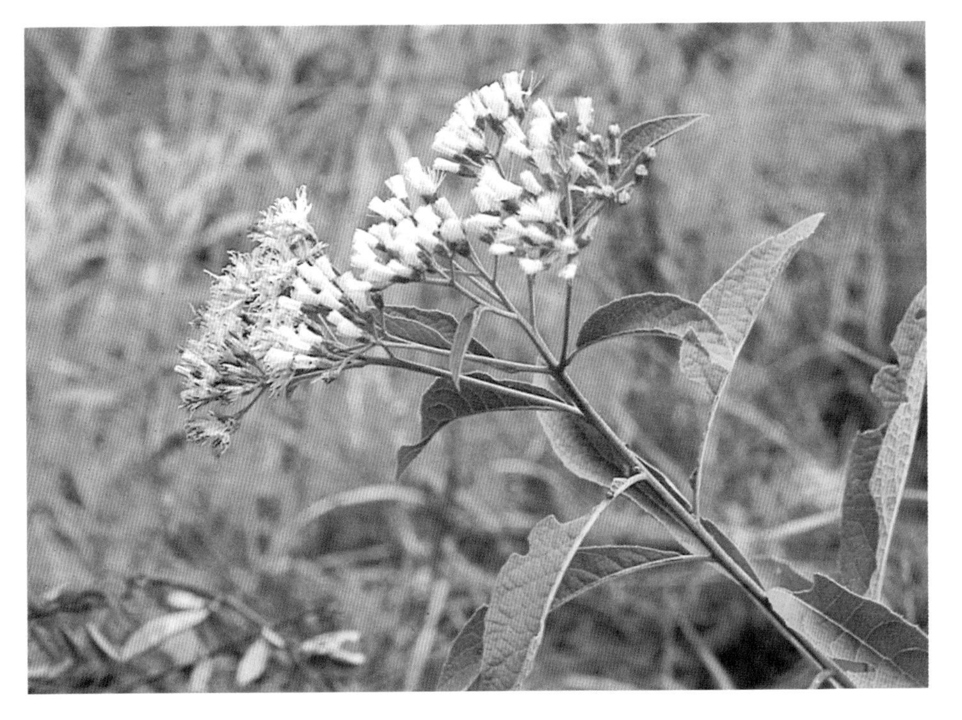

5375　東方香蒲

來源　香蒲科植物東方香蒲 Typha orientalis Presl 的花粉。

形態　多年生沼生草本，高1~2m。地下根狀莖粗狀，有節。莖直立。葉條形，寬5~10mm，基部鞘狀抱莖。穗狀花序圓柱狀，雄花序與雌花序彼此連接；雄花序在上，長3~5cm，花有雄蕊2~4枚，花粉粒單生；雌花序在下，長6~15cm，花無小苞片，微澀，平。補腎壯，補陽柱頭近等長，柱頭匙形，不育雌蕊棍棒狀。小堅果有一縱溝。

分佈　生於水旁和沼澤地中。分佈於東北、華北、華東及陝西、四川、湖南、雲南、廣東。

採製　夏秋季採收，曬乾挫取花粉，再晾乾。

性能　甘，平。活血行瘀，利小便。炒炭止血。

應用　用於治痛經，閉經，產後瘀血作痛，跌打損傷，瘡瘍腫毒。炒炭止吐血。用量5~10g。

文獻　《長白山植物藥誌》，1275。

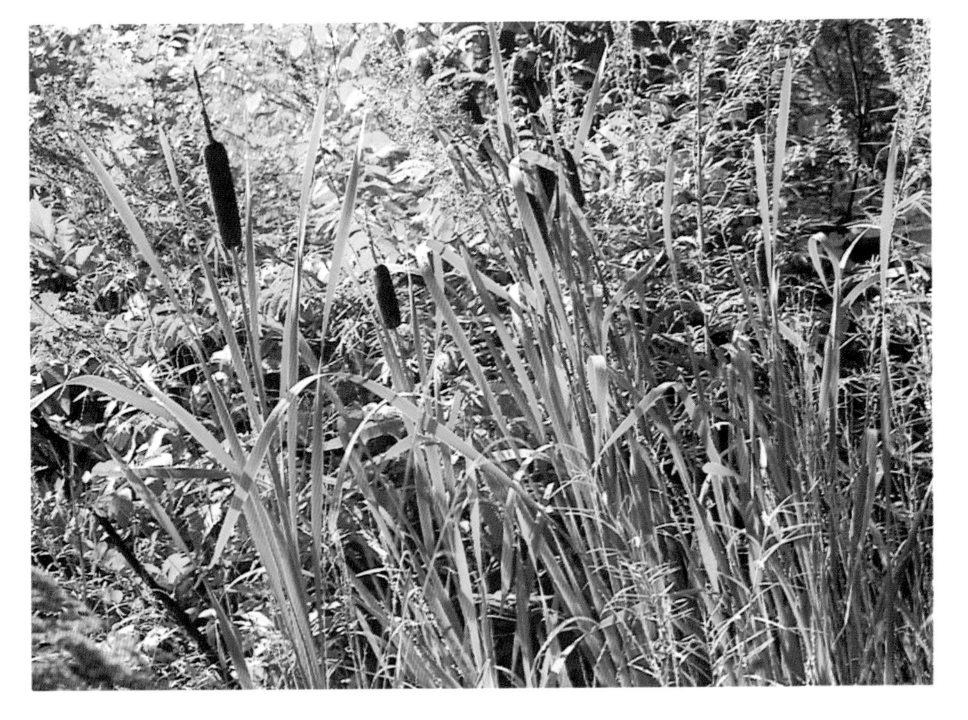

5376 醉馬草

來源 禾本科植物醉馬草 Achnatherum inebrians (Hance) Keng 的根及全草。

形態 多年生草本，稈少數叢生。直立，高60~120cm，節下貼生微毛。葉舌膜質，頂端截平。長0.5~1mm，葉片平展或邊緣內捲，長10~40cm，寬2~10mm，質地較硬，粗糙，脈紋在葉片兩面均凸起。圓錐花序緊密呈穗狀，每節具6~7個分枝，分枝基部着生小穗，成熟時穗軸抽出甚長；穎幾等長，膜質，透明，先端尖，具3脈，脈上具小刺毛；外稃厚紙質，長約4mm；內稃脈間具短柔毛；花藥條形，長約2mm，頂端具毫毛。

分佈 乾旱區山地草原和芨芨草鹽化草甸，多生在溝谷底部，分佈於內蒙古西部、陝西北部、寧夏、甘肅、新疆、四川西部、西藏。

性能 解毒，消腫。有毒。只供外用。

應用 用於化膿腫毒未潰者，腮腺炎，均水煎外洗。

文獻 《內蒙古植物誌》七，196。

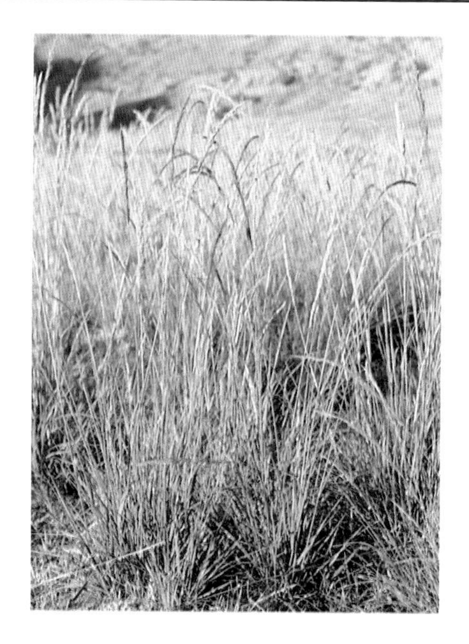

5377 冰草

來源 禾本科植物冰草 Agropyron cristatum (L.) Gaertn 的根。

形態 多年生草本，高30~75cm，鬚根稠密，外具沙套。稈直立叢生，上部被柔毛。葉鞘緊密裹莖，葉舌膜質，頂截平，長0.5~1mm；葉質較硬而粗糙，邊緣常內捲，長4~18cm，寬2~5mm。穗狀花序較粗狀，矩圓狀或兩端微窄，長2~7cm，寬0.8~1.5cm，穗軸生短毛，節間短；小穗緊密排列成2行，整齊成篦齒狀，含5~7小花；穎舟形，脊上或連同背部脈間被密或疏的長柔毛；外稃舟形，邊緣狹膜質，被短刺毛；內稃與外稃略等長，先端尖且2裂，脊被短小刺毛。花果期7~9月。

分佈 生於乾燥草地、山坡、沙地。分佈於東北、河北、陝西、青海、新疆、蒙古、俄羅斯聯邦及北美。

採製 春秋季採挖，去泥土，曬乾。

性能 根作蒙藥，稱"油日呼格"，止血，利尿。

應用 主治尿血，腎盂腎炎，功能性子宮出血，月經不調，咯血，吐血，外傷性出血。

文獻 《大興安嶺藥用植物》，539。

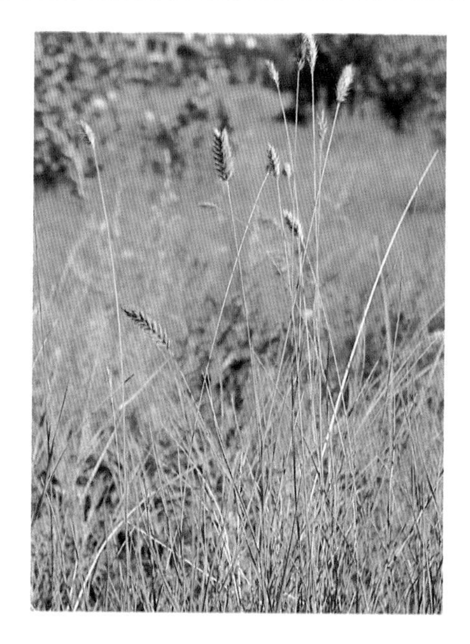

5378 看麥娘

來源 禾本科植物看麥娘 Alopecurus aequalis Sobol. 的全草。

形態 一年生草本，高15~40cm。鬚根細而柔弱，根狀莖細稈狀伏生。稈少數叢生，節處膝曲。葉鞘鬆弛，短於節間，葉舌膜質，長2~3mm，葉片扁平質薄，條形，長3~10cm，寬2~6mm，先端漸尖。花序頂生，細柱狀，長2~7cm，小穗長2~3mm，有短梗，具花1朵；穎膜質，基部聯合，具3脈，背部被毛；稃膜質，外稃背側中下部出1芒，長2~3mm；雄蕊3，花藥橙黃色，子房有花柱2枚。穎果長1mm。

分佈 生長在田野濕地，山溝草地。分佈於東北、西北。

採製 夏季植株花、果期收割，切段，曬乾。

性能 淡，涼。利水，消腫，解毒。

應用 主治水腫，水痘。煎水洗腳治小兒腹瀉，消化不良。用量9~15g，水煎內服。

文獻 《大興安嶺藥用植物》，539。

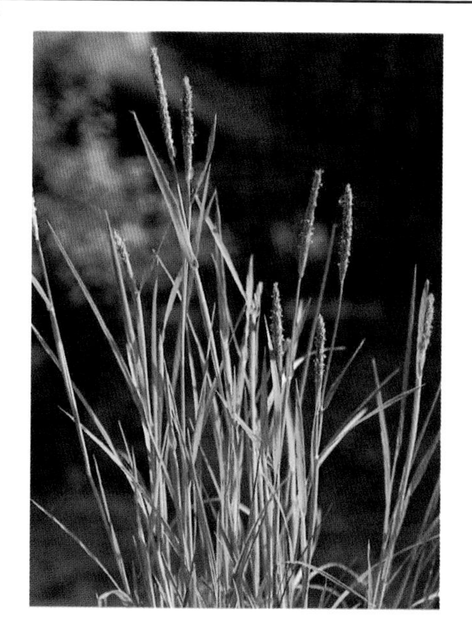

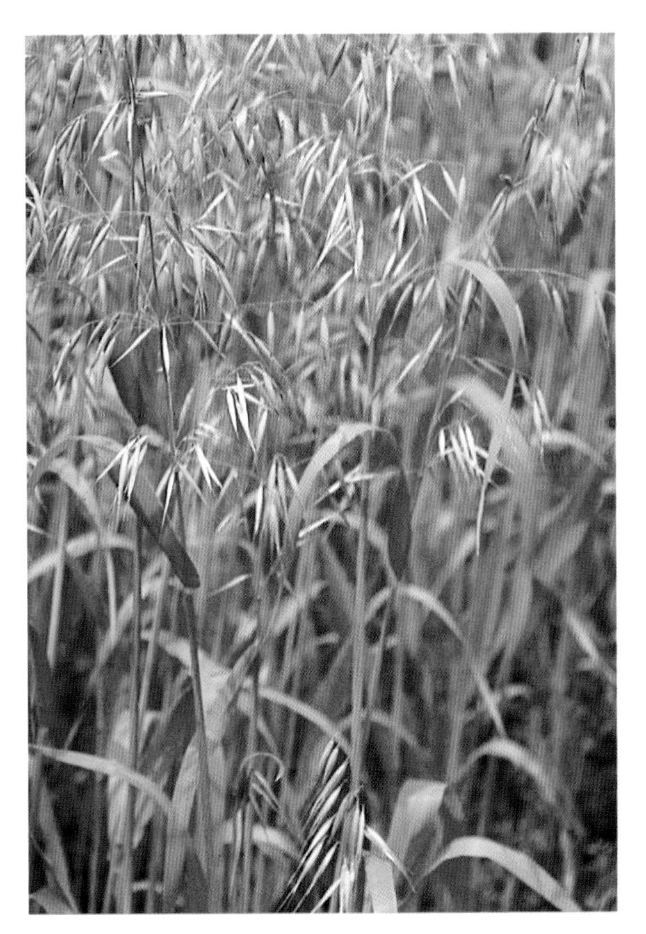

5379 燕麥草

來源 禾本科植物野燕麥 Avena fatua L. 的果實。

形態 一年生或二年生草本，稈高50~150cm。葉片寬4~12mm，長10~30cm，下面邊緣疏生柔毛。圓錐穗狀花序開展；小穗具2~3花，具長柄，略垂；穎草質，與小穗等長，具9~11脈；外稃革質，芒自中部稍下處伸出，長2~4cm，膝曲扭轉。穎果被淡棕色柔毛，腹面具縱溝。

分佈 生於荒蕪田野或與小麥混生。廣佈於南北各地。

採製 秋季採集，曬乾。

成分 含4-羥基酞酞酯（4-hydroxyphthalide）和澱粉60%。

性能 甘，温。補虛，斂汗，止血。

應用 用於自汗，盜汗，吐血，崩漏。用量15~30g。

文獻 《浙藥誌》下，1418；《新華本草綱要》三，502。

附註 全草亦供藥用。

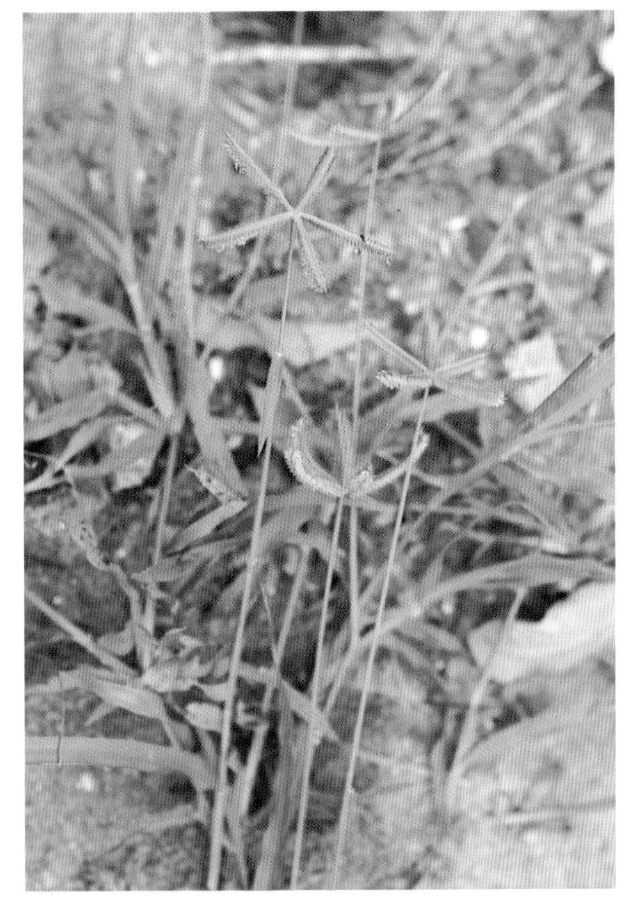

5380 龍爪茅

來源 禾本科植物龍爪茅 Dactyloctenium aegyptium (Linn.) P. Beauv. 的全草。

形態 一年生草本，高15~60cm，常具匍匐莖。葉片平展，長5~18cm，寬約6mm，兩面被疣基柔毛；葉鞘鬆弛，邊緣被柔毛。穗狀花序2~5個指狀排列於稈頂，長1~4cm；小穗長3~4mm，有小花3~4朵；穎具1脈凸起成脊，脊上被短硬毛，第二穎的頂端具短芒；外稃具3脈，中脈成脊，脊上被剛硬短纖毛，頂端具短芒，第一外稃長約2.5mm；內稃頂端2裂，長約3mm，脊翼上被短纖毛。

分佈 生於山坡、草地或耕地上。分佈於浙江、台灣、海南、廣東、廣西、福建。

採製 夏秋採收，鮮用或曬乾。

成分 花含皂甙。全草含氫氰酸。

應用 用於補氣力，去疲勞。用量9~15g。

文獻 《廣東藥用植物手冊》，747；《新華本草綱要》三，507。

5381 簑草根

來源 禾本科植物擬金茅 Eulaliopsis binata (Retz.) C. E. Hubb. 的嫩根莖。

形態 多年生草本，高40~70cm，鬚根粗壯。稈的一側具縱溝，節3~4，葉鞘除下部者外均短於節間，鞘口具細纖毛，根出葉的鞘密被白色絨毛；葉舌呈一環短纖毛狀，葉片狹綫形，長10~30cm，寬1~3mm，捲折成細針狀，頂生葉片甚至退化成錐形，無毛。總狀花序密被淡黃色褐絨毛，2~4枚指狀排列；小穗長4.5~6mm，基盤具乳黃色絲狀柔毛，第一花雄性或中性，第二花兩性，雄蕊3，柱頭2，帚刷狀，黑紫色。

分佈 生於山坡或峭壁上。分佈於雲南、貴州、四川、廣西、湖南、湖北、陝西、台灣。

採製 春夏採收，曬乾。

性能 甘、淡，平。清熱消炎，行氣破血。

應用 用於婦女癆病，停經，潮熱。用量15~25g。

文獻 《大辭典》下，5116；《匯編》下，856。

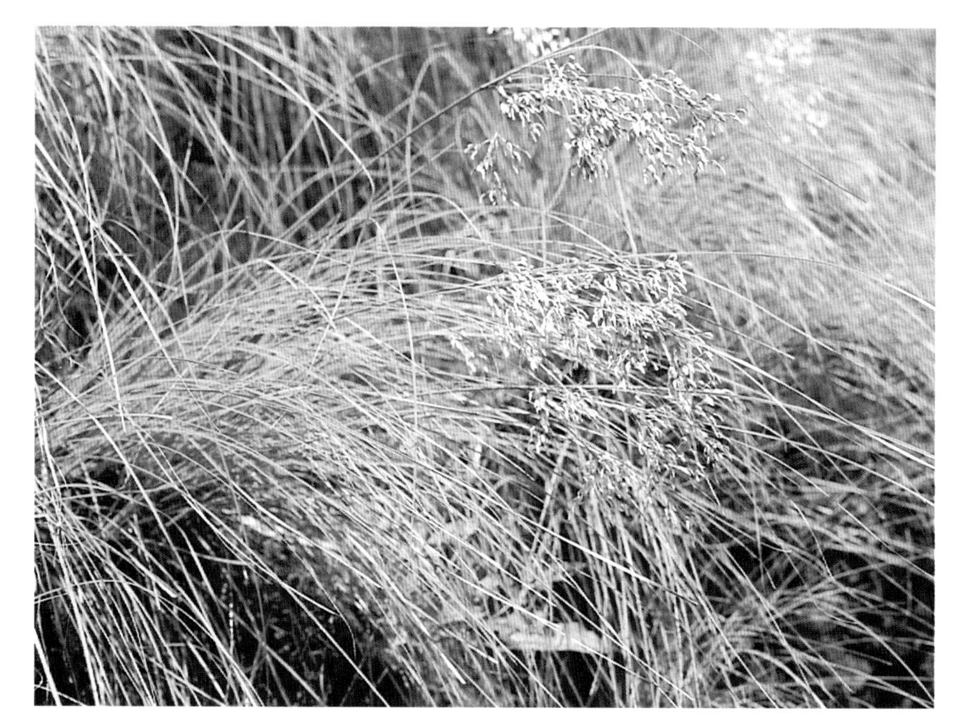

5382 野稻

來源 禾本科植物疣粒野生稻 Oryza meyeriana (Zoll. et Mor ex Steud.) Baill. subsp. granulata (Nees et Arn. ex Watt) Tateoka 的根或全株。

形態 多年生，稈高達70cm，基部有鱗芽，葉舌膜質，長1~2mm，葉片披針形。圓錐花序，呈總狀，長約10cm；小穗長圓形，兩側扁，長約7mm，具3小花，下方2小花退化只有很小的外稃附於一兩性小花之下，穎退化，在小穗柄頂端呈半月形痕跡，退化外稃短；兩性小花外稃無芒，背部有小瘤點，內稃具3脈；雄蕊6。柱頭2。穎果長約4mm。

分佈 生於海岸沙灘或林邊。分佈於廣東、海南、雲南。

採製 夏秋間採，曬乾或鮮用。

性能 淡，涼。消炎止痛。

應用 用於消腫。傣族民間用於抗癌，為傣族、佤族民間常用藥。

文獻 《西雙版納中藥普查資料》，90。1989)

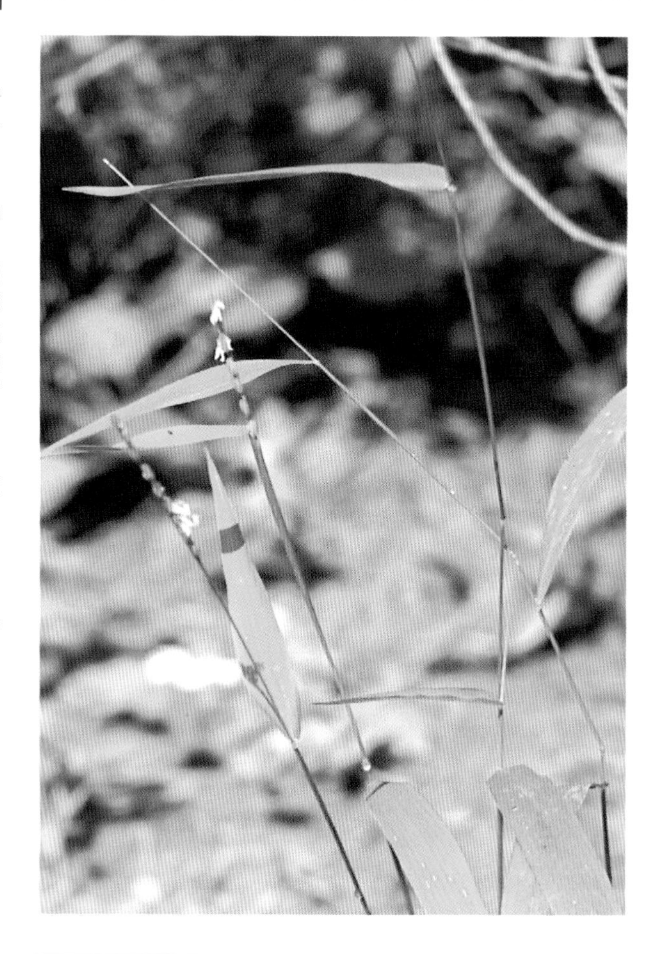

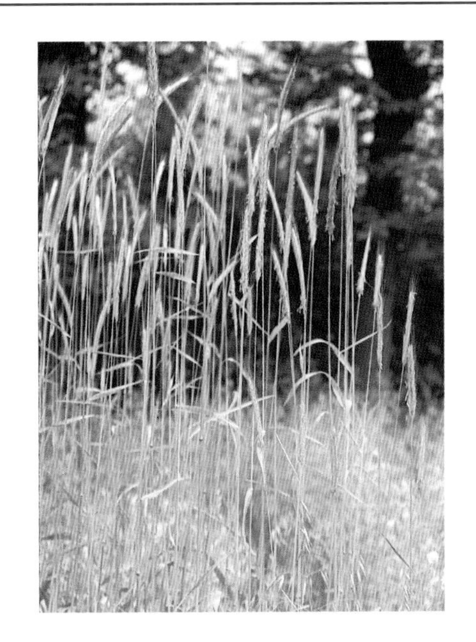

5383　黑麥

來源　禾本科植物黑麥 Secale cereale L. 的果穗。

形態　一年生或越年生草本。稈高達1m以上，花序以下常密生柔毛。葉片長10~20cm，寬5~10mm。穗狀花序長5~15cm；小穗含2花；穎錐狀，邊緣膜質；外稃具5脈。穎果長圓形，淡褐色，長約8mm，頂端具毛。

分佈　栽培於北方山區或較寒冷地區。

採製　果實成熟時採收。

成分　穎果含澱粉、蛋白質、維生素 B_1、B_2等。

應用　黑麥粒可製黑麥粉，果穗為時有麥角菌（Claviceps purpurea Tul.）寄生。民間常用此穗作為重要的催生和止血藥材。

文獻　《新華本草綱要》三，520；《中國高等植物圖鑑》五，84。

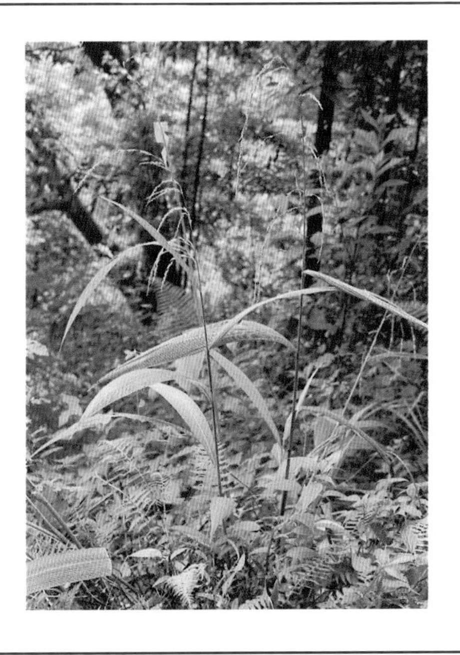

5384　竹頭草

來源　禾本科植物棕葉狗尾草 Setaria palmifolia（Koen.）Stapf的全草。

形態　多年生草本，高達2m。葉披針形，長20~50cm，寬2~6cm，基部收窄成柄；葉鞘有長硬毛，鞘口有長柔毛；葉舌生纖毛。圓錐花序披散，主軸和分枝具稜；小穗卵形，下有1剛毛；第一穎卵形，長為小穗的1/3~1/2；第二穎較長；第一外稃與小穗等長，內稃膜質；第二外稃革質，包捲同質之內稃。穀粒灰白色，具硬尖頭。

分佈　生於山坡路旁或林緣陰濕處。分佈於華南、華東和西南。

採製　秋季採收，切段，曬乾。

性能　辛，平。升陽，固脫。

應用　用於脫肛，子宮脫垂。用量10~15g。

文獻　《廣西藥用植物名錄》，604；《新華本草綱要》三，520。

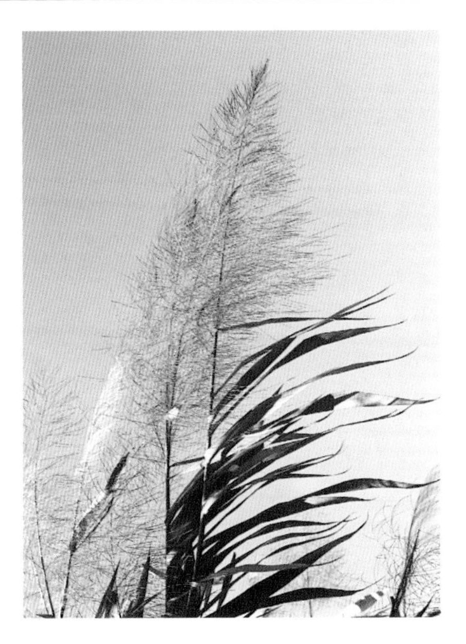

5385　棕葉蘆

來源　禾本科植物棕葉蘆 Thysanolaena maxima（Roxb.）O. Ktze的根，筍。

形態　多年生草本，稈高1~3m，不分枝。葉披針形，長25~35cm，寬5~8cm，先端長漸尖，基部心形，具細小橫脈。頂生圓錐花序，分枝多，纖細，長30~60cm，小穗長1.5~2mm含小花2，穎短小，長為小穗的1/5~1/4，頂端膜質，透明，第一小花僅存外稃，1脈；第二小花兩性，外稃具3脈，邊緣疏生柔毛；小穗短，具關節，成熟時從關節處脫落。

分佈　生於路邊、河邊和荒坡地上，分佈於華南和西南。

採製　全年可採，鮮用或曬乾。

性能　甘，涼。清熱解毒，生津止渴，截瘧，活血，消炎。

應用　用於瘧疾，血崩，支氣管炎，急性肝炎，汗斑，食物中毒，用量25~30g。

文獻　《匯編》下，858；《傣藥誌》三，234。

5386 菰米

來源 禾本科植物菰 Zizania caduciflora (Turcz.) Hand.-Mazz. 的果實。

形態 多年生草本，高1~2m，葉鞘肥厚，長於節間；葉舌膜質，略呈三角形；葉片長30~100cm，寬10~25mm，中脈在下面隆起。圓錐複穗狀花序長30~60cm；小穗單性，各含1花。穎果圓柱形，長約10mm。本種基部常被黑穗菌寄生而肥大，即為茭白（茭筍），但此植株不能開花結實。

分佈 生於湖沼、河邊或栽植於水田中。各地廣為栽培或野生。

採製 霜降前後剪取果序，曬乾，篩取穎果，揚去雜質。

成分 穎果含維生素B_1、B_2、煙酸、泛酸、蛋白質、澱粉等。

性能 甘，寒。清熱除煩，生津止渴。

應用 用於煩熱口渴，小兒水瀉，小便不利。用量15~30g。

文獻 《浙藥誌》下，1445；《中藥文獻摘要》四，603。

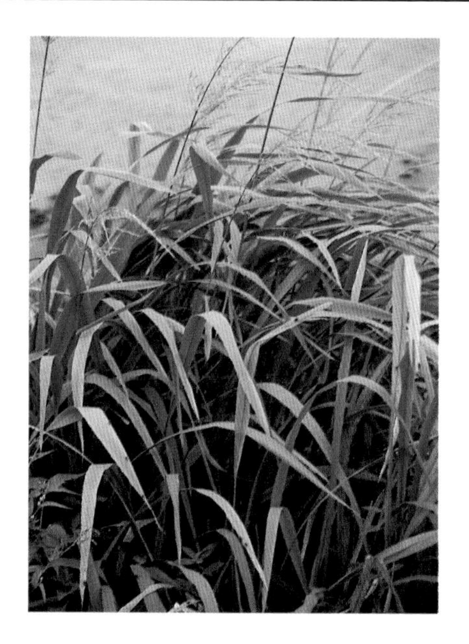

5387 紅稗

來源 莎草生草本，高子 Carex baccans Nees 的全草及種子。

形態 多年生草本，高60~150cm；根莖橫走，密被鱗葉，節下密生纖維狀鬚根；莖三稜柱形，基部具褐紅色呈纖維狀分裂的葉鞘。葉綫形，長30~50cm。穗狀花序多數，密集排列成頂生圓錐花序式；苞片葉狀，長於花序，具苞鞘。果囊倒卵形，稍長於鱗片，膨脹，最後呈漿果狀，血紅色，脈多數，頂端驟縮成短喙，喙頂端具2小齒。小堅果橢圓形，有3稜；柱頭3。

分佈 生於山坡林緣或灌林中。分佈於中國西南、華南及福建、台灣。

採製 秋季採集，曬乾。

性能 種子甘、辛，平；全草苦、澀，寒。止血涼血。

應用 用於小兒麻疹，水痘，百日咳，脱肛，浮腫，每用種子9~15g，煎服；血崩，月經不調，胃腸道出血，衄血，泄瀉，用根及全草150g，水煎服，紅糖引；或用種子100g，研末加紅糖、糯米適量，放入豬腸燉吃。

文獻 《雲南中草藥選》，246。

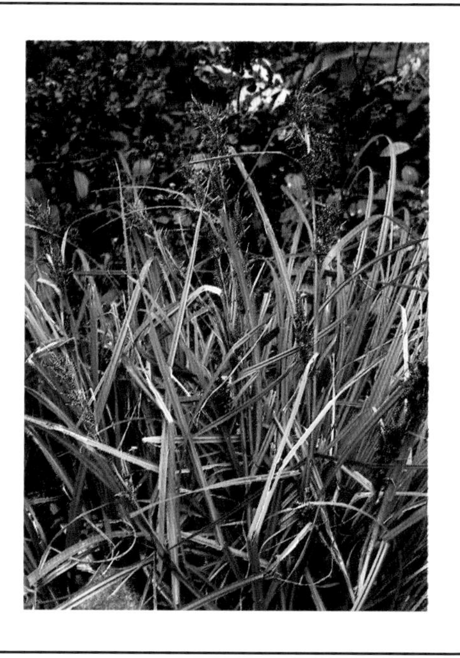

5388 球穗莎草

來源 莎草科植物異型莎草 Cyperus difformis L. 的帶根全草。

形態 一年生草本，高3~65cm。稈叢生，扁三稜狀。葉基生，短於稈，條形，寬2~6mm。苞片2~3，葉狀，長於花序；長側枝聚傘花序簡單，少有複出，輻射枝3~9；小穗多數，密集成直徑約5~15mm的頭狀花序，條形或披針形，有8~28朵花；小穗軸無翅；鱗片膜質，近扁圓形，頂端圓，中間淡黃色，兩側深紫紅色，邊緣白色透明，有3脈；約蕊2，有時1；花柱極短，柱頭3；小堅果倒卵狀橢圓形；有3稜，與鱗片近等長，淡黃色。

分佈 生於水田、水邊或潮濕處。分佈於東北、山西、河北、陝西、甘肅、四川、雲南、湖北、安徽、江蘇、浙江、福建及華南。

採製 夏秋採挖，洗淨，曬乾。

性能 鹹、微苦，涼。行氣，活血。通淋，利小便。

應用 熱淋，小便不通，跌打損傷，吐血。用量9~15g。

文獻 《大興安嶺藥用植物》，551~552。

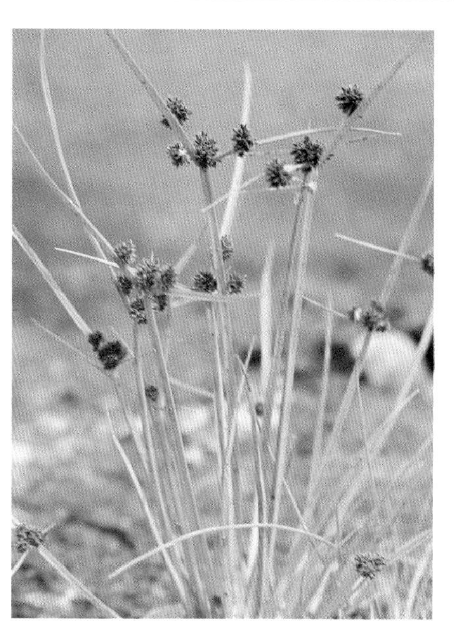

5389 短苞菖蒲

來源 天南星科植物短苞菖蒲 Acorus brevispathus K. M. Liu 的根莖。

形態 多年生草本，高30~50cm。根莖橫生，扁圓柱形。葉基生，劍狀條形，長50~60cm，寬1.5~2.5cm，先端漸尖，基部葉鞘對折，鞘長為葉片的1/3~1/4，鞘膜紫紅色。花序軸三稜形，葉狀佛燄苞長3.5~6.5cm，明顯短於肉穗花序；肉穗花序圓柱形，黃色，長6.5~9.5cm，直徑5~7mm；花被片6，匙狀倒卵形，向內彎曲；雄蕊6，花絲扁平；子房卵形，花柱極短。幼果密生，逐漸腐爛。

分佈 生於溝邊濕地。分佈於湖南。

採製 四季可採，去除葉及鬚根，切片，曬乾。

性能 辛，溫。開竅，祛痰，理氣，和胃。

應用 用於神志不清，痰湧嘔吐，胃腹脹滿。用量10~15g。

文獻 《華西藥學雜誌》1992，（2）：123。

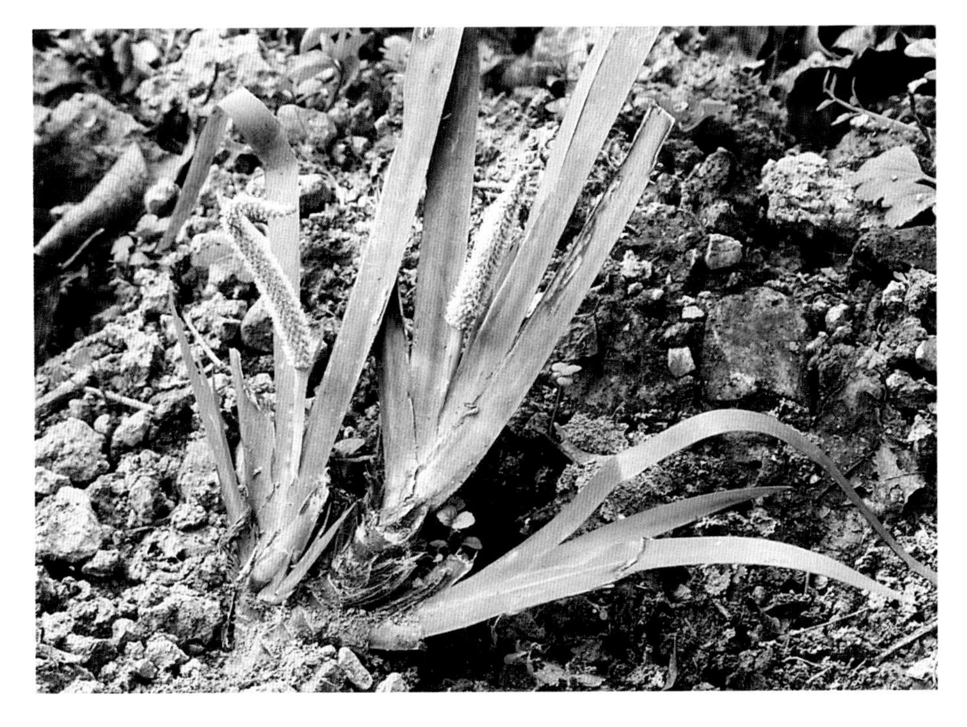

5390 金邊菖蒲

來源 天南星科植物金邊菖蒲 Acorus gramineus Soland var. flavo-marginatus K. M. Liu 的根莖。

形態 多年生草本，高15~30cm。根莖橫生，圓柱形或稍扁。葉基生，葉基對折，兩側膜質，棕色或白色，葉片綫形，長15~30cm，寬2~5mm，先端漸尖，內側邊緣金黃色。肉穗花序腋生，葉狀佛燄苞長4.5~6.5cm，為肉穗花序近等長或有更長者；肉穗花序黃色，長4~9.5cm，直徑3~5mm。果序粗達1cm，果實卵形，黃綠色。

分佈 生於溝邊濕地或石上。分佈於湖南。亦見有栽培。

採製 四季可採，去除葉及鬚根，洗淨，曬乾。

成分 含β-細辛醚（β-asarone）等。

性能 辛，溫。祛痰，開竅。

應用 用於痰迷心竅，神志不清。用量10~15g。

文獻 《華西藥學雜誌》1992，（2）：23。

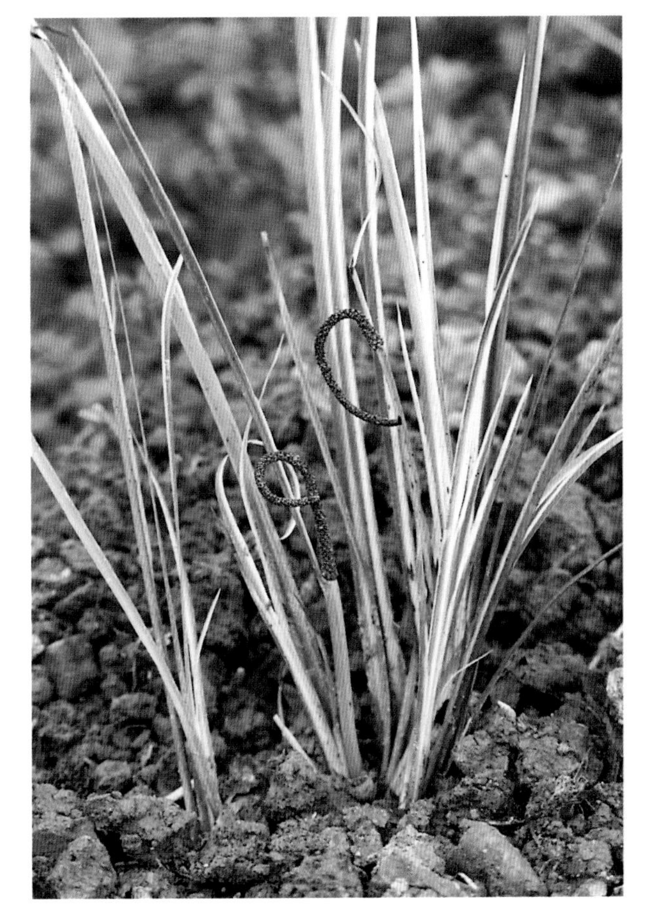

5391　香葉菖蒲

來源　天南星科植物香葉菖蒲 *Acorus xiangyeus* Z. Y. Zhu 的根莖或葉。

形態　多年生草本，根莖橫走，多分枝，近圓柱形，直徑3~5mm。葉基生，綫形，長15~25cm，寬2~5mm，基部稍窄葉鞘。序腋生，花序軸白色，三稜形，佛焰苞葉狀，綫形，長1.5~3.5cm，為穗狀花序的1/3~1/2，或與其等長，花序圓柱狀，黃白色，長4~8cm，直徑2~3mm。花被片6，膜質，卵形，黃白色，內彎；雄蕊6，花絲白色，綫形；花柱短，柱頭點狀。果序上幼果稀疏，逐漸腐爛。

分佈　多栽培於庭院石山或陰濕地。四川、湖南、貴州等地有栽培。

採製　四季可採，去除鬚根，將根莖或葉洗淨，曬乾。

成分　含草蒿腦（estragole）等多種揮發油。

性能　辛，溫。祛風，和胃，祛痰，開竅。

應用　根莖用於風痰喘咳，神志不清。用量5~10g；葉用於胃氣不暢，胸悶氣滯。用量10~15g。

文獻　《華西藥學雜誌》1992，(2)：126；《川藥校刊》1985，(1)：60。

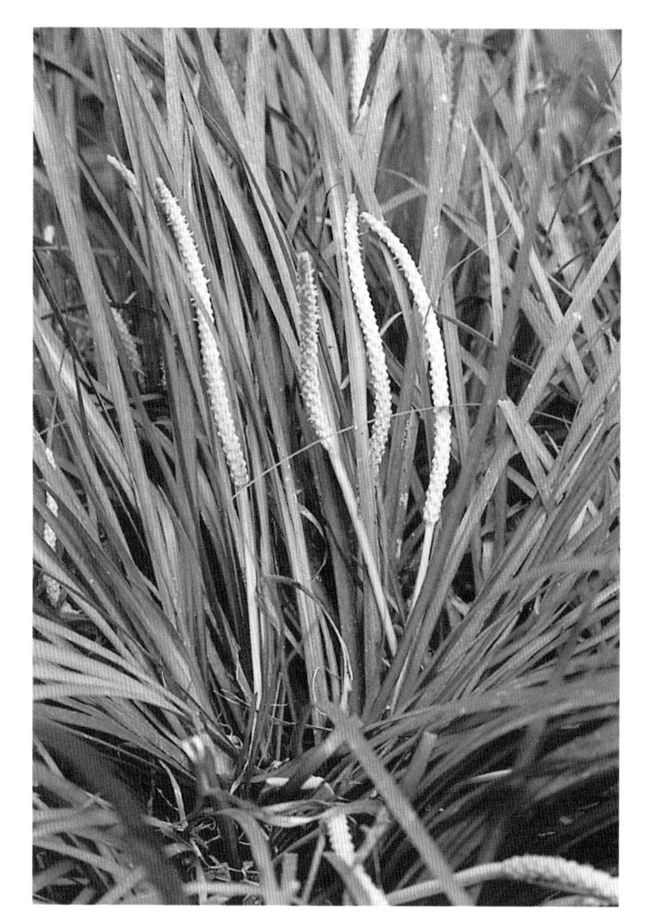

5392　雪里見

來源　天南星科植物雪里見 *Arisaema rhizomatum* C. E. C. Fischer 的根莖。

形態　多年生草本，高20~35cm。根莖圓柱形，橫生，上生2~3枚披針形鱗葉。葉2，葉柄長15~30cm，散佈紫色或白色斑塊；葉片鳥足狀5裂，裂片長圓狀披針形，中裂片較長，小柄長。側裂片較短，小柄短，葉背面常有紫色斑塊。花序梗長5~21cm，佛焰苞黃綠色或淡紅色，具暗紫黑色斑點。喉部斜截形，不具耳，檐部卵狀披針形，先端具綫狀長尾。花單性異株，雄花序長2~2.5cm；雌花序長1.5~2cm。漿果倒卵形。

分佈　生於林下陰濕地。分佈於湖南、廣西、四川、貴州、雲南、西藏。

採製　秋季採挖，去除莖葉，鬚根，洗淨，曬乾。

性能　辛，溫。解毒，止痛，祛風除濕。

應用　用於無名腫毒，肺癌，風濕及跌打疼痛，炮製品用量6~10g，外用適量。

文獻　《新華本草綱要》三，543。

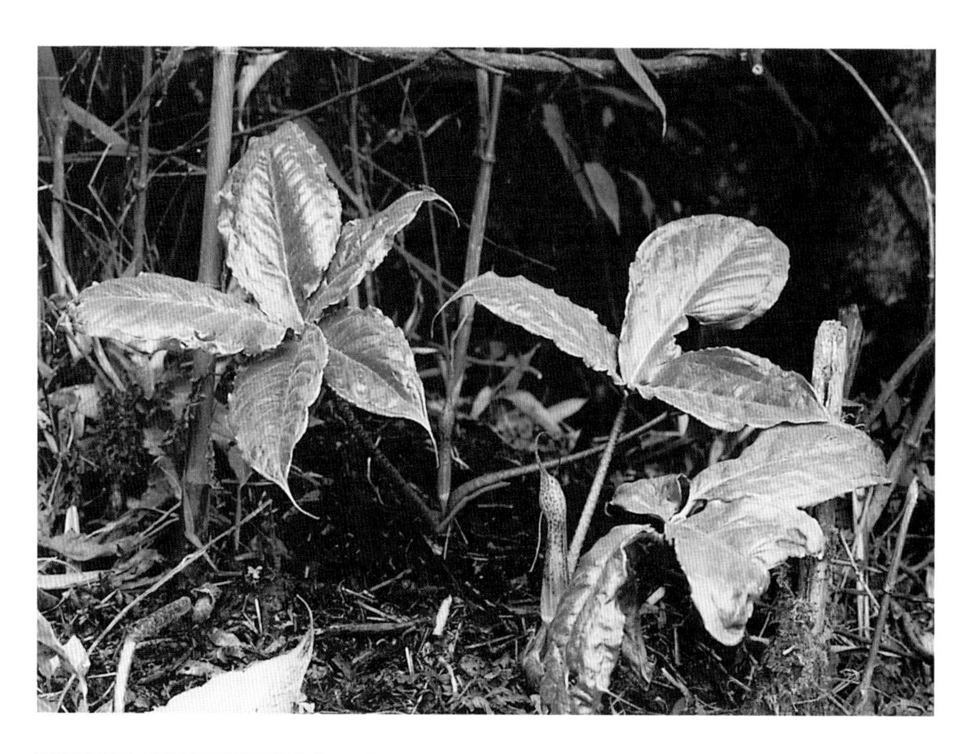

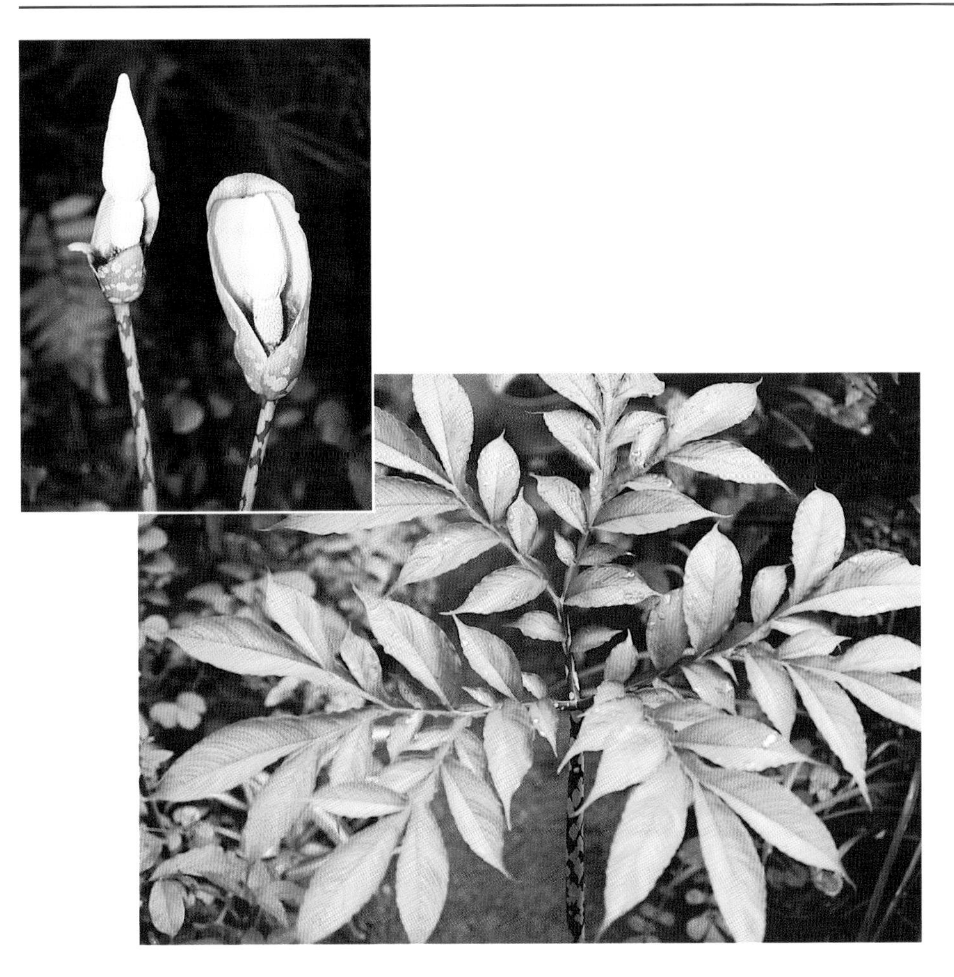

5393 南蛇棒

來源 天南星科植物南蛇棒 Amorphophallus dunnii Tutcher 的根狀莖。

形態 草本，高35~90cm。塊莖扁球形，徑4.5~13cm，密生分枝肉質根。鱗葉多數，綫形，膜質；葉3全裂，裂片離基10cm以上處2次分叉，基生小裂片橢圓形，頂生小裂片倒披針形或披針形，基部均一側下延，最下兩個小裂片極下延並聯合成翅；葉柄長50~90cm，乾時綠白色，飾以暗綠色小斑點。佛燄苞綠色，乾時膜質，長卵形或橢圓形，長12~26cm，內部基部紫色，餘為黃綠色；肉穗花序短於佛燄苞，下部為雌花序，長1.5~3cm，上部為雄花序；附屬器長圓錐形或紡錘形，中部以上漸狹，先端圓鈍；花藥無柄；子房倒卵形。漿果藍色。

分佈 生於林下陰濕處。分佈於湖南、廣西、廣東、香港及沿海島嶼。

採製 秋末挖取，洗淨，切片，曬乾。

性能 辛，溫，有毒。行瘀消腫。

應用 用於小兒麻痹後遺症。外用適量。

文獻 《廣西藥用植物名錄》，553。

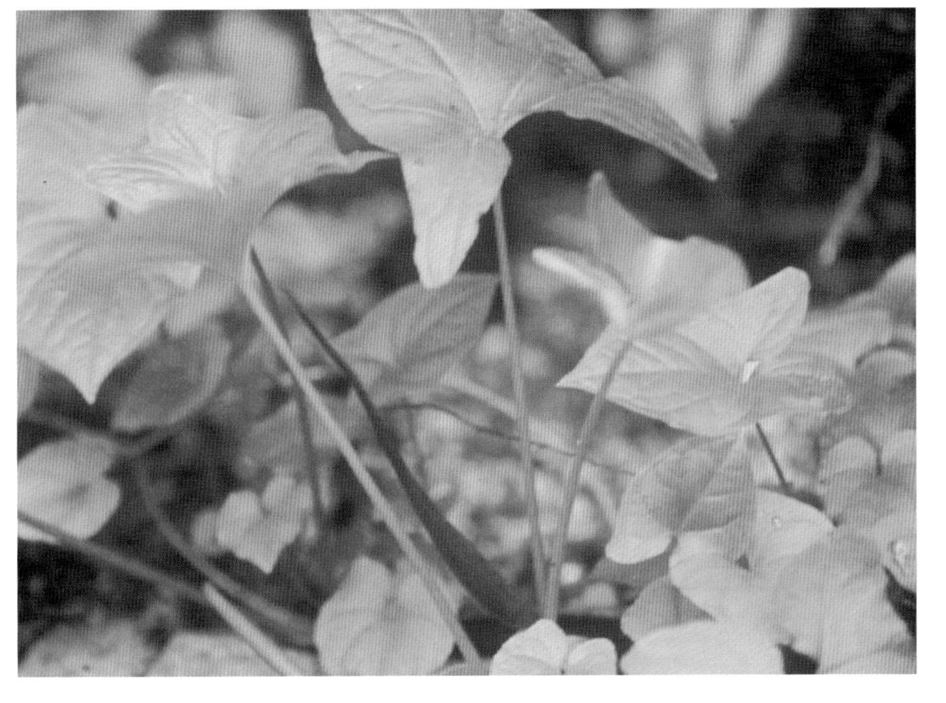

5394 滴水珠

來源 天南星科植物滴水珠 Pinellia cordata N. E. Br. 的塊莖。

形態 多年生草本。塊莖球形。葉自塊莖頂部生出，1片，戟狀心形，長圓狀卵形或戟形，全緣，葉柄長達15cm；葉片與葉柄相接處及葉柄下部常有1珠芽。花單性，雌雄同株，肉穗花序；雄花生於花序軸上部，雌花在下部；佛燄苞綠色，筒部卵形，邊緣向外彎曲；花序軸頂部附屬器細長，外露而稍彎。

分佈 生於岩石邊、陡硝石壁上或陰濕草叢中。分佈於安徽、浙江、江西、福建、湖北、湖南、廣東、貴州。

採製 全年可採，鮮用或曬乾。

性能 辛，溫。有小毒。消腫散瘀，解毒止痛。

應用 乳癰，腫毒，毒蛇咬傷，頭痛，胃痛，腹痛，無名腫毒，漆瘡，過敏性皮炎。

文獻 《新華本草綱要》三，547。

5395 紅岩芋

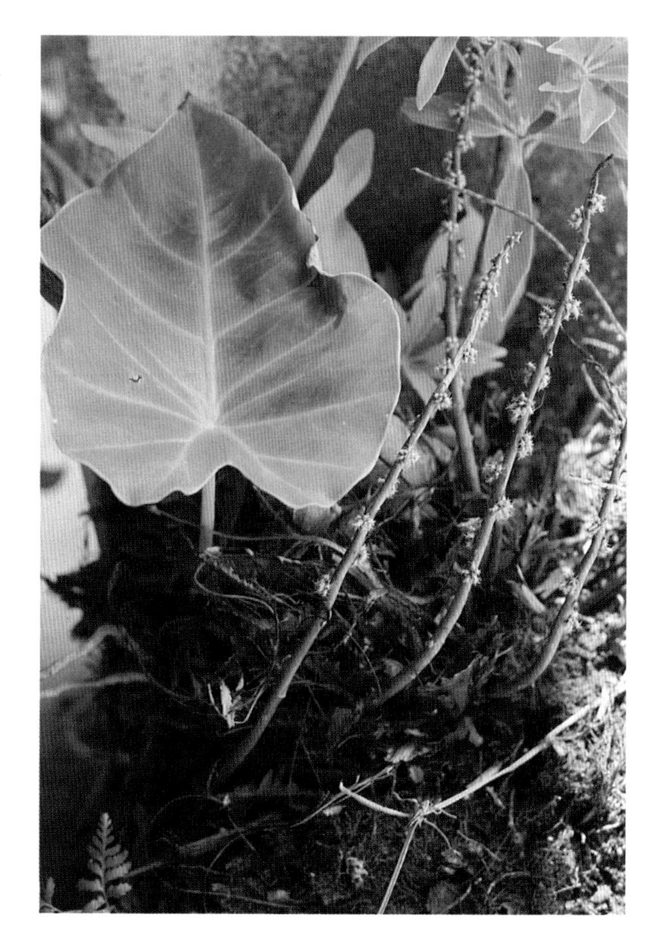

來源 天南星科植物零餘芋 Remusatia vivipara (Lodd.) Schott 的塊莖。

形態 多年生草本；塊莖扁球形，表面稍紅色，通常很少抽出花序，而常生出紅棕色，具多數小球莖的根出條；小球莖長3~5mm，具鈎刺。葉柄長，葉片盾狀着生，卵狀橢圓形至橢圓狀矩圓形，長10~35cm，基部心形。總花梗長10~15cm；佛燄苞下部筒狀，上部展開而後反轉；肉穗花序稍超出佛燄苞筒部；雄花生於頂部，雌花生於下部；雄花具4~6室聚藥雄蕊；雌花僅具雌蕊，子房1室，具2側膜胎座，胚珠多數。

分佈 多生於林下石上，有時生於樹幹上。分佈於雲南及海南。

採製 全年可採，曬乾或鮮用。

性能 麻，寒；有大毒。消腫殺蟲，麻醉止痛。

應用 用於無名腫毒，大毒瘡，急性乳腺炎，跌打瘀腫，癬疥。搗爛調醋敷患部。

文獻 《新華本草綱要》三，550。

5396 馬蹄犁頭尖

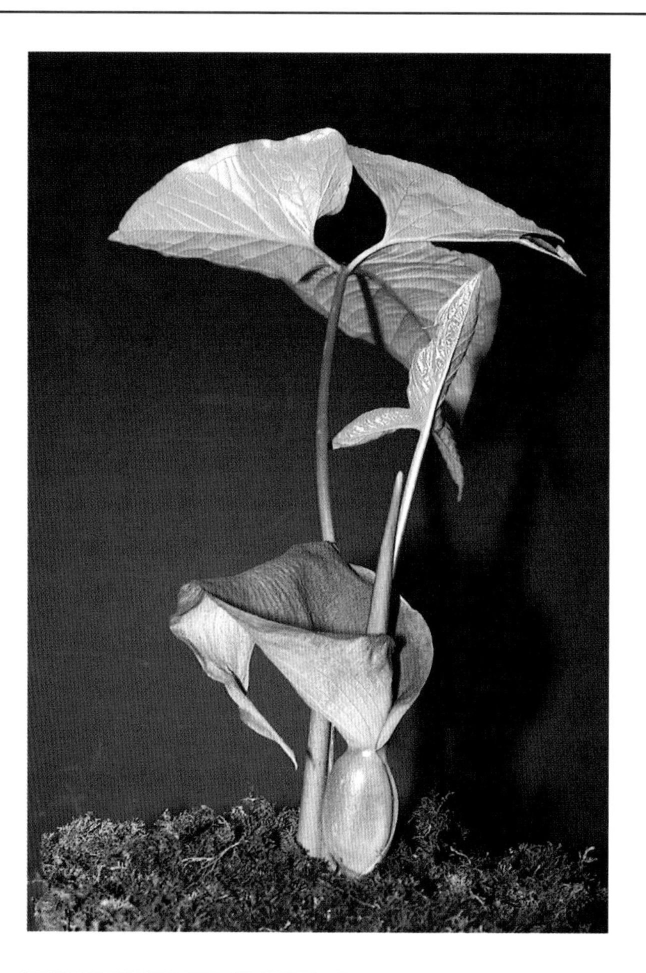

來源 天南星科植物馬蹄犁頭尖 Typhonium trilobatum (L.) Schott 的塊莖。

形態 草本。塊莖近球形，密生肉質根。葉2~4，幼株葉戟形，多年生植株葉寬心狀卵形，3淺裂或深裂，中裂片長10~15cm，側裂片長8~13cm，外側常耳狀展開；葉柄長25~35cm。花序柄長5~10cm；佛燄苞淡紫綠色，內面紫色，管部長圓形，徑1~1.5cm；檐部長卵狀披針形，長15cm以上，乾時綠白色，發亮，內面紫紅色。肉穗花序；雌花序短，子房黃綠色，柱頭紫色；中性花序長2.8cm，僅下半部具花。花黃色，綫形，捲曲；雄花序粉紅色；附屬器紫紅色，長圓錐形。

分佈 生於熱帶芭蕉林、灌木叢、路旁。分佈於雲南、廣西、廣東、香港。

採製 秋季採挖，洗淨，曬乾。

性能 辛，溫，有毒。解毒消腫，散結，止血。

應用 用於毒蛇咬傷，瘰癧腫毒，血管瘤，淋巴結核，跌打損傷，外傷出血。一般不作內服，外用搗敷患處。

文獻 《中國植物誌》十三卷（二），113, 114；《匯編》下，847。

5397 竹葉菜

來源 鴨跖草科植物飯包草 Commelina benghalensis L. 的全草。

形態 多年生匍匐草本，上部莖斜升。葉草質，卵狀橢圓形，長3～7cm，寬1.5~3cm，先端短尖或鈍，基部收窄成一鞘狀柄，柄疏被長毛。佛燄苞與上部葉對生，或2~4個聚生，有極短的柄，漏斗形而壓扁，長寬8~14mm，淡綠色，被疏毛；每一苞內有小花數朵，花藍色；萼片3，膜質；花瓣3，長3～4mm。蒴果膜質，長4~5mm，內有種子5枚。

分佈 生於陰濕地或林下。分佈於長江流域以南大部分地區。

採製 夏秋季採收，洗淨，曬乾。

性能 苦，微寒。清熱解毒，利水消腫。

應用 用於小便淋瀝，赤痢，瘡腫，蛇傷，用量20~40g，外用適量。

文獻 《大辭典》上，1813。

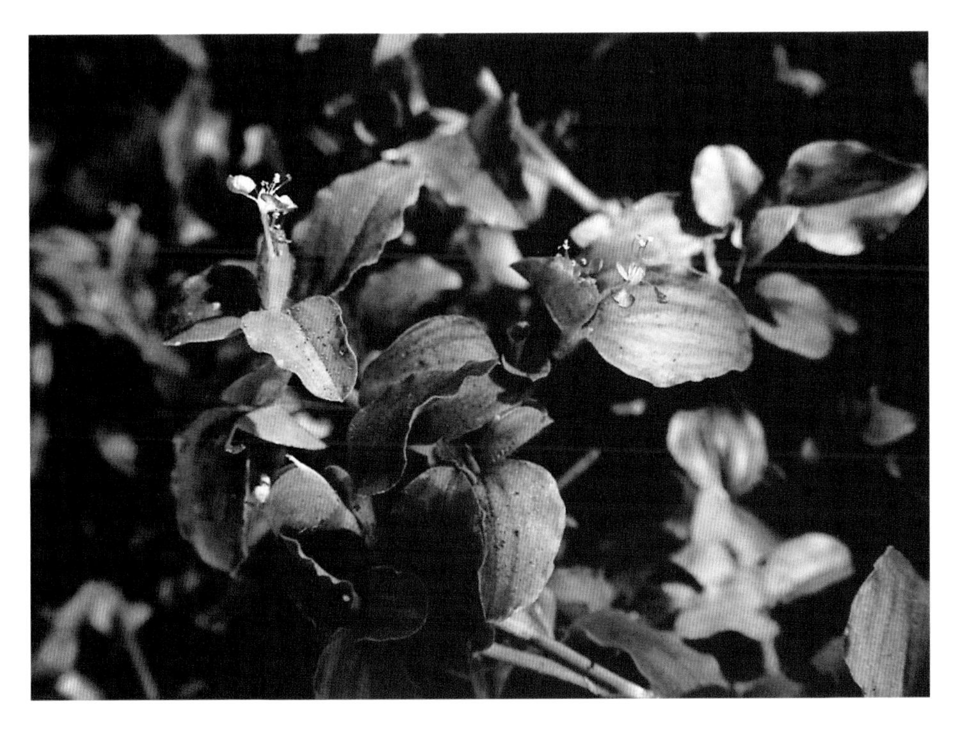

5398 水竹菜

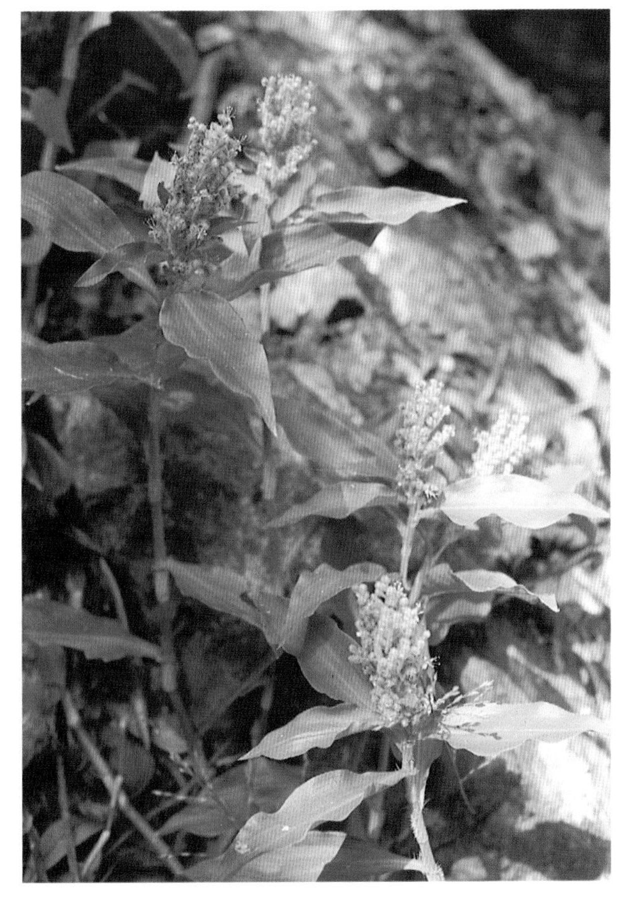

來源 鴨跖草科植物聚花草 Floscopa scandens Lour. 的全草。

形態 多年生草本，高15～60cm；莖粗壯，下部匍匐，節上生鬚根，上部密生多細胞柔毛。葉片卵狀披針形至長橢圓形，先端漸尖，上面有鱗片狀凸起；無柄或有帶翅的短柄；葉鞘短而抱莖，被多細胞長柔毛。複圓錐花序頂生；總苞片葉狀；總花梗短；萼片3，淺舟狀；花瓣3，淡紫藍色，少數白色；雄蕊6；花柱單生。蒴果卵圓形，側扁，硬殼質，有光澤，有兩條溝槽，2室，每室有1種子，種子半橢圓形，有淺輻射紋。

分佈 生於水邊、濕地上。分佈於海南、廣東、廣西、湖南、江西、福建及浙江。

採製 全年可採、多作鮮用。

性能 苦，涼。清熱解毒，利水消腫，活血。

應用 用於瘡癤腫毒，淋巴結腫大，急性腎炎，內傷，目赤腫痛。用量9~15g，或鮮品適量搗敷患處。

文獻 《新華本草綱要》二，575。

5399 虎鬚草

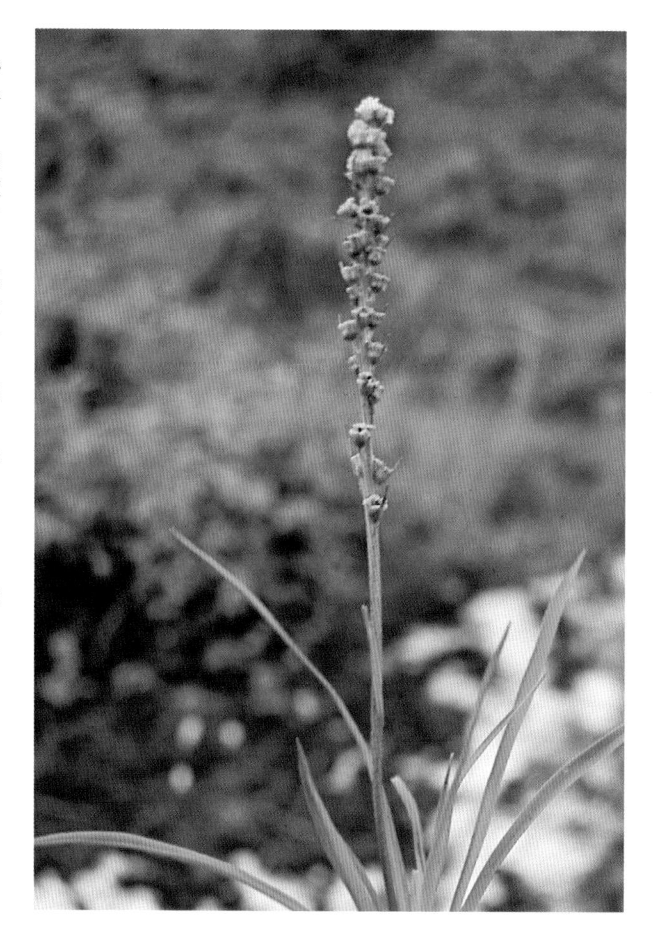

來源 百合科植物穗花粉條兒菜 Aletris pauciflora (Klotz.) Franch. var. khasiana (Hook.f.) Wang et Tang 的全草。

形態 草本。根肉質纖維狀。基生葉簇生，條形或條狀披針形，長5~25cm，寬2~8mm。花葶高7~20cm，被柔毛，中、下部有少數苞片狀葉；穗狀花序長2.5~8cm，花較密；苞片2，條狀披針形，與花等長或稍長於花；花被近鐘形，暗紅色或淡黃色，長5~7mm，上端約1/4處分裂；裂片6，卵形，膜質；雄蕊6，生於花被筒上，花絲短；子房卵形，向上漸狹，無明顯花柱。蒴果圓錐形，長4~5mm。

分佈 生於竹叢中、沼地、岩石山或林下。分佈於雲南、四川、西藏。

採製 夏季採收，曬乾。

性能 辛、苦，溫。補虛斂汗，止血。

應用 用於體虛多汗，神經衰弱，肺結核咯血，盜汗。用量25~60g。

文獻 《新華本草綱要》二，507。

5400 粉條兒草

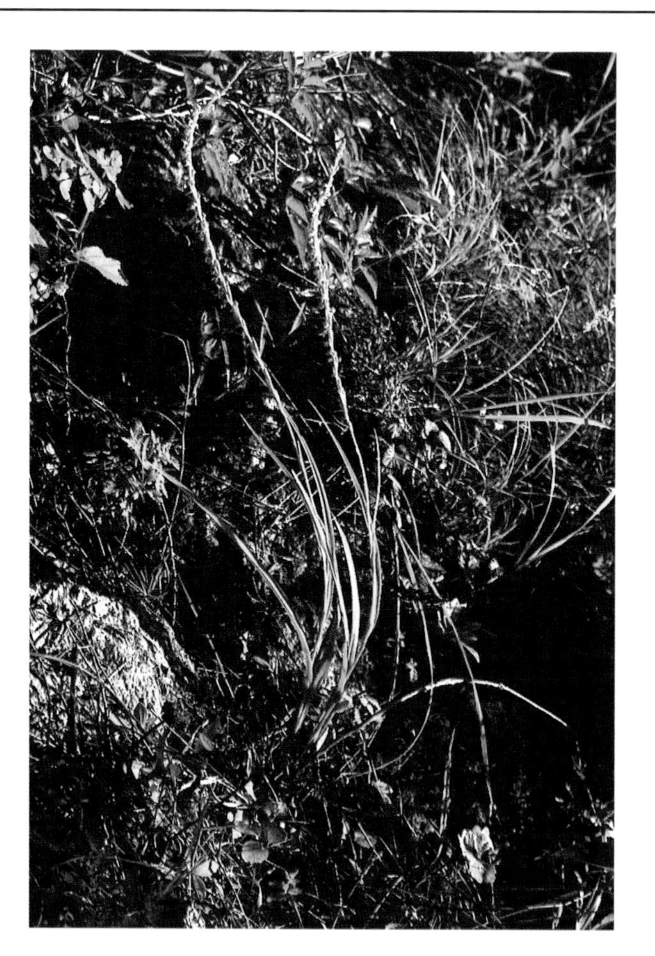

來源 百合科植物肺筋草 Aletris spicata (Thunb.) Franch. 的根及全草。

形態 多年生草本，鬚根多數，根毛部分膨大。基生葉簇生，條形。花葶高40~65cm，有稜，被密柔毛，中下部具苞片狀葉。總狀花序，苞片2；花被黃綠色，上端粉紅色，外面有柔毛，分裂部分佔1/2~1/3，裂片6；雄蕊着生於花被裂片上，花絲短；子房半下位，卵形。蒴果倒卵形；有稜角，密生柔毛，

分佈 生於山坡，灌叢中或草地。分佈於河北、山西、陝西及華東、華中、華南、貴州。

採製 根夏秋採，全草全年可採，曬乾。

成分 根含皂甙，水解後得異納爾索皂甙元 (isonarthogenin) 及薯蕷皂甙元。

性能 甘，平。活血，消腫，解毒。

應用 用於風濕痹痛，跌打損傷，腮腺炎，毒蛇咬傷。

文獻 《匯編》上，658；《新華本草綱要》二，508。

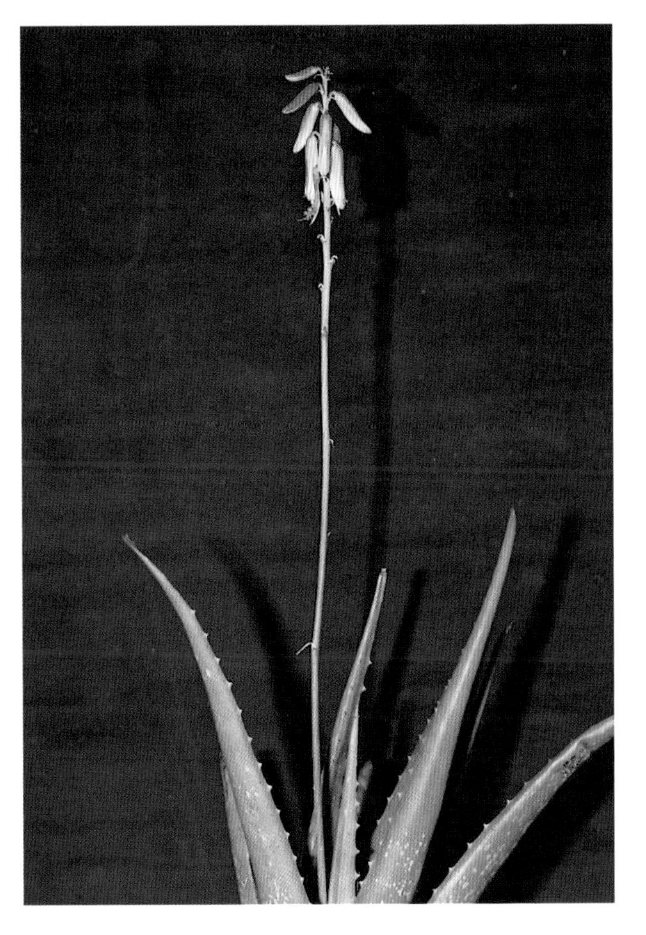

5401 蘆薈

來源 百合科植物蘆薈 Aloe vera L. var. chinensis (Haw.) Berg. 的葉或浸膏。

形態 草本，高60~90cm。莖較短。葉近簇生或稍2列，肥厚多汁，條狀披針形，粉綠色，長15~35cm，頂端有幾個小齒。邊緣疏生刺狀小齒。總狀花序生花葶上端；苞片近披針形；花點垂，稀疏排列，淡黃色而有紅斑；花被圓筒狀，長2.5cm，有時稍彎，外輪花被3，合生至中部，內輪花被片3；雄蕊6，與花被片等長或略長；雌蕊1，3室，花柱明顯伸出花被外。蒴果，種子多數。

分佈 南方各省區和溫室常栽培。

採製 四季可採，一般鮮用，或割取葉片，收集流出的液汁蒸發到適當濃度，逐漸冷卻硬固。

成分 含蘆薈大黃素甙 (barbaloin $C_{20}H_{20}O_{8}$)。

性能 苦，寒。清熱，通便，殺蟲。

應用 用於熱結便秘，婦女經閉，小兒驚癇，疳熱蟲積，癬瘡，痔瘺，萎縮性鼻炎，瘰癧。用量2~5g，入丸、散或適量研末調敷。

文獻 《新華本草綱要》二，515。

附註 本品花用於咳嗽，吐血，白濁。根用於小兒疳積，尿路感染。

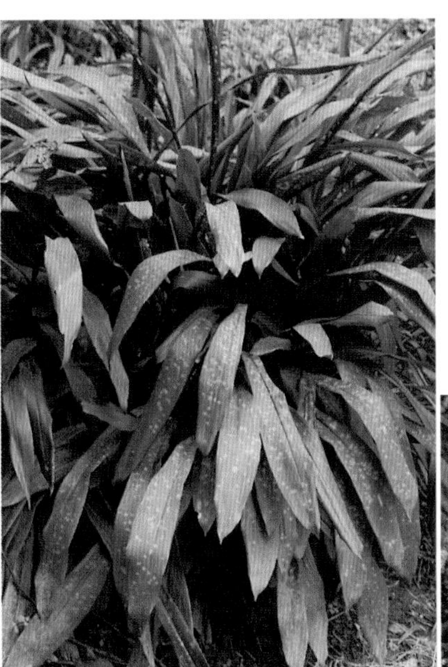

5402 棕葉草（青蛇蓮）

來源 百合科植物棕葉草 Aspidistra oblanceifolia F. T. Wang et K. Y. Lang 的根莖。

形態 多年生草本，高40~100cm。根莖橫生，竹節狀，節上具鱗片。葉簇生基部，帶狀倒披針形，長35~50cm，寬2.5~4cm，先端漸尖，基部下延至柄。花單生於根莖節上，花被肉質，紫紅色，鐘狀，裂片具2條脊狀隆起；雄蕊6~8，生於花筒下部；花柱粗短，柱頭盾狀，邊緣8裂，裂片半圓形。漿果球形或卵形。

分佈 生於林下陰處。分佈於四川。

採製 秋季採挖，去除葉及鬚根，曬乾。

性能 辛、苦，微寒。活血祛瘀，接骨，止痛。

應用 用於跌打損傷，骨折。用量10~15g。

文獻 《川藥校刊》1987，(3)：27。

5403 大百合

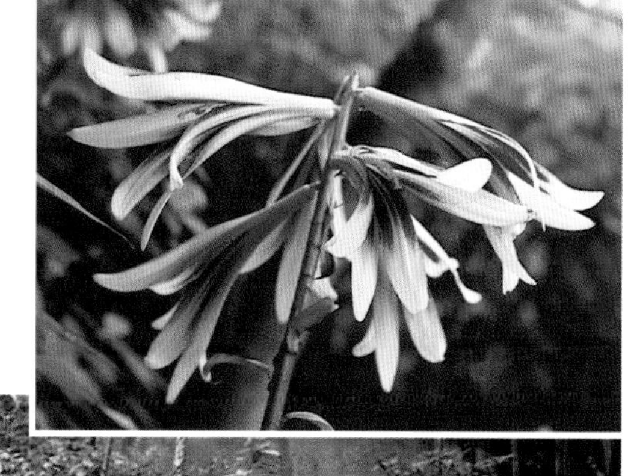

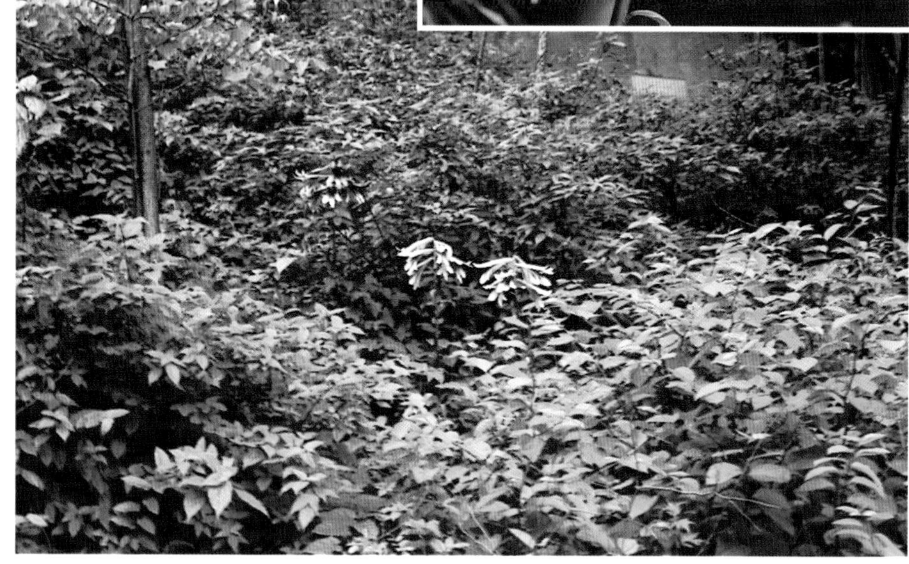

來源 百合科植物大百合 Cardiocrinum giganteum (Wall.) Makino 的鱗莖。

形態 多年生草本，高60~150cm。鱗莖卵形，由基生葉之葉柄膨大後組成，有鱗莖皮；小鱗莖高3.5cm，直徑2cm，葉紙質，基生葉卵狀心形或近長圓狀心形，莖生葉似輪生，卵狀心形，長15~20cm，寬12~15cm，基部心臟形；葉柄長7~30cm。總狀花序頂生，有花達15朵；苞片葉狀，長圓狀匙形，長7.5cm；花梗極短；花冠狹喇叭狀，白色，花被片6，條狀倒披針形，長12~15cm，寬1.5~2cm，內側具淡紫紅色條紋；雄蕊6，不等長，長6.5~7.5cm，花絲下部擴大，扁平；子房圓柱形，長2.5~3cm，直徑約7mm，柱頭膨大，微3裂。蒴果橢圓狀球形，長5cm，先端具小凸尖，3瓣裂；種子呈三角形，周圍具淡紅棕色半透明的膜質翅。

分佈 生於山坡疏林或草叢中。分佈於四川、貴州、雲南、西藏、陝西、湖南、廣西。

採製 8~9月採挖，洗淨，曬乾。

性能 淡，平。寬胸利氣，鎮痛，止咳，清熱。

應用 用於胃痛，反胃嘔吐，肺結核咯血，小兒高熱，氣管炎等。用量3~6g。

文獻 《新華本草綱要》二，520。

5404 銀邊吊蘭

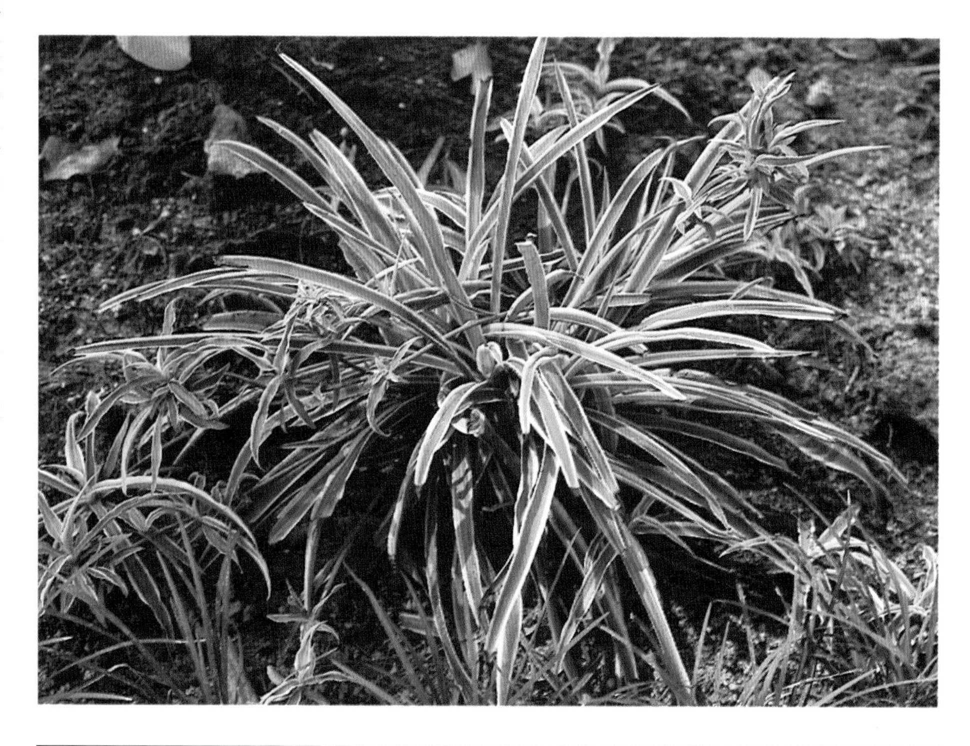

來源 百合科植物銀邊吊蘭 Chlorophytum capense (Linn.) Kuntze var. variegatum Hort. 的全草。

形態 多年生草本；根狀莖橫生或斜生。葉基生成叢，寬條形，長15~30cm，寬1~1.5cm，先端長尖，邊緣黃白色。花莖通常數條由葉間生出，長於葉，有時變成披散狀的纖匍枝，枝上或節上生葉叢成幼小新植株；花白色，排成長而疏散的總狀花序；花被6片，橢圓形，長約1cm，，外輪較窄；雄蕊6；子房球形，花柱細長。蒴果近三角形。

分佈 種植於庭園或室內。中國南方各省區廣為栽培，北方室內也有栽培。

採製 全年可採，通常鮮用。

性能 甘、苦，涼。清熱解毒，止咳化痰，活血去瘀。

應用 肺熱咳血，氣管炎；外用治疔瘡腫毒，痔瘡腫痛，骨折，燒傷。用量6~9g；外用適量，鮮品搗爛敷或煎水洗患處。

文獻 《匯編》下，251。

5405 寶鐸草

來源 百合科植物寶鐸草 Disporum sessile D. Don 的根及根莖。

形態 草本，高30~80cm。根狀莖肉質，橫走，徑約5mm。莖直立，上部分枝斜叉狀。葉卵形，橢圓形至披針形，長4~15cm，先端驟尖或漸尖，基部近圓形，全緣，脈上及邊緣有乳突；葉柄短或無。花鐘狀，白色、淡黃至綠黃色，1~3 (5) 朵生於分枝先端；花梗長1~2cm；花被片6，近直伸，倒卵狀披針形，長2~3cm，基部漸狹成1~2mm的短距，內面有毛；雄蕊6，長1.5~2cm，花藥內藏；雌蕊1，3室。漿果近球形，黑色，徑約1cm。

分佈 生於林下或灌叢中。分佈於長江流域、華南、雲南。

採製 春秋採挖，洗淨，曬乾。

成分 全草含皂甙和鞣質。

性能 甘、淡，寒。清肺止咳，健脾消積。

應用 用於虛損咳喘，痰中帶血，腸風下血，食積脹滿，燙傷。用量25~50g；外用適量搗敷。

文獻 《新華本草綱要》三，523；《大辭典》上，1735。

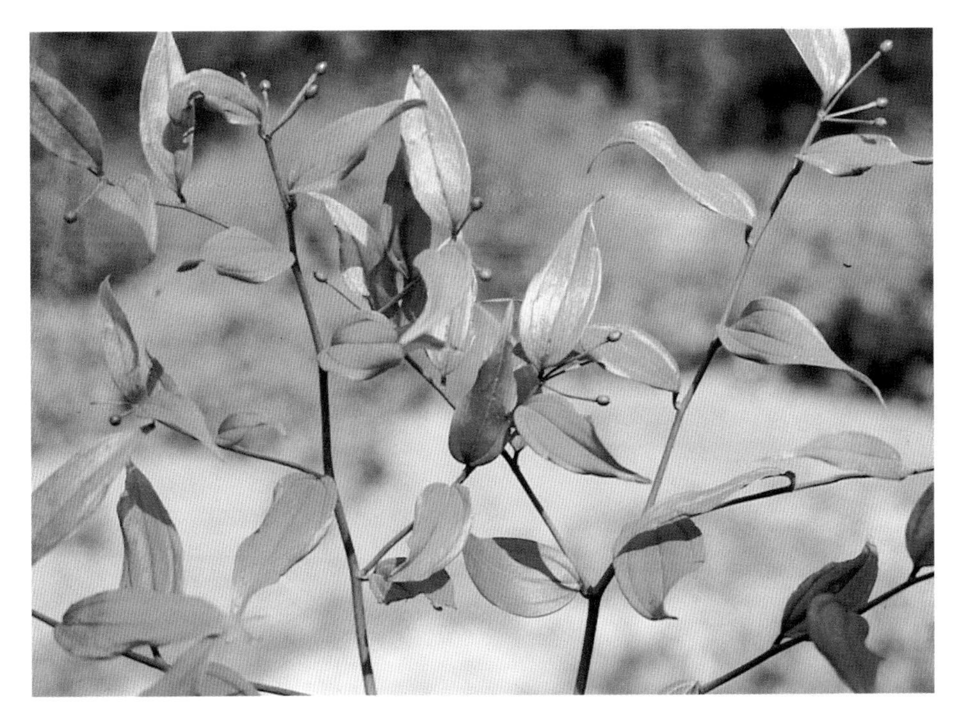

5406 康定貝母（川貝母）

來源 百合科植物烏花貝母 Fritillaria cirrhosa D. Don var. ecirrhosa Fr. 的鱗莖。

形態 多年生草本，高15~35cm。鱗莖圓錐形，直徑6~8mm。莖綠色或帶紫褐色，具灰色小斑點。下部葉對生，上部互生，綫狀披針形，長4~5.5cm，寬3~5mm，先端不捲曲。花單生莖頂，鐘狀下垂，花被片6，長2~2.5cm，外輪長橢圓形，內輪矩圓狀倒卵形，外面深紫色，內面黃綠色並具紫色斑點和脈紋；雄蕊6，花絲密被短毛；花柱短，柱頭3裂。蒴果矩圓形，具6稜，長7~20mm，直徑8~12mm。

分佈 生於高山向陽草坡。分佈於四川、青海。

採製 秋季枯苗或初夏雪化時採挖，曬乾。

性能 苦、甘，涼。潤肺散結，止咳化痰。

應用 用於虛勞咳嗽，肺痿，瘰癧，乳癰。用量5~10g。

文獻 《大辭典》上，0454。

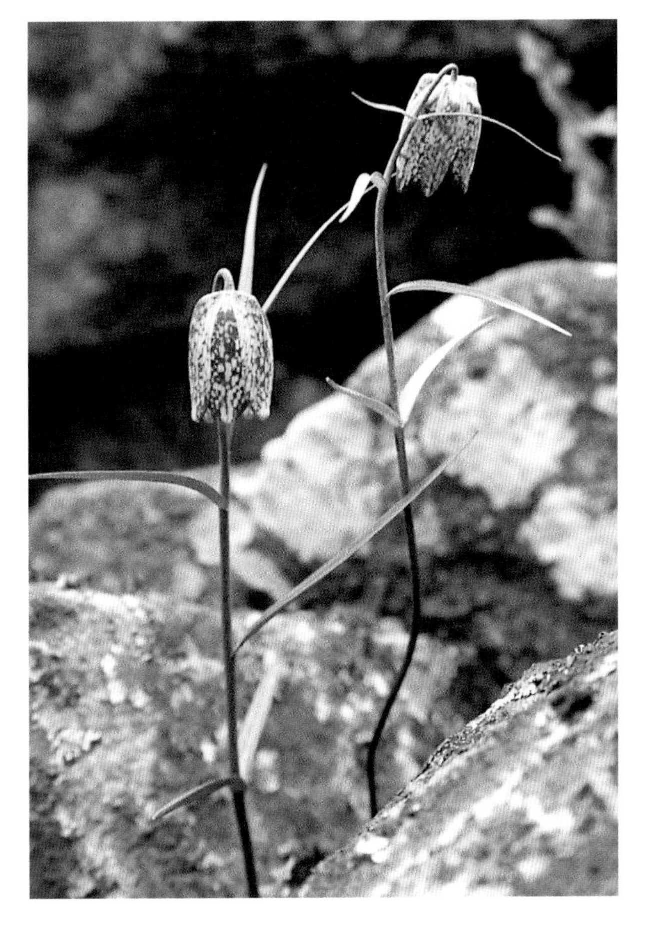

5407 天目貝母

來源 百合科植物天目貝母 Fritillaria monantha Migo 的鱗狀莖。

形態 多年生草本，高20~40cm。鱗莖由2枚鱗葉組成，直徑約2cm，葉通常對生，時兼有散生或3葉呈輪生，葉片綫形，先端捲曲，葉脈平衡，花單朵，淡紫色，具黃色小方格，有3~5枚先端不捲曲的葉狀苞葉；花梗長3.5cm以上；花被片長4.5~5cm，寬約1.5cm，密腺窩於背面明顯凸出；柱頭裂片長3.5~5mm。蒴果，棱上的翅寬6~8mm。

分佈 生於海拔700~1,200m的林下、水邊或潮濕地。分佈於浙江天目山、河南商城等。

採製 7~9月苗枯萎時採挖，將帶泥的鱗莖攤在烈日下曝曬，曬到表皮現粉白色時篩去泥土，將貝母裝入麻袋內，輕輕撞去附土及老皮，過篩後，繼續曬乾。

成分 貝母鱗莖中含生物鹼。

性能 甘、苦，平。清熱潤肺，止咳化痰。

應用 肺燥咳嗽，久咳痰喘，咳嗽咯血，肺炎，急、慢性支氣管炎，用量5~9g。忌與烏頭、附子、天雄同用。

文獻 《中藥材品種論述》上，397；《匯編》上，128。

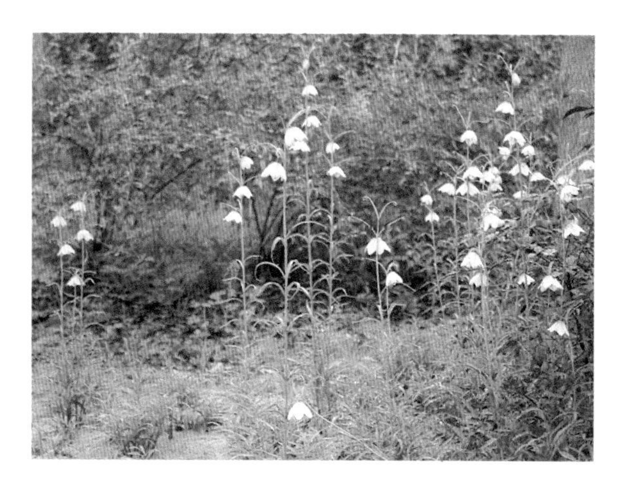

5408 峨嵋貝母

來源 百合科植物峨嵋貝母 Fritillaria omeiensis S. C . Chen 的鱗莖。

形態 多年生草本，高24~33cm。鱗莖由2枚鱗片組成，直徑1~1.5cm。葉多生於植株上部1/3處，最下2葉對生，上面3~4枚輪生或對生，中間有時1枚散生，葉片條形或條狀披針形，長6~10cm，寬7~16mm，先端伸直或稍彎曲。單花頂生，黃綠色，有少數紫褐色斑點和方格紋；葉狀苞片3枚，寬5~9mm；花被長4.5~5cm，內3枚寬14~15mm，外3枚寬9~11mm；雄蕊長約為花被的1/2，花藥近基着；柱頭裂片長14~15mm。蒴果長圓柱形，具稜。

分佈 生於高山草坡或竹林下。分佈於四川西部。

採製 秋季苗枯前或春夏出苗時採挖，去淨泥沙，曬乾。

性能 苦，微寒。止咳化痰，散結消腫。

應用 用於肺虛久咳，肺痿，瘰癧。用量5~10g。

文獻 《峨嵋山藥用植物研究》一，111。

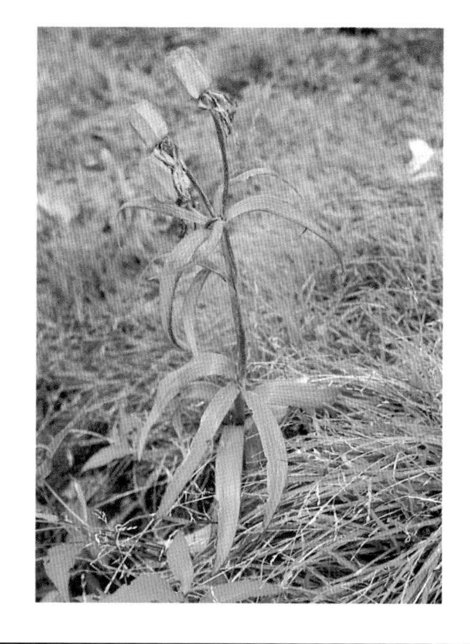

5409 峨嵋百合

來源 百合科植物峨嵋百合 Lilium omeiensis Z. Y. Zhu 的鱗莖。

形態 多年生草本，高1~2m。鱗莖卵球形，直徑5~6cm，鱗片黃白色或帶紫色。葉散生，披針形至條狀披針形，長12~18cm，寬1~2cm，上部葉腋具球芽；花大型，3~12朵組成近總狀花序，苞片卵形；花被片6，黃白色，外輪被片倒披針形，內輪被片稍寬，基部爪狀，被毛；密腺黃綠色，無乳突；雄蕊6，花絲基部有毛；花柱長11~12cm，下部有毛。蒴果倒卵狀圓柱形，具縱棱。

分佈 生於低山岩坡或灌叢中。現僅見於四川峨嵋山。

採製 秋季苗枯前採挖，洗淨，蒸熟後炕乾。

性能 甘、微苦，平。潤肺止咳，寧心。

應用 用於肺虛久咳，肺心病。用量10~15g。

文獻 《川藥校刊》1992，(2)：25。

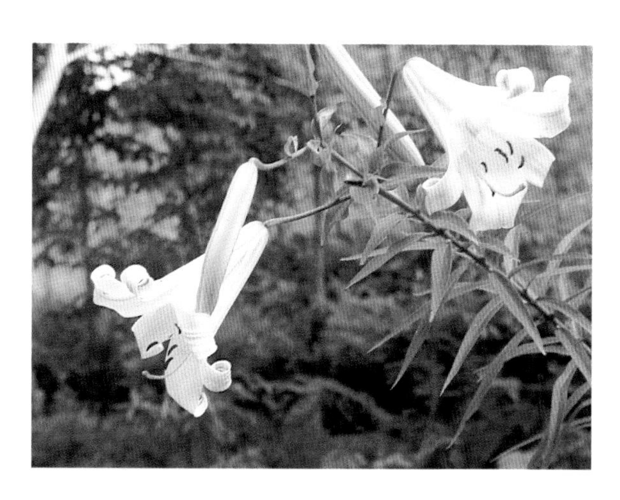

5410 紫花鹿藥

來源 百合科植物紫花鹿藥 Smilacina purpurea Wall. 的根及根狀莖。

形態 草本，高25~60cm。根狀莖近塊狀或不規則圓柱狀，粗1~1.5cm。莖上部被短毛，具葉5~9枚。葉互生，紙質，矩圓形或卵狀矩圓形，長7~13cm，頂端短漸尖或具短尖頭，下面脈上被短柔毛，基部寬楔形或近圓形；柄短。通常為總狀花序，極窄基部具1~2個側枝而成圓錐花序，花序軸長1.5~7cm，被短柔毛；花單生，紫色，上部色較淡；花被片完全離生，近橢圓形或矩圓狀卵形，長4~5mm；雄蕊6，花絲扁，長為花被片1/3；花柱與子房近等長或稍長。漿果球形，紅色。

分佈 生於林下或灌叢中。分佈於西藏、雲南、四川。

採製 夏秋採挖，曬乾。

性能 活血，補虛，祛風濕。

應用 用於陽痿，跌打損傷，風濕關節痛。用量9~15g。

文獻 《新華本草綱要》二，554。

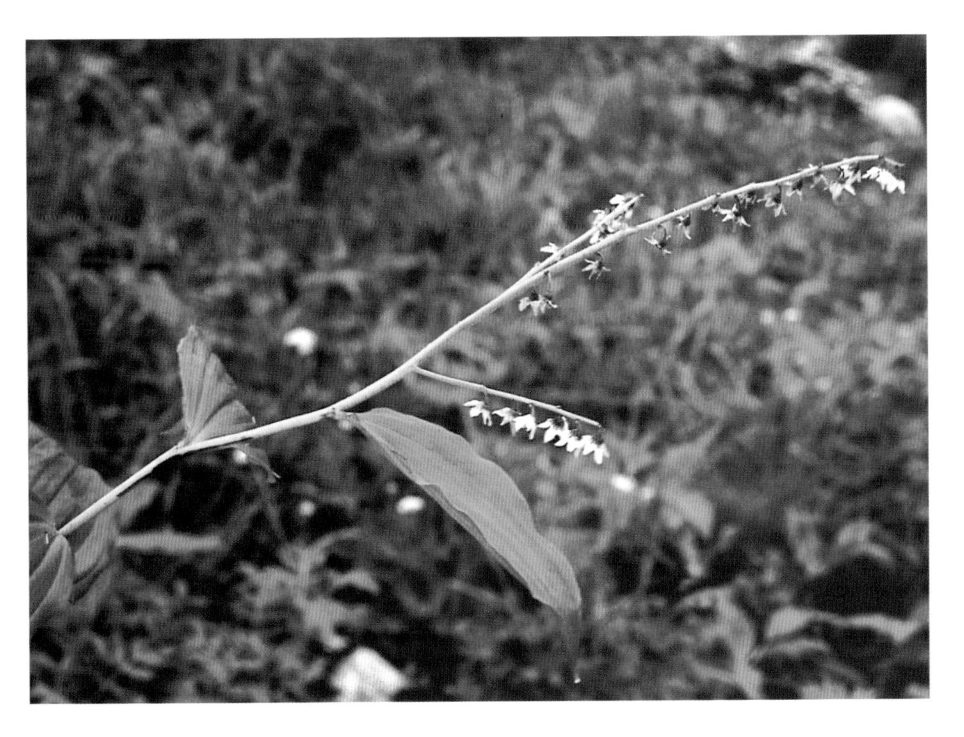

5411 岩菖蒲

來源 百合科植物岩菖蒲 Tofieldia thibetica Fr. 的全草。

形態 多年生草本，高7~35cm。根狀莖短小。葉基生，套折，兩側壓扁，條狀披針形，長4~15cm，寬1~4mm，花葶上有2~3枚短葉。總狀花序自葉叢中央抽出，花梗長5~12mm，花後斜升而不下垂；小苞片合生成小盃狀；花被片6，白色，矩圓狀倒披針形；雄蕊6，花絲稍長於被片 。蒴果倒卵形，宿存花柱0.3~1mm。

分佈 生於山坡草地、灌叢或岩石上。分佈於西藏、四川、雲南、貴州。

採製 秋季採收，洗淨，曬乾。

性能 甘，寒。解毒，消腫。

應用 用於狂犬病。用量20~25g。

文獻 《峨嵋山藥用植物研究》一，113。

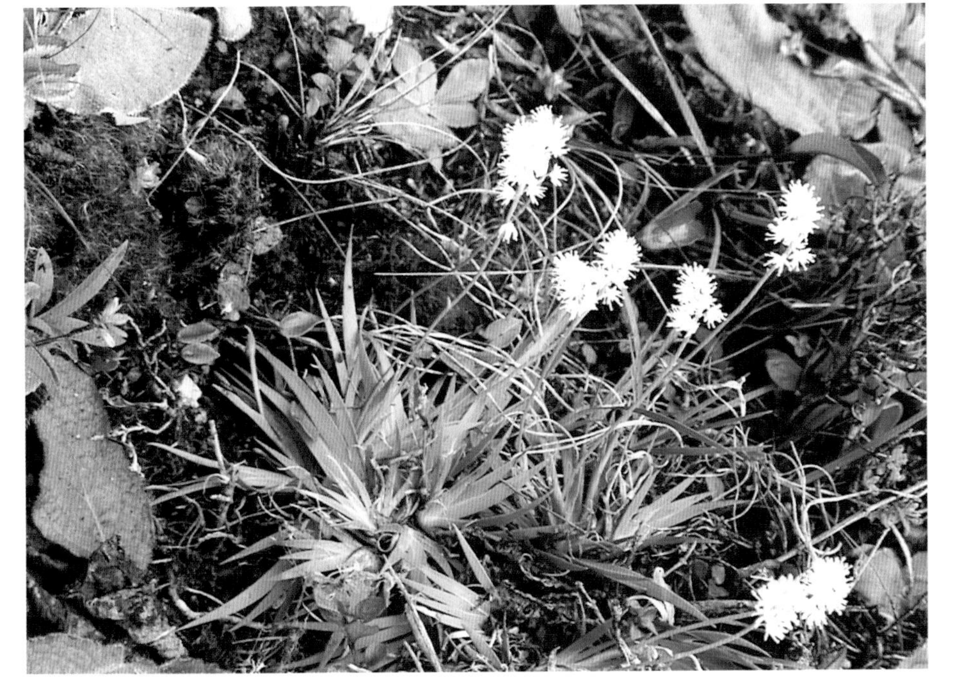

5412 開口箭

來源 百合科植物開口箭 Tupistra chinensis Baker 的根狀莖。

形態 多年生草本。根狀莖粗厚，圓柱形，長而橫生，分節明顯。基生葉4~8枚，倒披針形、條狀披針形或條形，長15~35cm，寬1.5~5.5cm，全緣。穗狀花序側生，多花；苞片綠色，位於花序上部的披針形，長於花，位於花序下部的卵狀披針形，短於花；花短鐘狀，花被片6，下部合生，花被筒長2~2.5mm，裂片卵形，肉質，黃色或黃綠色；雄蕊6，花絲基部擴大彼此合生或合生部分不明顯，花藥卵形，子房近球形，柱頭3裂。漿果圓形，紫紅色。

分佈 生於林下陰濕處。分佈於湖北、江西、福建、浙江、安徽、河南、陝西、四川、雲南、貴州、廣西。

採製 夏秋二季採挖，曬乾。

成分 根狀莖含強心甙為萬年青甙。

性能 甘、微苦，涼；有毒。清熱解毒，散瘀止痛。

應用 用於白喉，風濕關節痛，腰腿痛，跌打損傷，狂犬咬傷，毒蛇咬傷；外用治癰腫毒。用量0.6~0.9g研粉服或1.5~3g水煎服；外用適量。

文獻 《匯編》上，160。

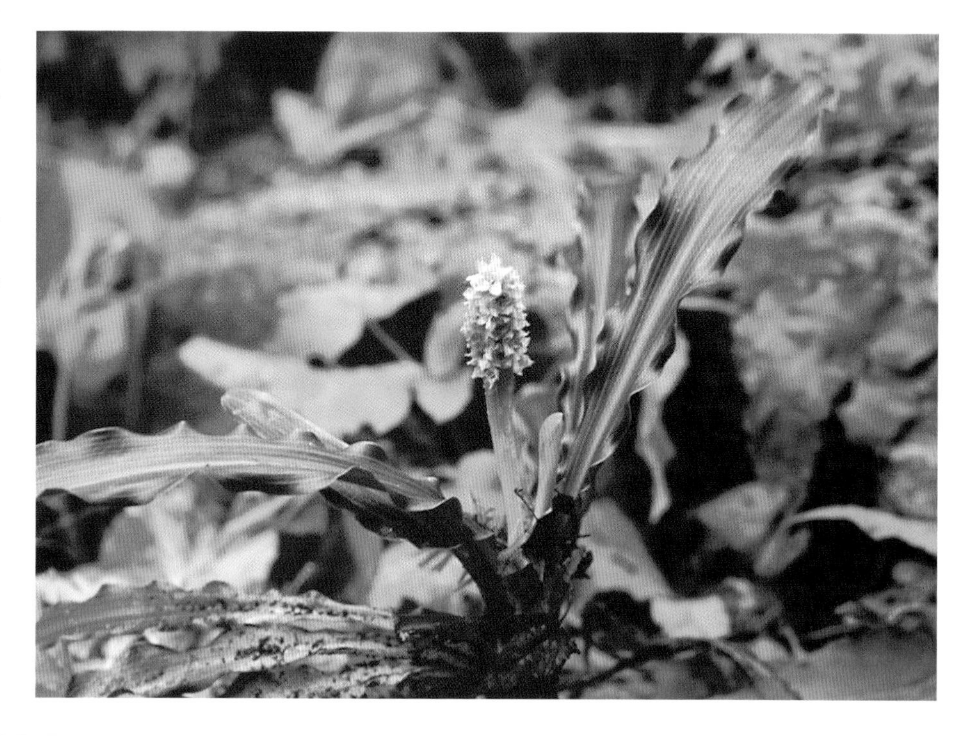

5413 黑彈子

來源 薯蕷科植物黑珠芽薯蕷 Dioscorea melanophyma Prain et Burkill 的塊莖。

形態 纏繞藤本，塊莖卵形，珠芽球形，直徑6~7mm，成熟時黑色。掌狀複葉，小葉3~7，莖頂有時成單葉，中央小葉披針形。雌雄異株，雄花序總狀，有白毛，雄蕊3，與不育3雄蕊互生；雌蕊退化。蒴果橢圓形，長12~14mm，種子翅向基部延伸呈矩圓形。

分佈 生於林緣或灌叢中。分佈於雲南、四川、貴州。

採製 秋季採挖，刮皮，洗淨，切片，曬乾。

性能 甘、淡，平。理氣健脾。

應用 用於食少倦怠，尿頻，虛咳。用量10~15g。

文獻 《貴州中草藥名錄》，697。

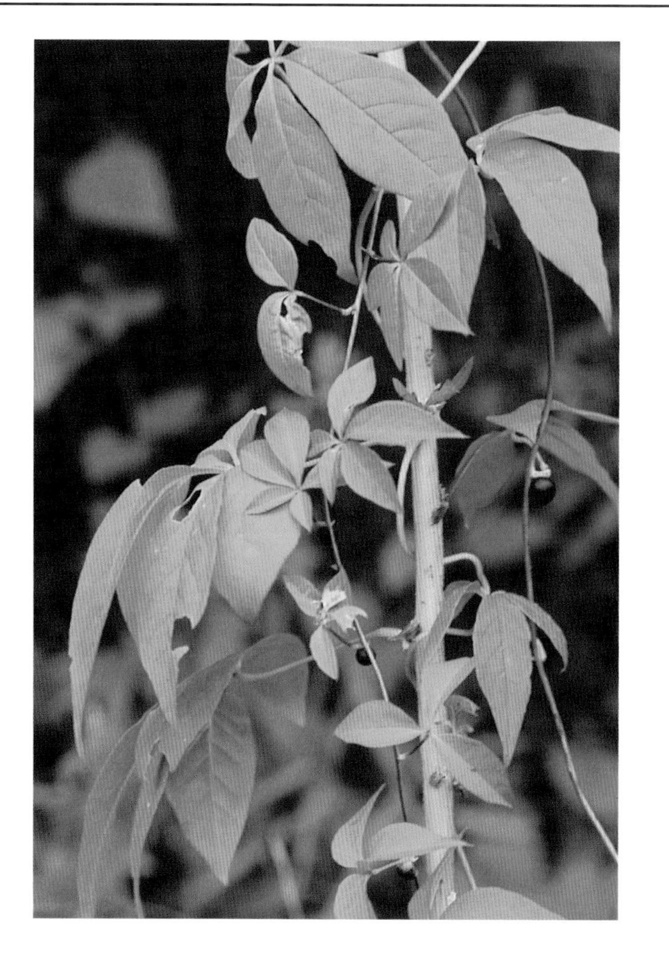

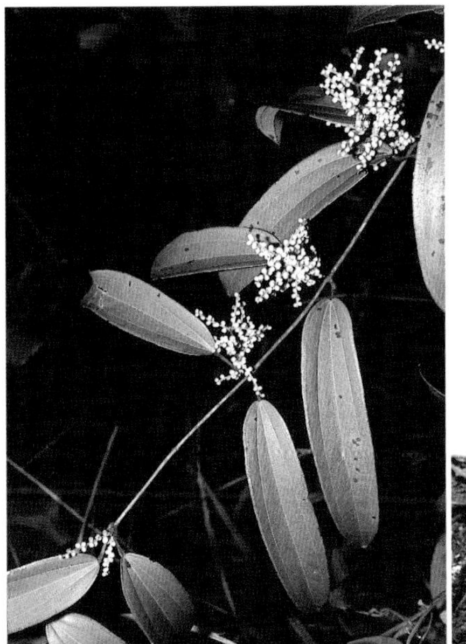

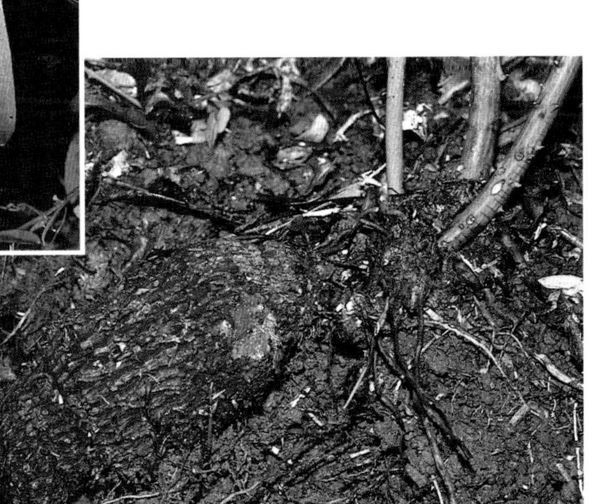

5414 薯莨

來源 薯蕷科植物薯莨 Dioscorea cirrhosa Lour. 的塊莖。

形態 藤本，長達20m。塊莖形狀不一，外皮黑褐色，凸凹不平，斷面鮮時紅色，乾後紫黑色，徑可達20cm以上。莖右旋，下部有刺。單葉，莖下部互生，中部以上對生，革質或近革質，卵圓形至狹披針形，長5~20cm，全緣，基部圓形；柄長2~6cm。雌雄異株；雄花序穗狀，通常排成圓錐形；雄花花被片6，闊卵形，2輪，雄蕊6；雌花序與雄花序相似。蒴果不反折，近三稜狀扁圓形，翅長1.8~3.5cm；種子扁平，生於果實的中央，四周有膜質翅。

分佈 生於山坡、林旁。分佈於雲南、貴州、四川、西藏、湖南、江西、浙江、福建、廣東、廣西、台灣。

採製 5~8月採挖，洗淨，曬乾。

成分 含酚類、鞣質、澱粉、甙類等。

性能 苦澀，平。活血止血，理氣止痛。

應用 用於咳嗽吐血，瘀血停滯，月經不調，產後出血不止，便血，尿血，出血性貧血，瘡毒，腹瀉，痢疾，外傷出血，燒傷，蛇咬傷，風濕關節痛。用量3~9g。適量研末外敷。

文獻 《大辭典》下，5546；《萬縣中草藥》，1031。

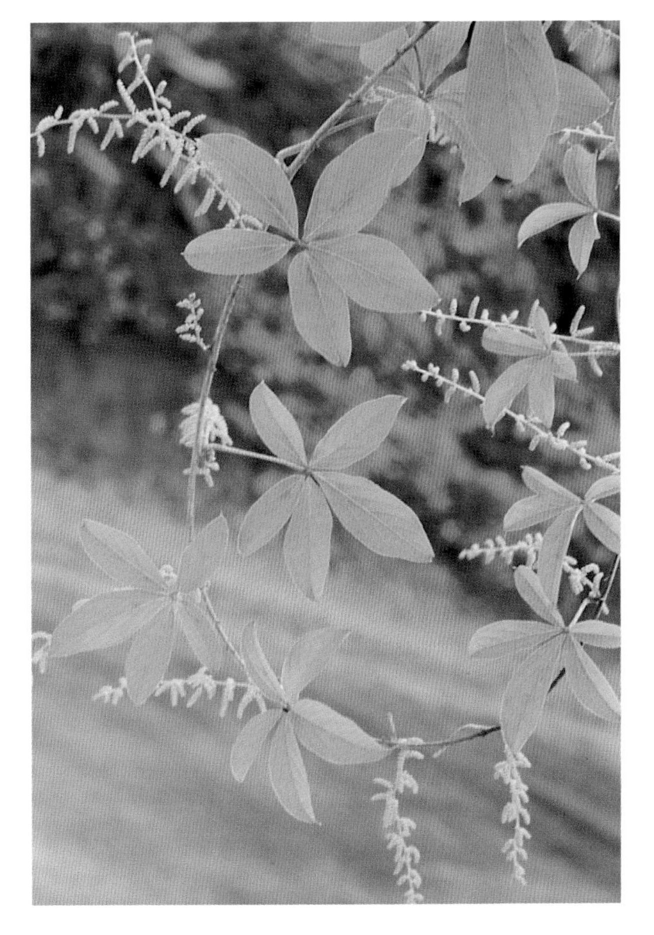

5415 蓑衣包

來源 薯蕷科植物五葉薯蕷 Dioscorea pentaphylla Linn. 的塊莖。

形態 草質攀援藤本；塊莖1~2，球形、梨形或卵形，有時指狀分裂，外面具多數細長鬚根，老莖具刺。掌狀複葉，有小葉5，稀3；中間小葉倒卵狀披針形，長5~20cm，寬2.5~8cm，兩端漸狹；側生小葉斜卵狀披針形，長4~13cm，寬約2.6cm，總葉柄長3.5~11.5cm，通常具刺。雄總狀花序長1~3cm，有花10~50；雌穗狀花序1~2腋生，長10~20cm。蒴果向上反折，長圓形，兩端中央或多或少內凹，長約2cm；種子卵形，具長達10mm的長形膜翅。

分佈 生於低山或盤地的藤灌叢中。分佈於廣東、四川、雲南和西藏。

採製 秋冬採收，鮮用。

成分 塊莖含17種以上氨基酸，其中含量高者有天冬氨酸0.738%、谷氨酸0.699%、亮氨酸0.537%、絲氨酸0.350%。

性能 淡、微澀，平。補腎，壯陽。

應用 用於腎虛，陽痿。民間常用塊莖炖肉作藥膳。

文獻 《綱要》二，516。

5416 象腿蕉

來源 芭蕉科植物象腿蕉 Ensete glucum (Roxb.) Cheesman 的根汁。

形態 假莖單生，高達5m，基部增粗呈罎狀，老時黑紫色，有白蠟粉。葉長橢圓形。花序下垂，苞片宿存，綠色，剛開放苞片向外張開呈蓮痤狀；合生花被3裂，離生花被片近圓形，先端有小尖頭。漿果倒卵形，頂端粗圓，有宿存花被，基部漸狹，上部被白粉，蒼白色，具瘀血色斑紋。種子多數，黑色。

分佈 多栽培或少有野生。分佈於雲南南部及西南部。

採製 根汁隨用隨採。

性能 淡，涼。消腫，止痛。

應用 外用於全身發腫，孕婦發腫，腿部腫痛。

文獻 《西雙版納傣藥誌》二，278。

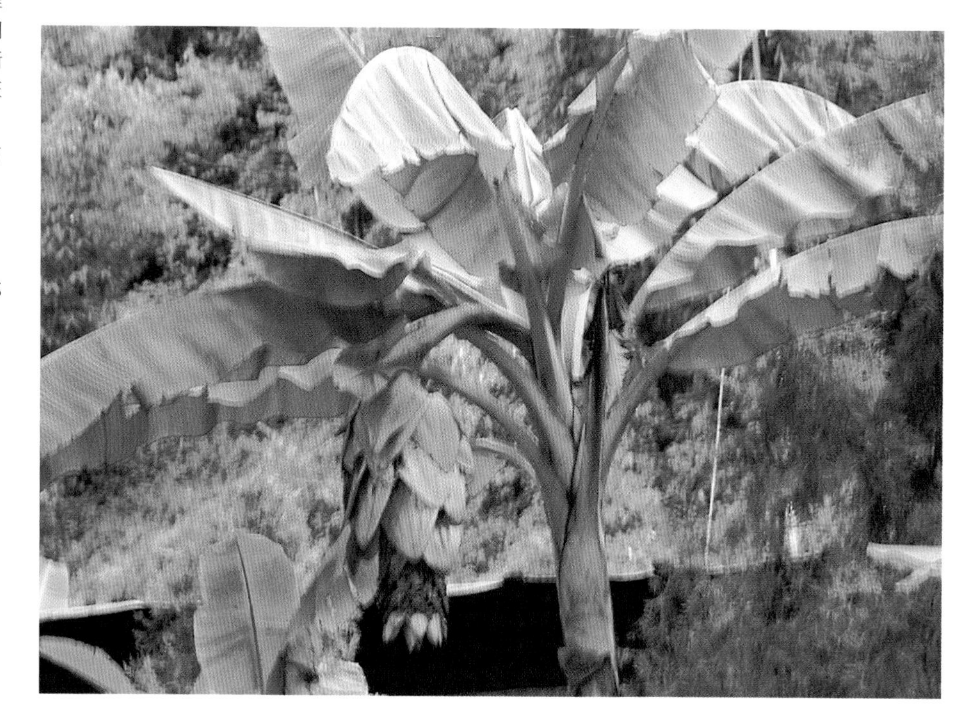

5417 郭姑

來源 薑科植物九翅豆蔻 Amomum maximum Roxb. 的根和根莖。

形態 多年叢生草本，高1.5~2m，根狀莖肥壯，鬚根肉質。葉長橢圓形或橢圓狀披針形，長60~90cm，寬10~15cm，先端尾尖，基部漸狹下延，背面被白綠色柔毛，植株下部葉無柄，上部葉柄長1~8cm，葉舌長圓形，2裂。穗狀花序基生，近圓球形，徑約5cm；花冠白色，唇瓣基部兩側有紅色條紋。蒴果卵球形，長2.5~3cm，徑1.8~2.5cm，成熟時紫綠色，3裂，果皮具明顯的9翅，被白色短柔毛；種子多數，芳香。

分佈 生於低山陰濕的雜木林下。分佈於廣東、廣西、雲南南部和西藏東南部。

採製 全年可採，洗淨，切片曬乾，亦可鮮用。

應用 用於脘腹脹痛，消化不良，惡心嘔吐，胎動不安。用量15g。

文獻 《傣藥誌》II，8；《綱要》一，543。

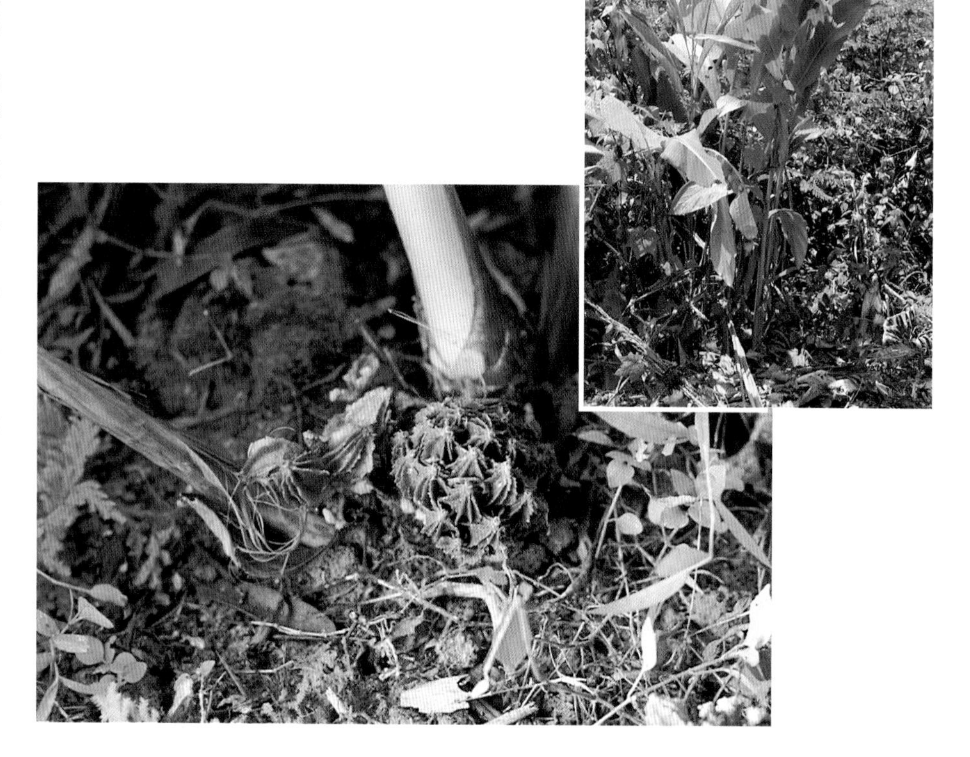

5418　莴筍花

來源　薑科植物莴筍花 Costus lacerus Gagnep. 的根莖。

形態　多年生草本，高1~1.5m，莖粗壯。葉橢圓形或長圓狀披針形，長25~35cm，寬7~13cm，先端急尖，基部鈍，下面被粗長毛，近無柄。穗狀花序頂生，苞片長圓形，長3~5cm，被粗長毛，老時破裂呈纖維狀；花粉紅色，萼長圓形，頂端3裂，一側開裂至基部，被黃褐色粗毛，花冠管長1.5cm，唇瓣大，喇叭狀，長約9cm，邊緣皺波狀，淡紅色。蒴果被粗長毛，具宿萼，種子黑色。

分佈　生於山坡林下陰濕的灌、草叢中。分佈於雲南、西藏。

採製　全年可採，鮮用或切片曬乾。

性能　辛、酸，微溫。利水，消腫，拔毒，透疹。

應用　用於小便不利，水腫，膀胱濕熱，淋濁，無名腫毒，麻疹不透，跌打扭傷。用量10~15g；外用鮮品適量搗敷。

文獻　《綱要》一，545。

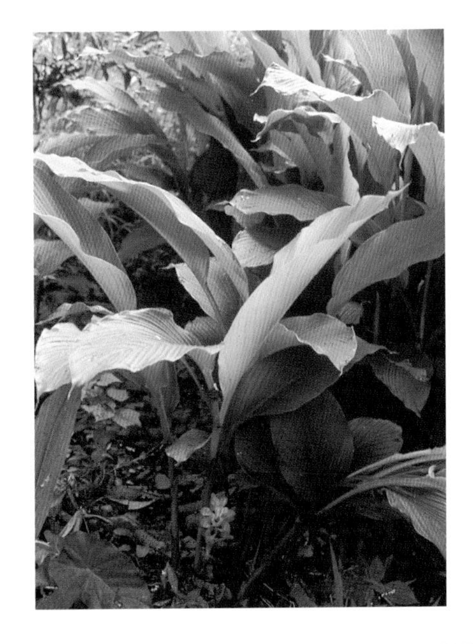

5419　溫鬱金

來源　薑科植物溫鬱金 Curcuma wenyujin Y. H. Chen et C. Ling 的塊根。

形態　多年生草本，高約1m。塊根紡錘狀。葉片4~7，2列，葉柄長不及葉片之半；葉無毛。穗狀花序圓柱狀，先葉於根莖處抽出；纓部苞片長橢圓形，紅色。中下部苞片寬卵形，綠白色，腋內有花數朵；花萼筒白色，先端3齒；花冠白色，裂片3，膜質，上方一枚兜狀；能育雄蕊1。

分佈　生於向陽、濕潤的水溝邊上。分佈於浙江南部。

採製　冬末春初挖取塊根，洗淨，入沸水中煮約2小時，取出曬乾。

成分　根莖含揮發油，少量酚類和生物碱。

性能　辛、苦，寒。解鬱，行氣，止痛，化瘀，利膽和清心。

應用　用於胸脅作痛，痛經，吐血，衄血，黃疸，熱病神昏，癲癇。

文獻　《中藥誌》II，116。

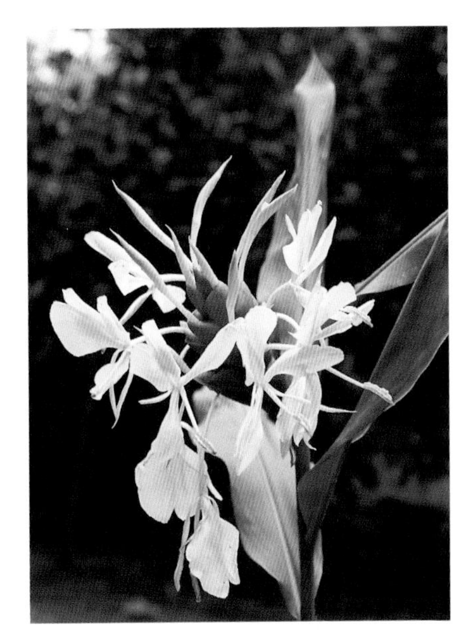

5420　黃薑花

來源　薑科植物黃薑花 Hedychium chrysoleucum Hook. 的根莖。

形態　多年生草本，高1.5~2m。葉披針形或長圓狀披針形，長25~45cm，寬5~8.5cm，先端漸尖，具尾尖，基部漸狹，兩面無毛，無柄；葉舌膜質，披針形，長2~5cm。穗狀花序長約10cm，苞片長圓狀卵形，頂端邊緣具髯毛，每苞片內有花3，花黃色至淡黃色，極香，花冠裂片長約3cm，唇瓣倒心形，長約4cm，具1橙色斑點，頂端微凹，花絲長約3cm，柱頭漏斗形，子房被長粗毛。

分佈　生於山谷密林下。分佈於西藏、雲南、貴州、廣西。

採製　冬季採收，鮮用或切片曬乾。

成分　根莖含揮發油，油中含桉油素和倍半萜類。

性能　辛，溫。祛風散寒，消炎止痛。

應用　用於風濕關節痛，脅肋痛，頭痛，周身不適。用量10~15g；外用於無名腫毒，鮮品搗敷。

文獻　《綱要》一，548。

5421 蘘荷

來源 薑科植物蘘荷 Zingiber mioga (Thunb.) Rosc. 的根莖。

形態 草本，高0.6~1m。根狀莖肥厚，淡黃色，具辛辣味，生有多數粗狀的鬚根。葉2列互生，條狀披針形，長20~35cm，先端尾尖，基部漸狹或短柄狀；葉鞘抱莖；葉舌2裂，膜質。穗狀花序橢圓形，長5~7cm，單獨由根莖發出；總花梗長1~6cm；苞片卵狀矩圓形，長4~5cm；花萼管狀，長2~2.5cm；花冠管長4~5cm，裂片披針形，白色；唇瓣倒卵形，淡黃色，中部顏色較深，基部兩側各有1小裂片；雄蕊1，具長喙，退化雄蕊2；子房下位。蒴果卵形，3裂，果皮內面鮮紅色，種子有假種皮。

分佈 生於林下或溝旁。分佈中國南部。

採製 四季可挖，洗淨，曬乾。

性能 辛，溫。溫中理氣，祛風止痛，止咳平喘。

應用 用於胃寒腹痛，氣虛喘咳，癰腫，血崩經閉，牙痛，腰腿痛，跌打損傷等。用量9~15g；外用鮮品搗敷。

文獻 《大辭典》下，5717，《綱要》一，551。

附註 本植物花序用於治咳嗽；果實治胃痛；葉苦，寒，用於瘧疾。

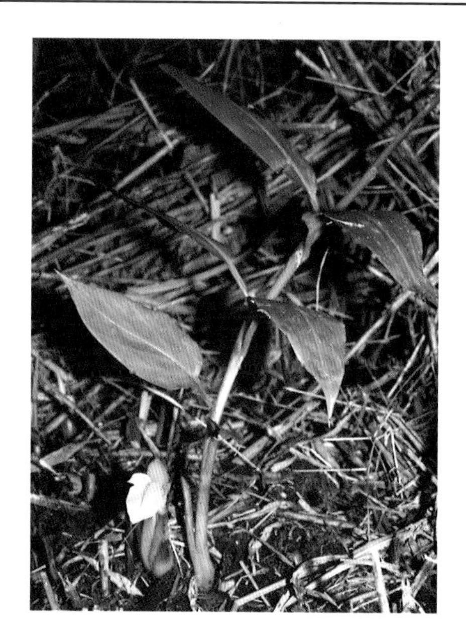

5422 珊瑚薑

來源 薑科植物珊瑚薑 Zingiber corallinum Hance 的根狀莖。

形態 草本，高約1m。葉片長圓狀披針形或披針形，長20~30cm，寬4~6cm，下面及鞘上被疏柔毛或無毛；無柄；葉舌長2~4mm。穗狀花序由根莖發出；總花梗長15~20cm，被緊接的鱗片狀鞘；花序長圓形，長15~30cm；苞片卵形，頂端急尖，紅色；花萼沿一側開裂幾達中部；花冠管長2.5cm，裂片具紫紅色斑紋；花絲缺，花藥長1cm；子房被絹毛；種子黑色，假種皮白色，撕裂狀。

分佈 生於密林中。分佈於海南、廣東及廣西。

採製 全年可採，鮮用或曬乾。

性能 消腫散瘀，消炎止咳。

應用 用於傳染性肝炎，風濕骨痛，胃炎，久咳，氣喘。用量15g；外用適量。

文獻 《廣西藥用植物名錄》，534；《新華本草綱要》一，550。

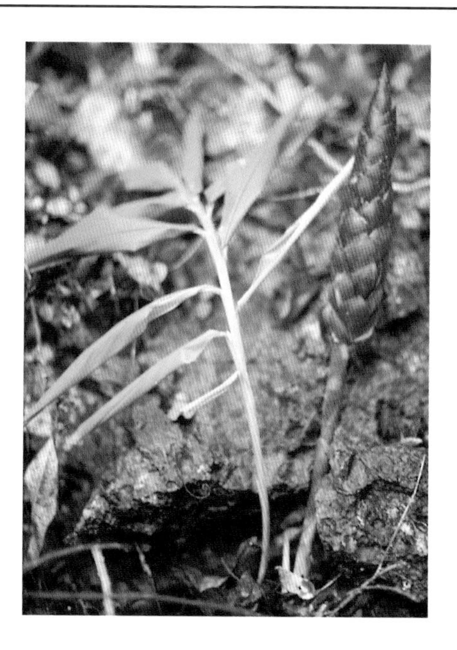

5423 蛇皮蘭

來源 蘭科植物艷麗開唇蘭 Anoectochilus moulmeiensis (Par. et Rchb.) Seidef 的全草。

形態 多年生草本，高10~15cm。根莖匍匐，莖直立或斜升，被柔毛，莖下部葉卵形，長3~5cm，寬1.5~3.5cm，葉背紫綠色，中肋白色，葉背淺紅色，柄鞘包莖；上部葉較小，柄短。總狀花序頂生，花序軸具柔毛，苞片披針形，小花紅褐色；萼片卵形，外被柔毛；花瓣倒披針形，與中萼片靠合成兜；唇瓣囊狀，內有柔毛；合蕊柱短，蕊喙2裂。蒴果橢圓形，有稜。

分佈 生於低山常綠闊葉林下。分佈於湖北、湖南、浙江、四川。

採製 夏秋採集，曬乾。

性能 辛、苦，微寒。解蛇毒。

應用 用於蛇咬傷。外用適量。

文獻 《峨嵋山藥用植物研究》一，117。(所載蛇皮蘭應為此種)

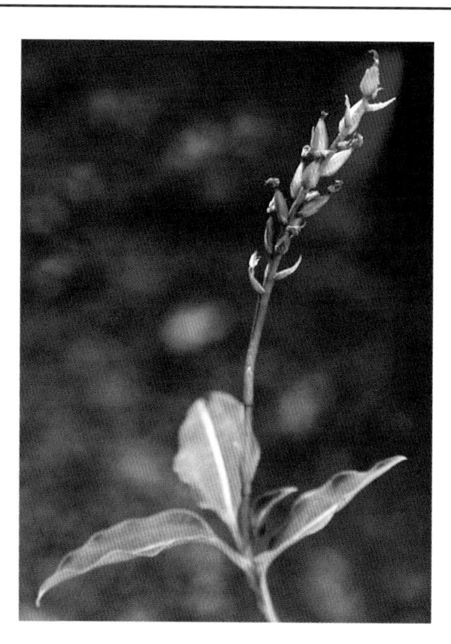

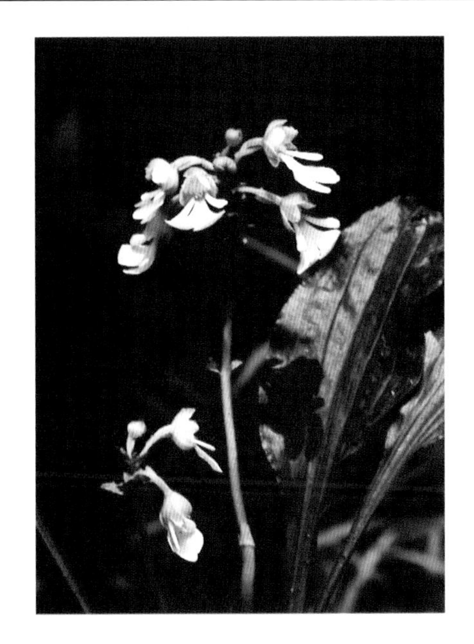

5424　棕葉七

來源　蘭科植物澤瀉蝦脊蘭 *Calanthe alismaefolia* Lindl. 的全草。

形態　多年生草本，高25~30cm。葉片3~6枚，近基生，橢圓形，長20~25cm，寬5~10cm，先端急尖，基部漸狹成長柄，邊緣波狀，葉柄纖細，長過於葉片。花葶腋生，與葉近等長，頂生短總狀花序；苞片卵形，邊緣波狀；萼片黃綠色，斜卵形，長約1cm，寬約6mm；花瓣白色，近菱形，稍小於萼片；唇瓣3深裂，側裂片條形，中裂片扇形，較長，頂部2淺裂，基部具黃色胼胝體；距黃綠色，長約1cm。

分佈　生於山坡林下。分佈於雲南、四川及西藏。

採製　秋季採收，去淨泥沙，曬乾。

性能　辛，平。活血，止血。

應用　用於跌打損傷，腰痛。用量10~15g。

文獻　《新華本草綱要》三，579。

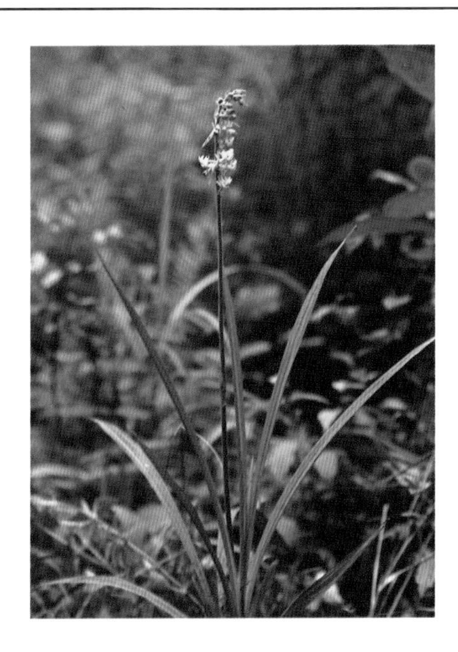

5425　螺絲七

來源　蘭科植物劍葉蝦脊蘭 *Calanthe davidii* Fr. 的全草。

形態　多年生草本，高50~75cm。莖短，具數枚鞘狀葉。葉基生，劍形或帶形，連柄長45~65cm，寬1~3cm，先端急尖，基部下延成柄，花葶高出葉外，總狀花序密生多數花；花序軸和子房被短毛；苞片狹披針形，長於子房；花小，黃綠色，萼片橢圓形；花瓣披針形，與萼片等長，寬不及2mm；唇瓣3裂，側裂寬卵形，中裂片2淺裂，裂片呈鈍角叉開，唇盤上具3條雞冠狀褶片；距長約6mm。

分佈　生於山坡草叢或林下。分佈於陝西、湖南、湖北、四川、貴州、雲南。

採製　秋季採收，去淨泥沙，曬乾。

性能　辛，涼。解毒，軟堅，利濕。

應用　用於瘰癧，瘡毒，扁桃體炎，跌打及風濕疼痛。用量10~15g。

文獻　《新華本草綱要》三，579。

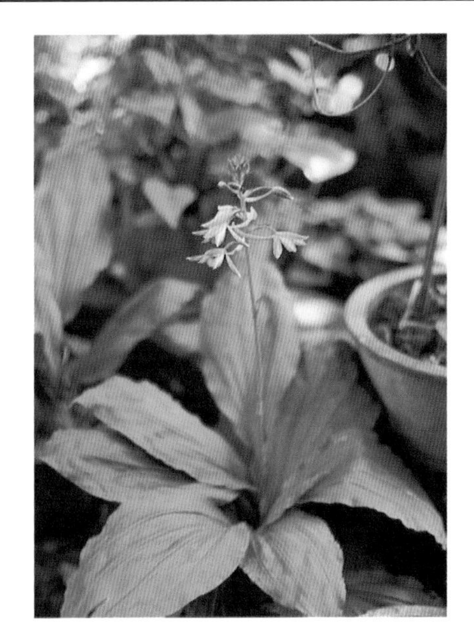

5426　山蜘蛛

來源　蘭科植物長距蝦脊蘭 *Calanthe masuca* (D. Don) Lindl. 的全草。

形態　草本，高達80cm。莖短。葉近基生，3~4枚；葉片橢圓狀卵形至倒卵形，長20~33cm，頂端急尖，基部收窄為柄。花葶腋生，高出葉外；總狀花序疏生數朵花；序軸和子房均被短毛；苞片披針形；花玫瑰色；萼片矩圓形，近相等，長2.5cm；花瓣倒卵形或寬矩圓形，比萼片短而寬；唇瓣3裂，側裂片鐮狀，短而小，中裂片近腎形，頂端2淺裂，前部邊緣具缺刻，基部有多數小肉瘤；距圓筒形，比花梗連子房長，長3.5~4cm，頂端膨大而弧曲；合蕊柱粗短。

分佈　生於林下陰濕處。分佈於廣東、廣西、福建、江西、湖南、西藏。

採製　夏季採挖，曬乾。

性能　甘、淡、微辛，涼。消腫止痛，拔毒生肌。

應用　用於瘡瘍腫毒，異物刺入。用量30~50g，搗爛外敷。

文獻　《新華本草綱要》三，580。

5427 九連環

來源 蘭科植物三棱蝦脊蘭 Calanthe tricarinata Lindl. 的假鱗莖。

形態 多年生草本，高25~30cm。地下假鱗莖連珠狀。葉倒長卵形或倒披針形，長14~20cm，寬3~5cm，先端短尖，基部漸狹呈柄狀，基部包莖。總狀花序自葉叢中央抽出，長20~30cm，具花約20朵；花軸和子房被短柔毛；苞片卵狀披針形；萼片和花瓣淡綠色，長約1.5cm；萼片寬披針形；花瓣倒卵狀披針形，較萼片略窄；唇瓣棕紫色，3裂，側裂片較短小，中裂片近腎形，中部具3~5條雞冠狀褶片，頂端具缺刻，邊緣波狀，無距。

分佈 生於山坡林下。分佈於湖北、四川、西藏、雲南、貴州。

採製 秋季採收，洗淨，曬乾或鮮用。

性能 甘、辛，溫。散結，解毒，活血，舒筋。

應用 用於瘰癧，扁桃體炎，痔瘡及跌打損傷。用量10~15g。外用鮮品適量。

文獻 《大辭典》上，0086。

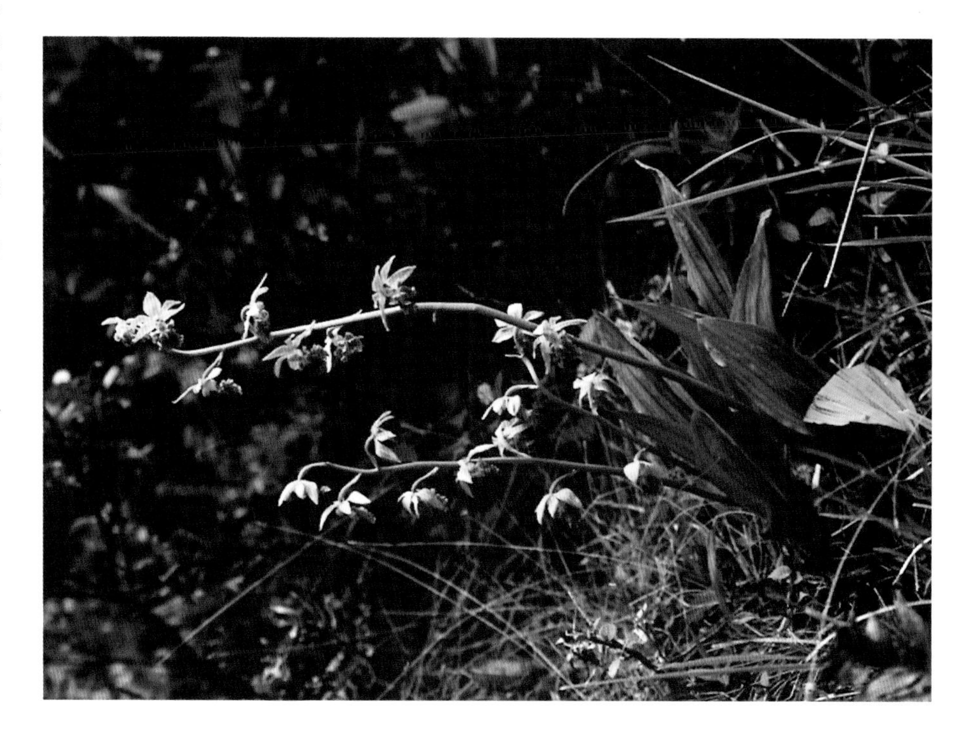

5428 鹿角草

來源 蘭科植物紅花隔距蘭 Cleisostoma williamsonii (Reichb. f.) Garay 的全草。

形態 多年生草本。葉樹枝狀，圓柱形，互生，長4~8cm，粗2~3mm。花紫紅色，組成腋生總狀花序；萼片和花瓣橢圓狀長圓形；花瓣等長於中萼片而較窄；唇瓣3裂，裂片頂端略鈍；距球狀，與萼片近等長。蒴果長倒卵形，稍彎曲，具6縱棱，直徑達4mm，內有黃色絨毛。種子多數，極微小，棕色。

分佈 附生於樹上或岩石上。分佈於華南及雲南。

採製 全年可採，曬乾或鮮用。

性能 微甘、酸，平。舒筋活絡，祛痰止咳。

應用 用於乙腦，小兒麻痹後遺症，中風癱瘓，風濕痹痛，肺結核，小兒疳積。用量10~15g。

文獻 《廣西本草選編》上，1314。

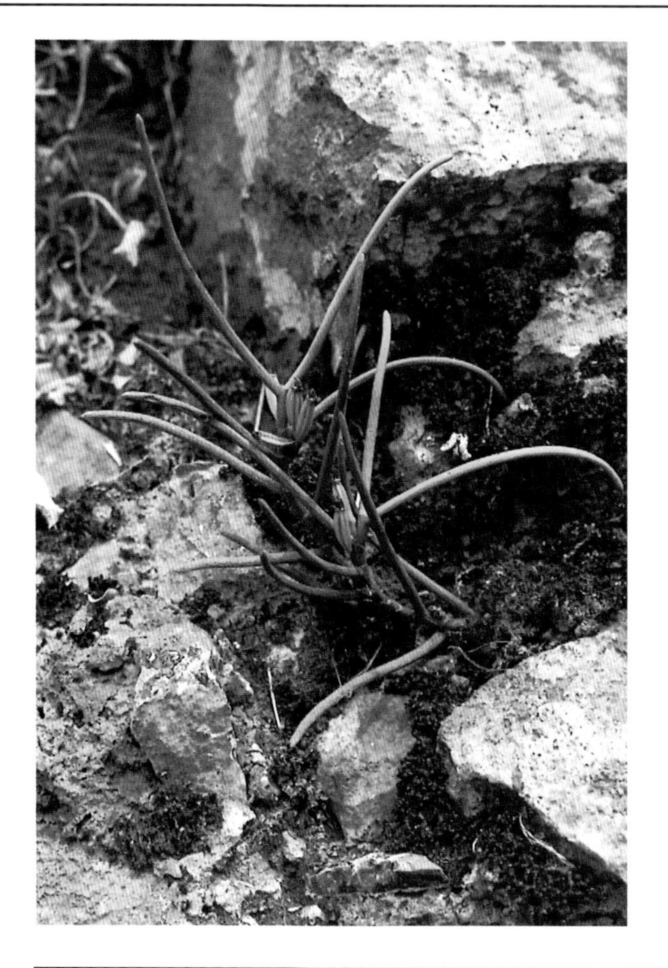

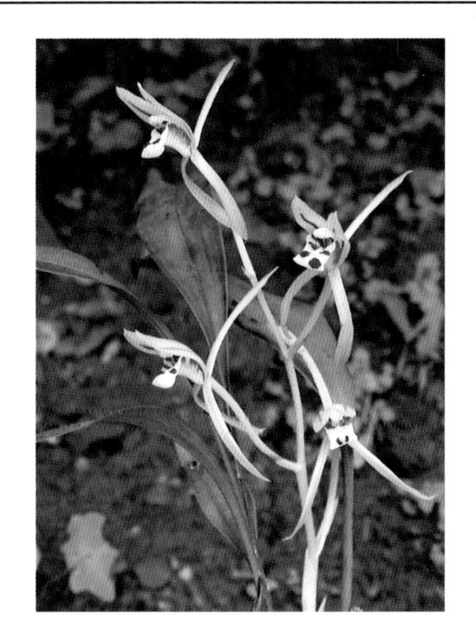

5429 搜山虎

來源 蘭科植物寬葉蘭草 Cymbidium lancifolium Hook. f. 的全草。

形態 多年生草本，高20~35cm。假鱗莖近矩圓形，外被鞘片。葉2~4枚，具長柄；葉片革質，披針形或倒披針形，長7~20cm，寬3~4cm，先端漸尖，上部邊緣具細齒。花葶直立，具花3~8朵；苞片披針形，長約1cm；花萼片狹倒披針形，長2.5~3.5cm，白色或淺綠色；花瓣斜卵形，短於萼片，白色，具紫色條紋，合抱於蕊柱上方；唇瓣白色，有紫色斑點，不明顯3裂，側裂片近直立，中裂片反捲，先端圓形，唇盤上有2條平行的褶片；合蕊柱乳白色，長約1.5cm。

分佈 生於疏林下或坡地石堆中，亦可附生於樹上。分佈於廣東、廣西、台灣、四川、雲南、西藏。

採製 四季可採，去淨泥沙，陰乾。

性能 辛，涼。祛風濕，活血祛瘀。

應用 用於風濕腫痛，跌打損傷。用量5~10g。

文獻 《峨嵋山藥用植物研究》一，118。

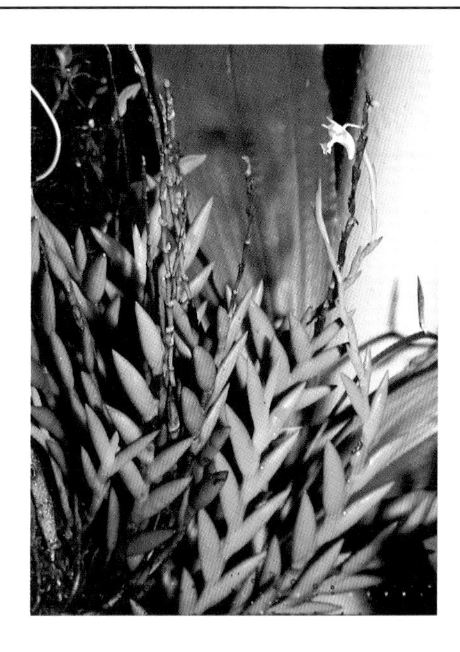

5430 劍葉石斛

來源 蘭科植物劍葉石斛 Dendrobium acinaciforme Roxb. 的全草。

形態 草本，長達60cm。莖叢生，扁三稜形，中部粗約5mm，節間長1~2cm，下部具葉，向上葉逐漸退化而成下垂的竹鞭。葉疏鬆套疊，肉質，左右壓扁成小刀狀，長約4cm，先端急尖，基部擴大成鞘。花白色，徑約8mm，單生於上部無葉的莖上；萼片3，中萼片矩圓形；側萼片卵狀三角形；具萼囊；花瓣3，與中萼片同形、等大而較窄；唇瓣匙形，基部具爪，先端凹，前部邊緣具齒，唇盤上表面有3條隆起的綫紋；蕊柱腳比合蕊柱長。

分佈 附生於石上或林中樹上。分佈於廣東、廣西、香港。

採製 全年可採，曬乾。

性能 甘、淡，微寒。養陰益胃，生津止渴。

應用 用於病後虛熱，口乾煩渴，腰膝無力，胃陰不足。用量6~12g。

文獻 《新華本草綱要》三，587。

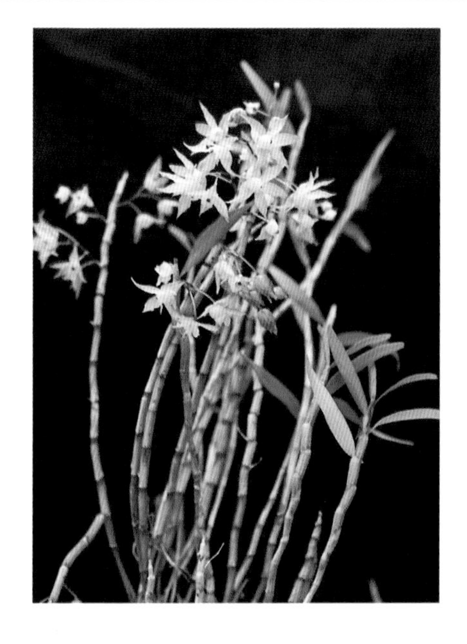

5431 細莖石斛

來源 蘭科植物細莖石斛 Dendrobium moniliforme (L.) Sw. 的莖。

形態 附生草本，高4~35cm。莖叢生，粗1.5~3mm，乾後常青灰色或古銅色。葉矩圓狀舌形，長1.5~7.5cm，頂端2圓裂或急尖而鈎轉。花期常無葉；總狀花序具2~4 (~6) 朵花；總花梗長2~10mm；苞片乾膜質，淡白色帶赤色環帶；花黃綠色或白色帶淡紅色，徑約2cm；中萼片矩圓形，長1.1~1.5 (~2.5) cm；側萼片鐮狀；萼囊近球形；花瓣卵狀矩圓形，略短於萼片，但顯著較寬；唇瓣卵狀三角形，3裂，基部常具1個矩圓胼胝體，側裂片邊緣常有細齒，內側被毛，中裂片無毛。雌、雄蕊合生成柱狀。蒴果，種子微小。

分佈 附生於樹山和石上。分佈於長江流域以南地區。

採製 全年可採，曬乾或烘乾。

成分 含石斛碱、石斛胺、N-甲基石斛碱。

性能 甘、淡，微鹹。養陰益胃，生津止渴，清熱。

應用 用於熱病傷津，口乾煩渴，病後虛熱，陰傷目暗，食慾不振，遺精，肺結核，腰膝酸軟無力。用量6~12g，鮮品25~50g。

文獻 《大辭典》上，1210；《綱要》三，592。

5432 樹葱

來源 蘭科植物指葉毛蘭 Eria pannea Lindl. 的全草。

形態 多年生附生草本；根狀莖密生銀灰色絨毛，橫走，多節，節下叢生鬚根；莖極短。葉數片，密接互生，無柄，基部交互抱莖，葉片鮮綠色，肥厚管狀如葱，通常長3~6cm，向上漸尖細，先端鈍尖。花葶腋生，高約5cm，密生白色絨毛；總狀花序有花多朵，花小，橙黃色，花梗短，唇瓣匙形，肥厚肉質，長8mm，密生毛，基部有1個胼胝體，前部中央有附屬物。蒴果卵狀橢圓形，密被短毛。

分佈 附生於密林中的樹幹上或岩石上。分佈於海南、廣東、廣西、雲南。

採製 全年可採，鮮用或曬乾研碎。

性能 苦，涼。活血散瘀，解毒消腫。

應用 用於跌打損傷，骨折，癰瘡癤腫，燒燙傷，藥物（水馬桑、蕈類、一支蒿、草烏、斷腸草、磷化鋅等）中毒，蕁麻疹。用量9~15g。外用適量，搗爛敷患處。孕婦忌服。

文獻 《匯編》下，122。

附註 骨折：復位後用本品加白及、胡椒搗爛包敷。

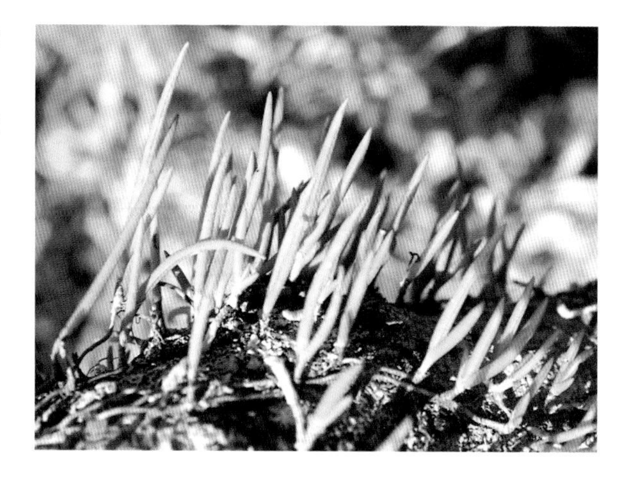

5433 麻葉青

來源 蘭科植物小斑葉蘭 Goodyera repens (L.) R. Br. 的全草。

形態 多年生草本，高8~15cm。根狀莖匍匐，莖直立，被白色腺毛。葉5~7枚，基生，葉片卵狀橢圓形或卵形，長2~4cm，寬1.5~2cm，先端急尖或鈍尖，基部下延成鞘狀柄，葉面深綠色，具白色斑紋，莖上有4~5枚鞘狀葉。總狀花序，小花白色，扭轉向一側開放，花序軸和花梗被白色腺毛；苞片狹披針形，下部苞片長12mm，上部5~10mm；中萼片3~5mm，與花瓣靠合成兜；側萼片倒卵狀披針形，稍長於中萼片；唇瓣舟狀，基部凹陷呈囊狀，囊內無毛，無爪，不裂；合蕊柱短，蕊喙直立，2深裂，子房扭轉，疏生腺毛，幾無柄。蒴果倒卵形。

分佈 生於林下陰處或灌叢中。分佈於中國東北、華北、西北、西南各地山區。

採製 秋季果實成熟後採集，曬乾。

性能 甘、辛，溫。清熱解毒，活血祛瘀，軟堅散結。

應用 用於瘡癰腫痛，跌打損傷，風濕骨痛，氣管炎。用量10~12g，外用適量。

文獻 《新華本草綱要》三，597。

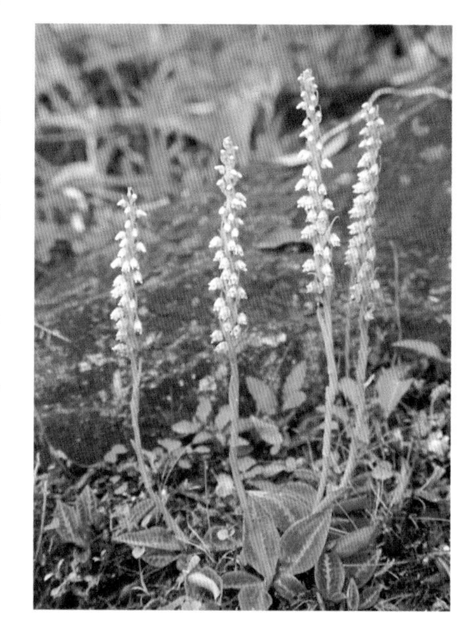

5434 峨嵋手參

來源 蘭科植物峨嵋手參 Gymnadenia omeiensis K. Y. Lang 的全草。

形態 多年生草本，高20~40cm。塊莖掌狀，肉質。葉4~6枚，疏生莖上，葉片狹橢圓形或近披針形，中部葉片較長大，長10~12cm，寬2~3cm，先端急尖，基部鞘狀苞莖。總狀花序頂生，花序長6~8cm；苞片披針形，下部長達1.8cm，向上漸短小；花白色或黃白色；中萼片卵形，長4~5mm，先端鈍；側萼片斜橢圓形，長於中萼片；花瓣闊卵狀三角形，與中萼片等長，但較寬；唇瓣闊倒卵形或卵形，幾乎不裂，距長為子房的1/2，先端鈍，內彎。子房無柄，狹卵形。蒴果卵形，成熟時黃褐色。

分佈 生於草叢或灌叢中。分佈於四川峨嵋山。

採製 秋季苗枯時採挖，洗淨，蒸熟，曬乾或炕乾。

性能 甘，溫。補氣養血，生津止渴。

應用 用於氣血虛弱，口乾津少。用量10~15g。

文獻 《峨嵋山藥用植物研究》一，119。（手參項原植物應為此種）

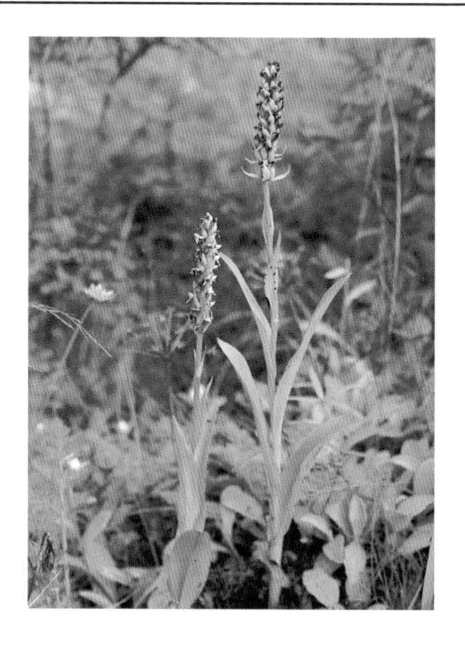

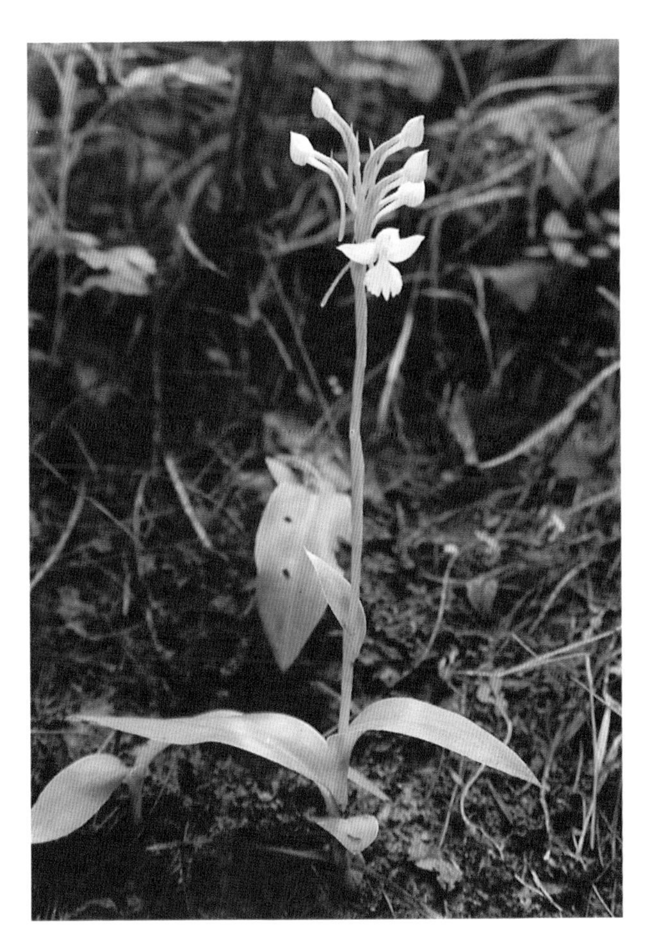

5435 雙腎子

來源 蘭科植物鵝毛玉鳳花 Habenaria dentata (Sw.) Schltr. 的塊根。

形態 多年生草本，高35~60cm。塊根卵形，肉質。葉3~5枚，互生，矩圓形或橢圓形，長4~6cm，寬1.5~3cm，先端漸尖，基部鞘狀抱莖。總狀花序頂生；抱片披針形，與子房近等長；花白色，萼片近卵形，長10~13mm，寬5~5.5mm；邊緣有睫毛；花瓣狹披針形，邊緣有睫毛，與中萼片靠合成兜；唇瓣倒闊卵形，長為萼片之2倍，3裂，側裂片前側有細裂齒，中裂片條形；距長4cm，鈍頭，距口有胼胝體；柱頭2裂，子房具喙。

分佈 生於山坡林下或溝邊草叢中。分佈於中國長江流域以南。

採製 秋季苗枯時採挖，洗淨，蒸熟，炕乾或鮮用。

性能 甘、辛，平。清熱解毒，利尿。

應用 用於睪丸炎，尿路感染，疝氣，癰瘡，毒蛇咬傷。用量10~15g，外用適量。

文獻 《新華本草綱要》三，599。

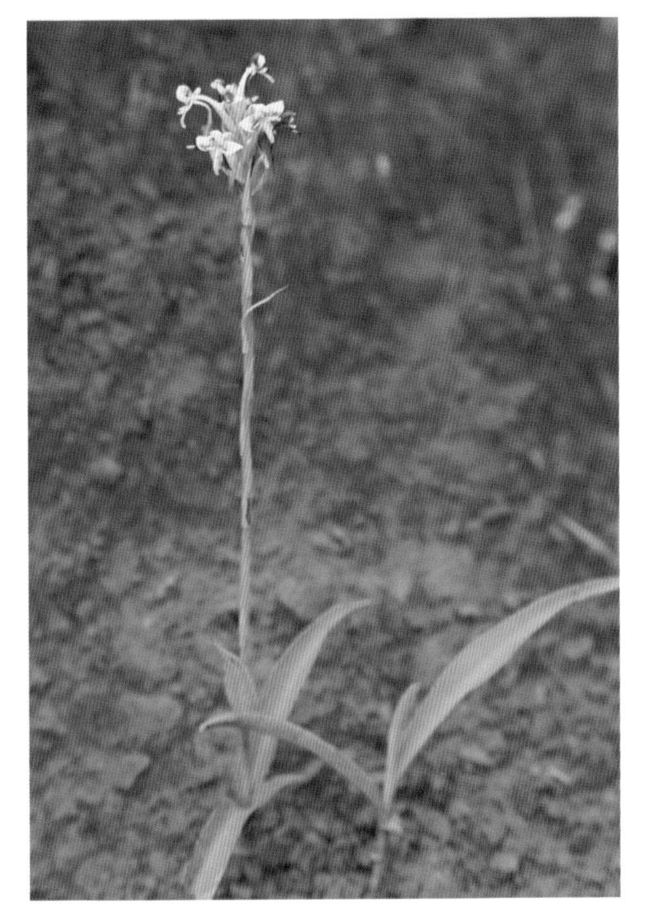

5436 坡參

來源 蘭科植物坡參 Habenaria linguella Lindl. 的塊莖。

形態 多年生草本，高13~40cm。塊莖肉質，卵形。葉卵形至披針形，長5~10cm，寬1~1.5cm，基部鞘狀包莖。總狀花序頂生，花葶上有3~7枚條狀披針形的不育苞片；小花8~12朵，苞片鑽形，具緣毛；花小，黃褐色，中萼片廣橢圓形，長約3mm，側萼片斜卵形，反折；花瓣較萼片狹而短，與中萼靠合成兜；唇瓣基部3深裂，裂片絲狀，中裂片長約5mm，側裂片短，具長距；柱頭2裂，凸起物條形。

分佈 生於山坡草地。分佈於四川、雲南、貴州、廣東、廣西。

採製 秋季採挖，洗淨，曬乾。

性能 甘，微寒。清肺熱。

應用 用於肺熱咳嗽，肺結核，肺炎。用量8~12g。

文獻 《新華本草綱要》三，600。

5437 紅人蘭

來源 蘭科植物橙黃玉鳳花 *Habenaria rhodocheila* Hance 的塊根。

形態 草本，高8~35cm。塊莖長矩圓狀，肉質。葉數枚，條狀矩圓形，基部抱莖，長10~15cm。總狀花序疏生2~10餘朵花；苞片披針形，短於子房；萼片3，綠色，長約10mm，中萼片半球形，側萼片矩圓形，頂端反捲；花瓣3，直立，條狀匙形，與中萼片靠合；唇瓣橙黃色，長約2~3cm，具爪，4裂，側裂片矩圓形，開展，中裂片又2深裂，裂片半卵形；距污黃色，彎曲，較子房長，幾為唇瓣2倍；柱頭2裂，凸起物粗壯，彎曲；子房長2~3cm。

分佈 生於林下陰濕處或山谷石上。分佈於貴州、江西、福建、廣西、廣東、香港。

採製 8~9月採挖，洗淨，曬乾。

性能 淡，溫。補腎，止咳。

應用 用於腎虛腰痛，肺熱咳嗽，外傷出血，陽痿，疝氣，小兒遺尿。用量8~12g。

文獻 《新華本草綱要》三，601。

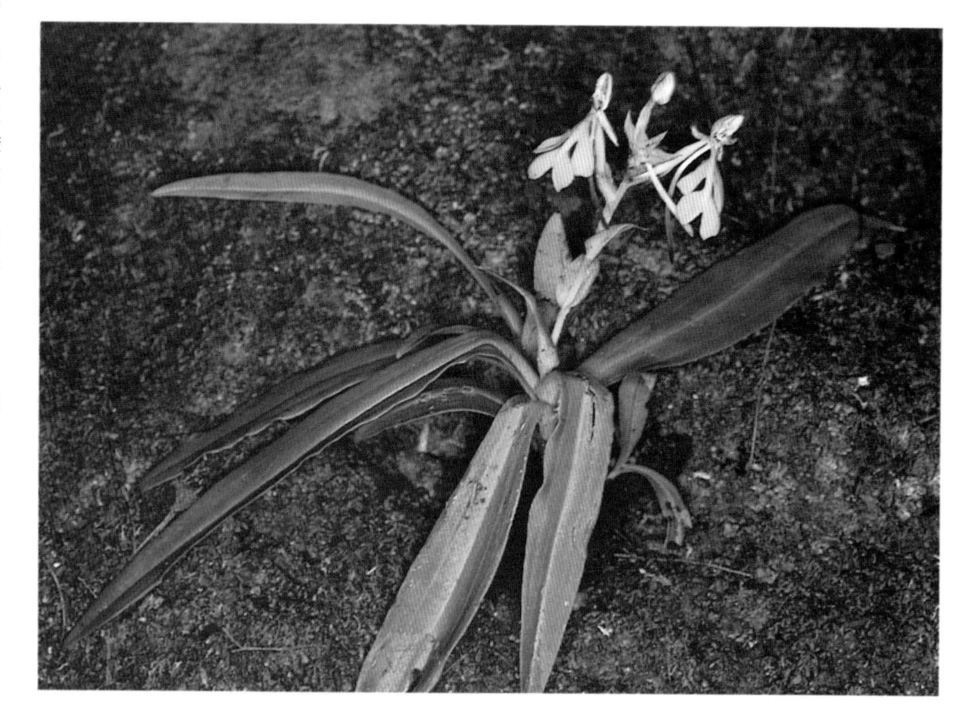

5438 獨葉一枝花

來源 蘭科植物扇唇舌喙蘭 *Hemipilia flabellata* Bur. et Franch. 的根或全草。

形態 草本，高20~28cm。塊莖橢圓形，長1.5~3.5cm。葉1枚，心形。卵狀心形或闊卵形，長2~10cm，大小變化很大，上面綠色，具紫斑，背面紫色，急尖或短尖，基部心形或圓形抱莖。總狀花序長5~10cm，常具3~10朵花；苞片披針形，短於子房；花中等大，萼片綠色，中萼片近卵形，長9~10mm，頂端鈍；側萼片狹卵形，等長；花瓣紫紅色，闊卵狀披針形，較萼片短；唇瓣扇形，紫紅色，長9~10mm，頂端及邊緣均具不整齊細鋸齒，基部驟狹成短爪；距綠白色，長15~19mm，常長於子房，距口外具2枚胼胝體。

分佈 生於林下、林緣或石灰岩縫中。分佈於四川、雲南。

採製 全草夏季採收，塊莖四季可挖，曬乾。

性能 甘、辛，平。滋陰養肺，補益虛損。

應用 用於諸虛百損，五勞七傷，腰腿疼痛，肺燥咳痰，虛熱。用量15~30g。

文獻 《新華本草綱要》三，601；《大辭典》下，3520。

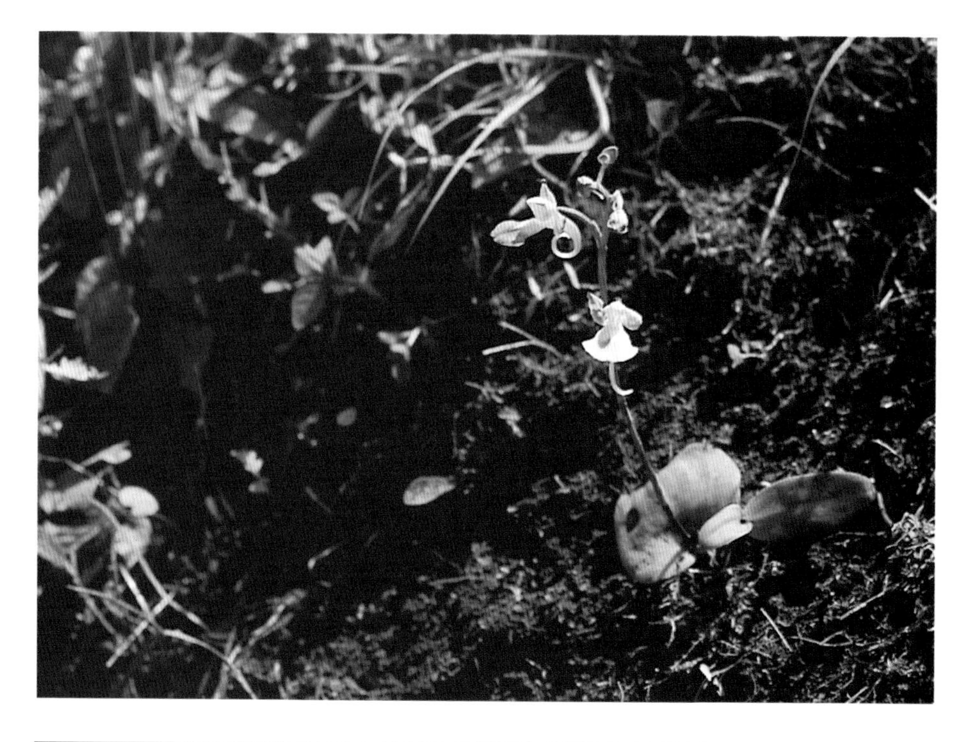

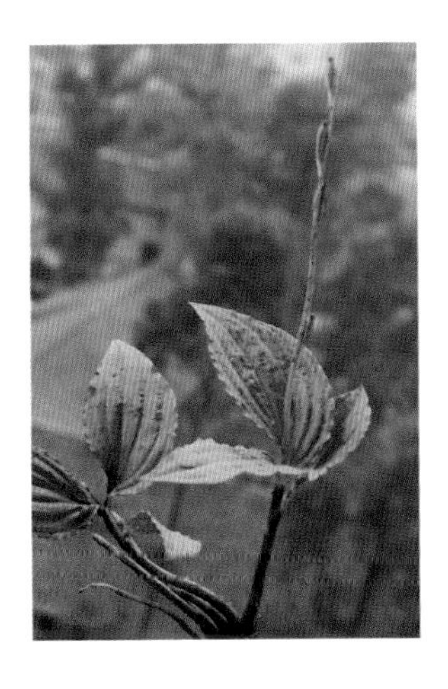

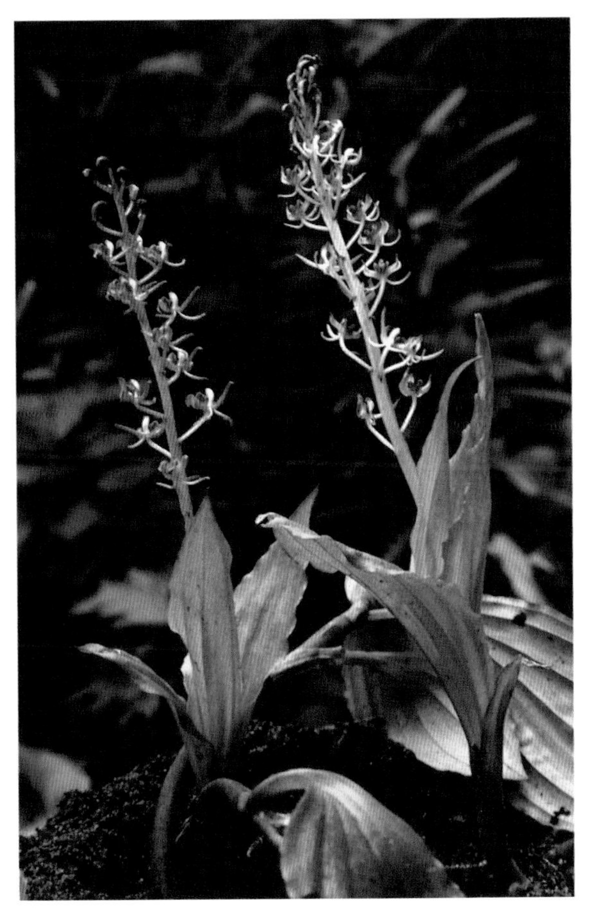

5439 見血清

來源 蘭科植物脈羊耳蒜 Liparis nervosa (Thunb.) Lindl. 的全草。

形態 多年生草本，高15~25cm。莖肉質，具節。葉3~5枚，互生，斜卵形或橢圓形，長10~18cm，邊緣波狀。總狀花序頂生，苞片卵狀三角形，長2~3mm，花紫紅色；中萼片狹披針形，長21cm，寬3~4mm；側萼片鐮狀矩圓形，稍短而寬；花瓣條形，與側萼片等長而稍窄；唇瓣倒卵狀楔形，長18~21mm，寬16mm，頂端截形，具短尖，莖部具2三角形胼胝體，全緣；蕊柱翅短而圓。

分佈 生於林下陰濕地或岩石上。分佈於江西、福建、台灣、湖南、廣東、廣西、四川、雲南、貴州、西藏。

採製 四季可採，去淨泥沙，曬乾。

性能 苦，涼。涼血止血，清熱解毒。

應用 用於吐血，咯血，腸風下血，血崩，熱毒瘡瘍。用量6~12g。

文獻 《新華本草綱要》三，603。

5440 大羊角

來源 蘭科植物釵子股 Luisia morsei Rolfe 的全草。

形態 附生草本，有時分枝。葉圓柱形，較堅挺，長7~17cm，直徑約4mm。總狀花序短，具數朵花；苞片卵形；花紫色；萼片卵狀長圓形；花瓣近寬卵形或卵形，稍短於萼片；唇瓣中部縊縮而成上下唇；上唇肉質，近半圓形，邊緣內捲；下唇與上唇相似，但較寬而頂端截平；蕊柱很短，寬闊；子房連花梗長6~7mm。蒴果長1.7cm，直徑約5mm。

分佈 附生於林中樹上或岩石上。分佈於海南、廣東、廣西及雲南、福建、台灣。

採製 全年可採，曬乾。

性能 辛、苦，平。行氣，壯陽，殺蟲，催吐，解毒，袪風利濕。

應用 用於小兒麻痹，風濕痹痛，瘧疾，水腫，高血壓，癰疽，並解諸藥毒。用量25~50g。

文獻 《大辭典》上，2823；《新華本草綱要》三，604。

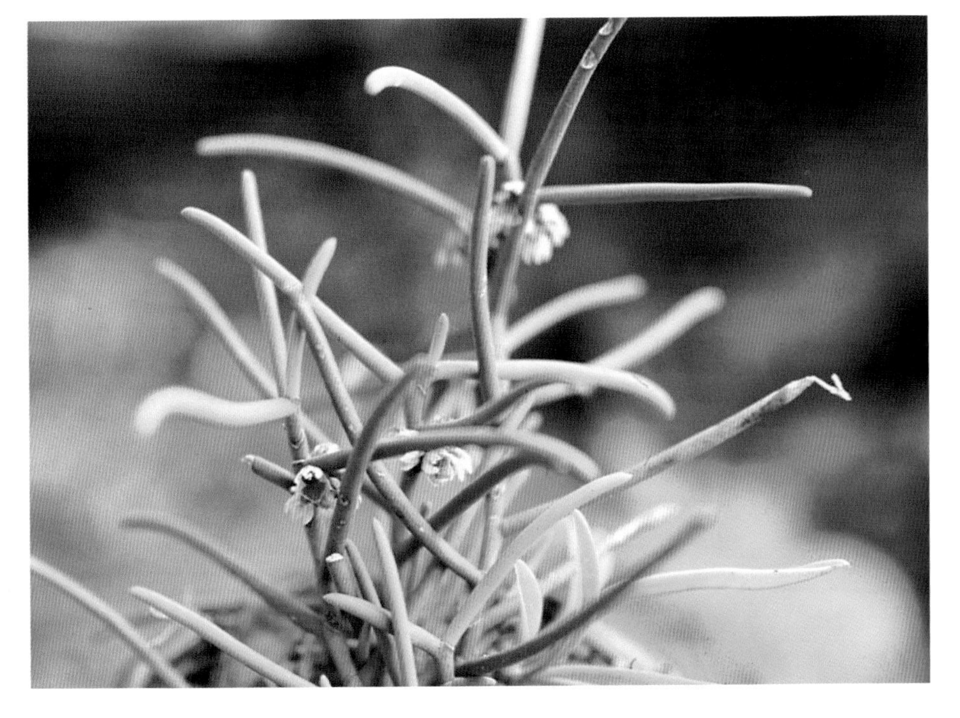

5441 沼蘭

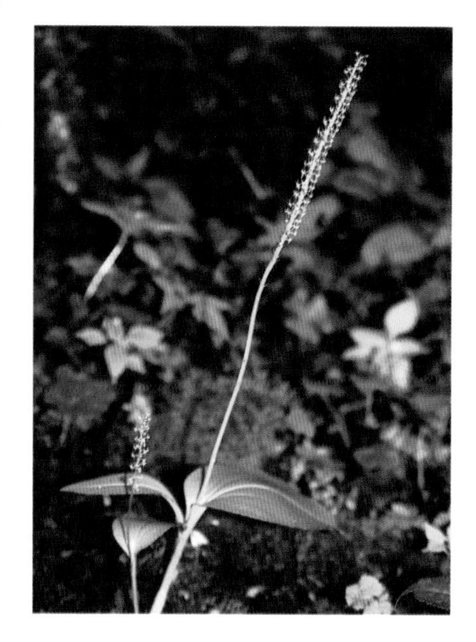

來源 蘭科植物沼蘭 Malaxis monophyllos (L.) Sw. 的全草。

形態 多年生草本，高15~25cm。假鱗莖淺綠色，卵形或橢圓形，被膜質鞘。葉常為2，對生狀，卵形或披針形，長5~8cm，寬2~2.5cm，先端急尖或鈍尖，基部收窄為鞘狀葉柄。總狀花序頂生，花序長15~20cm，小花密集；苞片披針形，長約5mm，花小，黃綠色；中萼片和側萼片條狀披針形，長約3mm；花瓣條形，略短於萼片；唇瓣位於下方，寬卵形，有黃褐色疣點，先端驟尖而呈尾狀，基部兩側具耳狀小裂片；蕊柱極短小，子房柄長約2mm，果實倒卵形，成熟時黃褐色。

分佈 生於林下坡地或草叢中。分佈於中國東北、華北、西北及西南大部山區。

採製 秋季苗枯時採挖，洗淨，曬乾。

性能 苦，涼。解毒，利尿。

應用 用於瘡毒腫痛，熱淋，血淋。用量5~10g。

文獻 《峨嵋山藥用植物研究》一，120。

5442 冰球子

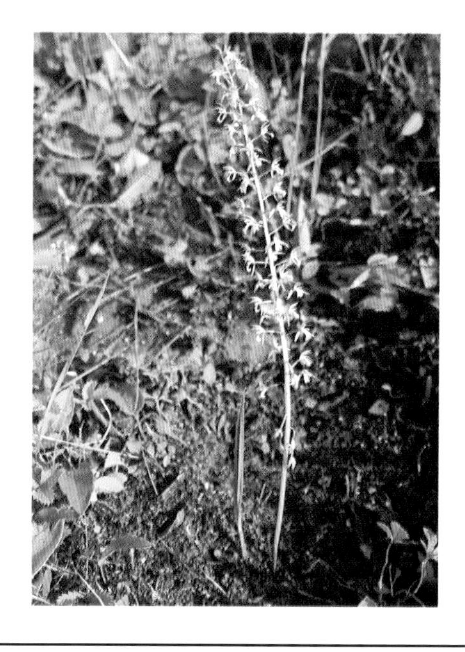

來源 蘭科植物山蘭 Oreorchis patens (Lindl.) Lindl. 的假鱗莖。

形態 多年生草本，高40~50cm。根狀莖匍匐，假鱗莖近球形，直徑1~2cm。具1~2葉，葉片狹橢圓形或狹披針形，長20~30cm，寬1.5~2.2cm，先端漸尖，基部收窄為柄。花葶側生於假鱗莖頂部，長35~50cm，莖具2枚筒狀鞘，花序長15~20cm；苞片小，披針形，遠比花梗短；中萼片和側萼片黃褐色，狹矩圓形或狹披針形，長7~10mm，寬約1mm；花瓣黃褐色，條狀披針形，與萼片等長，具2條紫色條紋；唇瓣白色，散佈紫色斑點，3裂，中裂片楔狀倒卵形，前部邊緣皺波狀，後部具1對褶片，側裂片斜披針形，微向內曲，長約為中裂片的1/2，具1條紫色條紋；合蕊柱黃綠色，基部膨大。

分佈 生於草叢或灌叢中。分佈於吉林、遼寧、陝西、甘肅、四川、雲南、西藏。

採製 秋季苗枯時採挖，洗淨，曬乾或鮮用。

性能 甘、辛，寒，有小毒。解毒消腫。

應用 用於癰疽，瘰癧，無名腫毒。外用適量。

文獻 《新華本草綱要》三，606。

5443 白蝶花

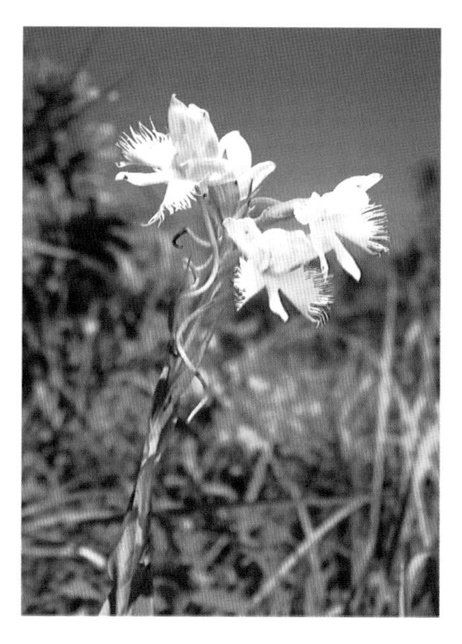

來源 蘭科植物龍頭蘭 Pecteilis susannae (L.) Rafin. 的塊根。

形態 陸生蘭，高45~120cm。球莖矩圓形，肉質。莖具多枚葉。葉互生，覆疊直達花下，下部葉卵形至矩圓形，長6~10cm或更長，上部葉變為披針形苞片，兩面均略被粗毛。總狀花序有花2~5朵，長6~15cm；苞片葉狀，長於或短於子房；花大，白色，芳香；萼片3，寬卵形，長約2.5cm，側萼片稍偏斜；花瓣3，條形；唇瓣長約3cm，3裂，側裂片極闊，外緣具幾裂達中部的篦狀細裂，中裂片矩圓狀條形，全緣，長約2cm；距長6~10cm，為子房長的2~3倍。

分佈 生於山坡、路旁。分佈於四川、貴州、雲南、江西、廣東、廣西、香港。

採製 秋季挖取，洗淨，曬乾或鮮用。

性能 甘，微溫。溫腎壯陽。

應用 用於腎虛腰痛，陽痿，遺精，滑精，寒疝，睾丸炎。用量15g。

文獻 《新華本草綱要》三，607，608；《廣東藥用植物手冊》，734。

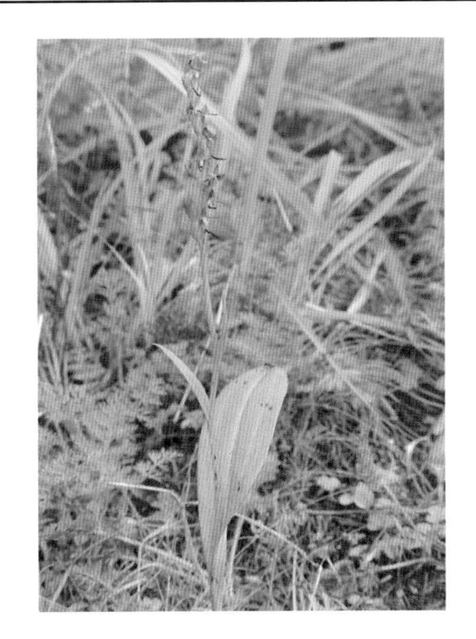

5444 大一枝箭

來源 蘭科植物小舌唇蘭 Platanthera minor (Miq.) Reichb. f. 的全草。

形態 多年生草本，高20~60cm。肉質根指狀。莖直立。葉3~4枚，互生於莖下部，最下的1~2枚較大，橢圓形和矩圓狀披針形，長6~15cm，寬1.5~3cm，往上漸小，呈披針形。總狀花序頂生，花綠白色；苞片卵狀披針形；長2~2.5cm；中萼片闊卵形，側萼片斜矩圓形；花瓣斜卵形，基部一側擴大；唇瓣舌狀，肉質；花矩懸垂，稍向前弧曲，稍長於子房；藥隔中部稍凹缺；子房圓柱形，長10~15mm。

分佈 生於山坡林下或草地。分佈於中國東北、長江流域以南各地及台灣。

採製 甘，平。養陰潤肺，益氣生津。

應用 用於病後體虛，神經衰弱，遺精，白帶，白濁，小兒疝氣。用量15~20g。

文獻 《新華本草綱要》三，610。

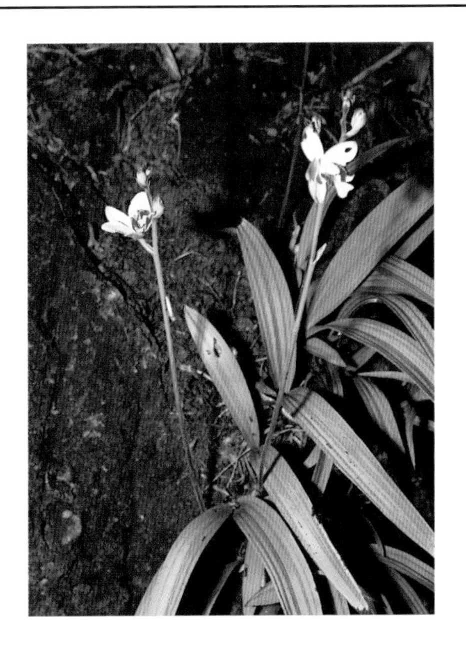

5445 苞舌蘭

來源 蘭科植物苞舌蘭 Spathoglottis pubescens Lindl. 的塊莖。

形態 草本。假鱗莖扁球形，具多數粗壯鬚根。基生葉1~3，狹披針形，通常長20~30cm，寬1~1.7 (~4.2) cm，具柄。花葶纖細或粗壯，高達50cm，被短毛；苞片披針形，被短毛；總狀花序頂生，疏生2~8花；花梗被毛；花黃色；萼片3，橢圓形；長1.2~1.6cm，背面常被毛；花瓣3，矩圓形；唇瓣3裂，側裂片鐮狀矩圓形，外伸，中裂片倒卵狀楔形，比側萼片長，具爪，爪上有2個附屬物，基部被長柔毛，從基部至頂端具3條龍骨，中央一條肉質隆起；合蕊柱兩側具翅。蒴果。

分佈 生於山坡、路旁、田野。分佈於長江流域及以南地區。

採製 夏秋採挖，除去鬚根，曬乾。

性能 補肺，止咳，生肌。

應用 用於肺結核，咳嗽，癰疽瘡毒。用量3~9g；外用適量研末調塗患處。

文獻 《新華本草綱要》三，611~612。

5446 耳鮑

來源 鮑科動物耳鮑 Haliotis asinina Linnaeus 的貝殼。

形態 貝殼較小，狹長，略彎曲，呈耳狀，殼質較薄。螺層約3層，自上而下急劇增大。縫合綫淺。塔殼極短小，殼頂鈍，其高度與體螺層高略相等；螺層邊緣具有一行由小漸大、排列整齊的凸起，其數約30個左右，為呼吸孔列，其中末端最大的5~7個開口，以6個開口最為普遍。殼表面光滑美麗、散佈暗綠色或紫褐色三角形斑紋及淡褐色不規則的雲狀斑。殼頂常有淡紅、紫紅、杏黃色的斑紋。殼內銀白色，有淡綠色閃光及珍珠光澤。

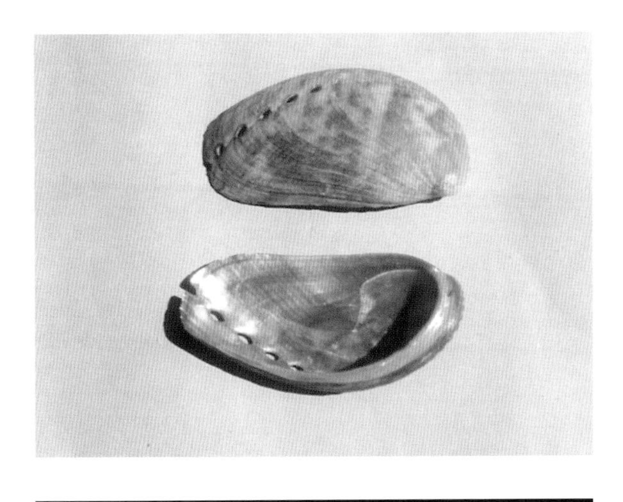

分佈 生活於低潮綫岩石或珊瑚礁。分佈於南海。

採製 夏秋捕撈、挖去肉，取貝殼洗淨、曬乾。

性能 鹹，平。平肝，潛陽，清熱明目，止血通淋。

應用 用於頭目眩暈，骨蒸癆熱，青盲內障，胃酸過多，淋病，吐血，失眠等。用量15~50g。

文獻 《中國藥用動物誌》二，15；《中國藥典》(1990)，74；《中藥材》1988，11 (5)：28。

5447　白鮑

來源　鮑科動物白鮑 Haliotis laevigata (Donovan) 的貝殼。

形態　貝殼較大，卵圓形，表面光滑，白色，有磚紅色斑塊，殼頂高於殼面，有30餘個疣狀凸起，末端有9個開口，孔口與殼平。內面有珍珠光彩。

分佈　生活低潮綫岩石或珊瑚礁。分佈於南海。

採製　夏秋捕撈，挖去肉，取貝殼洗淨、曬乾。

性能　鹹、寒。平肝潛陽，清肝明目。

應用　用於頭痛眩暈，目赤翳障，視物昏花，青盲雀目。用量3~15g，煎服。

文獻　《中華人民共和國藥典》(1990) 一，74；《中藥材》1988，11 (5)：74。

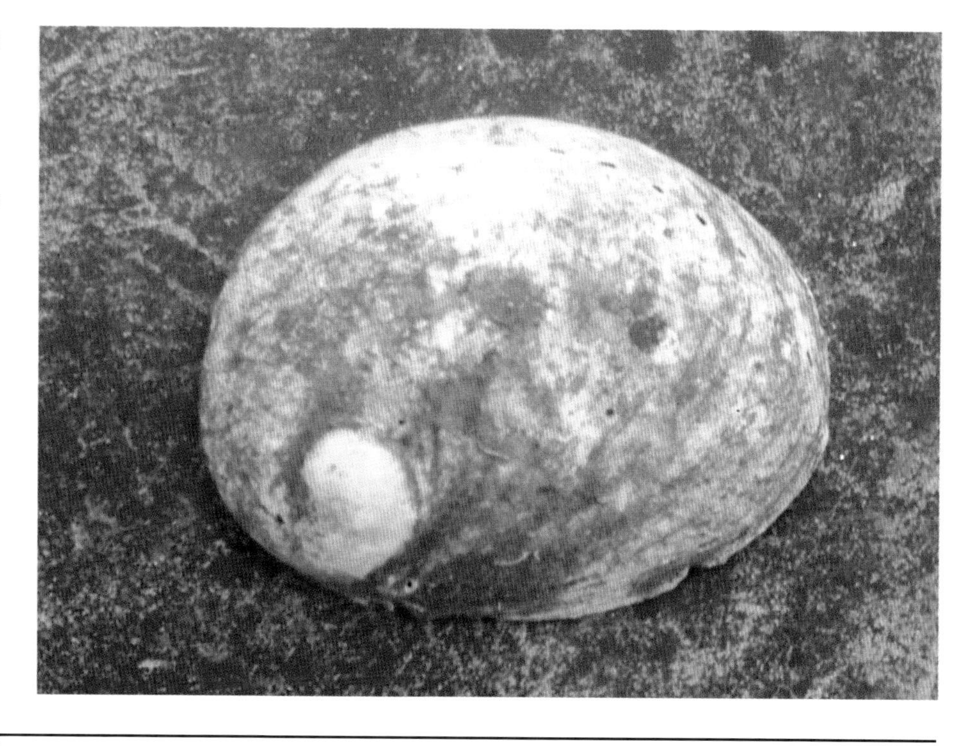

5448　山貓寶貝（紫貝齒）

來源　寶貝科動物山貓寶貝 Cypraea lynx (L.) 的貝殼。

形態　貝殼中等大小，殼長約4.3cm，寬2.7cm，高約2.2cm。貝殼表面光滑，有光澤。殼周緣及底部呈白色；背面呈褐色，上有深褐色及淡藍色不規則的斑點散佈。殼口狹長，殼口內外兩唇周緣各有26~29個細長的白齒，齒間隔為血紅色。

分佈　棲息於潮間帶低潮綫的附近岩礁間，為熱帶性種類。分佈於海南島及西沙羣島。

採製　5~7月間撈取，除去肉，洗淨曬乾。

成分　含碳酸鈣等。

性能　鹹，平。清心安神，平肝明目。

應用　用於驚悸心煩不眠，小兒癍疹，目赤翳膜等症。用量6~12g。

文獻　《中藥誌》IV，38。

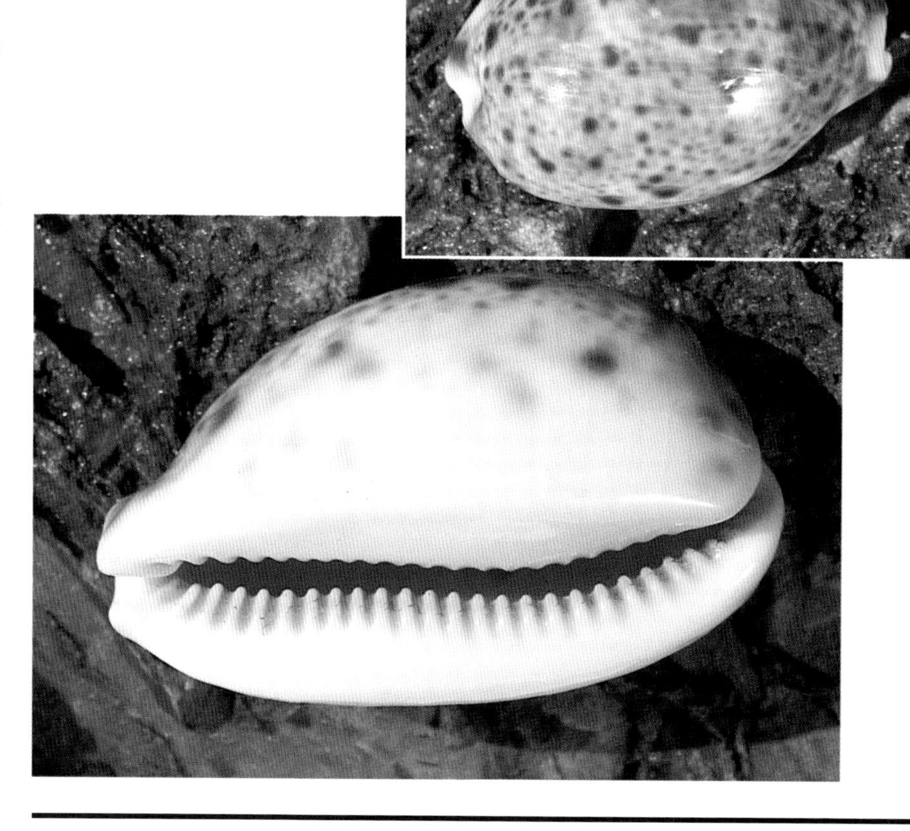

5449 蛇首眼球貝（紫貝齒）

來源 寶貝科動物蛇首眼球貝 Erosaria caputserpentis (L.) 的貝殼。

形態 貝殼小型，堅固，殼長約3cm，寬2.4cm，高約1.5cm，略呈卵圓形。貝殼表面光滑，被有一層琺琅質。體螺層佔全殼大部分。貝殼周緣呈深褐色，前後端為淡褐色，背面有大小不同的白斑散佈，腹面周緣呈灰青色。殼口狹長，內外兩唇周緣各有細白齒14~17個。

分佈 生活於低潮綫附近岩石或珊瑚礁的洞穴內。以小海綿、有孔蟲及小甲殼類動物為食。分佈於海南島，西沙羣島一帶。

採製 5~7月間捕取，去肉洗淨，曬乾。

成分 含碳酸鈣等。

性能 鹹，平。清熱，平肝，安神，明目。

應用 用於熱毒目翳，小兒痘疹入目，驚悸不眠。用量6~12g。研末外用；水飛點眼。

文獻 《中藥誌》IV，38。

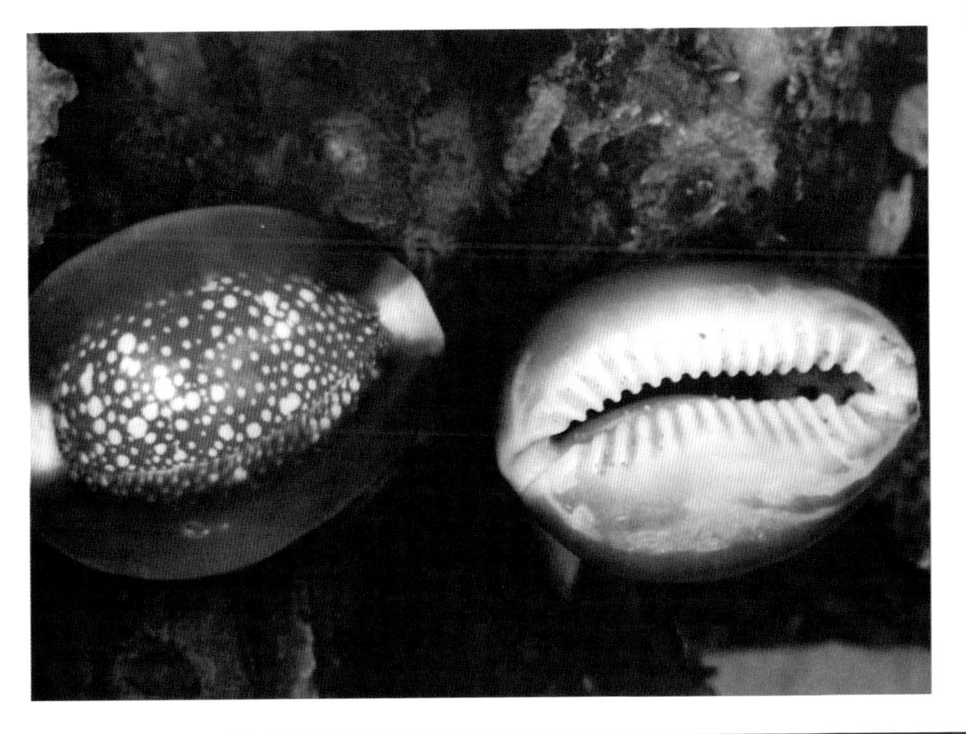

5450 花蜘蛛

來源 園蛛科動物橫紋金蛛 Argiope bruennichii (Scopoli) 的全體。

形態 雌蛛體長18~22mm，雄蛛體長5.5mm。雌蛛頭胸部呈卵圓形，背面灰黃色，密被銀白色毛。螯肢基節、觸肢顎葉和下唇皆黃色。胸板中央黃色。邊緣棕色，步足黃色，腹部長橢圓形，背面黃色，自前至後共有10條左右黑褐色橫紋。腹部腹面中央有黑色斑。外雌器的垂體楔形，雄蛛體色不如雌蛛鮮麗，無橫紋。

分佈 生活在陽光照射的草叢潮濕地帶。分佈於吉林、遼寧、浙江、江蘇、湖北、湖南、江西、四川、廣東。

採製 夏秋季捕捉，鮮用。

成分 消化液含鹼性蛋白酶 (alkaline protenase) 及弱的胰凝乳蛋白酶 (chemotryptic) 活性。全體含蛋白質、脂肪及糖類等。

性能 鹹，寒。解毒。

應用 用於瘰癧，瘡腫及毒蛇咬傷。用量0.9~1.5g，外用適量。

文獻 《中國藥用動物誌》二，82。

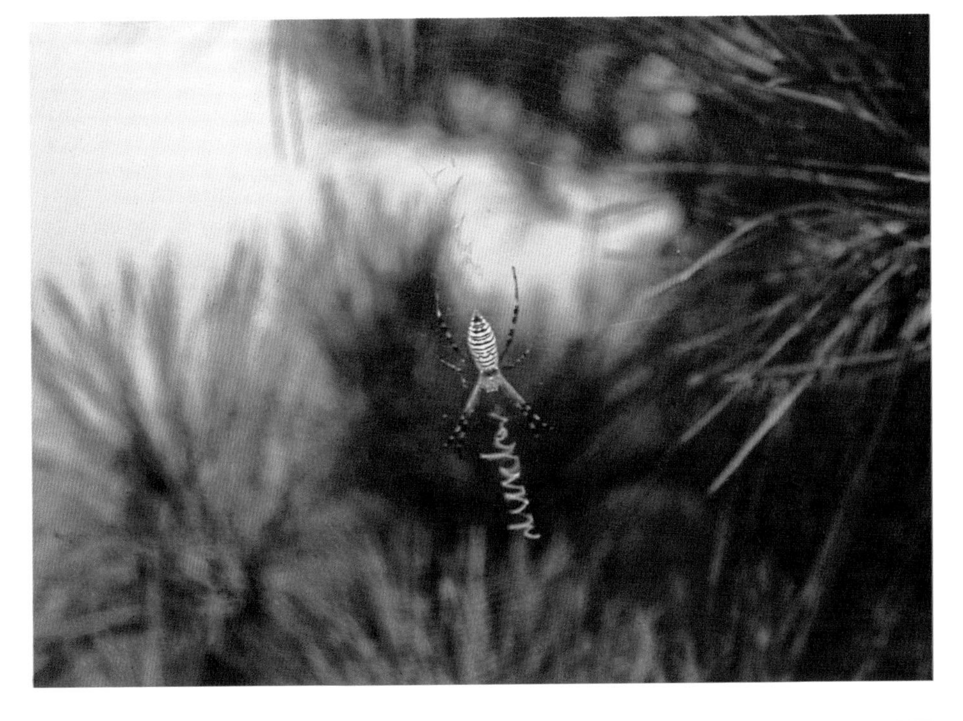

5451 美洲蜚蠊

來源 蜚蠊科昆蟲美洲蜚蠊 Periplaneta americama L. 的新鮮或乾燥成蟲。

形態 體長約4.0cm，背腹扁平，暗褐色，有光澤。頭小，複眼腎形。觸角長，絲狀。前胸背板呈三角形，栗褐色。雌雄均具翅，翅長於腹部。前翅革質，栗褐色。後翅膜質，呈扇狀摺迭。股節與脛節着生幾排大刺。尾鬚1對，末端部分細。

分佈 主要棲息於廚房、食堂等地。各種食物及排泄物均可作為食料。為世界性種類，在中國北方分佈甚廣。

採製 夜間在廚房、牆角、炕邊等處捕捉，鮮用或用沸水燙死，曬乾或烘乾。

性能 活血散瘀，消疳，利水消腫，解毒。

應用 用於癥瘕積聚，小兒疳積，腳氣水腫，疔瘡腫毒及咬傷等。用量3~5隻；外用適量。

文獻 《中國藥用動物誌》一，68。

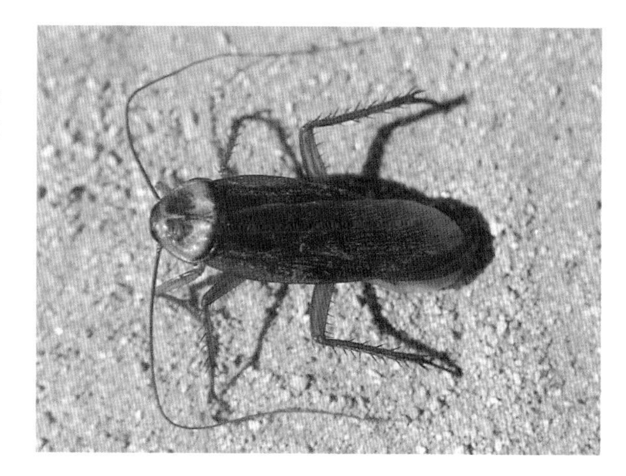

5452 薄翅螳螂

來源 螳螂科昆蟲薄翅螳螂 Mantis religiosa L. 的乾燥卵鞘及乾燥成蟲。

形態 體中等大，長5.0~6.5cm，雄蟲小於雌蟲。體淡綠或淡褐色。前胸背板中央膨大，雌蟲側緣前方有齒列。腹部細長，與頭、胸總長幾相等。翅薄而透明，雌蟲前緣有較狹的革質帶。後足脛節中央內側有一暗黃色圓斑。

分佈 卵多產於樹皮上或草根附近。成蟲以小昆蟲為食。分佈於全國各地。

採製 卵鞘在秋至翌春採收，蒸30~40分鐘，曬乾或烘乾。成蟲在秋季捕捉，曬乾或烘乾。

成分 卵鞘含蛋白質、脂肪、碳水化合物。

性能 桑螵蛸甘、鹹，平。補腎壯陽，固精縮尿。螳螂滋補強壯，補腎益精，定驚止搐。

應用 桑螵蛸用於遺尿，小便頻數，帶下，腎虛腰痛及神經衰弱。用量5~15g。螳螂用於體虛無力，陽痿遺精，小兒驚風抽搐，遺尿，痔瘡，神經衰弱。用量2~5g。

文獻 《中國藥用動物誌》一，72。

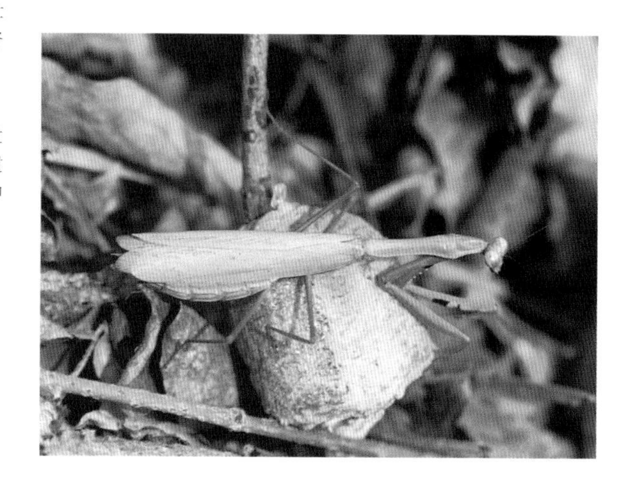

5453 蟋蟀

來源 蟋蟀科昆蟲蟋蟀 Scapsipedus aspersus Walker 的乾燥成蟲。

形態 體長1.3~1.6cm，黑褐色帶有光澤。頭棕褐色，頭頂短圓。略向前凸出，頭後有6條不規則短縱溝。觸角細長，淡褐色，複眼大，半球形。前翅棕褐色，長過腹部。雌體前翅短於腹部，後翅甚長，灰黃色，凸出腹端。足3對，淡黃色，後足脛節背側具2列刺。後足發達，腿節膨大。腹部背面褐色，腹面淡黃色，具尾鬚2根。

分佈 生活於雜草、磚石或牆縫中。分佈於內蒙古、河北、山西及華東、廣東、廣西、四川等地。

採製 秋季捕捉，沸水燙死，曬乾。

性能 辛、鹹，溫。有毒。利水消腫，解毒退熱。

應用 用於水腫，小便不利。外用於紅腫瘡毒。用量3~5隻，焙乾研粉用。外用適量。

文獻 《中國藥用動物誌》一，75。

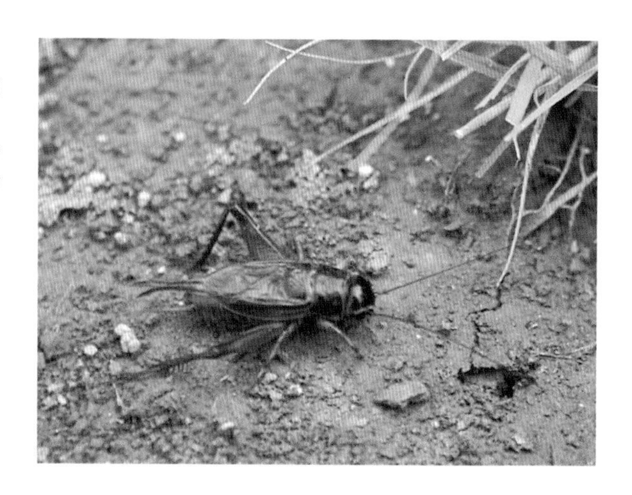

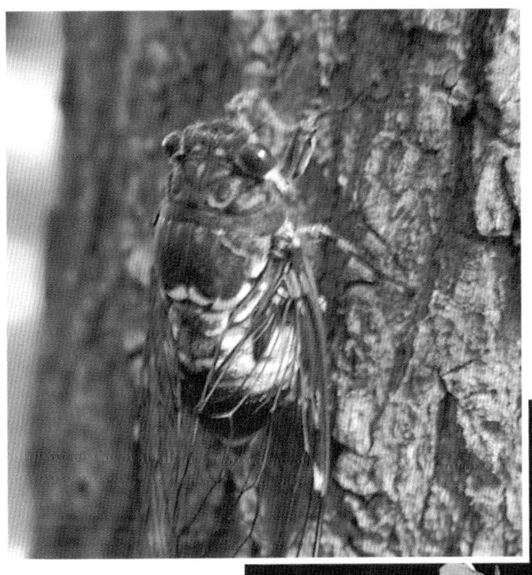

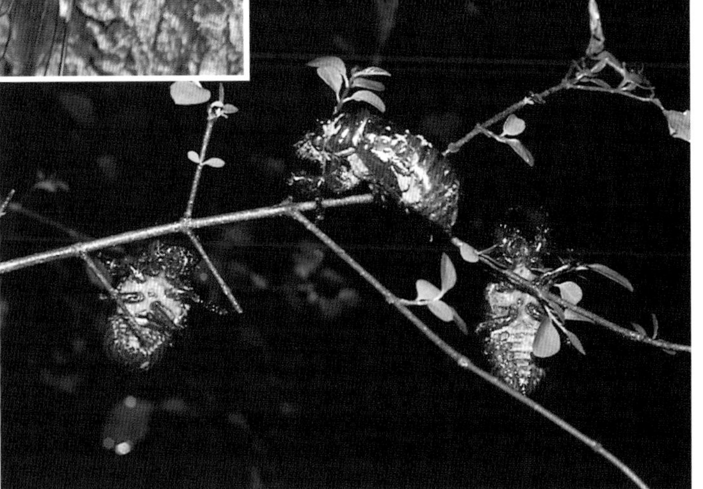

5454 鳴蟬（蟬蛻）

來源 蟬科昆蟲鳴蟬 Oncotympana maculaticollis Motsch 若蟲羽化後所脱的乾燥皮殼。

形態 體長3.5~3.7cm，體大部分為黑色，頭及胸部背面混以暗褐色或暗綠色斑，被淡黃色或銀色有光澤的絲狀毛。複眼暗褐色，單眼紅色，觸角黑色。中胸背板後部被白色粉末。翅透明，翅脈暗褐色。鼓膜蓋橢圓形，橫闊。

分佈 成蟲於7月左右出現。分佈於河北、山西等地。

採製 夏秋季在樹幹上或地面拾取，去淨泥雜，曬乾。

成分 含大量甲殼質。

性能 鹹、甘，寒。散風熱，鎮痙，透疹。

應用 用於風熱頭痛，小兒驚癇，抽搐，麻疹未透，風疹瘙癢等。用量5~10g。

文獻 《中國藥用動物誌》一，80。

5455 紅娘子

來源 蟬科昆蟲黑翅紅娘子 Huechys sanguinea De Geer 的乾燥蟲體。

形態 體長1.5~2.5cm，頭及胸部均呈黑色。嘴紅色向下，複眼大而凸出。前胸背板前窄後寬，黑色，兩側各有1個血紅色的斑。胸部棕黑色，足黑色。腹部血紅色，基部黑色，尾部尖。前翅黑色，有光澤，後翅褐色。

分佈 多發生於丘陵地帶，棲息於低矮樹中。分佈於江蘇、浙江、福建、廣東、廣西、江西、四川、雲南、台灣。

採製 夏季早晨露水未乾帶手套及口罩捕捉，置沸水燙死，曬乾。

成分 含斑蝥素等。

性能 苦，平。有毒。活血化瘀，解毒散結。

應用 用於血瘀閉經，淋巴結結核，狂犬咬傷；外用於疥癬瘡瘍。用量0.15~0.3g。外用適量，本品極毒，用時宜慎。

文獻 《匯編》下，278。

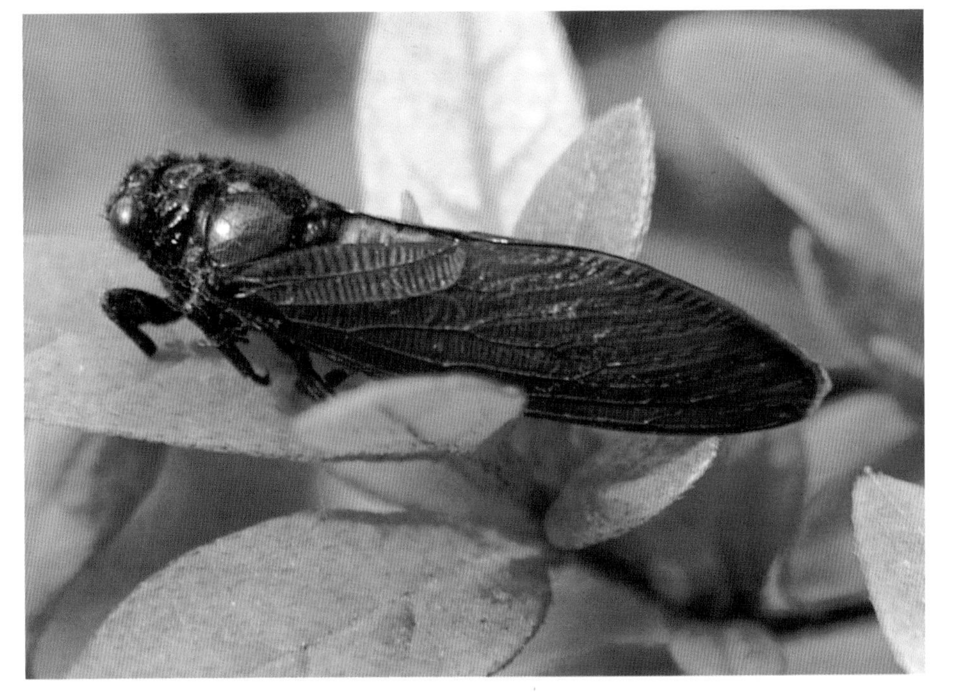

5456 蜂蠅

來源 狂蠅科昆蟲蜂蠅 Eristalis tenax Linnaeus 的乾燥幼蟲。

形態 體形大，長約1.5cm，形如蜜蜂。體黑褐色，全身被金黃色絨毛。腹部有光澤，具橙黃色的橫帶紋。肢脈波曲。雄蠅的複眼在頭頂部左右相接近。雌蠅兩眼遠離。觸角芒無分枝，但基部分佈短的細毛。幼蟲身體圓筒形或橢圓形，似鼠尾樣的長尾比其身體長得多。

分佈 棲息於野外。產卵於污水糞坑或臭水潭中。廣泛分佈於全國各地。

採製 夏秋季於污水糞坑中撈取，放清水反覆沖洗淨，拌以草木灰，再用清水洗淨，置沸水中略燙，取出曬乾。

性能 消食積，健脾胃。

應用 用於消化不良，脘腹脹滿，體倦無力等。用量3~5g。

文獻 《中國藥用動物誌》二，129。

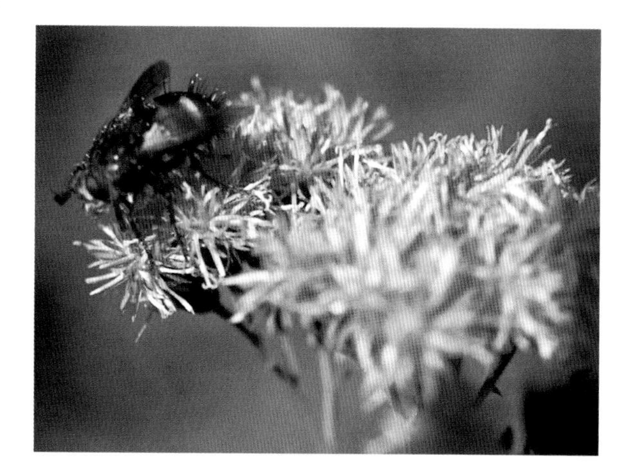

5457 行夜

來源 步行蟲科昆蟲虎斑步蜱 Pheropsophus jessoensis (Moraw) 的成蟲。

形態 體長14~22mm。頭部中間有1三角形黑斑，複眼黑色。前胸背板棕黃色，其前緣、後緣及中央黑色。鞘翅黑色。小盾片棕黑色。兩鞘翅的肩胛區各有1塊黃斑，中部也各有1塊較大的黃斑，翅緣黃色。每個鞘翅各有7條幾乎平行縱走的嵴。鞘翅不蓋過腹端。足黃色。前胸及後胸腹板黃色，中胸及腹部腹板黑色。

分佈 生活於潮濕處、田間及石下等。分佈於遼寧、吉林、山東、江蘇、浙江、江西、福建、廣東、四川、廣西、雲南。

採製 春至秋捕捉，用沸水燙死，曬乾。

性能 辛，溫。有小毒。活血化瘀，消積止痛。

應用 用於血滯經閉腹痛，癥瘕，跌打損傷作痛等。用量1~5隻；外用適量。

文獻 《中國藥用動物誌》二，130；《大辭典》，1873。

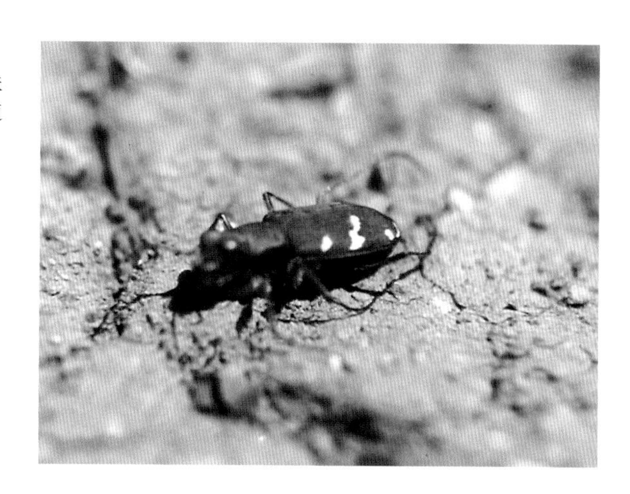

5458 黃邊大龍虱

來源 龍虱科昆蟲黃邊大龍虱 Cybister japonicus Sharp 的乾燥成蟲。

形態 體較大，長3.5~4.0cm，長圓形，前狹後寬。背面黑綠色，腹面黑紅色。胸前及鞘翅兩側黃條斑中間夾有1條黑色斑紋，雌蟲鞘翅上密佈溝紋或皺紋。頭近扁平，中央微隆起。觸角黃褐色。複眼黑色而凸出。前胸背板橫闊。足黃褐色，生有金色長毛，後足脛節短闊，脛生刺。

分佈 生於池沼、水田、河湖或水溝多水草處，幼蟲食害魚苗。分佈於東北、華北、華東。

採製 春夏秋季捕捉，用沸水燙死，曬乾或烘乾。

性能 滋補，活血，縮尿。

應用 用於小兒疳積，老人夜溺頻繁等。用量10~15g。

文獻 《中國藥用動物誌》一，98。

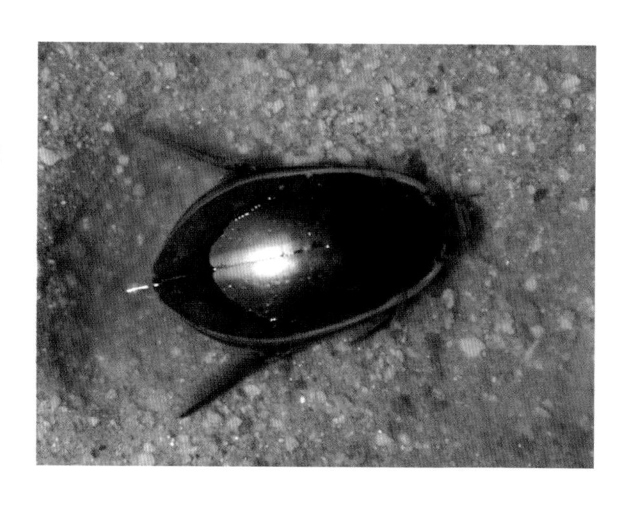

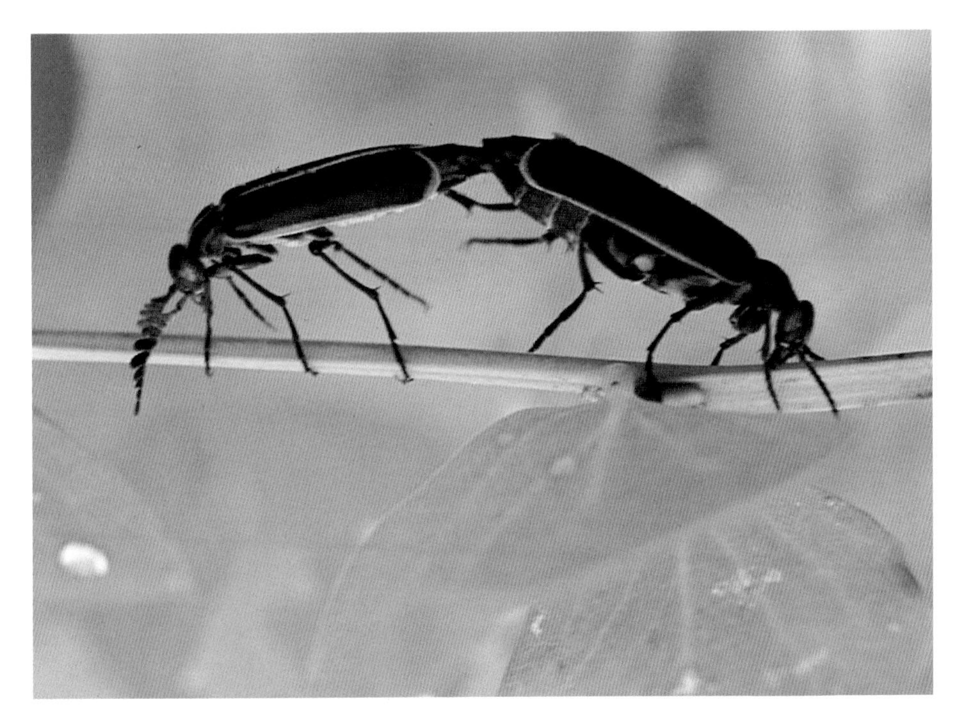

5459 中華豆芫菁

來源 芫菁科昆蟲中華豆芫菁 Epicauta chinensis Laporte 的乾燥成蟲。

形態 體長達2.5cm。頭部除額中央兩複眼間有1長形紅色斑紋和頭後方兩側為紅色外，均為黑色。前胸背板兩側和中央縱紋、鞘翅側緣和端緣、胸部腹面大部均披有白長毛，頭向下伸，與體垂直，兩個後角鈍圓，密被細刻點和黑短毛。觸角11節，雌觸角絲狀，雄觸角櫛齒狀。前胸密被刻點和黑短毛，中央有1條縱溝紋。腹部末端常凸出於鞘翅之外。

分佈 6~7月為成蟲盛期，羣食葉片和花。分佈於東北、甘肅、寧夏、陝西、山西、河北、山東、江蘇、台灣。

採製 夏秋季捕捉，燙死，曬乾或烘乾。

成分 含斑蝥素、脂肪、甲殼質等。

性能 祛瘀散結，攻毒。本品劇毒。

應用 用於癥瘕積聚；外用於疥癬，惡瘡，淋巴結結核等。用量0.1~0.3g。外用適量。

文獻 《中國藥用動物誌》一，100。

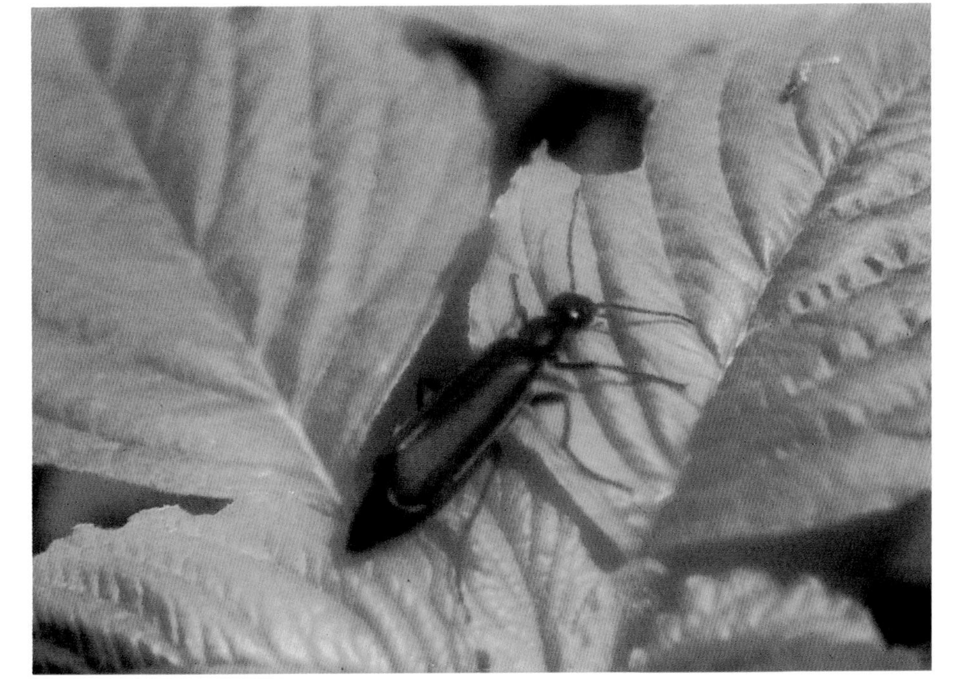

5460 大頭豆芫菁

來源 芫菁科昆蟲大頭豆芫菁 Epicauta megalocephala Gebl. 的成蟲。

形態 體長7~14mm。頭黑色，額中央有一紅色小斑紋。有時在複眼後方兩側各有一紅色小斑點。鞘翅黑色，其外緣及末端鑲有灰白色毛；或鞘翅全為黑色。前胸背板中央有一條縱紋亦由白色毛組成；胸及腹面兩側具有較稀疏的灰毛。雄蟲前足無長毛，前足脛節具2個等長而尖銳的端刺。

分佈 為害馬鈴薯及一些豆科植物。分佈於東北、內蒙古、河北、北京。

採製 夏秋季捕捉，置沸水中燙死，曬乾。用時需炮製，即和米同炒至米黃，取出去米，將蟲之足、翅和頭去淨即可。

性能 辛，寒。有毒。破血逐瘀，消癥散結，攻毒。

應用 用於癥瘕，惡瘡，經閉，疥癬等。外用適量。

文獻 《中國藥用動物誌》二，136。

5461 銅綠麗金龜（蠐螬）

來源 麗金龜科動物銅綠麗金龜 Anomala corpulenta Motschulsky 的幼蟲。

形態 成蟲體長17~19mm。背面銅綠色，具細密刻點。複眼黑色。觸角迭片形，黃至黃褐色。前胸略呈梯形，兩側向外成弧狀凸出，邊緣具黃色帶。鞘翅有3條明顯縱脊，在外側縱脊處形成狹帶狀黃色邊緣。足淡黃褐色，前足脛節外側成乙齒狀，中足脛節中部生兩側斜走小刺，前端有凸距2枚，跗5節，末節最發達。外露後方腹節背片黃至黃褐色。胸、腹部腹面乳黃至黃褐色。密生柔毛。

分佈 趨光性極強。分佈於東北、長江流域和黃河流域。

採製 夏季在翻土或倒糞時捕捉其幼蟲，洗淨，沸水燙死，曬乾或烘乾。

性能 鹹，微寒。有小毒。破瘀，止痛，散風平喘，明目去翳，通乳。

應用 用於經閉，癥瘕，哮喘，乳汁不下等。用量1~3g。外用治丹毒，惡瘡，痔瘺，目翳等。外用適量。

文獻 《中國藥用動物誌》一，107。

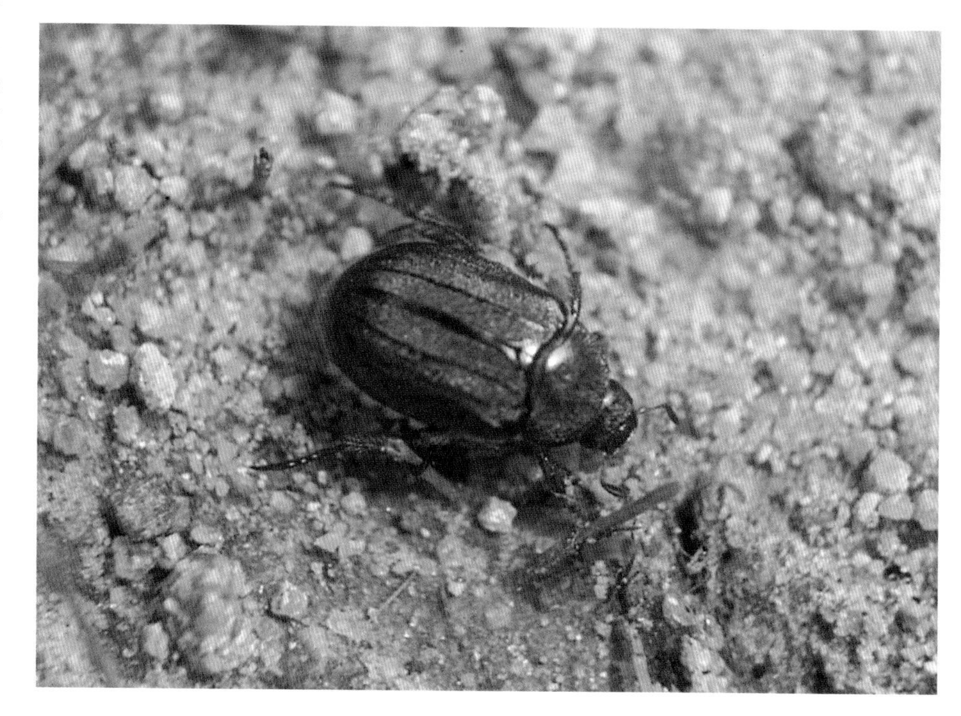

5462 白紋花金龜（蠐螬）

來源 花金龜科動物白紋花金龜 Potosia (Liocola) brevitarsis Lewis 的幼蟲。

形態 成蟲體長約24mm，紫黑色，有光澤。觸黑褐色。幼蟲體長約40mm，頭較小，體極粗肥，臀節腹面缺鈎狀剛毛。刺毛列由尖端較鈍的短扁刺毛組成，每列14~20根，排列常不整齊。肛門孔橫裂狀。將幼蟲放置面時，能背着地進行，足朝上。

分佈 成蟲發生於6~9月，日出活動，取食成熟果子或葉汁。分佈於華東、華中、華北及東北等地區。

採製 夏季在翻土或倒糞時捕捉幼蟲，洗淨，沸水燙死，曬乾。

性能 鹹，微溫。破血，行瘀，散結，通乳。

應用 用於折損瘀痛，破傷風，痛風，喉痹，目翳，丹毒，痔瘺，癰疽等。用量1~3g；外用適量。

文獻 《中國藥用動物誌》一，108。

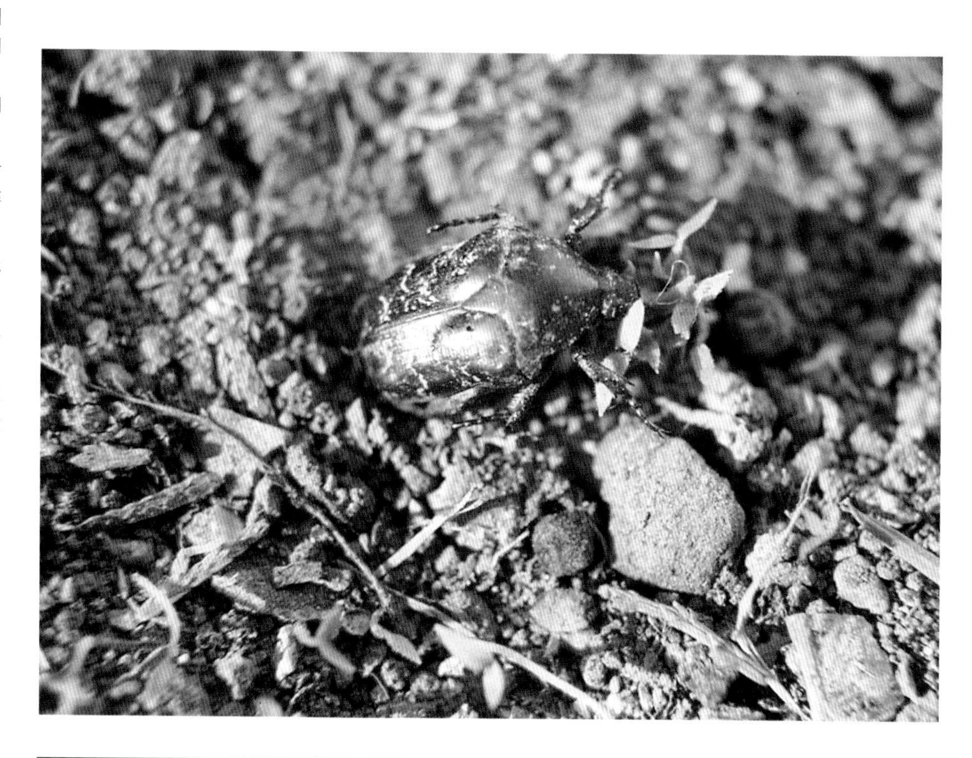

5463 紅腳綠金龜（蠐螬）

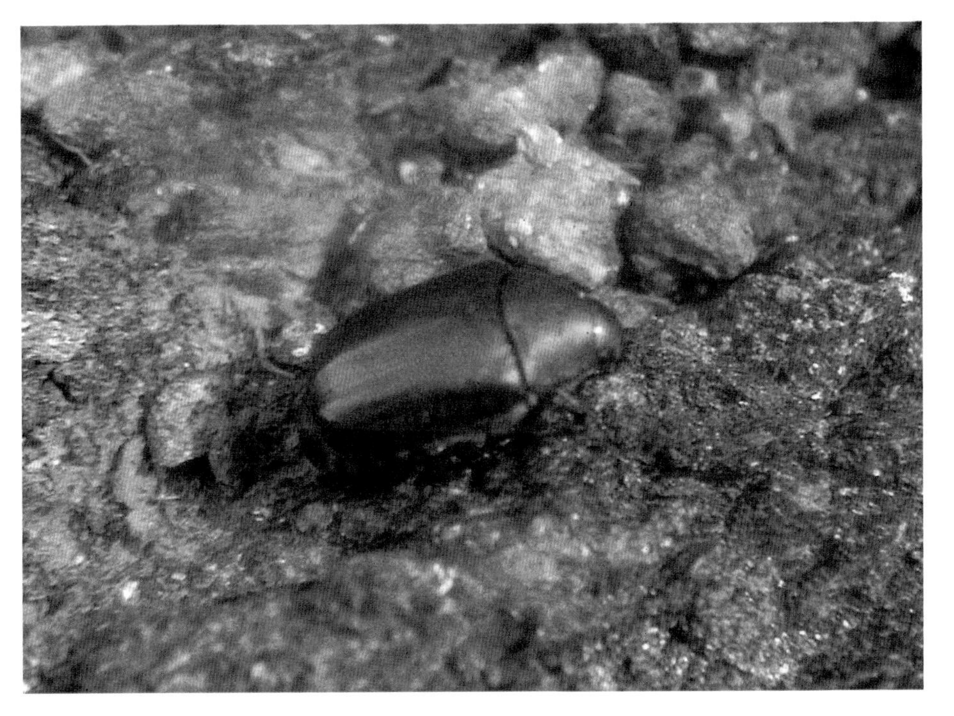

來源 金龜子科動物紅腳綠金龜 Anomala cupripes (Hope) 的幼蟲。

形態 體長20~25cm，體背青綠色；腹面及足為紫銅色，具金屬光澤。頭背面有圓形小刻點；前緣略翹起。前胸背板前緣兩角處有一排短的淡黃色毛。在各鞘翅上隱約可見6條由小刻點排列而成的縱綫。前足脛節外緣呈齒狀凸起；中足和後足脛節端部有一輪棕黑色的刺，其兩條特別粗大。腹部腹板每節有一列白色毛。

分佈 生活於舍旁、路邊及林緣等地。分佈於遼寧、華南和台灣。

採製 夏季在翻土或倒糞時捕捉其幼蟲，洗淨，用沸水燙死，曬乾或烘乾。

性能 鹹，微寒，有小毒。破瘀，止痛，散風，平喘，明目去翳。

應用 用於經閉，癥瘕，哮喘等。用量1~3g；外用治丹毒，惡瘡，痔瘺，目翳等，外用適量。

文獻 《中國藥用動物誌》二，147。

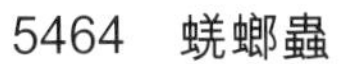

5464 蜣螂蟲

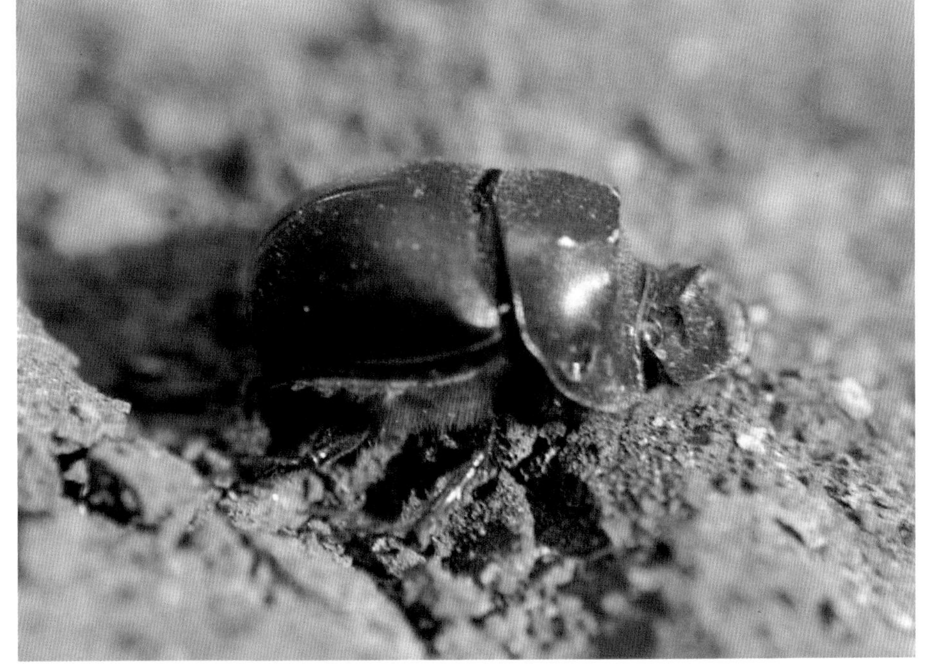

來源 金龜子科動物蜣螂蟲 Catharsius molossus L. 的乾燥成蟲。

形態 體長2.8~3.4cm，體黑色，略有光澤，胸下密被纖長絨毛。雄蟲頭部前方呈扇形，中央有尖細角凸1枚；兩側各有齒狀角凸1枚。鞘翅隆起，各有7條縱綫。腳黑褐色，生赤褐色毛，脛節呈深鋸齒狀。腹部黑褐色。雌蟲外形同雄蟲相似，但頭部無凸角。

分佈 生活於牛糞、人糞堆中或其附近，掘土穴居。廣佈於全國各地。

採製 夏季捕捉，洗淨，用沸水燙死，曬乾或烘乾。

成分 含蜣螂毒素。

性能 鹹，寒。有毒。鎮驚，破瘀止痛，攻毒及通便。

應用 用於驚癇癲狂，小兒驚風，二便不通，痢疾等；外用於痔瘡，疔瘡腫毒等。用量1~2.5g；外用適量。

文獻 《中國藥用動物誌》一，103 。

5465 日本吉丁蟲

來源 吉丁蟲科昆蟲日本吉丁蟲 Chalcophora japonica (Gory) 的乾燥全體。

形態 全體黑色，有銅色條紋，體長約3.6cm。頭呈三角形，頭頂中央有1深溝，兩側有不規則的金黃色刻點。複眼褐色，有淡黑色小點。觸角黑褐色，櫛齒狀，11節。前胸背幾成方形，前緣有淡黃色短毛，中央有1條縱走平滑的隆起。胸背上有許多金黃色刻點組成的不規則的縱綫。鞘翅黑色，上有5條光滑縱行隆起綫。鞘翅外緣後端成鋸齒狀。蟲體腹面黃褐色，有光澤。腹面及足密佈金黃色刻點。

分佈 棲於叢林中。分佈於中國南北各地。

採製 夏季捕捉，浸於75%的酒精中，每100毫升浸15隻，半月後浸液可用。

性能 祛風，殺蟲，止癢。

應用 用於疥癬，皮膚瘙癢，風疹斑塊。外擦。

文獻 《中國藥用動物誌》二，149。

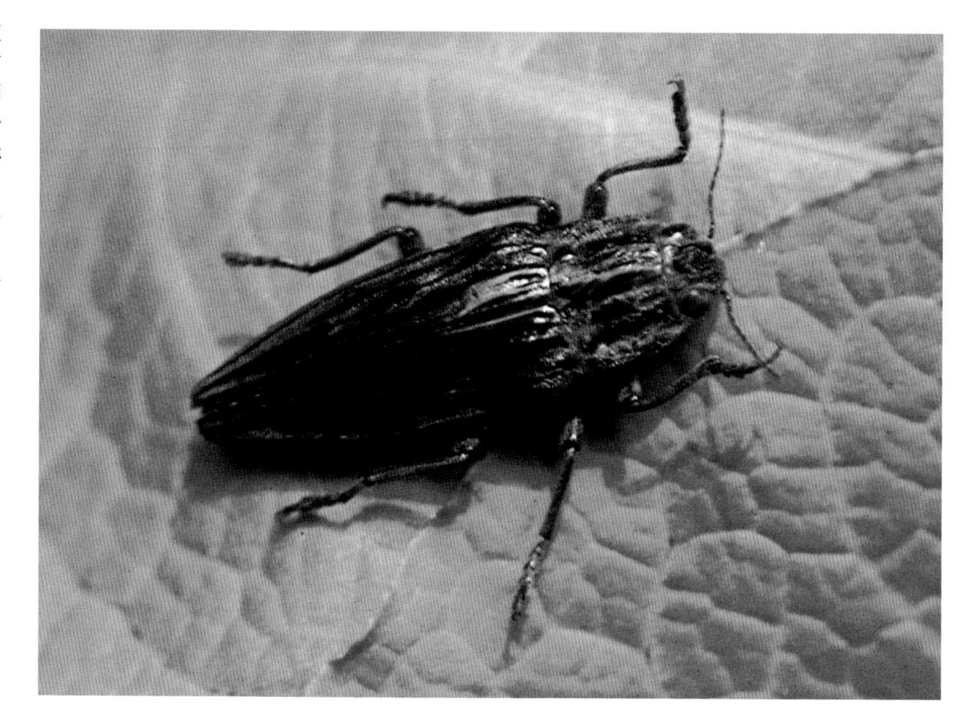

5466 露蜂房

來源 馬蜂科昆蟲陸馬蜂 Potistes rothneyi grahami van der Vecht 的蜂巢。

形態 雌蟲體長約23mm，頭略窄於胸部，顱頂中間有2並列橫帶，觸角支角凸橙黃色，背面有1黑斑，柄節及鞭節背面黑色，腹面橙黃色。第1節腹背板端部呈黃橙色，兩側各有1橙色斑，餘均黑色，第2~5節腹背板兩側均有2凹陷的黃橙色橫帶，兩凹陷處各有1黃橙色斑，餘均為黑色。

分佈 營巢於樹枝上。分佈於黑龍江、吉林、遼寧、河北、山東、江蘇、浙江、四川、湖北、安徽、江西、福建、廣東。

採製 秋冬季採收。放日光下曬乾。

成分 含蜂蠟、樹脂、蛋白質及鈣、鐵等。

性能 甘，平。有毒。清熱解毒，祛風，殺蟲。

應用 用於癰瘡腫毒，乳腺炎，風濕痛，皮炎，濕疹等症。用量6~12g。

文獻 《中國動物藥》，172；《中國動物藥誌》(待出版)。

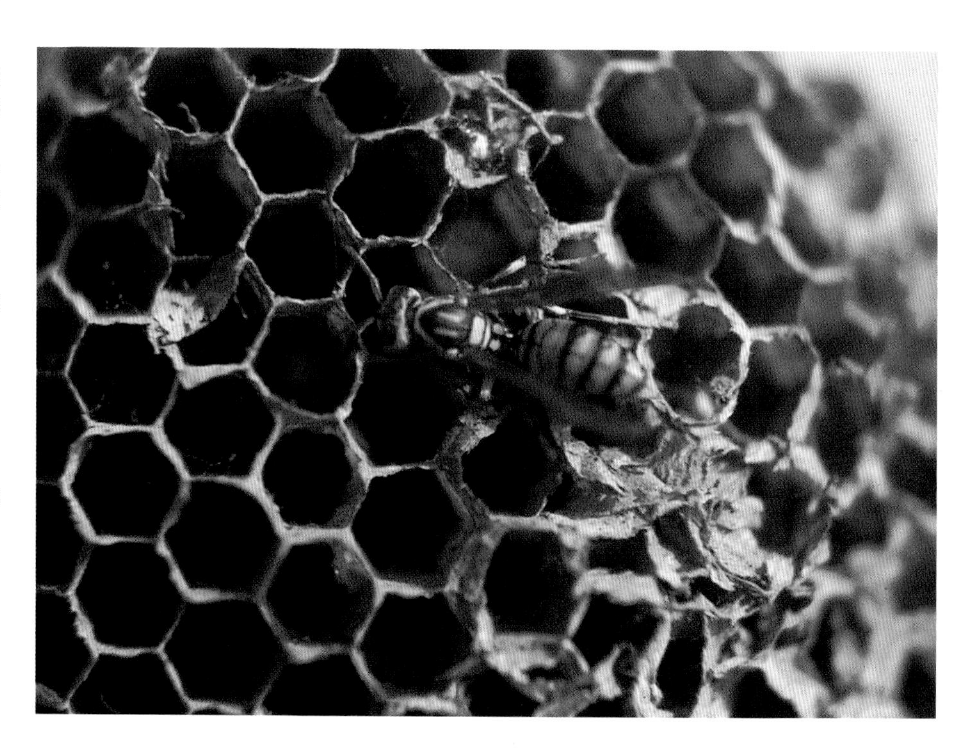

5467　長腳黃蜂

來源　胡蜂科昆蟲長腳黃蜂 Polistes yokohamae Rad. 的乾燥蜂巢。

形態　雌蟲體長 2~2.6cm，黑色具黃紅色斑紋。頭部黃紅色，觸角窩之間及唇基基部縫為黑色。胸部黑色，中胸背板具4條黃褐色斑紋。腹部黃色，長圓錐形，第2~5節中央有波狀黑色細紋。

分佈　築巢於低矮樹枝上或房屋附近。分佈於東北、河北、江蘇、浙江、江西、福建。

採製　秋冬季採收，曬乾，倒出死蜂。

成分　含蜂蠟、樹脂，並含有揮發油（蜂房油）、蛋白質等。

性能　甘，平。有毒。祛風，殺蟲，解毒。

應用　用於小兒驚癇抽搐，關節疼痛，乳房脹痛，扁桃體炎等。外用癰瘡腫毒，淋巴結結核，疥癬，濕疹，齲齒痛，蛇蟲咬傷等。用量2~4g。外用適量。

文獻　《中國藥用動物誌》一，113。

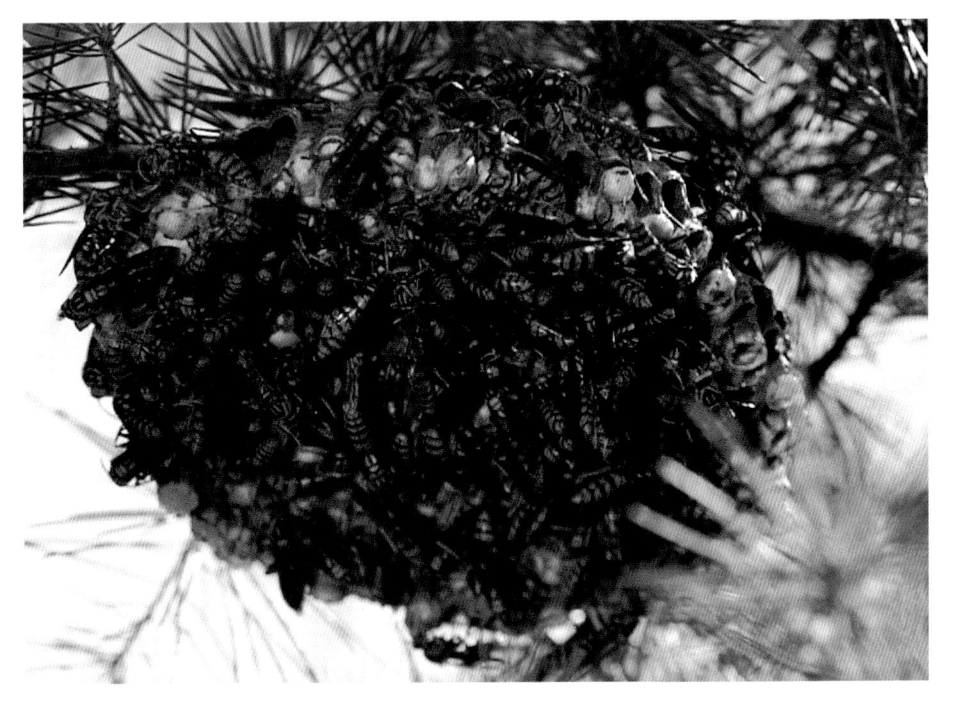

5468　黃胸木蜂

來源　蜜蜂科昆蟲黃胸木蜂 Xylocopa appendiculata Smith 的乾燥全體。

形態　體長，雌2.4~2.5cm，雄2.4~2.6cm。黑色，胸部及腹部第1節背板被黃毛。體，側裂片邊緣2齒；額脊明顯，中胸背板中盾溝可見。唇基前緣及中央光滑，唇基及顏面刻點密且大。中胸背板中央光滑，腹部各節背板點刻不均勻。顏面被深褐色毛，腹部末端後緣被黑毛，顱頂後緣、中胸及小盾片密被黃色長毛。翅褐色，端部較深，稍閃紫光。

分佈　採訪苜蓿、荊條、木槿、蜀葵等多種植物。分佈於全國大部分地區。

採製　春至秋捕捉，置沸水燙死，曬乾。

性能　解毒，消毒，止痛。

應用　用於瘡癤紅腫作痛。用量10~15隻；用少許鹽水搗爛外敷。

文獻　《中國藥用動物誌》二，156。

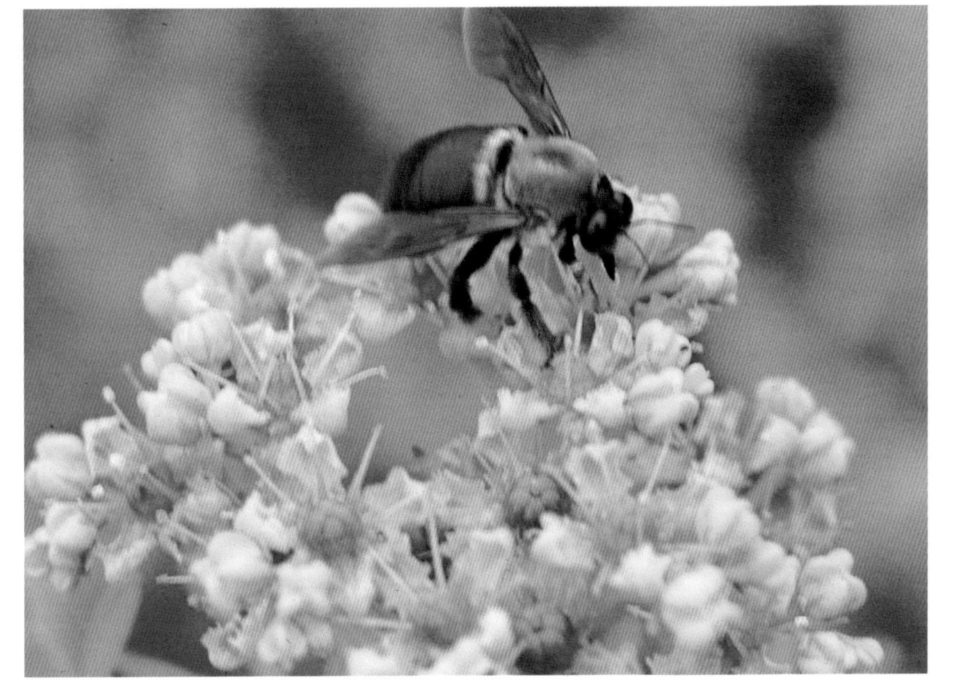

5469 哈氏刻肋海膽

來源 刻肋海膽科動物哈氏刻肋海膽 Temonopleurus harduvickii (Gray) 的石灰質骨殼。

形態 殼比較低。步帶狹窄，稍隆起。各步帶板水平縫合綫上的凹痕比間步帶的小。步帶的孔帶很窄，管足孔很小。間步帶寬，各間步帶板水平縫合綫上的凹痕大而明顯，邊緣傾斜，內端深陷成孔狀。本種主要特徵，在於大棘沒有橫斑，但棘基部顯然呈黑褐色。

分佈 生活在水深5~35m的淺海，棲於沙礫、石塊和碎貝殼下。分佈於黃海與渤海。

採製 春秋，上部多潮枝。葉對生橢圓狀死，除去內臟和棘刺，洗淨，曬乾。

成分 骨殼中主含鈣質。

性能 鹹，平。軟堅散結，化痰消腫。

應用 用於頸淋巴結結核，積痰不化，胸脅脹痛。用量3~6g。

文獻 《山東藥用動物》，114；《中國動物藥》，96。

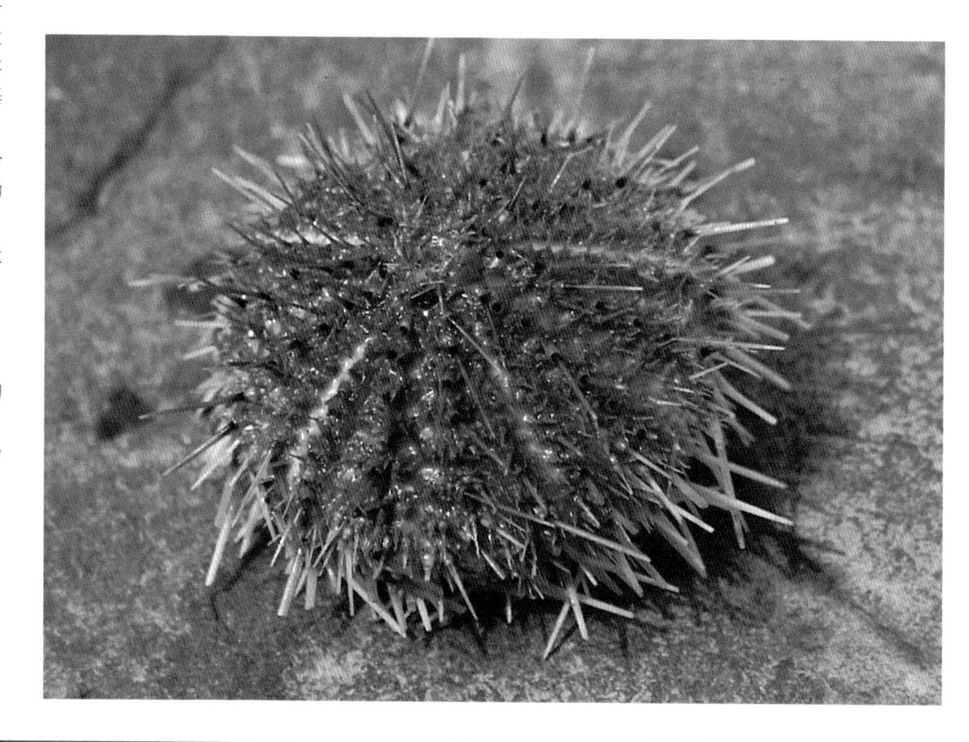

5470 花鰍

來源 鰍科動物花鰍 Cobitis taenis Linnaeus 的全體。

形態 體長40~120mm，體長為體高的6~7倍。體側扁，腹部圓，吻長，眼小。鼻孔近於眼，有小而直立兩叉鬚。背鰭無硬棘，胸鰭不達腹鰭，腹鰭不達臀鰭，尾鰭圓形。側綫完全，鱗很小。背部及體側各有較大黑點1行，另有3行小點在體側上部。

分佈 喜居泥底水質較肥的淺靜水中。分佈於吉林、遼寧、河北、內蒙古、江蘇、福建等省區。

採製 四季捕捉，剖除內臟，鮮用或晾乾備用。

成分 肉中含蛋白質、脂肪、碳水化合物及鈣、磷、鐵等。

性能 甘，平。補中益氣，消腫解毒，退熱止渴。

應用 用於溫病高熱，神昏，口渴，黃疸，水腫及小便不利等症。用量5~10條。

文獻 《中國藥用動物誌》一，144。

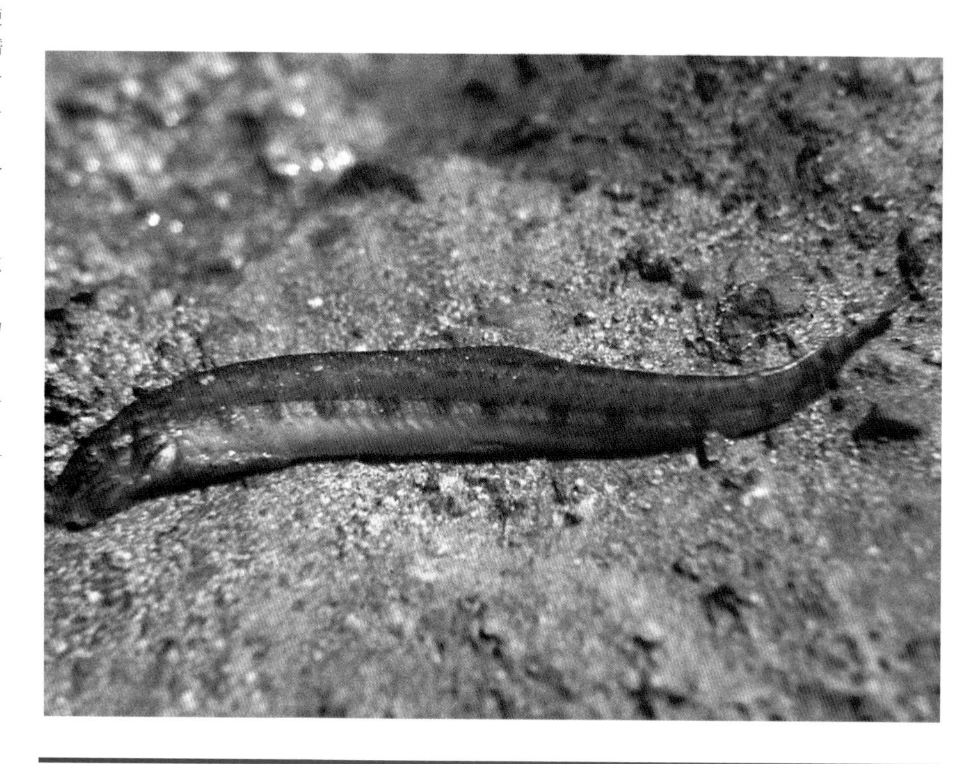

5471 黃姑魚

來源 石首魚科動物黃姑魚 Nibea albiflora (Richardson) 的鰾。

形態 體長而側扁，背部略呈彎弓形。頭中等大，腹部寬圓。吻短鈍。眼中等大，側位偏高。前後2鼻孔分離，前孔為管狀，後孔為長方形。口大而斜。鰓孔大。鰓蓋7條。無頦鬚。鰾大。全身有鱗，只吻部及頭下部無鱗。背鰭鰭條部及臀鰭基部只有1或2行鱗。體背緣淡灰色。兩側淡黃色，有許多細波狀斜紋。

分佈 為暖溫性近海中下層魚類。分佈於渤海、黃海、東海及南海。

採製 四季捕撈。剖腹取鰾，洗淨鮮用。

成分 鰾含大量蛋白膠體物質。

性能 甘、鹹，平。補腎，利尿消腫。

應用 用於慢性腎炎，浮腫，產後腹痛等。適量。

文獻 《中國藥用動物誌》一，155。

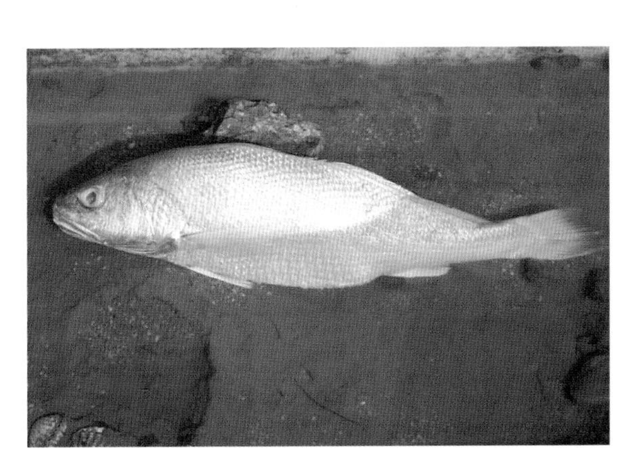

5472 大黃魚

來源 石首魚科動物大黃魚 Pseudosciaena crocea (Richardson) 的魚腦石。

形態 體長11~51cm，近長方形，側扁。頭大而側扁，吻鈍圓。口前位，斜形。上下頜有絨狀牙，無鬚。唇薄。前鰓蓋骨邊緣有細鋸齒，後端有一扁棘。頭部除上下頜及腹面外均有鱗。背鰭起點在胸鰭起點的上方。臀鰭起點約與背鰭鰭條部的中部相對。胸鰭起點在鰓蓋後。腹鰭起點稍後於胸鰭的起點。背側灰黃色，下側金黃色，背鰭及尾鰭灰黃色，其他鰭均為黃色。

分佈 結羣性近海魚類，常棲息於軟泥沙質海區。分佈於南海、東海和黃海南部。

採製 捕後切開頭部，取耳石，洗淨，曬乾。生用或煅用。

成分 主含鈣鹽

性能 甘、鹹，寒。利尿通淋。

應用 用於尿路結石，鼻炎。用量5~15g。

文獻 《中國藥用動物誌》一，157。

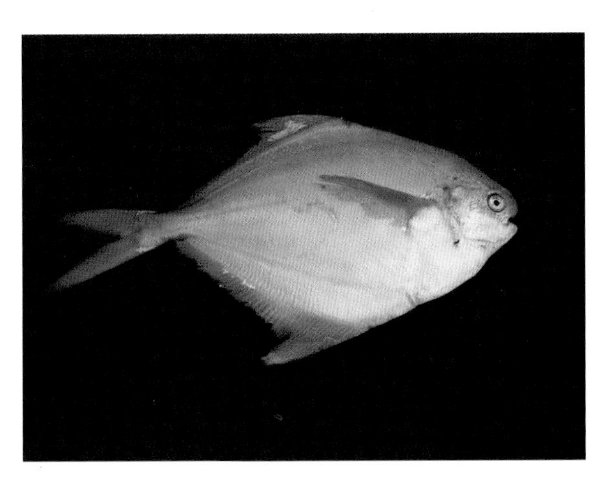

5473 銀鯧魚肉

來源 鯧科動物銀鯧 Stromateoides argenteus (Euphrasen) 的肉。

形態 體長73~127mm，體卵圓形，短而高，很側扁。背面和腹面狹窄。尾柄側扁而短。頭較小，吻短，眼較小，位靠近前端。口小，上下頜各具細小牙齒1行，排列緊，鰓孔小鰓耙細弱。體被細小圓鱗，極易脱落。側綫完全。體具銀白色光澤，背部青灰色，腹部乳白。

分佈 常棲息於潮流緩慢的海區內。分佈於渤海、黃海、東海和南海。

採製 四季捕捉，捕後除去內臟，取肉洗淨，鮮用。

成分 含蛋白質、脂肪、碳水化合物，尚含鈣、磷、鐵等。

性能 甘，平。補胃，益氣，養血，柔筋。

應用 用於消化不良，脾虛泄瀉，貧血，筋酸骨痛，四肢麻木等症。用量100~200g。

文獻 《中國藥用動物誌》二，252；《山東藥用動物》，256。

5474 牙鮃

來源 鮃科動物牙鮃 Paralichthys olivaceus (Temminck et Schlegel) 的肉。

形態 體長25~50cm。體長圓形，側扁。兩眼均在頭左側，有眼側被櫛鱗，無眼側白色，被圓鱗。口大，前位，左右對稱。上、下頜各具1行大尖牙。側綫在胸鰭上方弓狀彎曲部。奇鰭的鰭條上被有小鱗。有眼側胸鰭較大。腹鰭左右對稱。尾鰭後緣呈雙截形。有眼側為灰褐色乃至深暗褐色，體部有暗褐色或黑色斑點，無眼側白色。

分佈 溫水性近海底層魚類。分佈於渤海、黃海、東海、南海。

採製 捕後去內臟，洗淨入藥。

成分 含蛋白質、脂肪、維生素B_2等。

性能 甘，平。消炎解毒。

應用 用於急性胃腸炎，食鲀魚中毒等。用量100~200g。

文獻 《中國藥用動物誌》二，257。

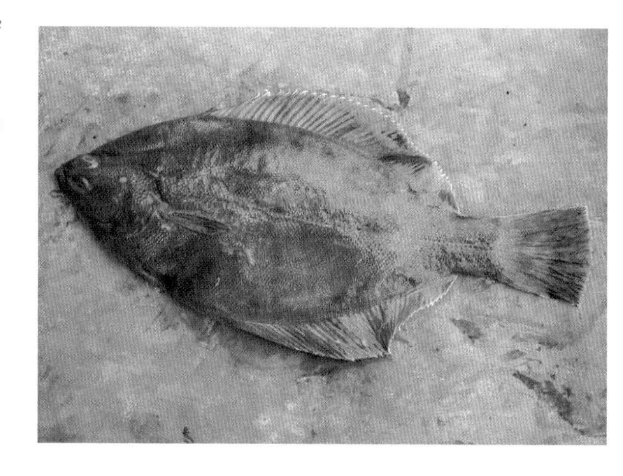

5475 黃鰭東方豚

來源 豚科動物黃鰭東方豚 Fugu xanthopterus (Temminck et Schlegel) 的淨肉。

形態 體稍長形，頭胸粗圓，向後漸細。上下頜縫明顯，頜骨共成4個大牙形。體背、腹面均具有由鱗變成的小短刺。體背側藍黑色，背鰭基四周有白色環紋；在項背及背部各具1弓形白色橫紋，白色弓形紋的後端為叉狀。腹側白色，兩側下部及各鰭均為艷黃色。胸鰭基的前後，各有1藍黑色大斑。

分佈 為近海底層雜魚。分佈於渤海、黃海、東海和南海。

採製 四季捕捉，取淨肉，清漂鮮用。

成分 肉含蛋白質、脂肪等。

性能 甘，溫。有劇毒。滋補強壯。

應用 用於腰腿痠軟，肢體無力等。用量50~100g。

文獻 《中國藥用動物誌》一，161。

附註 河豚內臟(肝及卵巢等)、血及皮等有劇毒，誤食可致死。

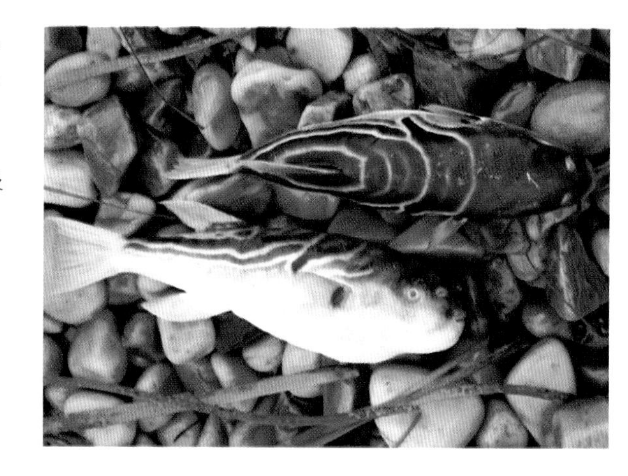

5476 東北雨蛙

來源 雨蛙科動物東北雨蛙 Hyla japonica Guenther 的全體。

形態 體長25mm左右，頭寬略大於頭長。吻端圓鈍，鼻孔近吻端，鼓膜圓而清晰，舌圓厚，指末端具吸盤，背面光滑，顳褶明顯。生活時綠色，腹面乳白色，背部有斑紋，四肢具有橫斑，這是本種的特徵。

分佈 棲息於近水邊的草叢或枝葉上。以昆蟲為食。分佈於吉林、黑龍江、內蒙古。

採製 夏秋季捕捉，隨用隨取。

性能 解毒殺蟲。

應用 治濕癬。外用適量。將雨蛙腹部緊貼患處，用繃帶包紮。

文獻 《中國動物藥》，270。

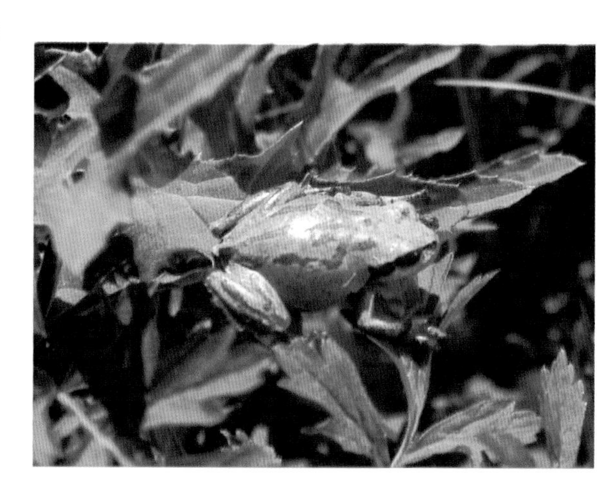

5477 蛤蟆肉

來源 蛙科動物澤蛙 Rana limnocharis Boie 的肉。

形態 體長40~55mm，雄蛙略小。頭部略呈三角形，口闊。近吻端有小形鼻孔2個。眼大，兩眼之間有橫斑，眼後方有圓形鼓膜，為眼徑的2/3。體背皮膚有許多不規則的縱膚褶，褶間散有小疣粒，體側、體後端及後肢背面也有小疣。生活時體色變化很大，背面為灰棕色或灰棕橄欖色，有時雜以赭紅色；斑紋深棕色，在前肢肩部呈"八"形；四肢有橫紋。

分佈 生活在潮濕田野、池澤附近。分佈在黃河流域以南廣大地區。

採製 夏秋捕捉，去皮和內臟，烘乾或鮮用。

成分 含氨基酸、甾類、膽碱及吲哚類衍生物。

性能 甘，寒。清熱解毒，健脾消積。

應用 用於癰腫，熱癤，口瘡，瘰癧，瀉痢，疳積等症。用量1~2隻。

文獻 《大辭典》下，3404；《中國藥用動物誌》二，280。

附註 皮、肝、膽、腦、蝌蚪亦供藥用。

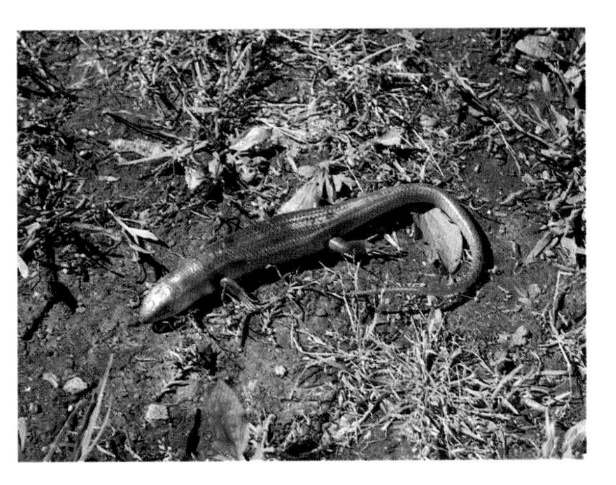

5478 石龍子

來源 石龍子科動物石龍子 Eumeces chinensis (Gray) 除去內臟的全體。

形態 全長約210mm，周身被有覆瓦狀排列的細鱗，鱗片質薄而光滑，列為24~26行，吻端圓凸。鼻孔1對，眼分列於頭部兩側。舌短，稍分叉。體背黃銅色，有金屬光澤。一般有3條縱走的淡灰色綫，鱗片周圍淡灰色，因而略現網狀斑紋。四肢發達，具5指、趾，有鈎爪。尾細長，末端尖銳。

分佈 棲息於山野草叢中，爬行迅速。尾易斷，可再生。以螻蛄、蚱蜢、蟋蟀等為食。分佈於四川、湖南、廣東、廣西、浙江、福建。

採製 夏秋季於山坡草叢中捕捉，處死，剖除內臟，置通風處乾燥。

成分 全體含蛋白質、肽類、氨基酸、脂肪。甘油脂中不飽和脂肪酸佔總脂肪酸的80%，而油酸 (oleic acid) 佔40%。β-細胞含腎上腺素、葡萄糖原、皮質醇 (hydro cortisone)。

性能 鹹，寒。解毒，散結，行水。

應用 用於惡瘡瘰癧，乳癌，肺癰，小便不利，石淋，風濕，皮膚瘙癢等症。用量2~5g。

文獻 《中國藥用動物誌》二，312。

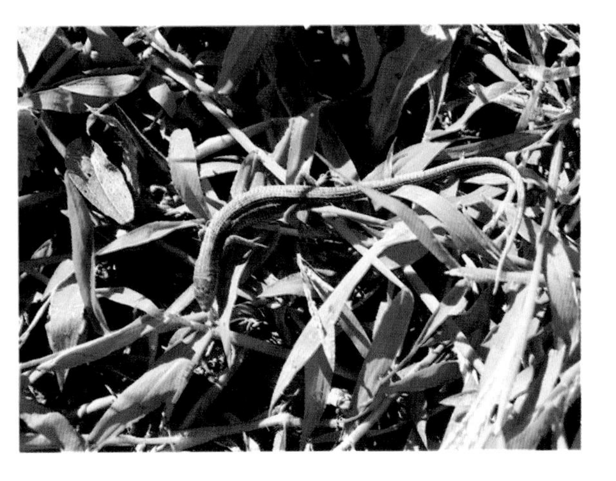

5479 蜥蜴

來源 蜥蜴科動物北草蜥 Takydromus septentrionalis Guenther 的乾燥全體。

形態 體形瘦長，全長一般為260mm。吻窄，吻端鈍圓，鼻孔位於鼻鱗。耳孔橢圓形，大小與眼徑相等，額鼻鱗、前額鱗、額鱗及頂鱗均起稜。眶上鱗3片，上唇鱗7片，下唇鱗5片，頦鱗3對，呈八字形排列，體背中段有縱稜大鱗6行，腹面有8縱行稜鱗。尾細長，鱗均具發達稜。四肢發達，貼體相對時，指、趾達對方掌蹠部。鼠蹊窩1對。

分佈 喜在陽光明亮的山坡草叢中或攀爬於枝上，以昆蟲為食。分佈於吉林、江蘇、浙江、安徽、江西、福建、台灣。

採製 春至秋均可捕捉，捕後捏死，用鐵絲穿起，烘乾或曬乾。

性能 活血祛瘀，消癭散結，清熱解毒，安神鎮靜。

應用 用於跌打骨折，淋巴結結核，氣管炎，羊癇風等。用量1~3隻。

文獻 《中國藥用動物名錄》，54。

5480 棕黑錦蛇（蛇蛻）

來源 遊蛇科動物棕黑錦蛇 Elaphe schrenckii (Strauch) 的蛻皮。

形態 體形粗大圓長，頭略平扁，尾較短。吻鱗粗闊高厚，鼻間鱗為不等五角形，眶上鱗呈梯形，顱頂鱗長大，背鱗正中1~2行較狹，腹鱗圓滑橫闊，肛鱗2枚，尾鱗對列。背面棕黑，有黃色橫斑，橫斑在體側分叉，直至腹鱗。腹鱗錦黃，綴以黑斑。

分佈 棲居於靠近水池的泥洞中。分佈於黑龍江、吉林、遼寧、河北、山東、山西、內蒙古。

採製 四季拾取蛇蛻，以3~4月間最多，去淨泥沙，晾乾。

性能 甘、鹹，平。祛風，定驚，解毒，退翳。

應用 用於小兒驚風，抽搐痙攣，角膜雲翳，喉痹，疔腫，皮膚瘙癢。用量1.5~3g。

文獻 《中國藥用動物誌》一，197。

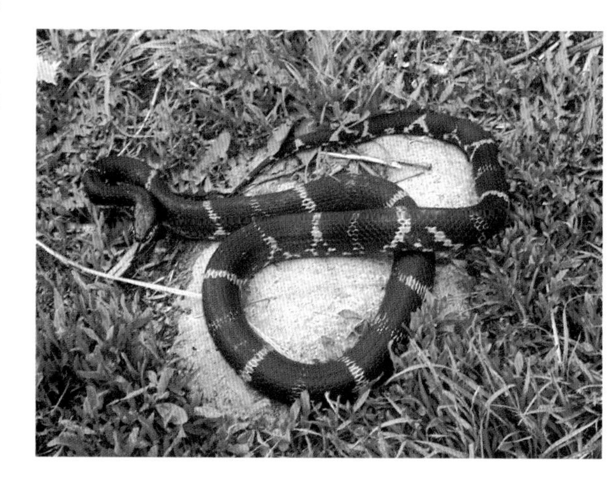

5481 針尾鴨

來源 鴨科動物針尾鴨 Anas acuta (Linn.) 的羽毛及肉。

形態 頭和喉部深棕色，頸的兩側有狹窄的白毛畫紋，胸部和腹部純白色，翼鏡綠色，上緣淡栗色，中央1對尾羽很長，先端尖銳。雌性體形較小，頭和背部褐色，無綠色的翼鏡。眼棕色，嘴黑灰色，腿及腳灰黑色，蹼、爪和關節多黑色。

分佈 棲息沼澤地帶或田野間，愛好淡水，以植物為主食，亦食昆蟲。幾乎遍佈全國各地。

採製 四季獵捕，取毛，燒存性。取肉鮮用。

性能 鹹，平。毛收斂解毒。肉，補中益氣，消食健胃。

應用 毛：用於燒、燙傷。肉：治病後體弱無力。適量。

文獻 《中國動物藥》，340；《山東藥用動物》，330。

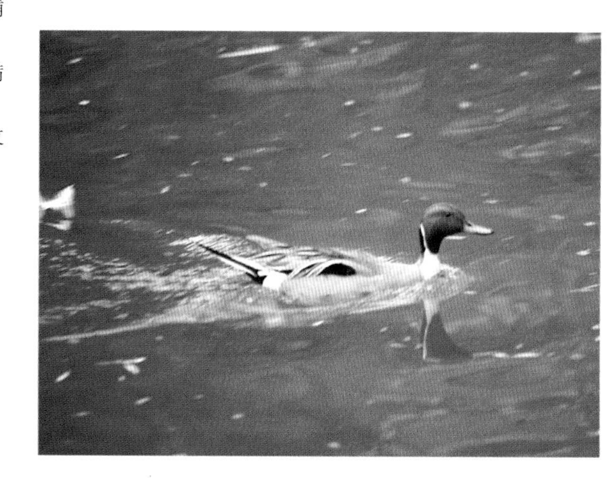

5482 花臉鴨

來源 鴨科動物花臉鴨 Anas formosa Georgi 的羽毛及肉。

形態 羽毛鮮艷。頭的上、下烏黑，兩側顏面淡黃色，有黑色斑紋橫貫眼部，故又名"眼鏡鴨"。胸部有許多黑點，脅部灰色，具有蟲樣小斑。雌體眼前有白色小點，翼鏡具一鏽褐色斑。幼鴨與雌性相似。眼棕色而稍帶褐，嘴黑色，嘴尖黃色，腿和腳灰藍色，爪藍黑色。

分佈 棲息在小河、池塘和沼澤地區，築巢於河邊的隱蔽處。以植物種子為食。冬季在廣東、雲南，春、秋遷徙華北、山東。

採製 四季均可獵捕，取毛，燒存性用；取肉鮮用。

性能 鹹，平。毛：收斂解毒。肉：補中益氣，消食健胃。

應用 毛：用於燒傷、燙傷。肉：治病後體弱無力。適量。

文獻 《中國動物藥》，340。

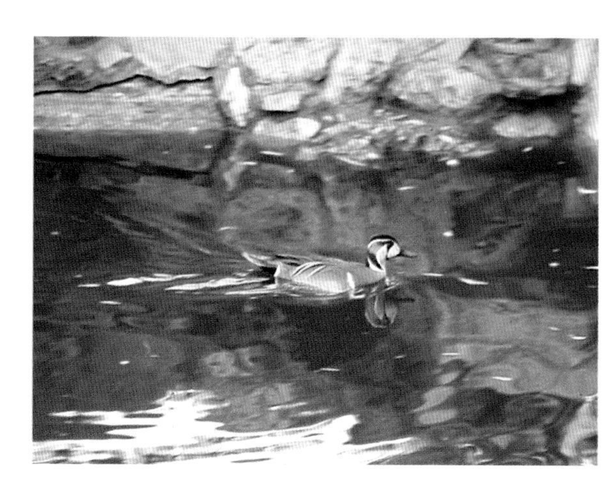

5483 普通鵟骨

來源 鷹科動物普通鵟 Buteo buteo burmanicus Hume 的骨。

形態 嘴尖銳且曲成鈎狀。翼強大，短而寬，善於飛翔。尾羽12枚。跗蹠後緣具盾狀鱗，腳與趾均強而有力，趾具爪。通體棕褐色，虹膜褐色，嘴角黑色，基部灰黑，跗蹠及趾黃色，爪黑色。

分佈 喜單個翱翔於空中，常見於岩石裸露的山頂，空闊的湖畔以及稀疏的針葉林中。分佈於全國各地。

採製 四季捕捉，去羽毛及肉，取骨骼置陰涼通風處乾燥。

性能 鹹，微溫。祛風濕，強筋骨。

應用 用於風濕骨關節酸痛，筋骨痿軟無力。用量10~15g。

文獻 《中國藥用動物名錄》，60。

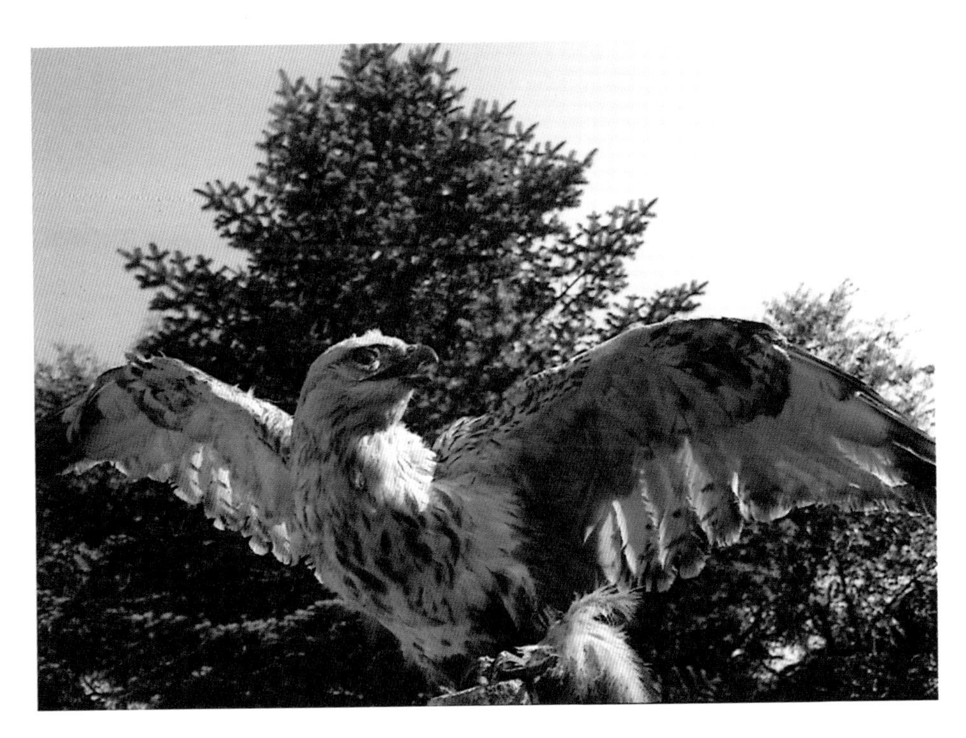

5484 斑翅山鶉肉

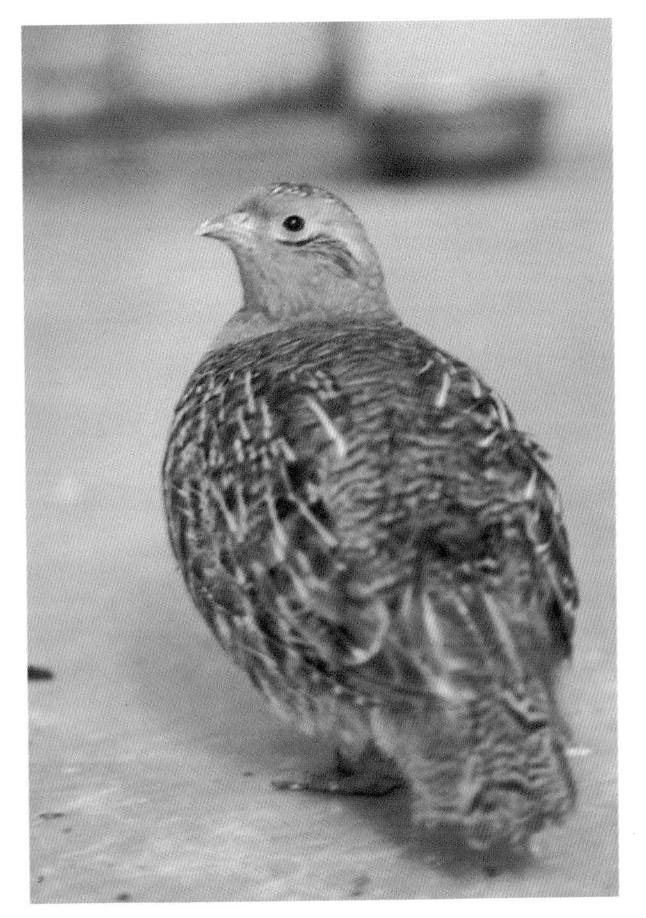

來源 雉科動物斑翅山鶉 Perdix dauuricae (Pallas) 的肉。

形態 頭頂和頭後暗沙褐色，額、眉紋、頰呈肉桂黃色，耳羽栗色。眼下有1白斑。背沙褐色，各羽雜有栗色細斑，近羽端有一寬闊的栗色細斑。頦、喉、胸部中央呈肉桂黃色，腹部棕白色，具黑塊斑，雌鳥則無，中央尾羽棕褐色，密佈黑褐斑，外側尾羽栗色。

分佈 棲息於山地草原。分佈於全國各地。

採製 捕捉後殺死，去盡羽毛和內臟，取肉鮮用。

性能 甘，平。滋養補虛，斂瘡生肌。

應用 用於虛勞羸瘦，病後體弱。內服適量。

文獻 《青藏高原藥用動物圖鑑》，99。

5485　火斑鳩肉

來源　鳩鴿科動物火斑鳩 Oenoppelia tranpuebarica (Heann) 的肉。

形態　頭頂和後頸藍灰色，頭側稍淺，頸基有一黑色領環。背肩羽和兩翼覆羽紅色，腰尾覆羽及中央一對尾羽幾與頭同色，但稍暗，其餘尾羽灰黑色，而具寬闊的白色羽端，飛羽暗褐，頦與尾下覆羽白色，腋羽藍灰色。雌鳥上體均呈土褐色，後頸領環不顯，腰部染藍灰，頦與喉近白，下腹及尾下覆羽藍灰色。

分佈　棲於鄰近田間的山林、竹林和開闊田野。分佈於中國東北南部、華北、華東、中南、西南及陝西、青海、西藏。

採製　捕獲後，除去內臟和羽毛，取肉鮮用。

性能　鹹，平。補腎，明目，益氣。

應用　用於久病虛損，呃逆，氣虛等。

文獻　《中國藥用動物誌》二，386。

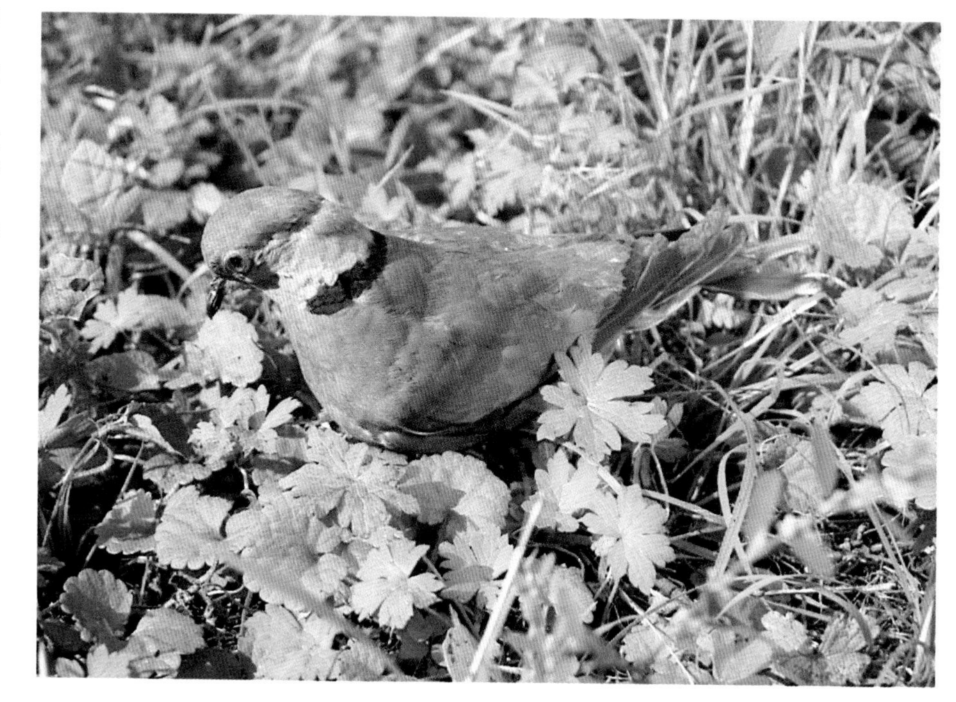

5486　家燕

來源　燕科動物家燕 Hirundo rustica Linnaeus 的巢泥。

形態　體長約16.5cm，體重14g左右。上體呈金屬藍黑色光澤，額、頦、喉和前胸均為栗紅色，後胸有不整齊的黑色橫帶，腹部乳白色，無斑。

分佈　常結羣飛行田野空中或在水面掠過。飛時張口，捕取蠅、蚊等蟲為食。巢以泥土混着稻草、根鬚等營置於屋梁上或廊檐下。分佈幾遍全國各地。

採製　隨用隨取。

性能　清熱解毒。

應用　用於濕疹，惡瘡，丹毒等。外用適量。

文獻　《中國藥用動物誌》一，239。

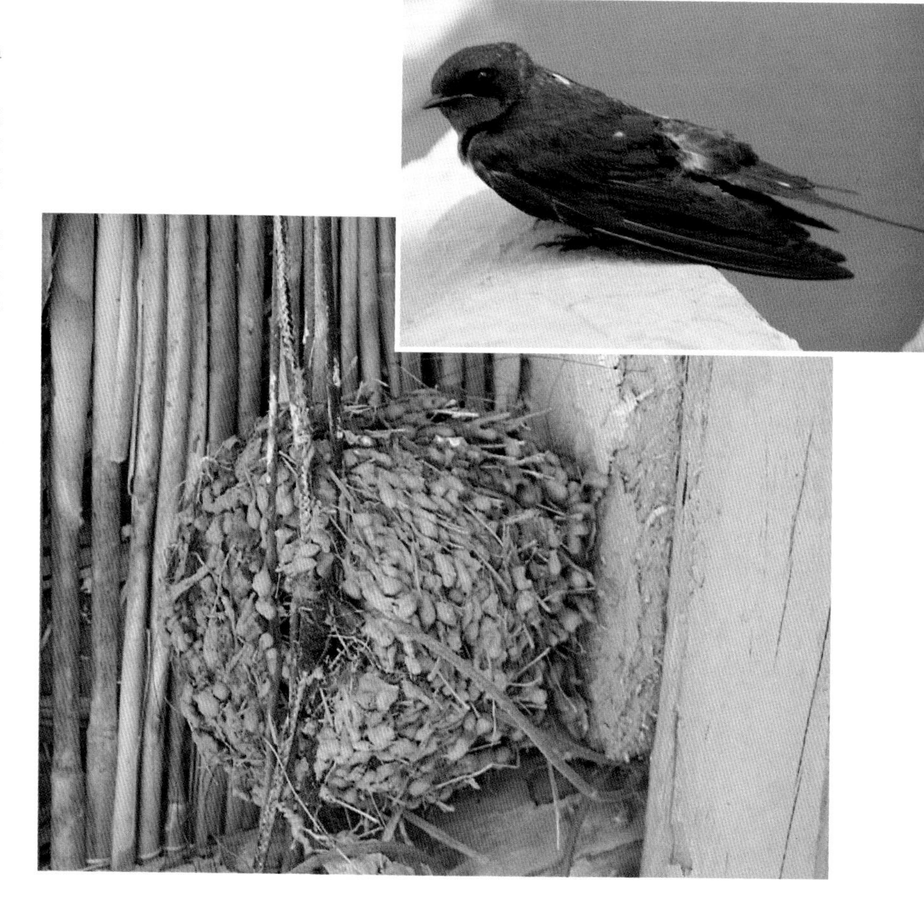

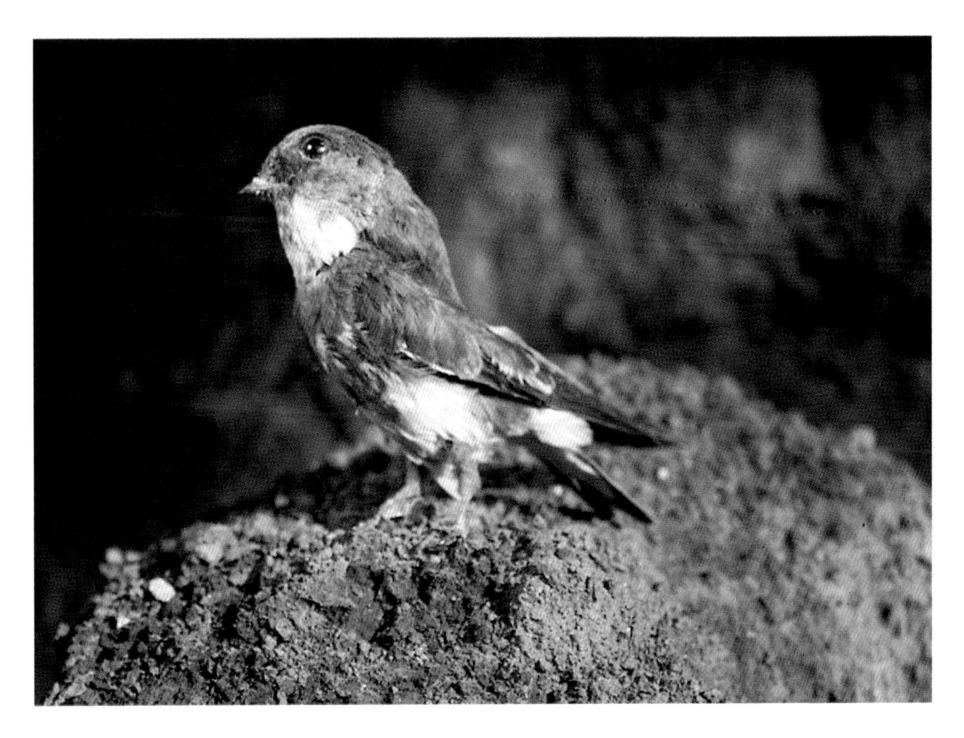

5487 土燕肉

來源 燕科動物灰沙燕 *Riparia riparia* (Linnaeus)的肉。

形態 雌雄羽色相似。上體暗灰褐色，腰和尾上覆羽較淡，兩翼和尾的表面轉暗褐色。下體白色，胸部具一灰褐色横帶，胸側和脅也稍綴暗灰色，腋羽灰褐色。虹膜暗褐色，嘴黑色，跗蹠和趾肉褐色。

分佈 常在溪流、湖泊、水庫和江河的泥沙灘的上空活動。以昆蟲為食。遍佈全國各地。

採製 多在5~8月間捕捉，除去羽毛及內臟，燒存性，研成細末。

成分 幼鳥血漿含α、β、γ血纖維蛋白(fibrin)，分子量分別為61000~61700，56500~58200，50000~51000道爾頓，亞基結構與哺乳動物α_2、β_2、γ_2血纖維蛋白相似。

性能 清熱解毒，活血消腫。

應用 用於諸瘡腫毒，肺膿腫。用量5~15g。溫開水送服。

文獻 《青藏高原藥物圖鑑》三，66；《中國動物藥》，396。

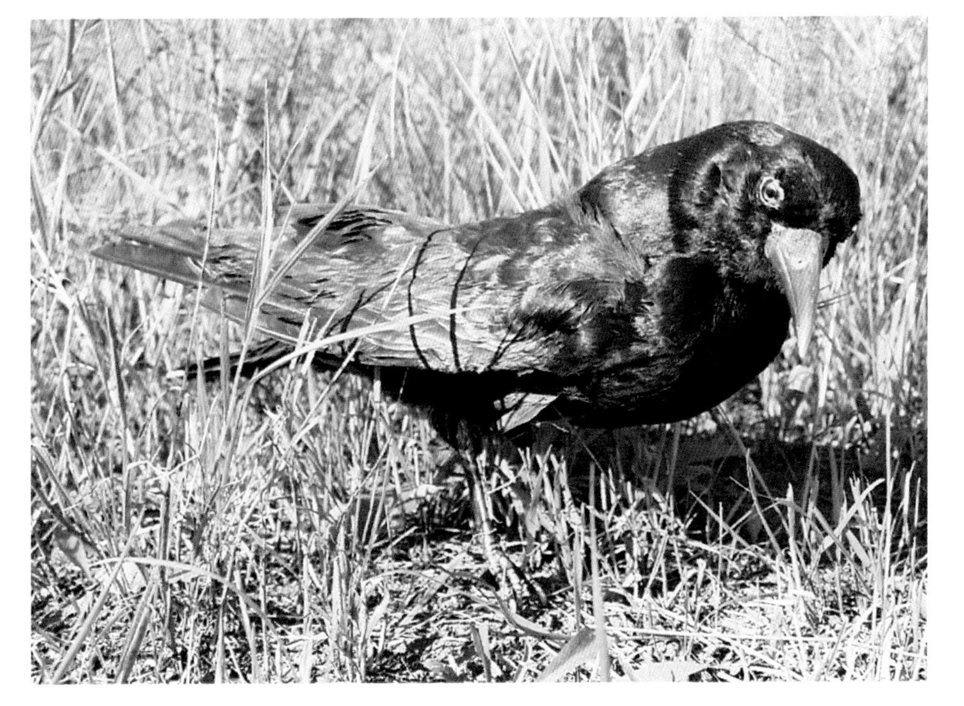

5488 烏鴉肉

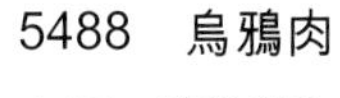

來源 鴉科動物禿鼻烏鴉 *Corvus frugilegus* Linnaeus 的肉。

形態 通體純黑，上體微染亮綠藍輝，下體一般不發亮。嘴粗壯強直，嘴基不光禿。嘴、腳、爪均黑色。

分佈 常見於田野、村莊、沙灘等地，或棲息樹上，或覓食於地上。分佈於全中國各地。

採製 四季捕捉，捕後除去毛及內臟，取肉鮮用或焙乾。

性能 酸，平。祛風定驚，滋養補虛，止血。

應用 用於肺結核咳嗽，頭風，頭暈目眩，小兒驚風。適量。

文獻 《中國動物藥》一，403。

5489　褐河烏肉

來源　河烏科動物褐河烏 Cinclus pallasii Temminck 的肉。

形態　通體咖啡褐色，頭、頸有棕色沾染，背和尾上覆羽均具棕褐色邊緣，飛羽黑褐色，外翈具淡咖啡褐色狹緣，尾羽亦黑褐色，喉、胸、腹和尾下覆羽為咖啡色且稍沾黑，嘴和跗蹠暗褐色，趾鉛褐色，爪淡褐色。

分佈　棲息於山谷溪流間。除東北西北部、內蒙古、甘肅北部、青海西部、西藏西、北部以及海南島外，幾遍佈全中國。

採製　捕捉後去淨羽毛及內臟，取肉鮮用。

性能　鹹，平。清熱解毒，消腫散結。

應用　用於淋巴結炎。外用適量，搗細敷患處。

文獻　《中國藥用動物誌》二，405；《中國動物藥》，404。

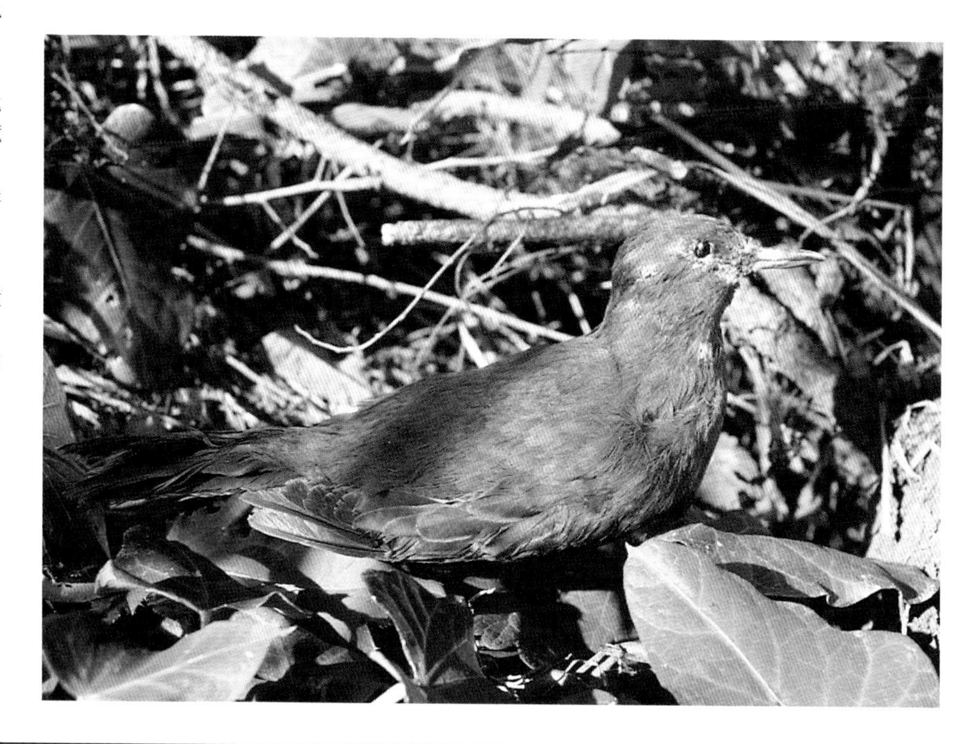

5490　中華鼢鼠

來源　倉鼠科動物中華鼢鼠 Myospalax fontanieri (Milne-Edwards) 的全體。

形態　體長193~250mm。爪較短，第2與第3趾的爪幾近相等。耳小，隱於毛下，尾較長而多毛，但仍可看到皮膚，背部毛色較鮮艷，帶有鏽紅色，唇周圍的白色區不明顯。吻上方與兩眼之間有一較小的淡色區。一般額部中央有一小白斑點，腹部毛色灰黑，毛尖帶鏽紅色。足背面毛稀，白色。第1上臼齒內側有兩個凹陷，第3上臼齒後上方有一延伸的凸起。

分佈　營地下生活，棲息於農田、原野、山坡與河谷間。分佈於陝西、山西、河北、甘肅、青海、內蒙古、遼寧。

採製　春至秋捕捉。捕後剖腹，除去內臟，置瓦片上焙乾，研末。

性能　清熱解毒，活血祛瘀。

應用　用於紅斑狼瘡，慢性肝炎，胃潰瘍等。用量10~12g。

文獻　《中國藥用動物誌》二，501。

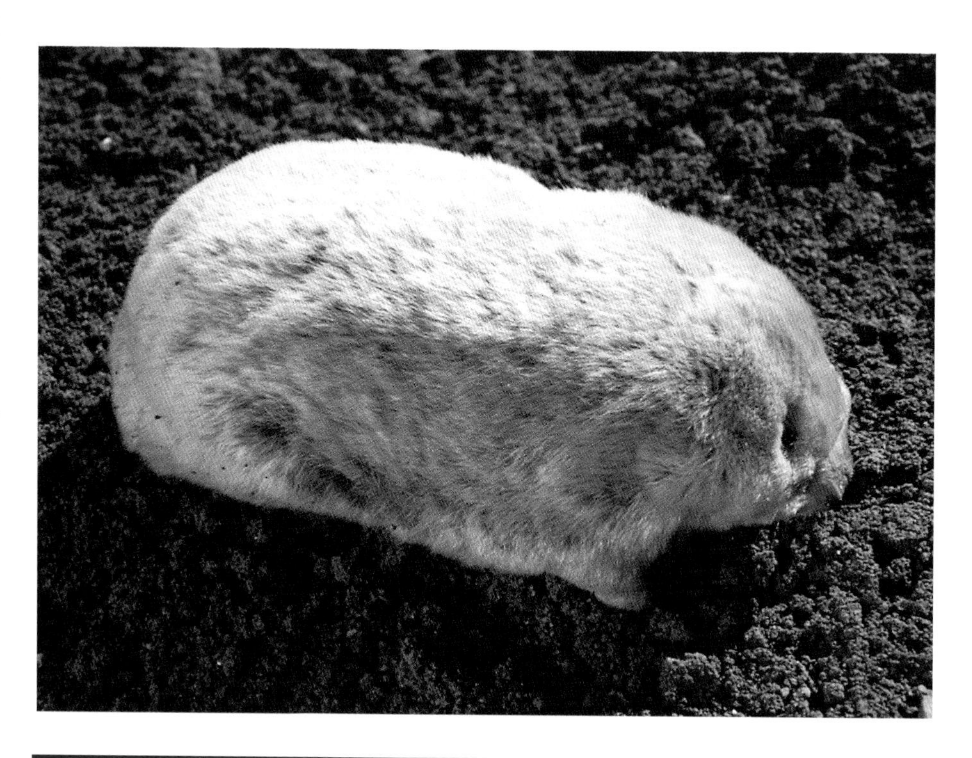

5491 鼬獾脂

來源 鼬科動物鼬獾 Melogale moschata Gray 的脂肪。

形態 體長30~45cm，尾長18~22cm，體重約1kg，全身灰褐色，有時毛尖白色。頭部兩眼間有一方形白斑，從頭頂向後有一白色帶紋，眼後和耳下有一白色帶紋，頰部、頸部和頸下有黃白色斑塊，耳廓淺黃色，鼻端尖而裸露，鼻墊與上唇間被毛，耳小而圓。腹面毛淺黃色。四肢短，外側毛灰褐色，內側淺黃色，爪側扁，前爪長於後爪，掌與蹠面裸出。尾毛與體毛一致，但尾尖毛多為黃白色。

分佈 棲於稻田區的土丘、石隙、土穴中。分佈於中國長江以南各地。

採製 秋冬季捕捉，取脂肪煉油。

性能 甘，微寒。解毒消腫。

應用 用於燙火傷。外用適量。

文獻 《中國藥用動物誌》二，441。

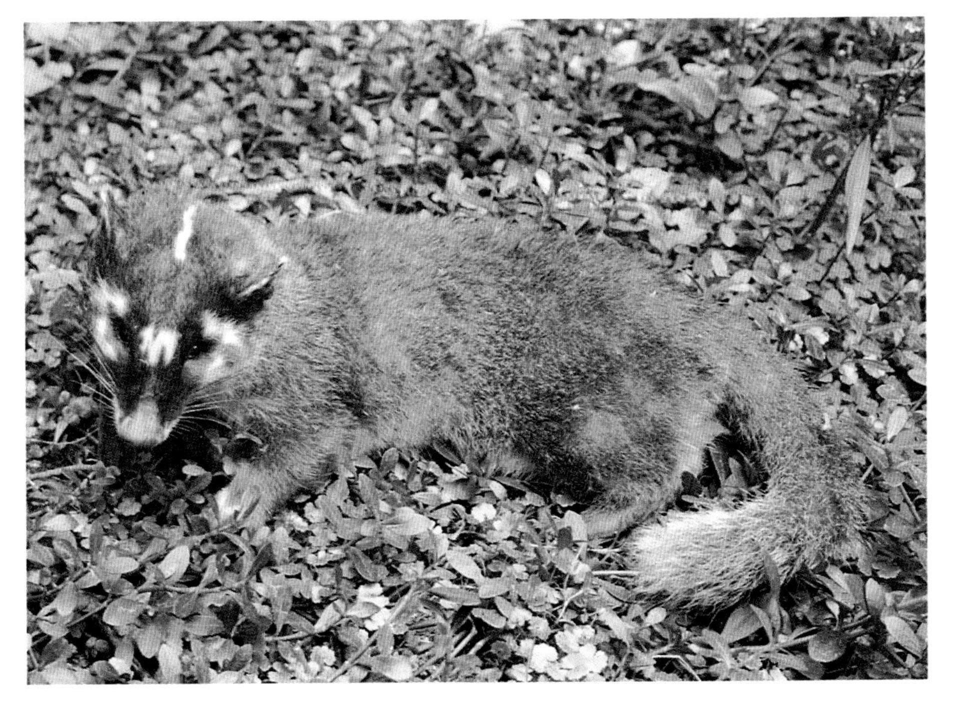

5492 豹骨

來源 貓科動物豹 Panthera pardus Linnaeus 的骨骼。

形態 外形似虎而較小，體長1~1.5m，尾長75~85cm，雄者較大，頭圓耳短，四肢粗壯，趾端具銳利而彎曲的硬爪。背部、頭部、四肢外側及尾背的皮毛呈橙黃色或棕黃色，通體佈滿不規則的黑色斑點或黑環。胸腹部及四肢內側、尾端腹面為白色。

分佈 生活在山區森林及丘陵地帶，多夜間活動，性兇猛，肉食性。分佈於黑龍江、吉林、西藏、青海、陝西、浙江、江西、湖南、廣西、貴州、雲南。

採製 捕後剝皮，去淨筋肉，晾乾或烘乾。

成分 主含磷酸鈣、蛋白質等。

性能 辛，溫。追風定痛，健骨強筋。

應用 用於筋骨疼痛，風寒濕痹，四肢拘攣，腰膝酸楚等。用量20~40g。

文獻 《大辭典》下，3092；《中國藥用動物誌》一，273。

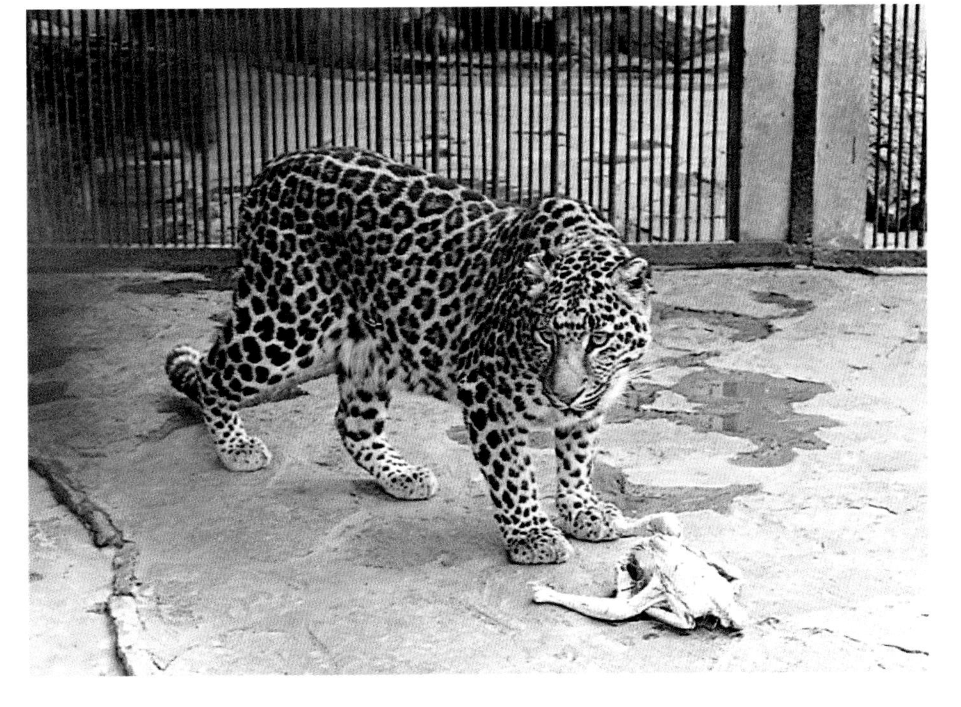

5493 金貓

來源 貓科動物金貓 Profelis temmincki Vigors et Horsfield 的骨骼。

形態 體形較大，體重10~15kg，體長78~100cm，尾長48cm。體毛呈黃色，背脊呈棕黑色，眼前角內側各有1條白紋，長約20mm，其後為一棕黃色寬紋。一直向後伸展至枕部。其兩側有黑紋，眼下有一白紋延伸至耳基下部，其上、下緣均具明顯黑綫，耳背呈黑色，耳基具灰色毛。喉和前胸部有淡黑色橫紋或花斑點，頭部花紋衡定，但毛色變異很大，有些個體全身花白褐色。

分佈 生活在林緣或山地上，夜行性，以嚙齒類小獸等為食。分佈於西藏、四川、雲南、廣西、廣東、福建。

採製 四季均可獵捕，殺死，取骨骼，曬乾。

性能 辛，溫。追風鎮痛，強筋健骨。

應用 用於筋骨疼痛，風濕痹痛，四肢拘攣、麻木等症。用量10~15g。

文獻 《中國藥用動物誌》三（待出版）。

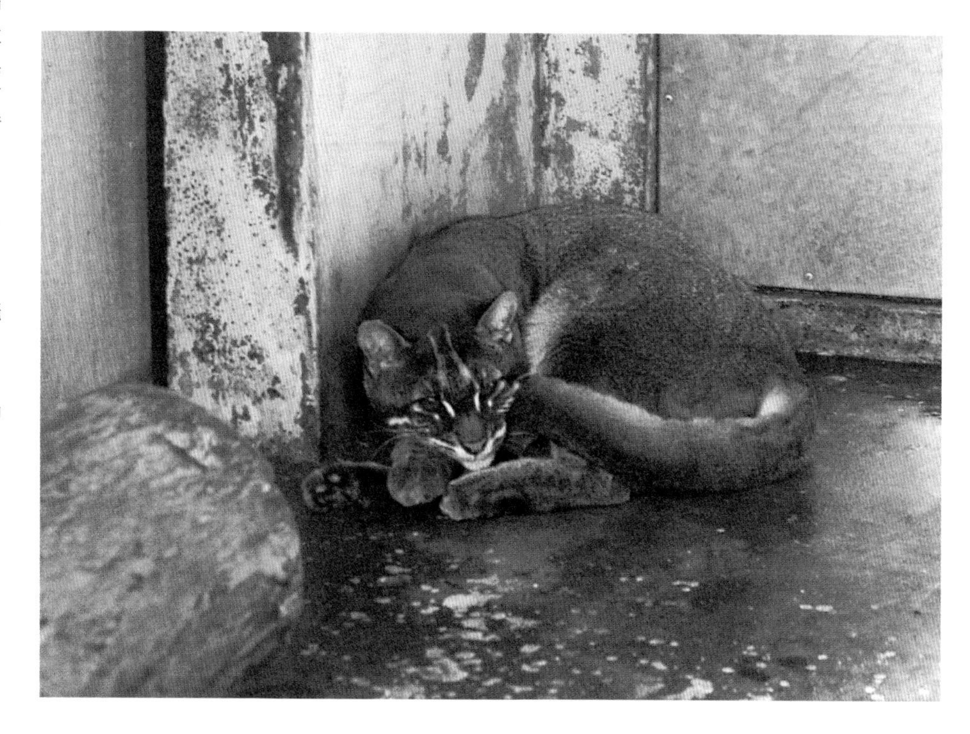

5494 雪豹（豹骨）

來源 貓科動物雪豹 Uncia uncia Schreber 的骨骼。

形態 大小似豹，頭比豹小。吻較短。尾粗大，約為體長的3/4，尾毛長而蓬鬆。通體呈灰白色，並佈有黑色斑點和黑環。趾端具銳爪，強而彎，可自由伸縮，足底趾間、墊間多毛。毛長密而柔軟，底絨豐厚。四肢較短，前足5趾，後足4趾。腹下有3對乳頭。肛門部有1對腺體孔。

分佈 岩棲性動物，常棲於海拔2,500~5,000m高山上。夜行性，性兇猛而機警，以野羊等為食。分佈於青藏高原、新疆、甘肅、內蒙古。

採製 全年均可捕捉，捕得後，剝去皮肉，剔淨殘肉，曬乾或烘乾。

成分 含磷酸鈣及蛋白質等。

性能 辛，溫。祛風，散寒，鎮痛。

應用 用於慢性風濕性關節炎，類風濕性關節炎，四肢拘攣、麻木，驚癇等症。用量10~20g。

文獻 《中國動物藥》，462。

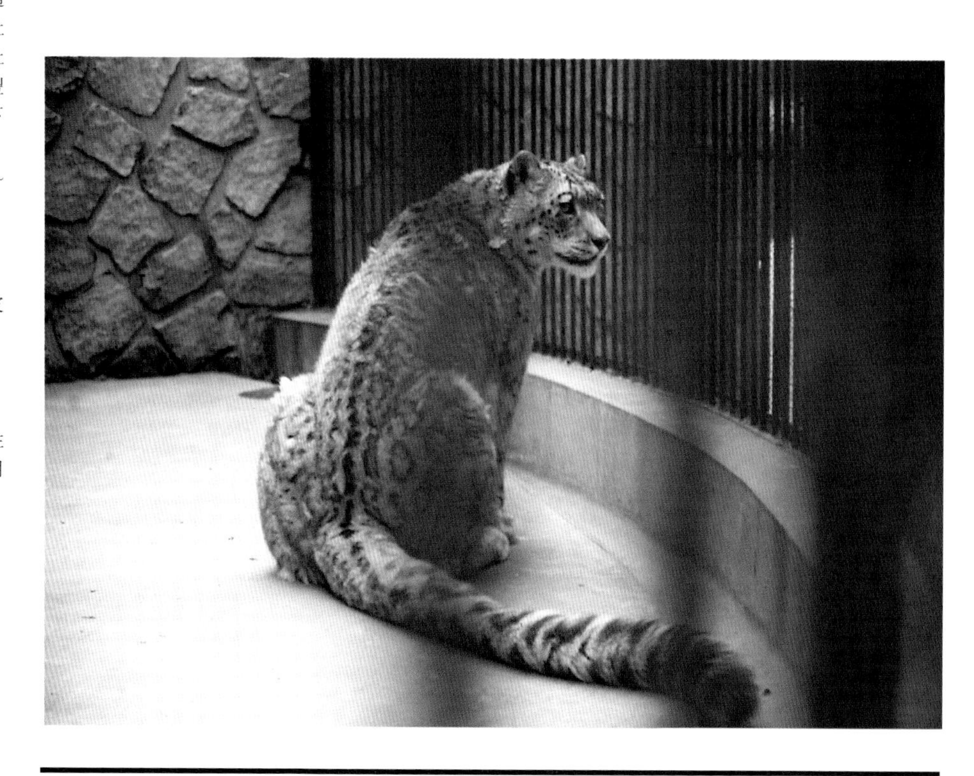

5495 水鹿

來源 鹿科動物水鹿 Cervus unicolor Kerr 未骨化的嫩角。

形態 體形粗壯，體長約200cm。頸具蓬鬆長鬣毛，尾長。雄鹿有角，角每支3叉，角基部有1圈骨質小瘤狀角座，密生橘紅色長毛。體上毛粗糙，栗褐色，唇周棕褐色，嘴角後與頦部蒼白色。耳殼內與邊緣白色或淡黃色。體軀兩側栗棕色，背部色較深。密生蓬鬆黑長毛，顯尾粗壯。

分佈 棲息於熱帶或亞熱帶山區林中。分佈於江西、台灣、湖南及華南、西南。

採製 初夏獵取，在茸表面涂1層薄黃泥稠漿，掛通風處或微火烘炕。乾後刷去泥土。

成分 含骨膠原、多種氨基酸、肽類等。

性能 壯陽，補氣血，益精髓，強筋骨。

應用 用於虛勞羸瘦，精神倦乏，眩暈，耳聾，目暗，腰膝痛，陽痿，滑精，子宮虛冷，崩漏，帶下等症。用量0.3~0.6g。

文獻 《中國藥用動物誌》二，460。

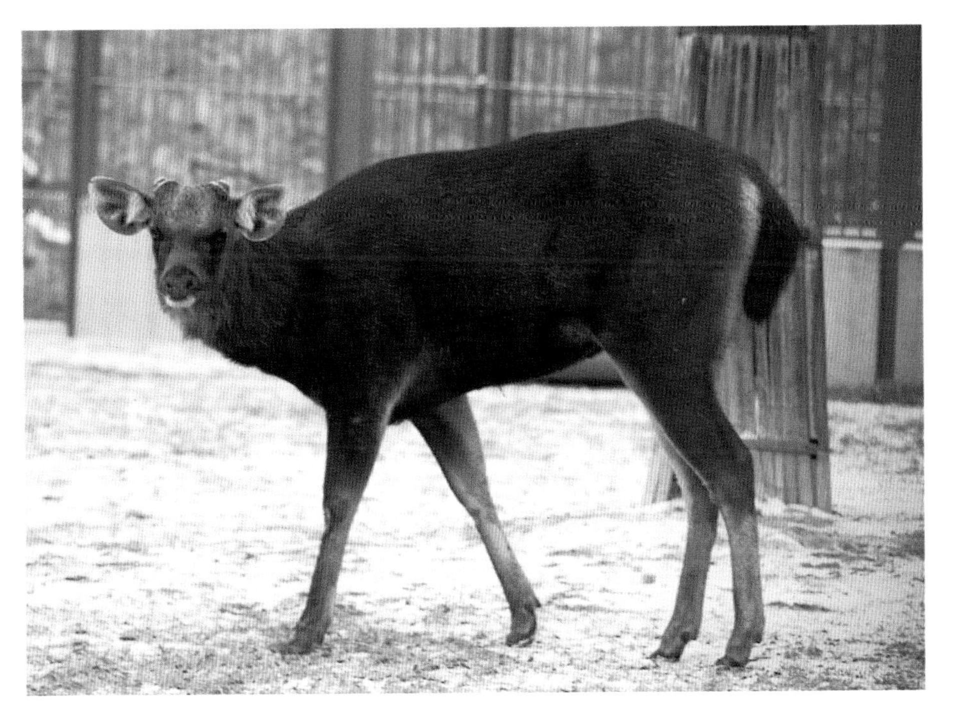

5496 牦牛角

來源 牛科動物牦牛 Bas grunniens L. 的角。

形態 大型哺乳動物，體重500kg 以上，身長3.5~3.8m，肩高可至1.6m。肩部有隆肉，耳小。四肢粗短。雄性角大，角基略扁，角體先直升，再向外，復向上微曲。被毛暗褐色，頭和背部的毛短而光滑，體側、頸、腹、胸、尾均具長毛。吻部、鼻部稍白色。

分佈 野生者棲於高山峻嶺。分佈於青、藏高原，並多飼養。

採製 四季可採，宰殺後砍取角，陰乾。

性能 酸、鹹，涼。清熱解毒，鎮驚。

應用 用於熱毒，驚癇。用量15~25g。

文獻 《大辭典》上，2817。

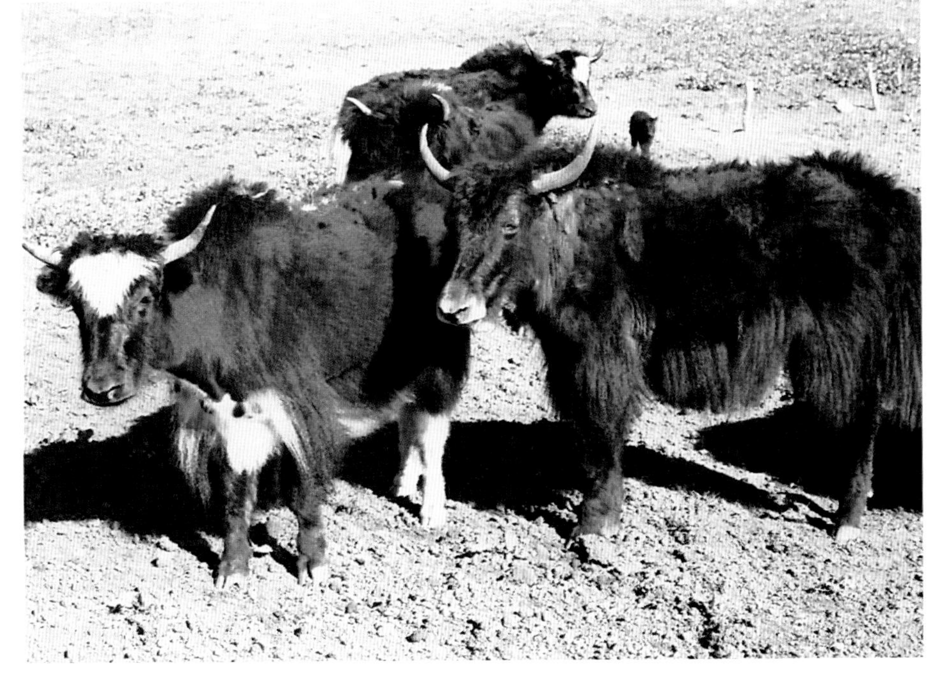

5497 鵝喉羚

來源 牛科動物鵝喉羚 Gazella subgutturosa Guldenstaedt 的角。

形態 體似黃羊。體長約100cm，耳較長而大，雄獸頭上有角，微向後彎，角尖端微向上，再向內彎轉。角基部較粗，環棱緊密，角尖光滑。雌獸頭上無角。鵝喉羚的毛通常為沙黃色，吻鼻部由上唇到眼平綫白色，略染棕黃色。額部、眼間至角基及枕部呈棕灰。胸部及四肢內側為污白色。臀部白色。尾較長，黑棕色。

分佈 喜在開曠的地方活動。以豬毛菜屬、葱屬、艾蒿類及禾本科草類為食。分佈於中國內蒙古、甘肅、寧夏、新疆、青海、西藏。

採製 四季獵捕，取角，鎊絲即成。

性能 甘、淡，平。清熱解毒，平肝熄風。

應用 用於癇症，中風，小兒驚風，溫熱病等。用量5~15g。

文獻 《中國藥用動物誌》一，309。

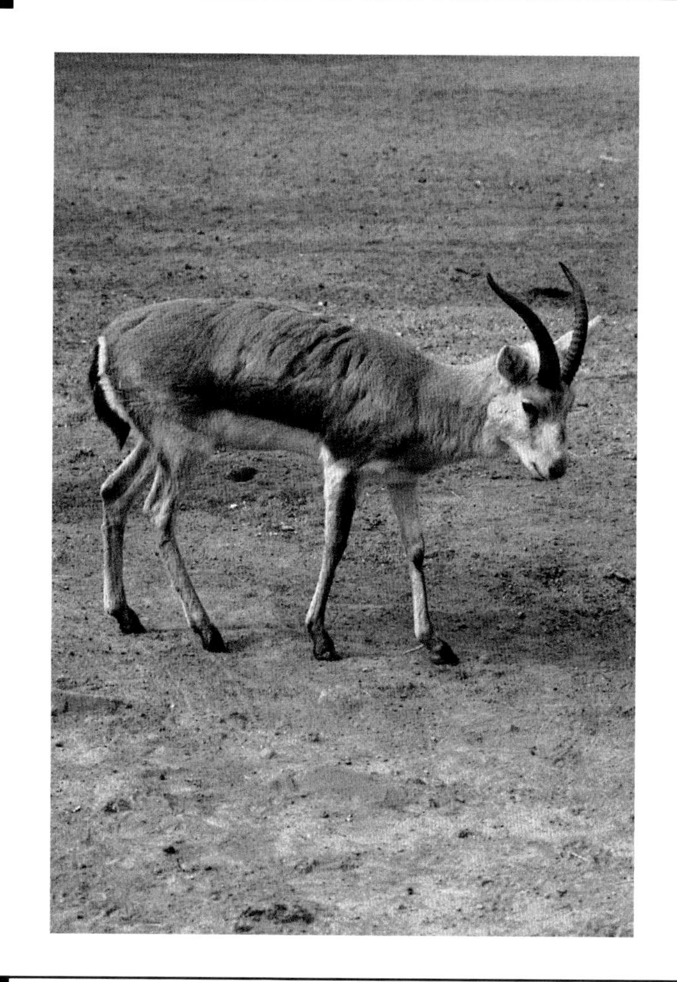

5498 盤羊

來源 牛科動物盤羊 Oris ammon L. 的角、肺及睾丸。

形態 體粗壯。耳小，尾短，頦下有髯鬚。腿短。有眶下腺及足腺。雄獸角比雌獸角粗大，自頭頂角形為1圈多螺旋狀的圓圈。體背淺灰棕或暗棕色，胸腹部黃棕色，下腹及鼠蹊部白色，臀部有白色塊斑。

分佈 棲於無林的高原、丘陵地帶。以禾本科雜草為食。分佈於華北、西北及西藏。

採製 角研末；肺及睾丸鮮用或晾乾。

成分 角含多肽類、角蛋白、甾類。肺含蛋白質，多種脫脂酶、鈣、磷、鐵。

性能 角：清熱。肺：調經止痛。睾丸：滋補，壯陽。

應用 角用於傳染病引起的發燒。用量5~10g。肺用於月經不調引起的小腹痛。用量30~50g。睾丸用於體弱腎虛，陽痿等症。用量10~15g。

文獻 《中國藥用動物誌》二，470。

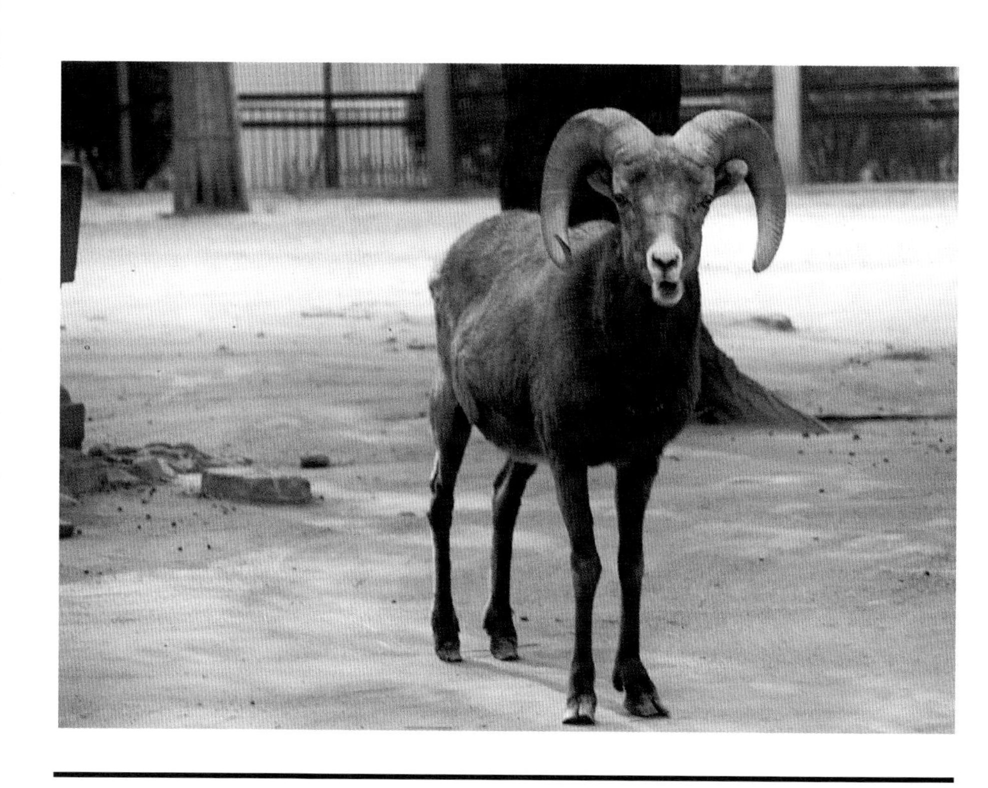

5499 黃羊角

來源 牛科動物黃羊 Procapra gutturosa Pallas 的角。

形態 體形纖瘦。四肢細，蹄狹。雄獸有角，角短而直，先平行，然後略向後彎。夏毛淡棕黃色，四肢內側白色，尾棕色；冬毛色較淡。臀部具顯著白斑，腰部毛色灰色，略粉紅。

分佈 棲於草原和半荒漠地區。分佈於內蒙古、甘肅、河北北部及吉林西部。

採製 獵捕後，將角從角基鋸下，乾燥，鎊片用。

成分 含角蛋白。

性能 鹹，寒。平肝熄風，清熱解毒。

應用 用於上呼吸道感染，熱病高燒，小兒驚風。用量5~10g。

文獻 《中國藥用動物誌》一，306；《常見藥用動物》，274。

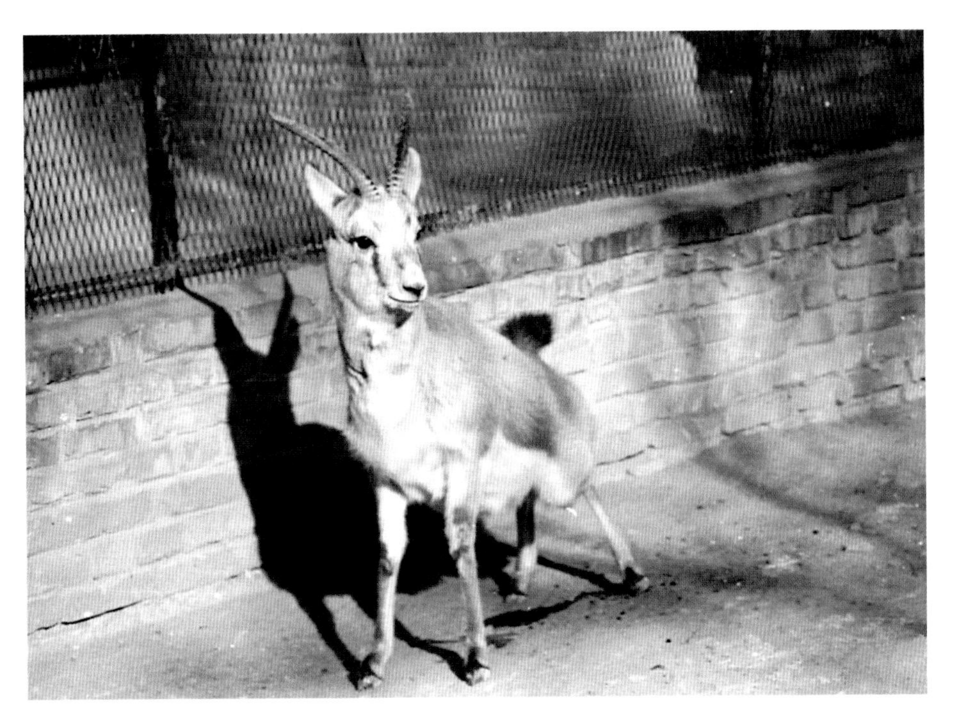

5500 望月砂

來源 兔科動物雪兔 Lepus timidus Linnaeus 的乾燥糞粒。

形態 體形較其他種兔略大，耳長短於後足，向前折可達鼻端或略微超過。尾極短，其長僅約為後足長之半，連端也不超過後足。乳頭8個。冬毛密而長，全為雪白色，僅有黑色耳尖和眼周黑環。夏毛背方為棕褐色或棕色，兩側較淡，臀部帶黑色，頰、頸與腿的外側棕黃色，鼻部與頸背方淺棕褐色，尾背方中央淡棕色，其餘部分白色，耳棕黑，有黑尖。

分佈 棲息在林緣及叢林地區。以樹皮、嫩枝及草本植物為食。分佈於新疆、內蒙古及黑龍江。

採製 四季均可蒐集，以秋季較多，一般在野草中易於尋找，曬乾即成。

成分 糞便含尿素、尿酸、甾類，維生素A類物質。

性能 辛，平。明目去翳，解毒，殺蟲。

應用 用於目中雲翳，癆瘵，疳積，痔瘺，瘡疽等。用量3~6g。

文獻 《中藥誌》四，113；《中國藥用動物誌》二，473。

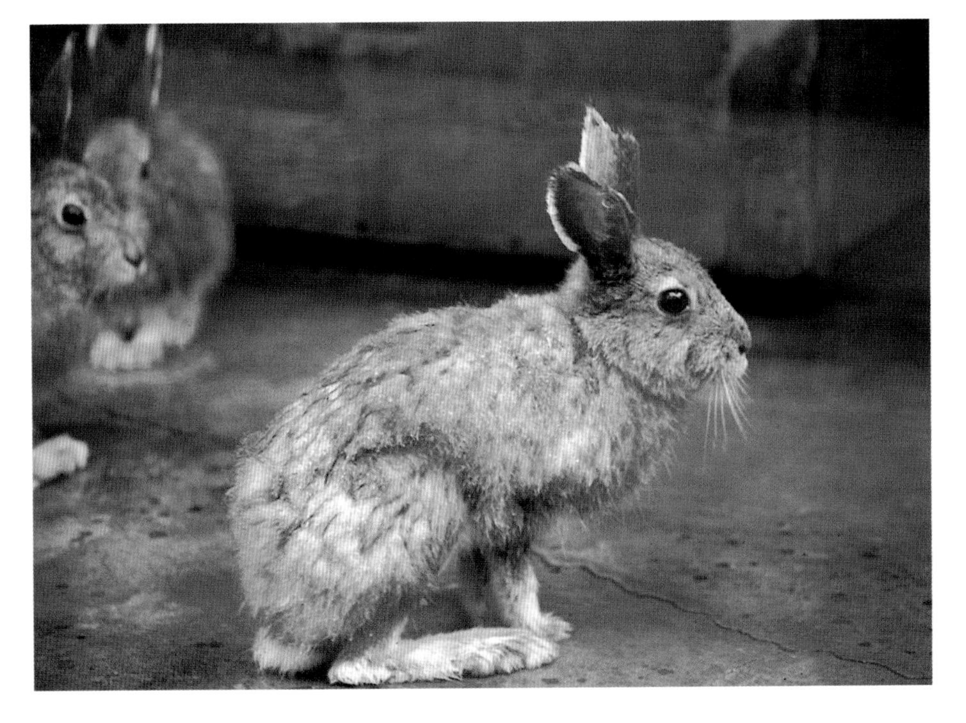

參考書目

一．中文

三畫

《大辭典》——
《中藥大辭典》（上、下冊及附編），江蘇新醫學院編。上海：上海科學技術出版社，1977，1986。

《川藥校刊》——
四川省中藥學校編。四川峨嵋。

四畫

《中國植物誌》（61卷）——
中國科學院中國植物誌編輯委員會編。北京：科學出版社，1992。

《中國藥用孢子植物》——
丁恆山編著。上海：上海科技出版社，1982。

《中國藥用真菌》——
劉波著。太原：山西人民出版社，1987。

《中國藥用真菌圖鑑》——
應建浙等。北京：科技出版社，1987。

《中國高等植物圖鑑》（卷五）——
中國科學院植物研究所。北京：科學出版社，1976。

《中藥誌》（一至四冊）——
中國醫學科學院藥物研究所等編。北京：人民衛生出版社，1979～1989。

《中藥文獻摘要》四——
《中藥研究文獻摘要》（1980～1984），劉壽山主編。北京：科學出版社，1992。

《中國藥用動物誌》（一至二冊）——
中國藥用動物誌協作組。天津：天津科學技術出版社，1979，1983。

五畫

《四川珍稀瀕危植物》——
高寶莼編。成都：四川人民出版社，1989。

《四川中藥誌》（一）——
四川中醫中藥研究所編。成都：四川人民出版社，1960。

《四川省宜賓中草藥名錄》——
宜賓地區藥檢所編。宜賓，1979。

《四川植物誌》（卷六）——
四川植物誌編委會。成都：四川民族出版社，1989。

《四川中藥資源普查名錄》——
四川省中藥資源普查領導小組。成都，1986。

《甘孜州中草藥名錄》第一冊——
甘孜州藥品檢驗所編。雅安：雅安包裝裝璜公司出版，1984。

六畫

《吉林省中藥資源名錄》——
吉林省中藥資源普查辦公室編。長春：吉林省中藥資源普查辦公室印，1988。

《江蘇植物誌》——
江蘇植物研究所編。南京：江蘇科學技術出版社，1982。

七畫

《阿壩州中草藥資源普查報告》——
四川阿壩州農業區劃委員會等編。馬爾康，1985。

八畫

《長白山植物藥誌》——
吉林省中醫中藥研究所等編著。長春：吉林人民出版社，1982。

《拉祜族常用藥》——
思茅地區民族傳統醫藥研究所編著。昆明：雲南民族出版社，1987。

九畫

《陝西中藥名錄》——
陝西省中藥資源普查辦公室編。西安：陝西科學技術出版社，1989。

《華南植物所植物名錄》——
華南植物研究所編。廣州，19　。

《香港中草藥》（一至七冊）——
李甯漢主編。香港：商務印書館（香港）有限公司，1977～1987。

十畫

《浙藥誌》——
《浙江藥用植物誌》（上、下冊）。浙江藥用植物誌編寫組編。杭州：浙江科學技術出版社，1980。

《峨嵋山藥用植物研究》（一）——
四川省中藥學校編。四川峨嵋，1981。

十一畫

《第二屆國際民族生物學大會論文集》（英文）——
國際民族生物學會。巴西貝寧：國際民族生物學會出版，1992。

《貴州中草藥名錄》——
貴州省中藥研究所編。貴陽：貴州人民出版社，1988。

十二畫

《雲南中草藥選》（正編）——
昆明單區後勤部衛生部編著，1970。

《雲南中草藥選》（續編）——
中國科學院昆明植物研究所編著，1978。

《萬縣中草藥》——

萬縣中草藥編寫組編。萬縣，1981。

《傣藥誌》—《西雙版納傣藥誌》（二、三冊）——

西雙版納州民族藥調研辦公室編著，1880，1981。

《傣醫傳統方藥誌》——

西雙版納州民族藥調研辦公室編著。昆明：雲南民族出版社，1985。

十三畫

《新疆藥植誌》——

《新疆藥用植物誌》中國科學院新疆生物土壤沙漠研究所編。烏魯木齊：新疆人民出版社，1981～1984。

十四畫

《滙編》——

《全國中草藥滙編》（上、下冊），《全國中草藥滙編》編寫組。北京：人民衛生出版社，1976。

《綱要》——

《新華本草綱要》（一、二、三冊），江蘇省植物研究所，中國科學院昆明植物研究所，中國醫學科學院藥用植物資源開發研究所編著。上海：上海科技出版社，1988，1991。

《廣西藥用植物名錄》——

廣西中醫藥研究所編。南寧：廣西人民出版社，1986。

《廣西中藥材標準》——

《廣西中藥材標準1990年版》，廣西僮族自治區衛生廳編。南寧：廣西科技出版社，1992。

《廣西本草選編》（上、下冊）——

廣西僮族自治區衛生廳編。南寧：廣西人民出版社，1974。

《廣西民族藥簡編》——

黃燮才主編。南寧：廣西僮族自治區衛生局藥品檢驗所出版，1980。

《廣西藥品標準》——

《廣西藥品標準1984年版》，廣西僮族自治區衛生廳編。南寧：廣西僮族自治區衛生廳出版，1984。

《廣西植物名錄》二——

廣西植物研究所編。桂林：廣西植物研究所出版，1971。

《瘧疾防治中草藥選》——

昆明軍區後勤部衛生部編著。昆明，1970。

十七畫

《龍虎山植物名錄》——

《廣西龍虎山自然保護區維管植物名錄》，廣西藥科學校等編。南寧：廣西藥科學校出版，1986。

十八畫

《藥典》——

《中華人民共和國藥典》（1990年版，一部），中華人民共和國衛生部藥典委員會編。北京：人民衛生出版社，化學工業出版社，1990。

二．外文

C.A.—

Chemical Abstracts (Weekly), The Chemical Abstracts Service, U.S.

Chem. Pharm. Bull.—

Chemical & Pharmaceutical Bulletin. The Pharmaceutical Society of Japan. Japan.

Journ. Ethnobiology —

Journal of Ethnobiology(monthly), Society of Ethnobiology, University of Missouri American Archaeology Division. U.S.

拉丁學名索引

中文名稱索引